国家职业教育临床医学专业教学资源库配套教材

 智慧职教在线课程配套新形态一体化教材

U0772051

诊断学

主编　陈红莲　张丽丽　李素君

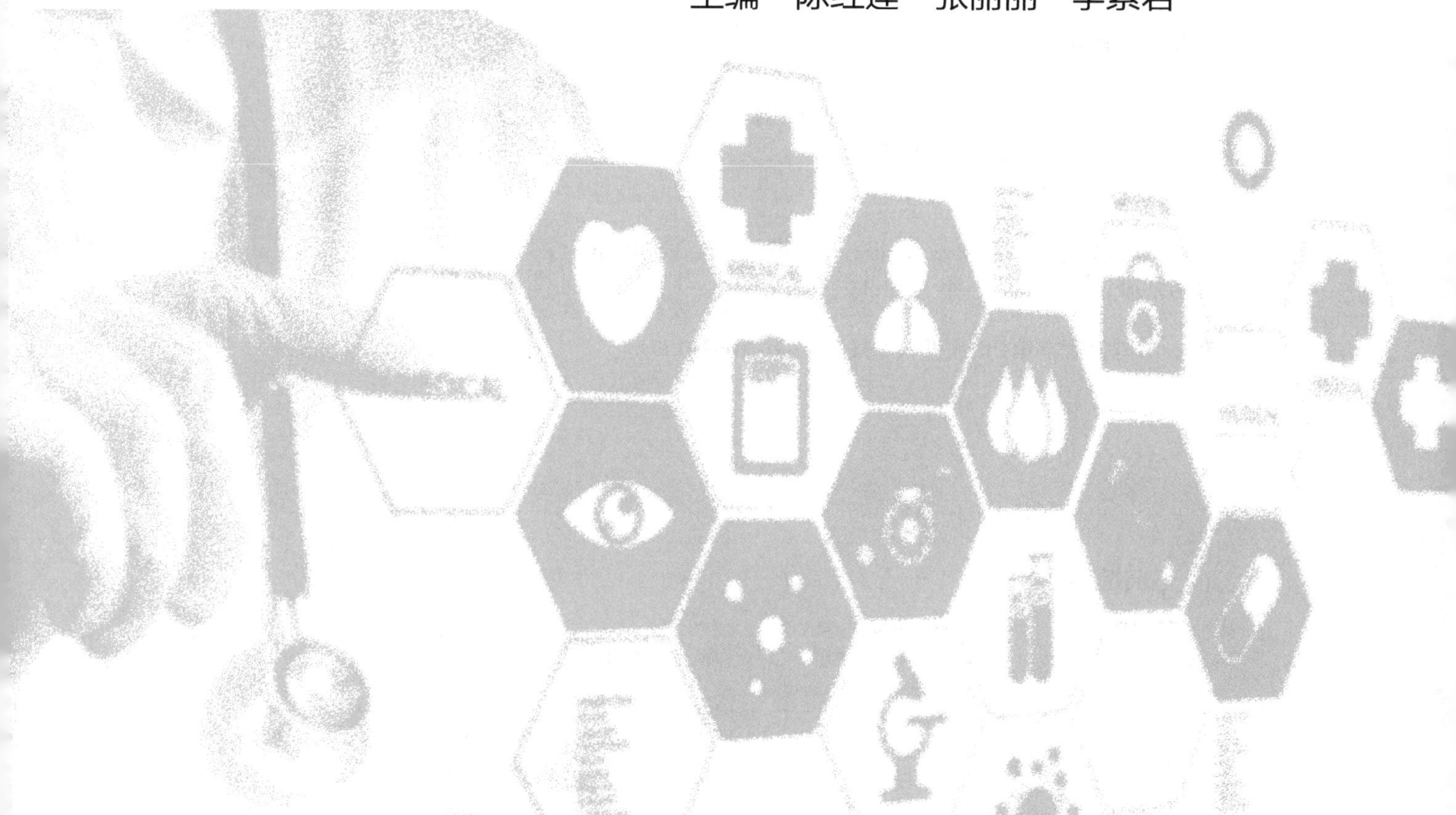

中国教育出版传媒集团

高等教育出版社·北京

内容提要

　　本教材为国家职业教育临床医学专业教学资源库配套教材。教材紧扣高等职业教育临床医学专业教学标准和国家执业助理医师考试大纲，无缝对接临床岗位需求，按"模块－项目－任务"设计，每一"任务"有临床情景的设置，模拟学生未来的工作过程和情境，按任务驱动的方式编写，体现工作过程的完整性与真实性，内容包括绪论、病史采集、体格检查、实验室检查、影像学检查、心电图检查、临床常用穿刺技术、病历书写。内容融入课程思政，将"育德"与"育技"有机结合，注重职业素养的培养。项目任务后附思维导图和执业（助理）医师考点练习，实现课证融通，培养学习者的临床思维能力。

　　本教材配套建设有一体化的数字资源，包括PPT、视频、微课、动画、思维导图和在线测试题等，可通过扫描页面上的二维码学习使用，在提升学习便利性的同时，也为学习者提供更多自主学习的空间。此外，本书还配套有数字课程，可登录"智慧职教"网站，在临床医学专业教学资源库课程中心选择"诊断学"课程参加在线学习；教师也可利用"职教云"一键导入该数字课程，开展线上线下混合式教学(具体步骤详见"智慧职教"服务指南)。

　　本教材可作为高等职业院校临床医学、预防医学、口腔医学等专业教学用书，也可作为相关医学专业教学使用。

图书在版编目（CIP）数据

　　诊断学 / 陈红莲，张丽丽，李素君主编. --北京：高等教育出版社，2023.12（2025.2重印）
　　ISBN 978-7-04-060355-2

　　Ⅰ.①诊…　Ⅱ.①陈…②张…③李…　Ⅲ.①诊断学－高等职业教育－教材　Ⅳ.①R44

　　中国国家版本馆CIP数据核字（2023）第062017号

ZHENDUANXUE

策划编辑	夏　宇	责任编辑	夏　宇	封面设计	王　鹏	版式设计	童　丹
责任绘图	裴一丹	责任校对	刘丽娴	责任印制	张益豪		

出版发行	高等教育出版社	网　　址	http://www.hep.edu.cn	
社　　址	北京市西城区德外大街4号		http://www.hep.com.cn	
邮政编码	100120	网上订购	http://www.hepmall.com.cn	
印　　刷	唐山嘉德印刷有限公司		http://www.hepmall.com	
开　　本	850mm×1168mm　1/16		http://www.hepmall.cn	
印　　张	26.5			
字　　数	750千字	版　　次	2023年12月第1版	
购书热线	010-58581118	印　　次	2025年2月第2次印刷	
咨询电话	400-810-0598	定　　价	75.00元	

《诊断学》编写人员

主　　编　陈红莲　张丽丽　李素君

副主编　杨　旭　符勤怀　熊　毅

编　　委 (按姓氏汉语拼音为序)

陈红莲　漯河医学高等专科学校

符勤怀　广州卫生职业技术学院

高　敏　江苏医药职业学院

郭莉华　邢台医学高等专科学校

黄艳娟　湘潭医卫职业技术学院

金建文　福建卫生职业技术学院

李　平　毕节医学高等专科学校

李　莹　湖南中医药高等专科学校

李素君　黄冈职业技术学院

李旭峰　曲靖医学高等专科学校

刘　琳　肇庆医学高等专科学校

刘雪梅　山东医学高等专科学校

刘永忠　三明医学科技职业学院

沈娇娇　昆明卫生职业学院

王海波　漯河医学高等专科学校第二附属医院

王若溢　赣南卫生健康职业学院

王潇君　遵义医药高等专科学校

吴小清　广东茂名健康职业学院

熊　毅　益阳医学高等专科学校

杨　旭　天津医学高等专科学校

张丽丽　沧州医学高等专科学校

编写秘书　刘　洋　漯河医学高等专科学校

主　　审　许有华　天津医学高等专科学校

"智慧职教"服务指南

"智慧职教"（www.icve.com.cn）是由高等教育出版社建设和运营的职业教育数字教学资源共建共享平台和在线课程教学服务平台，与教材配套课程相关的部分包括资源库平台、职教云平台和App等。用户通过平台注册，登录即可使用该平台。

- **资源库平台**：为学习者提供本教材配套课程及资源的浏览服务。

登录"智慧职教"平台，在首页搜索框中搜索"诊断学"，找到对应作者主持的课程，加入课程参加学习，即可浏览课程资源。

- **职教云平台**：帮助任课教师对本教材配套课程进行引用、修改，再发布为个性化课程（**SPOC**）。

1. 登录职教云平台，在首页单击"新增课程"按钮，根据提示设置要构建的个性化课程的基本信息。
2. 进入课程编辑页面设置教学班级后，在"教学管理"的"教学设计"中"导入"教材配套课程，可根据教学需要进行修改，再发布为个性化课程。

- **App**：帮助任课教师和学生基于新构建的个性化课程开展线上线下混合式、智能化教与学。
1. 在应用市场搜索"智慧职教 icve"App，下载安装。
2. 登录 App，任课教师指导学生加入个性化课程，并利用 App 提供的各类功能，开展课前、课中、课后的教学互动，构建智慧课堂。

"智慧职教"使用帮助及常见问题解答请访问 help.icve.com.cn。

前　言

职业教育是国民教育体系和人力资源开发的重要组成部分,在培养多样化人才、传承技术技能、促进就业创业、服务经济结构调整、产业转型升级等方面发挥着不可替代的重要作用。为促进新时代职业教育的更好发展,2019 年 1 月,国务院印发《国家职业教育改革实施方案》(简称"职教20 条")中提到遴选认定一大批职业教育在线精品课程,建设一大批校企"双元"合作开发的国家规划教材。2020 年 9 月教育部等九部门又联合出台了《职业教育提质培优行动计划(2020—2023年)》,其中,"教师、教材、教法"的提质培优是新时期职业教育提质培优的重点,因为高职院校教学质量的提升离不开"三教"改革,高职院校的内涵建设也必须从"三教"改革开始。

在"三教"改革中,教师是根本,教法是途径,而教材改革才是"三教"改革的基础。诊断学是一门连接基础医学与临床医学的桥梁课程,实践操作多、技能性强,目前许多高职高专院校实施了行动导向、任务驱动、项目教学等教学方法改革,但传统的教材体例无法适应这些教学方法的需要。因此,以真实生产项目、典型工作任务等为载体进行设计,配套国家职业教育精品在线开放课程编写诊断学新形态一体化教材,实现教材改革与教师改革、教法改革同步同向,迫在眉睫。

深入学习党的二十大精神,落实推进健康中国建设,发展壮大医疗卫生队伍,把工作重点放在农村和社区的工作部署,高职高专临床医学专业重点培养的就是面向基层的医务工作者。本次教材编写全面贯彻党的教育方针,落实立德树人根本任务,培养德智体美劳全面发展的社会主义建设者和接班人。教材内容紧扣国家执业(助理)医师考试大纲,无缝对接岗位需求,将诊断学课程内容模块化,"模块"下设"项目","项目"下设"任务",每一"任务"有临床情景的设置,模拟学生未来的工作过程和情境,按任务驱动的方式编写,体现工作过程的完整性与逼真性,同时融入思政元素,将"育德"与"育技"有机结合,每一任务结束后绘制思维导图,培养临床思维,并附历年执业(助理)医师考点练习,贯彻"1+X"证书理念。对于重点、难点、操作易错点等,配备立体化教学资源,提升教材的可视性、可操作性和师生的交互性,为行动导向、任务驱动、项目教学提供基础。

本教材由来自全国 20 所院校的教学和临床一线专家共同编写,其中杨旭、符勤怀、李莹编写了模块一;王若溢、金建文、高敏、刘永忠、刘雪梅、李平、郭莉华、黄艳娟、沈娇娇、李旭峰、王潇君编写了模块二;张丽丽、刘洋编写了模块三;熊毅、王海波编写了模块四;李素君、陈红莲编写了模块五;刘琳编写了模块六;吴小清编写了模块七。

全体编者均以科学严谨、高度负责的态度参与了教材的编写工作,在此表示感谢。但限于时间和水平,教材中难免有不尽完善之处,敬请同行和读者提出宝贵意见和建议,以期日臻完善。

陈红莲

2023 年 9 月

目　录

模块三　实验室检查

模块四　影像学检查

模块五　心电图检查

模块六　临床常用穿刺技术

模块七　病　历　书　写

绪论　认识诊断学

一、课程性质

诊断学是研究如何运用诊断疾病的基础理论、基本知识、基本技能和诊断思维对患者提出诊断的一门学科,是连接基础医学与临床医学的桥梁课程,向前与基础医学连接,向后为临床医学作铺垫,是打开临床医学大门的钥匙。

二、课程功能定位

诊断学是培养医疗、保健、公共卫生管理人才所开设课程中的专业核心课程,课程功能定位见表绪–1。

表绪–1　诊断学课程功能定位

对接的工作岗位	对接培养的职业岗位能力
医疗	1. 具有正确采集病史的能力
	2. 具有对患者进行全身性及针对性体格检查的能力
	3. 具有选用恰当的辅助检查,并分析各辅助检查结果及临床意义的能力
	4. 具有规范进行基本操作的能力
	5. 具有对临床资料进行综合分析,做出初步诊断的能力
	6. 具有规范书写医疗文书的能力
	7. 具有良好的人际沟通、社会适应和团队协作的能力
	8. 具有关爱患者、全心全意为患者服务的高尚医德和严谨缜密、求真务实的科学态度
保健	1. 具有对不同人群进行疾病筛查的能力
	2. 具有良好的人际沟通、社会适应和团队协作的能力
	3. 具有关爱患者、全心全意为患者服务的高尚医德和严谨缜密、求真务实的科学态度
公共卫生管理	1. 具有管理居民健康档案的能力
	2. 具有流行病学调查、卫生统计分析的能力
	3. 具有良好的人际沟通、社会适应和团队协作的能力
	4. 具有关爱患者、全心全意为患者服务的高尚医德和严谨缜密、求真务实的科学态度

三、课程内容

1. 病史采集　即问诊,是通过医生与患者之间的问与答,了解疾病的发生、发展、诊治经过、既往健康状况和曾患疾病的情况,为诊断提供依据,也为随后对患者进行的体格检查和各种诊断性检查的安排提供最重要的基本资料。医学生要学会围绕各种常见症状进行系统的病史采集。症状是患者患病后对机体生理功能异常的自身体验和感觉,如发热、咳嗽、头痛、呼吸困难、心悸、恶心、呕吐等。在某些疾病,或是在疾病的早期,机体只是处于功能或病理生理改变的阶段,还缺乏器质性或组织、器官形态学方面的改变,体格检查、实验室检查甚至特殊检查往往还不能检查出异常,病史采集所得的资料却能更早地作为诊断的依据。病史采集是医生诊治患者的第一步,是医患沟通、建立良好医患关系的最重要时机,掌握正确的方法和良好的问诊技巧,并体现出对患者的人文关怀,使患者感到医生的亲切和可信,有信心与医生合作,这对诊治疾病也十分重要。

2. **体格检查**　是医生用自己的感官(如眼、耳、鼻、手)或传统的辅助工具(如体温计、血压计、听诊器、叩诊锤)对患者进行系统的观察和检查,揭示机体正常和异常征象的临床诊断方法。体格检查的基本方法是视诊、触诊、叩诊、听诊和嗅诊,与祖国医学的"望、闻、问、切"有异曲同工之妙。体格检查具有很强的技艺性,既要做到全面、系统、准确,不遗漏重要征象,又要关心、体贴患者,保护患者的隐私,不让患者感到不适或不安。在体格检查中医生发现的异常征象,如皮肤黄染、肺部啰音、心脏杂音、肝脾大等,称为体征。任何体征都有其病理生理学基础,医生不仅要正确判断体征,还要分析这些体征所揭示的病理生理改变,为诊断提供依据。

3. **实验室检查**　是通过物理、化学和生物学等实验室方法,对患者的血液、体液、分泌物、排泄物、细胞取样和组织标本等进行检查,目的是获得病原学、病理形态学或器官功能状态等相关资料。随着当代科学技术的发展,先进的实验室检查技术相继问世,实验诊断的价值不断提高,已成为临床诊断不可缺少的组成部分,但由于标本采集、保存运送、仪器稳定性及操作技术等因素的影响,实验室检查结果常产生差异。因此,要客观、辩证地看待实验室检查结果,将实验室检查结果与病史采集和体格检查等临床资料结合起来,作全面系统的分析。当实验室检查结果与临床资料不符时,应结合临床慎重解释结果或进行必要的复查。实验室检查偶尔阳性或数次阴性的结果,均不能作为肯定或否定临床诊断的依据。

4. **影像学检查**　是利用各种影像设备(包括 X 线、CT、MRI、超声、核素显像等),使人体内部结构和器官成像,借助图像来了解人体内部结构和器官的解剖和生理功能状况及病理改变,为诊断疾病提供依据。影像学检查要在病史采集、体格检查、必要的实验室检查基础上,有针对性地选用。

5. **心电图检查**　心电图是利用心电图机从体表记录心脏每一心动周期所产生电活动变化的曲线图形。心电图检查结果的分析必须密切结合临床资料,对有心电图异常尚不能作满意解释时,可进行动态观察,或参照其他检查结果予以正确评价。

6. **基本操作**　基本操作技能是医师"三基"培训的重要一环,需要掌握每项技能操作的适应证、禁忌证、准备工作和操作方法。各项操作有一些共同事项要注意:① 操作前应向患者及家属说明操作目的、可能后果及配合事项,签订知情同意书;② 操作前应修剪指甲,清洗双手,操作中遵守无菌技术原则;③ 凡需用局部麻醉的患者,均应了解有无过敏史,并作皮试;④ 操作前,可酌情给予患者镇静剂;⑤ 各项操作完毕后,均应做好记录。各种组织标本应装瓶固定,贴好标签,及时送检。各种用物应清洗、整理。

7. **病历书写**　病历是医务人员在诊疗工作中形成的文本形式的各种资料,其书写有相关的学术要求、格式要求、内容要求和法律要求,书写完整而规范的病历是每个医师必须掌握的一项临床基本功。

四、诊断思维

诊断思维应遵循循证医学的原则,通过病史采集和体格检查发现和收集患者的症状和体征,了解这些临床表现的病理生理学基础,以判断是属于正常生理表现还是属于异常病态征象。联系这些异常征象的病理生理基础,便可得到诊断疾病的某些线索,从而提出可能的诊断。因此,临床诊断一般是从病史采集开始,然后进行详细的体格检查,对具有典型症状和体征者,可作出直接诊断

(初步诊断)。对于一些症状和体征不典型的病例,需要借助有关的辅助检查,逐个排除那些容易混淆的疾病,才能获得诊断。而有些复杂的疾病,需经诊断性治疗、病理活检、手术探查等手段,才能得出准确的诊断。

疾病的过程是不断变化的。诊断疾病的过程也是对疾病认识不断深化的过程,初步的印象可能在疾病发展过程中得到证实,也可能被否定,此时应该及时修正和更正原来的诊断,作出符合疾病本质的正确、完整的诊断。正确诊断的确立,关系到治疗措施的制订,对临床实践至关重要,临床医师应尽一切努力,及早得出正确、完整的诊断。

五、学习方法

1. 基本方法 课堂讲授、案例讨论、小组探究式学习、影像资料的视听教学、实训课、基于各种模型的模拟教学、网络学习等都是常用的教与学的方法。另外,还有角色扮演教学法,例如用学习者自己的身体供他人做体格检查,然后再交换角色,这样互相可以得到体格检查训练的机会,又能达到交流学习和共同提高的目的。标准化患者(SP)教学法,是 20 世纪 90 年代初在国内医学院校逐渐开展起来的一种教学法。标准化患者是经过培训后能够模拟一些临床案例的病史和/或体征的教师或评估者,他们通过扮演患者来接受医学生的问诊和体格检查,目的是训练和/或评估医学生的基本临床技能。还要特别强调自学和自学能力的培养。诊断疾病相关的知识浩瀚无边,医生是一种需要终身学习的职业,从学习诊断学开始,就要注意培养自学的能力和习惯。

2. 临床实践 与学习医学基础课程不同,诊断学的学习必须包括更多的临床实践,必须亲临"床旁"。学生所面对的是患者,因此,医学沟通显得尤为重要。在这种情况下,必须重视对医德医风的学习,深入了解和体贴患者的疾苦,树立以患者为中心、全心全意为患者服务的思想,取得患者的充分理解和配合,达到预期的诊疗和学习目的。在学习过程中,要勤思考、勤动口、勤动手,精益求精,一丝不苟。只有在理论学习的基础上不断实践,反复实践,才能掌握病史采集、体格检查的方法,才能辨别各种症状和体征,才能把握各种实验室检查及其他辅助检查的选择,以及具有解读其检查结果的能力,才能掌握各种基本操作技能,才能综合分析临床资料,提出诊断。诊断学课程的学习只是学习临床医学的一个开端,是学习临床各学科的起点和前奏。临床医学是实践性极强的一门科学,不可能通过一次学习立即掌握和应用。医学生从学习诊断学开始,甚至担任见习医师、实习医师乃至住院医师的整个过程中,必须自始至终地反复实践、不断总结和深入学习。诊断学不仅是内科学的基础,也是学习其他各专业课程的基础,诊断学的知识和技能需要终生学习。

3. 综合分析能力和临床诊断思维培养 某些局限于一个系统或一个器官的疾病,可有全身性的临床表现,而某些全身性的疾病也可表现为某局部器官的临床征象。各种疾病的表现错综复杂,同一疾病在不同患者的表现也可能有很大差异。医学生在诊断学学习期间,尽管还未开始学习临床各学科,但也应开始有意识地进行综合分析能力和临床诊断思维的培养。例如,问诊时患者诉头痛,那么必须注意区别该症状是由于工作紧张、睡眠不足所致的大脑生理功能紊乱,还是由于颅内炎症或肿瘤等病变所致的颅内压升高或脑水肿。又如触诊时于右上腹触及包块,那么其病理生理基础可能是肿大的胆囊,也可能是来自肝脏的肿瘤。在问诊中发现的症状、体格检查中发现的体征,大多存在着正常生理性、功能性表现或异常病理生理改变的可能性,对这些临床表现必须进行综合分析,进行正常与异常的鉴别,最后才能提出诊断。

4. 人文医学的学习 医学包括医学科学和医学人文两个部分。诊断学课程让医学生开始学习如何接触患者,如何与患者进行交流与沟通,涉及大量人文医学的内容。始终贯穿以人为本的思想和关怀服务的意识,是学习诊断学知识和各项技能的基础与前提。例如,问诊时注意:在语言上包括身体语言要体现对患者的关怀;体格检查时,既要全面仔细检查,也要注意避免患者受凉和保护患者隐私等;在实验室检查和其他辅助检查的选择中,既要考虑检查项目的有效性,也必须结合患者的具体情况,选择最适合、最经济的诊断方法。从生物、心理和社会的角度,给患者以充分的人文关怀和尽可能好的诊疗服务,这是构建良好医患关系的基础,是在诊断学和临床各学科的学习及未来的临床工作中,始终需要注意和保持的基本思路和工作模式。

1

模块一
病史采集

知识目标:常见症状的问诊要点。

能力目标:正确采集病史。

素养目标:举止端庄,态度热情;全神贯注,语言得当;耐心倾听,
　　　　　正确引导。

项目一　问　诊

[问诊的重要性]

问诊是诊断疾病的重要手段,通过问诊可以了解疾病的发生、发展、诊治经过,既往健康状况和曾患疾病的情况,对诊断具有极其重要的意义,也为随后对患者进行的体格检查及各种诊断性检查的安排提供了最重要的基本资料。

采集病史是医生诊治患者的第一步,其重要性还在于它是医患沟通、建立良好医患关系的最重要时机,正确的方法和良好的问诊技巧,使患者感到医生的亲切和可信,有信心与医生合作,对诊治疾病十分重要。问诊的过程医生还可以教育患者,向患者提供信息,有时候甚至交流本身也具有治疗作用。交流与沟通技能是现代医生重要的素质特征。

[问诊的内容]

问诊的内容即住院病历所要求的内容,按一定顺序询问病史才能取得完整的资料。问诊内容如下。

1. 一般项目(general data)　包括姓名、性别、年龄、籍贯、民族、婚姻、职业、电话号码、工作单位、住址、入院日期、记录日期、病史陈述者及可靠程度等。若病史陈述者不是本人,则应注明与患者的关系。记录年龄时应填写具体年龄,不能用"儿"或"成"代替,因年龄本身也具有诊断参考意义。为避免问诊初始过于生硬,可将某些一般项目的内容如职业、婚姻等放在个人史中穿插询问。

2. 主诉(chief complaint)　是患者感受最主要的痛苦或最明显的症状或 / 和体征及持续时间,也是本次就诊最主要的原因。确切的主诉可初步反映病情轻重与缓急,并提供对某系统疾患的诊断线索。主诉包括一个或数个主要症状或体征,记录应简明扼要,突出疾病的主要问题,注明自症状或体征发生到就诊的时间,如"咯血伴低热 2 周""恶心呕吐伴腹痛、腹泻 3 小时"。若主诉包括前后不同时间出现的几个症状,则按其发生的先后顺序排列,如"活动后心慌、气短 3 年,加重伴双下肢水肿 1 周"。对病程长、病情复杂,主要症状不突出的病例,医生需要根据其病史中主要的症状或就诊的主要原因加以归纳整理记录。记录主诉不能是医生对患者的诊断用语,如"患糖尿病 5年"或"心脏病 2 年"。对当前无症状,诊断资料及入院目的十分明确的患者,可以用以下方式记录主诉,如"患白血病 2 年,经检验复发 5 天""2 周前超声检查发现胆囊结石"。

3. 现病史(history of present illness)　是病史的主体部分,包括患者现患疾病的全过程,即发生、发展、演变和诊治经过。按以下的内容和顺序询问。

(1)患病时间:是指从起病到就诊或入院的时间。如先后出现几个症状则需追溯到首发症状的时间,并按时间顺序询问整个病史后分别记录,如心悸、胸闷 6 个月,反复夜间呼吸困难 3 周,双下肢水肿 10 天。从以上症状及其发生的时间顺序可以看出是心脏病患者逐渐出现心力衰竭的发展过程。时间长短可按数年、数月、数日计算,发病急骤者可以小时、分钟为计时单位。

(2)起病情况:每种疾病的起病或发作都有各自的特点,详细询问起病的情况对诊断疾病具有重要的鉴别作用。有的疾病起病急骤,如脑栓塞、心绞痛和急性胃肠穿孔等;有的疾病则起病缓慢,如肿瘤、风湿性心瓣膜病等。疾病的起病常与某些因素有关,如脑血栓形成常发生于睡眠时;脑出血、高血压危象常发生于激动或紧张状态时。

(3) 主要症状的特点:包括主要症状出现的部位、性质、持续时间和程度,缓解或加剧的因素,了解这些特点对判断疾病所在的系统或器官及病变的部位、范围和性质有很大帮助。如上腹部痛多为胃、十二指肠或胰腺的疾病;右下腹急性腹痛则多为阑尾炎症,若为女性还应考虑到卵巢或输卵管疾病。对症状的性质也应作有鉴别意义的询问,如灼痛、绞痛、胀痛、隐痛及症状为持续性或阵发性,发作及缓解的时间等。

(4) 病因与诱因:尽可能了解与本次发病有关的病因(如外伤、中毒、感染等)和诱因(如气候变化、环境改变、情绪、起居饮食失调等),这些有助于明确诊断与拟订治疗措施。患者对直接或近期的病因容易提出,当病因比较复杂或病程较长时,患者往往记不清或说不清,或者提出一些似是而非或自以为是的因素,这时医生应进行科学的归纳和分析,不可不假思索地记入病历。

(5) 病情的发展与演变:包括患病过程中主要症状的变化或新症状的出现。如肺结核合并肺气肿的患者,在咳嗽、乏力、轻度呼吸困难的基础上,突然感到剧烈的胸痛和严重的呼吸困难,应考虑自发性气胸的可能。如有心绞痛史的患者本次发作疼痛加重而且持续时间较长时,则应考虑到急性心肌梗死的可能。如肝硬化患者出现性格、情绪和行为异常等新症状时,可能是早期肝性脑病的表现。

(6) 伴随症状:在主要症状的基础上出现的其他症状即是伴随症状。伴随症状常是鉴别诊断的依据,或提示出现了并发症。如腹泻伴呕吐,可能为饮食不洁或误食毒物引起的急性胃肠炎;腹泻伴里急后重,结合季节和进餐情况可以考虑细菌性痢疾。反之,按一般规律在某一疾病应该出现的伴随症状而实际上没有出现时,也应将其记述于现病史中以备进一步观察,或作为诊断和鉴别诊断的重要参考资料,这种没有出现的表现称为阴性症状。

(7) 诊治经过:患者于本次就诊前已经接受过其他医疗单位诊治时,应询问已经接受过什么诊断措施及其结果;若已进行治疗则应问明使用过的药物名称、剂量、时间和疗效,为本次诊治疾病提供参考。不可以用既往的诊断代替本次诊断。

(8) 病程中的一般情况:在现病史的最后应记述患者患病后的精神、体力状态,食欲及食量的改变,睡眠与大小便的情况等。这部分内容对全面评估患者病情的轻重和预后及采取什么辅助治疗措施十分有用,有时对鉴别诊断也能够提供重要的参考资料。

4. 既往史(past history) 包括患者既往的健康状况和过去曾经患过的疾病(包括各种传染病)、外伤手术、预防接种、过敏,特别是与现患疾病有密切关系的情况。如风湿性心瓣膜病患者应询问过去是否反复发生过咽痛、游走性关节痛等。在记述既往史时应注意不要和现病史发生混淆,如目前所患肺炎则不应把数年前也患过肺炎的情况写入现病史,而对消化性溃疡患者,则可把历年发作情况记述于现病史中。记录顺序一般按年月的先后排列。

系统回顾(systematic review)是为了避免遗漏,按机体各系统疾病的主要症状进行有顺序的询问,以帮助医师在短时间内扼要地全面地了解患者除现在所患疾病以外的其他各系统是否发生目前尚存在或已痊愈的疾病,以及这些疾病与本次疾病之间是否存在着因果关系。

(1) 头颅及五官:有无视力障碍、耳鸣、耳聋、眩晕、鼻出血、牙痛、牙龈出血、咽喉痛、声音嘶哑等。

(2) 呼吸系统:有无咳嗽、咳痰、咯血、呼吸困难、胸痛、发冷、发热、盗汗、食欲缺乏等症状。

(3) 循环系统:有无心悸、胸闷、胸痛、呼吸困难、咳嗽、咯血、水肿、肝区疼痛、腹水、头痛、头晕、晕厥等。有无风湿热、心脏疾病、高血压病、动脉硬化等病史。女性患者应询问妊娠、分娩时有无高血压和心功能不全的情况。

(4) 消化系统:有无吞咽困难、恶心、呕吐、腹痛、腹泻、食欲改变、嗳气、反酸、腹胀、黑便、发热、皮肤巩膜黄染、便秘等。排便时有无腹痛和里急后重。

（5）泌尿系统：有无尿频、尿急、尿痛、排尿困难；尿量、尿的颜色（洗肉水样或酱油色）、清浊度，有无尿潴留及尿失禁等。

（6）造血系统：有无乏力、头晕、视物模糊、耳鸣等。皮肤黏膜有无苍白、黄染、出血点、瘀斑、血肿，有无淋巴结肿大、肝大、脾大，骨痛等。

（7）内分泌系统及代谢：有无畏热、多汗、乏力、畏寒、头痛、视力障碍、心悸、食欲异常、烦渴、多尿、水肿、肌肉震颤及痉挛、产后大出血等；有无性格、智力、体格、甲状腺、骨骼、体重、皮肤、毛发的改变；性器官的发育情况。

（8）神经精神系统：有无头痛、失眠、记忆力减退、意识障碍、晕厥、痉挛、瘫痪、视力障碍、运动异常、性格改变、感觉与定向障碍。

（9）肌肉骨骼系统：有无肢体肌肉麻木、疼痛、痉挛、萎缩、瘫痪、关节肿痛、运动障碍、外伤、骨折、关节脱位、先天畸形等。

5. 个人史（personal history）

（1）社会经历：包括出生地、居住地区和居留时间（尤其是疫源地和地方病流行区）、受教育程度、经济生活和业余爱好等。不同传染病有不同潜伏期，应根据考虑的疾病，询问过去某段时间是否去过疫源地。

（2）职业及工作条件：包括工种、劳动环境，与工业毒物、化学药品、放射性物质的接触情况及时间。

（3）习惯与嗜好：起居与卫生习惯、烟酒嗜好时间与摄入量。

（4）冶游史：有无不洁性交，是否患过淋病性尿道炎、尖锐湿疣、下疳等。

（5）吸毒史：有无吸毒史及毒物种类、用量和时间，是否成瘾等。

6. 婚姻史（marital history）
未婚或已婚、结婚年龄、配偶健康状况、性生活情况、夫妻关系等。

7. 月经史（menstrual history）
月经初潮的年龄、月经周期和经期天数，经血的量和颜色，经期症状，有无痛经与白带，末次月经日期，闭经日期，绝经年龄。记录格式如下：

$$初潮年龄 \frac{行经期（天）}{月经周期（天）} 末次月经时间（或绝经年龄）$$

例如：

$$15 \frac{4{\sim}6 天}{28{\sim}30 天} 2014 年 9 月 29 日（51 岁）$$

8. 生育史（childbearing history）
妊娠与生育次数，人工或自然流产的次数，有无死胎、手术产、围生期感染、计划生育、避孕措施（安全期、避孕药、避孕环、子宫帽、阴茎套等）等。对男性患者应询问是否患过影响生育的疾病。

9. 家族史（family history）
询问双亲与兄弟、姐妹及子女的健康与疾病情况，特别应询问是否有与患者同样的疾病，有无与遗传有关的疾病，如血友病、白化病、糖尿病、精神疾病等。对已死亡的直系亲属要问明死因与年龄。某些遗传性疾病还涉及父母双方亲属，也应了解。若在几个成员或几代人中皆有同样疾病发生，应怀疑患者为遗传性疾病，可绘制三代家系图（包括直系和旁系）。

以上为问诊的主要内容，但医生在临床工作问诊时，会接触到各种各样的患者及家属，这对问诊的方法、技巧和注意事项提出了更高的要求。问诊的方法和技巧与获取病史资料的数量和质量有密切的关系，涉及一般交流技能、收集资料、医患关系、医学知识，以及提供咨询和教育患者等多个方面。不同的临床情景，要根据情况采用相应的方法和某些技巧。问诊的方法、技巧与注意事项需要在临床工作中不断地积累经验。

[思维导图]

问诊的内容
- 一般项目
- 主诉 —— 主要症状或体征+持续时间
- 现病史
  - 患病时间
  - 起病情况
  - 主要症状的特点
  - 病因与诱因
  - 病情的发展与演变
  - 伴随病状
  - 诊治经过
  - 病程中的一般情况
- 既往史
  - 既往健康状况
  - 过去曾患疾病(包括传染病)
  - 外伤手术史
  - 预防接种史
  - 食物、药物过敏史
- 个人史 —— 社会经历、职业及工作条件、习惯与嗜好、冶游史
- 婚姻史 —— 未婚或已婚、结婚年龄、配偶健康状况、性生活情况、夫妻关系
- 月经史 —— 初潮年龄、月经周期、经期天数、经血的量和颜色、有无痛经与白带、末次月经时间或绝经年龄
- 生育史 —— 妊娠与生育次数、人工或自然流产次数、有无死产、手术产、围生期感染、避孕措施
- 家族史 —— 父母、兄弟、姐妹及子女的健康与疾病情况

[考点练习]

项目二　发热的问诊

发热是指各种原因导致体温调节中枢功能障碍,机体产热过多和/或散热减少,体温升高超出正常范围。

临床情景

患者男,22 岁。高热、咳嗽 3 天,3 天前沐浴受凉后,出现畏寒、发热,体温最高达 40℃,咳嗽,痰少呈铁锈色。请围绕以上简要病史,进行现病史及相关病史的问诊。

[问诊要点]

一、发热的病因

1. 感染性发热　各种病原体,如病毒、细菌、支原体、衣原体、螺旋体、立克次体、真菌、寄生虫等感染,均可引起发热。

2. 非感染性发热

(1) 无菌性坏死物质的吸收:常见于:① 机械、物理或化学损害,如大手术后、大面积烧伤、内出血等;② 心肌、肺、脾等内脏梗死或肢体坏死;③ 组织坏死与细胞破坏,如白血病、淋巴瘤、癌、溶血反应等。

(2) 抗原-抗体反应:如风湿热、结缔组织病、血清病、药物热等。

(3) 内分泌代谢疾病:如甲状腺功能亢进、重度脱水等。

(4) 皮肤散热减少的疾病:如广泛性皮炎、慢性心力衰竭等。

(5) 体温调节中枢功能障碍:如中暑、脑出血、脑震荡、重度安眠药中毒等。

(6) 自主神经功能紊乱:属功能性发热,多为低热。如原发性低热、夏季低热、生理性低热、感染治愈后低热等。

二、发热的分度

正常体温:① 口测法:36.3~37.2℃;② 腋测法:36~37℃;③ 肛测法:36.5~37.7℃。正常体温因个体差异或体内外因素影响略有波动,但波动范围一般不超过 1℃。青壮年体温相对高于老年人,妇女月经前或妊娠期体温略高于正常。

以口测温度为标准,根据体温升高的程度,将发热分为:低热 37.3~38℃,中等度热 38.1~39℃,高热 39.1~41℃,超高热 41℃以上。

三、发热的临床过程及特点

发热的临床过程一般分为以下三个阶段。

1. **体温上升期** 此期产热大于散热,常有畏寒或寒战、皮肤苍白、疲乏无力、肌肉酸痛等现象。上升方式有两种。① 骤升型:体温几小时内达 39~40℃ 或以上,伴寒战,如疟疾、大叶性肺炎、败血症、输液及某些药物反应等;② 缓升型:体温逐渐上升,数日内达高峰,多无寒战,如伤寒、结核、布鲁氏菌病等。

2. **高热期** 体温上升达高峰之后会持续一定时间,因病因不同而有时间差异,如疟疾持续数小时,大叶性肺炎数天,伤寒则为数周。此期在较高水平保持产热与散热相对平衡,无寒战,皮肤发红有灼热感,呼吸加快变深,开始出汗并逐渐增多。

3. **体温下降期** 表现为皮肤潮湿、出汗较多。有两种方式。① 骤降型:体温于数小时内迅速下降至正常或略低于正常,多伴大汗淋漓,如疟疾、急性肾盂肾炎、输液反应等;② 缓降型:指体温在数日内逐渐降至正常,如风湿热、伤寒等。

四、热型及临床意义

测量发热患者不同时间的体温数值,标记在体温单上并连接各点,形成不同形态的体温曲线,即为热型,临床上常见的有以下几种。

热型及临床意义

1. **稽留热** 体温恒定在 39~40℃ 或以上,24 小时内波动范围不超过 1℃,持续数日或数周,常见于大叶性肺炎、伤寒等的高热期(图 1-2-1)。

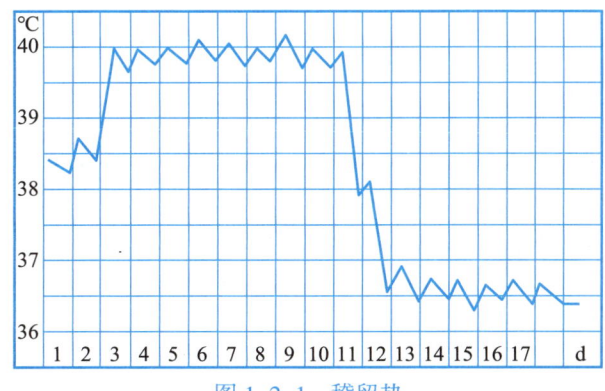

图 1-2-1 稽留热

2. **弛张热** 又称败血症热。体温在 39℃ 以上,24 小时内波动范围超过 2℃,最低体温仍高于正常,常见于败血症、风湿热、化脓性炎症等(图 1-2-2)。

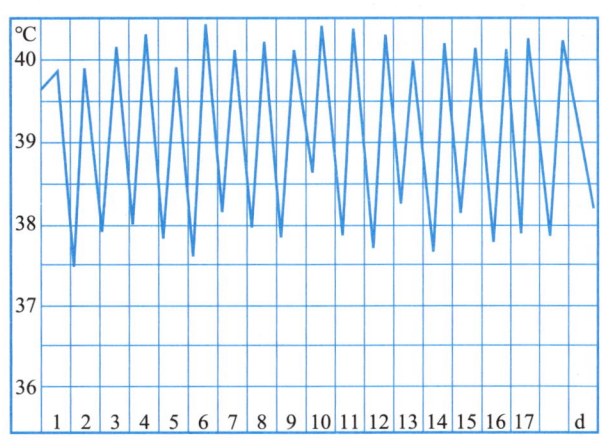

图 1-2-2 弛张热

3. 间歇热　体温骤升至高峰后持续数小时,又骤降至正常水平,经数小时或数日间歇后,再次骤升,如此反复交替出现,常见于疟疾、急性肾盂肾炎等(图1-2-3)。

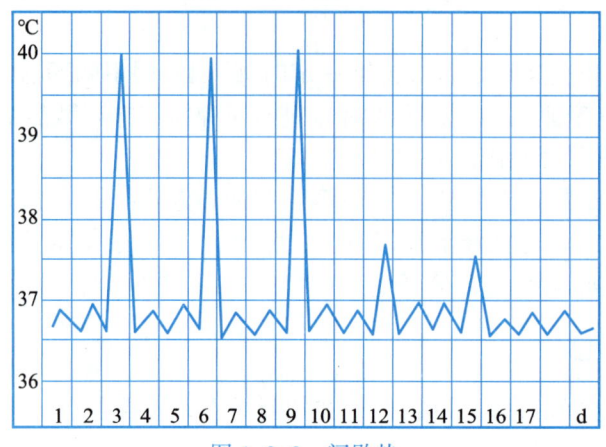

图1-2-3　间歇热

4. 波状热　体温逐渐升至39℃或以上,数日后逐渐下降至正常,持续数日后又逐渐升高,如此反复多次,常见于布鲁菌病(图1-2-4)。

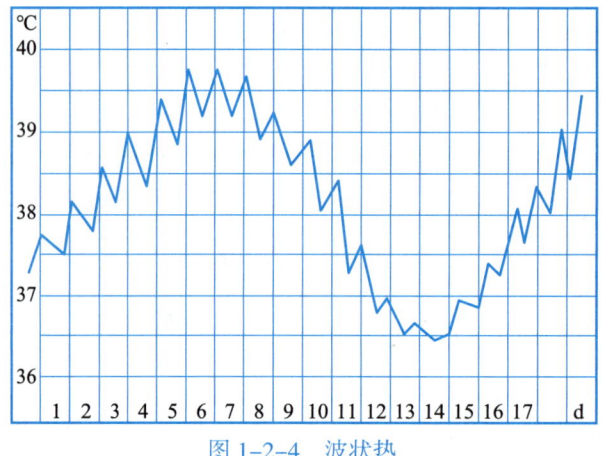

图1-2-4　波状热

5. 回归热　体温骤升至39℃或以上,持续数日后又骤降至正常。高热期与无热期各持续若干日后规律性交替一次,可见于回归热、霍奇金(Hodgkin)病(图1-2-5)。

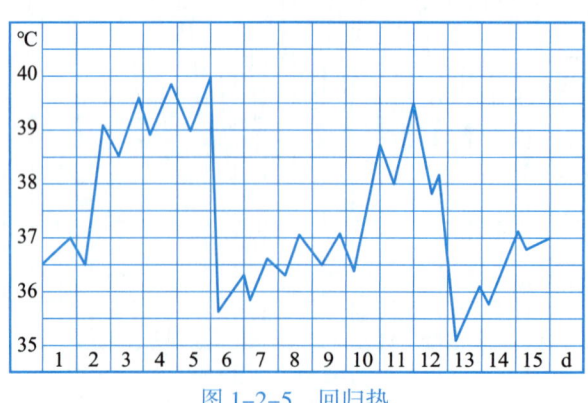

图1-2-5　回归热

6. 不规则热　发热的体温曲线无一定规律,可见于结核病、风湿热、支气管肺炎、渗出性胸膜炎、癌性发热等(图 1-2-6)。

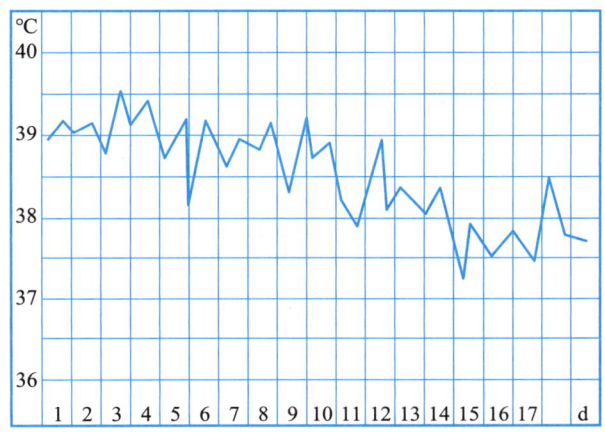

图 1-2-6　不规则热

不同的发热性疾病具有不同的热型,热型有助于发热原因的诊断及鉴别诊断。需要注意的是,由于抗生素、解热药及糖皮质激素的应用,可使有些疾病的热型不典型或呈不规则热型。另外,热型也与个体反应的强弱有关,如老年人休克型肺炎时可仅有低热或无发热,而不具备肺炎的典型热型。

五、伴随症状

1. 伴寒战　多见于败血症、大叶性肺炎、急性胆囊炎、疟疾、钩端螺旋体病等。

2. 伴淋巴结肿大　多见于淋巴结结核、淋巴瘤、丝虫病、白血病、局部化脓性感染等。

3. 伴昏迷　先发热后昏迷多见于流行性乙型脑炎、流行性脑脊髓膜炎、斑疹伤寒、中毒性菌痢等感染性疾病;先昏迷后发热多见于脑出血等。

4. 伴关节肿痛　多见于猩红热、败血症、风湿热、痛风、结缔组织病等。

5. 伴肝脾大　多见于病毒性肝炎、胆道感染、白血病、传染性单核细胞增多症、急性血吸虫病等。

6. 伴单纯疱疹　多见于急性发热性疾病。

六、诊疗经过

1. 是否曾到医院就诊,做过哪些检查,如血常规、尿常规、粪常规、肝肾功能、胸片、腹部 B 超等。

2. 治疗和用药情况,疗效情况,病情变化情况。

七、一般情况

发病以来患者的精神状态、饮食、睡眠、二便情况等。

八、相关病史

1. 仔细进行多系统询问　是否有咳嗽、咳痰、胸痛、咯血;恶心呕吐、腹痛腹泻;尿频尿急尿痛;肌肉酸痛;头痛;皮疹等。

2. 询问既往史　有无高血压、糖尿病、冠心病等慢性病病史,有无食物、药物过敏史。

3. 询问个人史　包括疫水、传染病接触史等。

4. 询问家族史　家族中有无患类似疾病的亲属。

[思维导图]

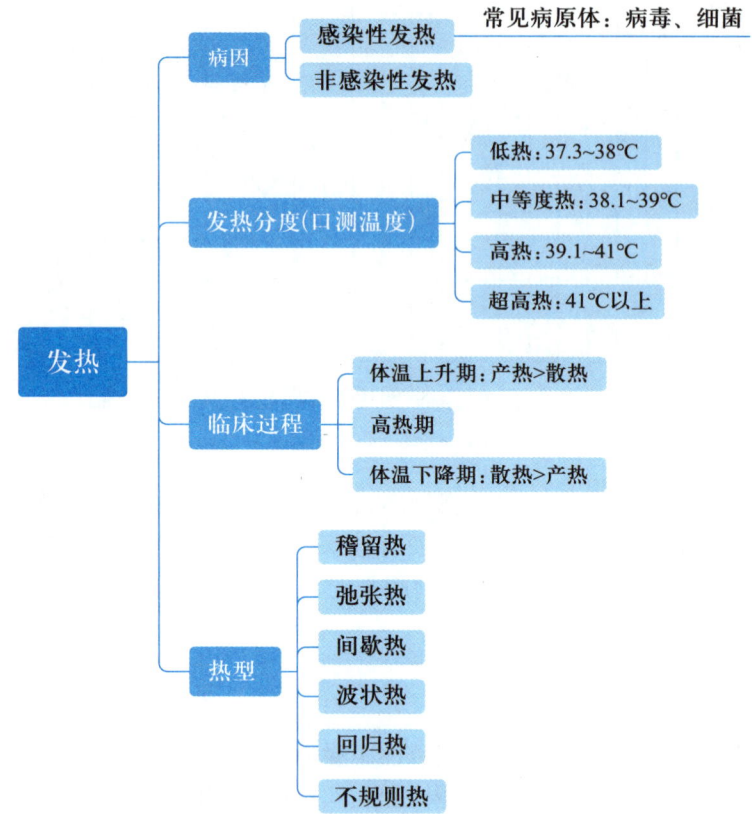

[考点练习]

项目三 咳嗽与咳痰的问诊

咳嗽是机体的一种保护性反射动作。呼吸道内分泌物或进入气道的异物,可借助咳嗽反射排出体外。如果频繁地刺激性咳嗽影响工作和休息时,咳嗽则失去其保护性意义。

咳痰是借助咳嗽动作将呼吸道内分泌物排出口腔外的现象。正常呼吸道黏膜的黏液腺分泌少量黏液,使呼吸道保持湿润。当各种原因(微生物性、物理性、化学性、过敏性等)使咽、喉、气管、支气管及肺发生炎症时,黏膜充血、水肿、黏液分泌增多,毛细血管通透性增高,浆液大量渗出,渗出物与黏液和吸入的尘埃及某些组织破坏产物,混合成痰。

临床情景

患者男,50岁。咳嗽、咳痰20年,加重1周。20年来每年冬季咳嗽、咳痰,痰量少,白色黏稠,伴有气短,无咯血、低热。1周前受凉,上述症状加重,气急明显,痰呈黄色,不易咳出。吸烟史20年,每日10支。其父因"肺气肿"病故。请围绕以上简要病史,进行现病史及相关病史的问诊。

[问诊要点]

一、咳嗽与咳痰的病因

1. **呼吸道疾病** 从鼻咽部到小支气管整个呼吸道黏膜受刺激时,均可引起咳嗽。一般认为,肺泡病变所致咳嗽,是由于肺泡内分泌物进入小支气管刺激气道黏膜所引起。刺激性气体(如冷、热空气,氯、溴、酸、氨)的吸入及炎症、异物、出血、肿瘤等的刺激,均可引起咳嗽。

2. **胸膜疾病** 各种胸膜炎、胸膜肿瘤或胸膜受到刺激(气胸、胸腔穿刺)时可出现咳嗽。

3. **心血管疾病** 各种原因所致左心衰竭引起肺淤血、肺水肿,或来自右心及体循环静脉栓子引起肺栓塞时,肺泡及支气管内漏出或渗出物刺激支气管黏膜,引起咳嗽。

4. **中枢神经因素** 从大脑皮质发出冲动传至延髓咳嗽中枢时,人可随意引发咳嗽或抑制咳嗽。

5. **其他因素** 胃食管反流病所致咳嗽,服用血管紧张素转化酶抑制剂后咳嗽等。

咳嗽与咳痰

二、发病的年龄及性别

不同的性别、年龄,引起咳嗽的疾病各异,如儿童容易因异物吸入导致咳嗽;青壮年长期咳嗽考虑肺结核、支气管扩张;男性40岁以上长期吸烟者咳嗽,则要考虑慢性支气管炎、肺气肿、支气管肺癌等;对青年女性患者须注意支气管结核和支气管腺瘤等。

三、咳嗽的性质

咳嗽无痰或痰量很少,称干性咳嗽,常见于急性或慢性咽喉炎、急性支气管炎初期、气道异物、

15

气道受压、气管－支气管肿瘤、各种原因的胸膜炎及肺结核初期等。咳嗽伴有痰液,称湿性咳嗽,常见于慢性支气管炎、支气管扩张症、肺炎、肺脓肿及慢性纤维空洞性肺结核等。

四、咳嗽发作与时间规律

突然发作的咳嗽,多见于刺激性气体所致的急性上呼吸道炎症及气管、支气管异物;长期反复发作的慢性咳嗽,多见于慢性呼吸系统疾病,如慢性支气管炎、支气管扩张症、慢性纤维空洞性肺结核、慢性肺脓肿、尘肺等;体位改变,痰液流动,往往使慢性支气管炎、支气管扩张症、慢性肺脓肿的咳嗽于清晨起床或夜间睡眠时加剧;左心衰竭夜间咳嗽明显,与夜间肺淤血加重及迷走神经兴奋性增高有关。

五、咳嗽的音色

金属调咳嗽,常见于纵隔肿瘤、原发性支气管肺癌、主动脉夹层等压迫气管;咳嗽声音嘶哑,常见于声带炎、喉炎、喉结核、喉癌及喉返神经麻痹;犬吠样咳嗽,常见于会厌、喉部疾患或气管受压;咳嗽声音低微或无力,见于极度衰竭,声带麻痹者。

六、痰的性质和量

痰的性质可分为黏液性、浆液性、脓性、黏液脓性、血性等。支气管扩张症、肺脓肿、支气管胸膜瘘时,痰量多且多呈脓性,静置后可出现分层现象,上层为泡沫,中层为黏液或浆液脓性,下层为坏死组织。黄脓痰提示呼吸道化脓性感染;草绿色痰或翠绿色痰提示铜绿假单胞菌感染;粉红色泡沫痰提示急性肺水肿;铁锈色痰提示肺炎球菌肺炎;烂桃样痰提示肺吸虫病;棕褐色痰提示阿米巴肺脓肿;痰白黏稠且牵拉成丝难以咳出,提示有真菌感染。痰有恶臭时,提示合并厌氧菌感染,见于肺脓肿、支气管扩张症等。

七、伴随症状

1. **伴呼吸困难**　见于喉水肿、喉肿瘤、气道异物、慢性阻塞性肺疾病、重症肺炎和肺结核、大量胸腔积液及气胸、肺淤血、肺水肿、肺栓塞等。

2. **伴发热**　常见于上呼吸道感染、肺炎、胸膜炎、肺结核等。

3. **伴胸痛**　常见于胸膜炎、肺炎、气胸、原发性支气管肺癌、肺栓塞等。

4. **伴咯血**　常见于支气管扩张症、肺结核、原发性支气管肺癌、肺转移癌、二尖瓣狭窄等。

5. **伴大量脓性痰**　常见于肺脓肿、支气管扩张症、脓胸合并支气管胸膜瘘等。

6. **伴哮鸣音**　常见于支气管哮喘、慢性喘息性支气管炎、心源性哮喘、气管及支气管异物、新生物等。

7. **伴杵状指(趾)**　常见于支气管扩张症、肺脓肿、原发性支气管肺癌等。

8. **伴呕吐**　小儿咳嗽时常伴有呕吐,如百日咳;成人咳嗽剧烈时亦可伴有呕吐。

八、诊疗经过

1. 是否曾到医院就诊,做过哪些检查,如血常规、胸部 X 线检查等。
2. 治疗和用药情况,疗效情况,病情变化情况。

九、一般情况

发病以来患者的精神状态、饮食、睡眠、二便情况等。

十、相关病史

1. **询问既往史**　有无高血压、糖尿病、冠心病等慢性病病史,有无和当前疾病相关的其他疾病,如呼吸系统慢性疾病病史等,有无食物药物过敏史。

2. 询问个人史　有无传染病接触史,有无烟酒嗜好等。

3. 询问家族史　家族中有无患类似疾病的亲属。

[思维导图]

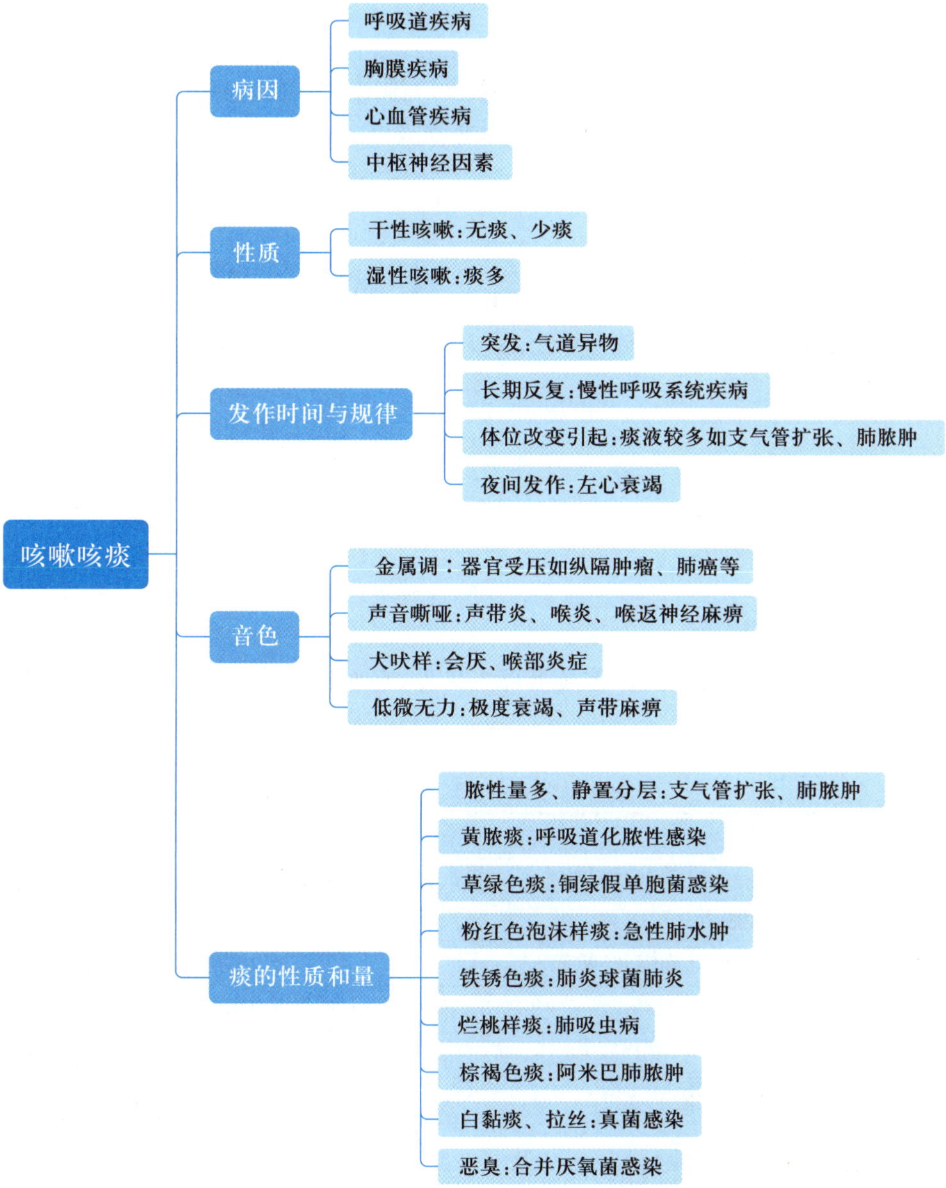

咳嗽咳痰
- 病因
  - 呼吸道疾病
  - 胸膜疾病
  - 心血管疾病
  - 中枢神经因素
- 性质
  - 干性咳嗽:无痰、少痰
  - 湿性咳嗽:痰多
- 发作时间与规律
  - 突发:气道异物
  - 长期反复:慢性呼吸系统疾病
  - 体位改变引起:痰液较多如支气管扩张、肺脓肿
  - 夜间发作:左心衰竭
- 音色
  - 金属调:器官受压如纵隔肿瘤、肺癌等
  - 声音嘶哑:声带炎、喉炎、喉返神经麻痹
  - 犬吠样:会厌、喉部炎症
  - 低微无力:极度衰竭、声带麻痹
- 痰的性质和量
  - 脓性量多、静置分层:支气管扩张、肺脓肿
  - 黄脓痰:呼吸道化脓性感染
  - 草绿色痰:铜绿假单胞菌感染
  - 粉红色泡沫样痰:急性肺水肿
  - 铁锈色痰:肺炎球菌肺炎
  - 烂桃样痰:肺吸虫病
  - 棕褐色痰:阿米巴肺脓肿
  - 白黏痰、拉丝:真菌感染
  - 恶臭:合并厌氧菌感染

[考点练习]

项目四　咯血的问诊

咯血指喉部及喉以下的呼吸器官出血经咳嗽由口排出。咯血量多少不一，少量咯血有时仅表现为痰中带血，大咯血时血液从口鼻涌出，常可阻塞呼吸道，造成窒息死亡。

临床情景

患者男，19岁。干咳、低热半个月，咯血1天。半月前无明显诱因出现咳嗽、无痰，每日午后低热。1天前咳嗽时出现咯血，颜色鲜红，量少。请围绕以上简要病史，进行现病史及相关病史的问诊。

［问诊要点］

一、咯血的真伪

明确咯血前，应仔细检查口腔、鼻腔及咽部。另外，咯血需与消化道出血引起的呕血进行鉴别（表1-4-1）。

咯血的鉴别

表1-4-1　咯血和呕血的鉴别

鉴别点	咯血	呕血
病史	肺结核、支气管扩张症、心脏病、原发性支气管肺癌等	消化性溃疡、肝硬化、急性胃黏膜病变、胃癌等
出血前症状	喉部痒、胸闷、咳嗽等	上腹不适、恶心呕吐等
出血方式	咯出	呕出
血的颜色	鲜红	棕黑色、暗红色、有时鲜红
血中混有物	痰、泡沫	食物残渣、胃液
酸碱反应	碱性	酸性
黑便	无（咽下时可有）	有，可呈柏油样，持续数天
出血后痰的性状	常有血痰数日	无痰

二、咯血的病因

1. 支气管疾病　常见的有支气管扩张症、原发性支气管肺癌。此外，慢性支气管炎、支气管结核、支气管良性肿瘤、支气管内结石等亦可引起咯血。其发生机制主要是炎症、肿瘤、结石侵犯支气管黏膜或病灶毛细血管，使其通透性增高，血液渗出或黏膜下血管破裂所致。

2. 肺部疾病　常见的有肺结核、肺炎、肺脓肿等，较少见的有肺淤血、肺栓塞、肺吸虫病、肺真菌病、肺囊肿、肺含铁血黄素沉着症、肺血管畸形等。在我国,引起咯血的首要原因仍为肺结核。发生咯血的肺结核多为浸润型、空洞型肺结核和干酪样肺炎,急性血行播散型肺结核较少出现咯血。肺结核咯血的机制为结核病变使毛细血管通透性增高,血液渗出,导致痰中带血或小血块;如果病变侵蚀小血管致管壁破溃时,则引起中等量咯血;如果结核空洞壁肺动脉分支形成的动脉瘤破裂,则可引起大咯血,甚至危及生命。

3. **心血管疾病** 常见的是风湿性心脏病二尖瓣狭窄。某些先天性心脏病如房间隔缺损、室间隔缺损及动脉导管未闭亦可引起咯血。心血管疾病引起咯血可表现为小量咯血或痰中带血、大量咯血、粉红色泡沫样血痰和黏稠暗红色血痰。其发生机制多因肺淤血造成肺泡壁或支气管内膜毛细血管破裂和支气管黏膜下层支气管静脉曲张破裂所致。

4. **其他** 某些急性传染病(如肺出血型钩端螺旋体病、流行性出血热)、血液病(如血小板减少性紫癜、白血病)、风湿病(如结节性多动脉炎、贝赫切特综合征)、肺出血–肾炎综合征等均可引起咯血。

三、咯血的临床特点

1. **年龄和生活习惯** 青壮年咯血多见于肺结核、支气管扩张症、风湿性心脏病二尖瓣狭窄;40 岁以上有长期吸烟史(卷烟 20 支 / 日 ×20 年)者,除慢性支气管炎外,要高度警惕原发性支气管肺癌;有生吃石蟹、蝲蛄者,咯血原因应考虑肺吸虫病。

2. **咯血量** 24 小时咯血量在 100 ml 以内为小量咯血;达 100~500 ml 为中等量咯血;达 500 ml 以上,或一次咯血量达 300 ml 以上,或不论咯血量多少只要出现窒息者均为大咯血。大咯血主要见于支气管扩张症、慢性纤维空洞型肺结核。原发性支气管肺癌所致咯血主要表现为持续或间断痰中带血,少有大咯血。

3. **颜色和性状** 颜色鲜红见于肺结核、支气管扩张症、肺脓肿、出血性疾病等;铁锈色血痰常见于肺炎链球菌肺炎、肺吸虫病和肺泡出血等;二尖瓣狭窄、肺淤血时咯血一般为暗红色;肺水肿时咳粉红色泡沫样血痰。

4. **全身情况** 长时间咯血全身情况差、体重减轻者,多见于肺结核、原发性支气管肺癌。反复咯血而全身情况尚好者,见于支气管扩张症、肺囊肿等。

四、伴随症状

1. **伴发热** 见于肺结核、肺炎、肺脓肿、肺出血型钩端螺旋体病等。
2. **伴胸痛** 见于肺炎球菌肺炎、肺结核、原发性支气管肺癌、肺栓塞(梗死)等。
3. **伴脓痰** 见于肺脓肿、支气管扩张症、慢性纤维空洞型肺结核合并感染等。
4. **伴黄疸** 见于肺栓塞、钩端螺旋体病等。
5. **伴皮肤黏膜出血** 见于钩端螺旋体病、流行性出血热、血液病等。
6. **伴杵状指(趾)** 见于支气管扩张症、肺脓肿、原发性支气管肺癌等。

五、诊疗经过

1. 是否曾到医院就诊,做过哪些检查,如血常规、结核菌素试验、胸片等。
2. 治疗和用药情况,疗效情况,病情变化情况。

六、一般情况

发病以来患者的精神状态、饮食、睡眠、二便情况等。

七、相关病史

1. **询问既往史** 有无高血压、糖尿病、冠心病等慢性病病史,有无和当前疾病相关的其他疾病,如呼吸系统慢性疾病病史等,有无食物药物过敏史。

    2. 询问个人史   包括职业、饮食习惯、居住地、月经史等,有无肝炎、结核病等传染病接触史等。

    3. 询问家族史   家族中有无患类似疾病的亲属。

[思维导图]

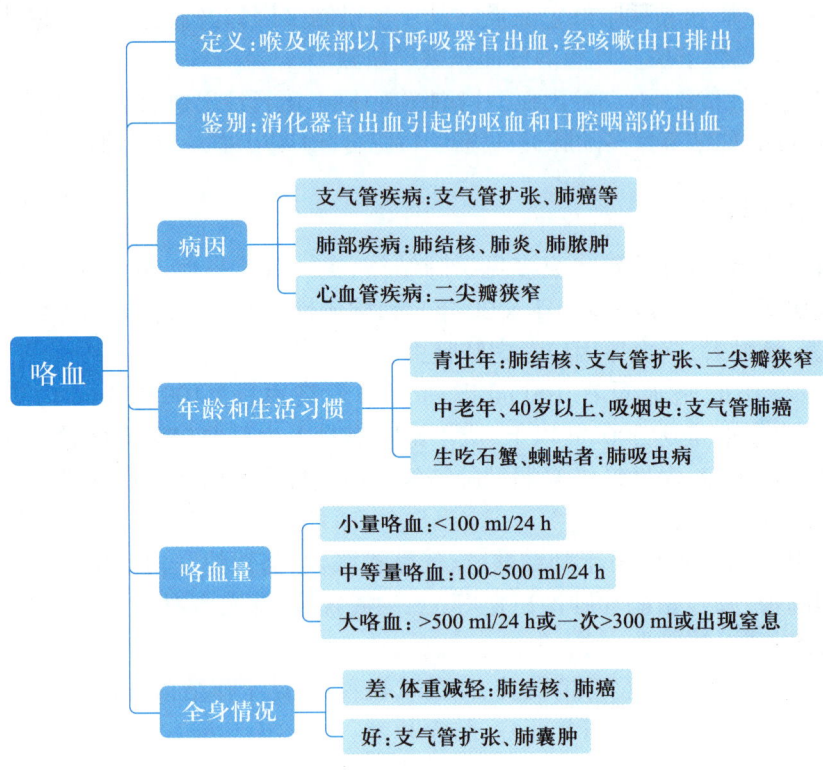

咯血

- 定义:喉及喉部以下呼吸器官出血,经咳嗽由口排出
- 鉴别:消化器官出血引起的呕血和口腔咽部的出血
- 病因
  - 支气管疾病:支气管扩张、肺癌等
  - 肺部疾病:肺结核、肺炎、肺脓肿
  - 心血管疾病:二尖瓣狭窄
- 年龄和生活习惯
  - 青壮年:肺结核、支气管扩张、二尖瓣狭窄
  - 中老年、40岁以上、吸烟史:支气管肺癌
  - 生吃石蟹、蝲蛄者:肺吸虫病
- 咯血量
  - 小量咯血:<100 ml/24 h
  - 中等量咯血:100~500 ml/24 h
  - 大咯血:>500 ml/24 h或一次>300 ml或出现窒息
- 全身情况
  - 差、体重减轻:肺结核、肺癌
  - 好:支气管扩张、肺囊肿

[考点练习]

项目五 头痛的问诊

临床情景

患者男,32岁。发作性头痛5年,加重半天。5年前开始出现头痛发作,多于劳累、紧张后出现,多为前额部胀痛,程度中至重度,持续半小时以上,伴有恶心、呕吐,头痛多在休息、睡眠后消失。请围绕以上简要病史,进行现病史及相关病史的问诊。

[问诊要点]

一、头痛的病因

1. **颅脑病变** 包括颅脑感染(脑炎、脑膜炎、脑脓肿等),血管病变(脑出血、蛛网膜下腔出血、脑血栓形成等),占位性病变(脑肿瘤等),颅脑外伤(颅内血肿、脑挫伤等),其他(偏头痛、头痛性癫痫等)。

2. **颅外病变** 包括颅骨疾病、颈椎病及其他颈部疾病、三叉神经痛、眼耳鼻齿疾病导致的头痛等。

3. **全身性疾病** 包括急性感染、心血管疾病、中毒及尿毒症、低血糖、贫血、中暑等。

4. **神经症** 包括神经衰弱及癔症性头痛。

二、发病情况

急性头痛伴发热者多为感染性疾病;急剧、持续不减的头痛,伴不同程度意识障碍而无发热者,多为颅内血管性疾病(如蛛网膜下腔出血);搏动性头痛或长期反复发作的头痛,多为血管性头痛(如偏头痛)或神经症;慢性进行性头痛伴颅内高压(如呕吐、视乳头水肿),多为颅内占位性病变;慢性头痛突然加剧伴有意识障碍,多为脑疝;青壮年慢性头痛无颅内高压,多为因焦虑、情绪紧张而发生的肌紧张性头痛。

三、头痛的部位

头痛可位于单侧、双侧、前额或枕部,局部或弥散。偏头痛与丛集性头痛多位于一侧;颅内病变的头痛多较深而弥散;颅外病变的头痛常局限且表浅;高血压引起的头痛多位于额部或全头部。蛛网膜下腔出血或脑脊髓膜炎除头痛外尚有颈痛。眼源性头痛为局限于眼眶、前额或颞部的浅表痛。鼻源性或牙源性疼痛也多浅表。感染性疾病的头痛多为全头痛。

四、头痛的性质与程度

头痛程度与病情轻重无绝对关系。偏头痛、三叉神经痛及脑膜刺激痛最剧烈;脑肿瘤为中轻度痛。神经痛为电击样刺痛；高血压、血管性与发热性疾病多为搏动性头痛；肌紧张性头痛多为重压感、紧箍感；神经症性头痛多病程长，有明显的波动性和易变性。

五、头痛发生与持续的时间

颅内占位多为清晨加剧的持续性痛；鼻窦炎多于清晨或上午头痛，逐渐加重，午后减轻；脑肿瘤的头痛多为持续性，可有缓解期；丛集性头痛多于夜间发生；偏头痛经期发作更频；眼源性头痛多于阅读时间长后发生。

六、影响头痛的因素

颅内高压、脑肿瘤、颅内感染、血管性头痛，可在咳嗽、打喷嚏、摇头、俯身时加剧；急性颈肌炎症所致的头痛，可于颈部运动时加剧；偏头痛，使用麦角胺后可缓解；丛集性头痛，直立可缓解；慢性、职业性颈肌痉挛所致的头痛，活动、按摩颈肌可渐缓解。

七、伴随症状

1. 头痛伴发热　多见于感染。
2. 头痛伴剧烈喷射性呕吐　见于颅内高压，呕吐后头痛减轻见于偏头痛。
3. 头痛伴脑膜刺激征　见于蛛网膜下腔出血、脑膜炎。
4. 头痛伴眩晕　见于小脑肿瘤、椎－基底动脉供血不足。
5. 头痛伴视力障碍者　多可见于青光眼或脑肿瘤。
6. 头痛伴癫痫（含发作）　见于脑血管畸形、脑肿瘤、脑内寄生虫病等。
7. 头痛伴神经功能紊乱症状　见于神经功能性头痛。
8. 慢性进行性头痛伴精神症状　须注意颅内肿瘤。
9. 慢性头痛突然加剧伴意识障碍者　提示脑疝发生。

八、诊疗经过

1. 是否曾到医院就诊，做过哪些检查，如颅脑 CT 等。
2. 治疗和用药情况，疗效情况，病情变化情况。

九、一般情况

发病以来患者的精神、饮食、睡眠、二便情况等。

十、相关病史

1. 询问既往史　有无外伤史、手术史及高血压、动脉硬化、肿瘤、癫痫等病史。
2. 询问个人史　包括职业特点、毒物接触史等。
3. 询问家族史　家族中有无患类似疾病的亲属。

[思维导图]

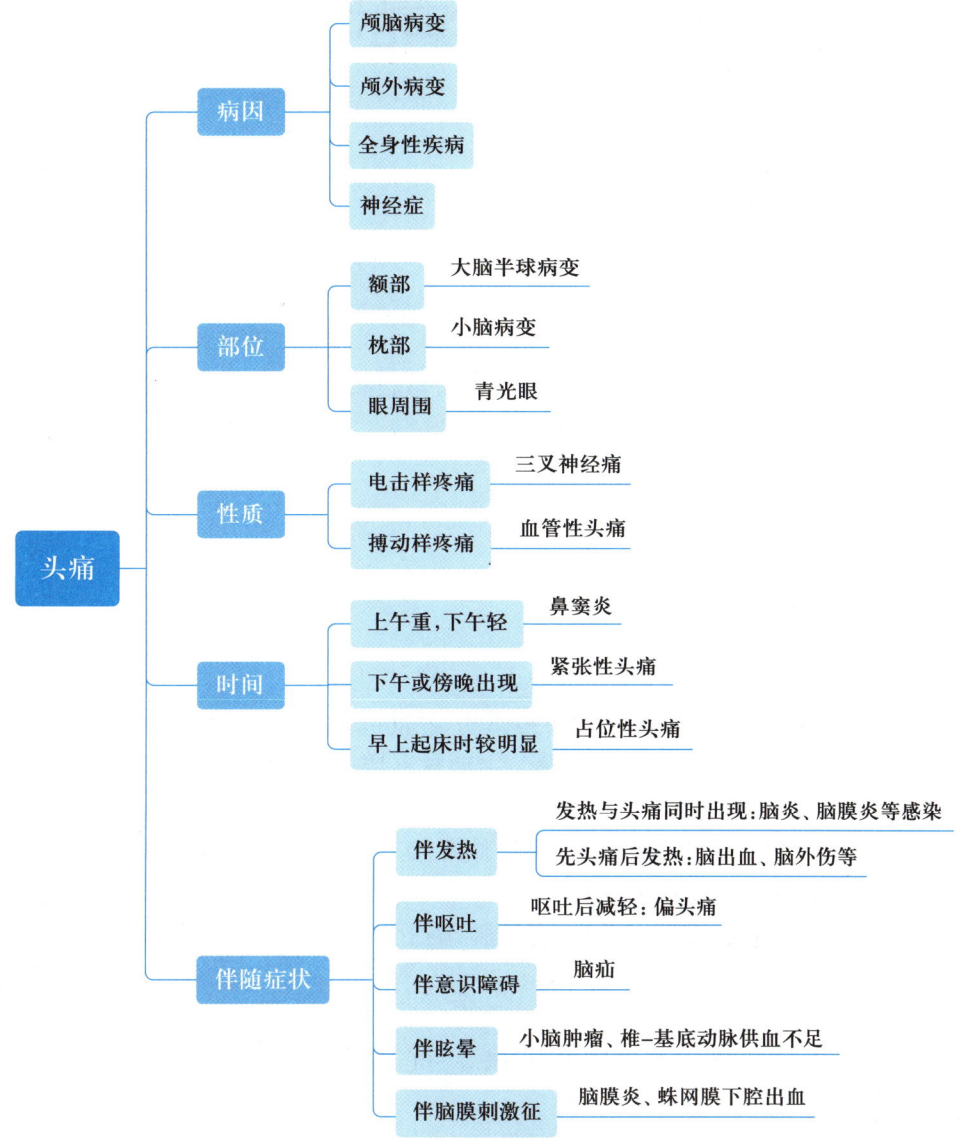

[考点练习]

项目六　胸痛的问诊

临床情景

　　患者男,65 岁。胸痛 4 小时急诊入院。4 小时前无明显诱因突发胸骨后压榨性疼痛,伴胸闷、大汗、恶心,未吐。硝酸甘油舌下含服,疼痛未缓解,遂来急诊。请围绕以上简要病史,进行现病史及相关病史的问诊。

[问诊要点]

一、胸痛的病因

　　1. **胸壁疾病**　急性皮炎、带状疱疹、皮下蜂窝织炎、肋间神经炎、肋软骨炎、肋骨骨折等。

　　2. **心血管疾病**　冠状动脉硬化性心脏病、主动脉夹层、心瓣膜病、急性心包炎、心肌病、肺梗死、心血管神经症等。

　　3. **呼吸系统疾病**　胸膜炎、气胸、血胸、胸膜肿瘤、支气管炎、支气管肺癌等。

　　4. **纵隔疾病**　纵隔炎症、气肿、肿瘤等。

　　5. **其他**　食管炎、食管癌、食管裂孔疝、肝脓肿、膈下脓肿、脾梗死等。

二、发病年龄

　　青壮年多考虑自发性气胸、结核性胸膜炎、风湿性心瓣膜病、心肌炎、心肌病等;40 岁以上多考虑冠心病、支气管肺癌等。

三、胸痛的部位

　　1. **胸壁疾病所致的胸痛**　常局限于病变部位,伴局部压痛。皮肤炎症为局部红肿热痛;带状疱疹为沿一侧肋间神经分布的伴剧痛的成簇水疱,且不超过体表中线;肋软骨炎为第一、二肋软骨处的单个或多个隆起,局部有压痛无红肿;肋骨骨折有明显的挤压痛。

　　2. **心血管疾病所致的胸痛**　心绞痛或急性心肌梗死的疼痛多位于胸骨后和心前区或剑突下,可向左肩和左臂内侧放射;主动脉夹层动脉瘤引起的疼痛多位于胸背部,向下放射至下腹、腰部与两侧腹股沟和下肢。

　　3. **其他**　胸膜炎、肺梗死、气胸引起的疼痛多在患侧腋下;肺尖部肺癌(肺上沟癌)多位于肩部、腋下,向上肢内侧放射;食管及纵隔病变多位于胸骨后;肝胆疾病及膈下脓肿多位于右下胸,侵犯膈肌中心部时放射至右肩部。

四、胸痛的性质

带状疱疹为刀割样或灼热样剧痛;肋间神经痛为阵发性灼痛;食管炎多为烧灼痛;心绞痛为压榨样疼痛伴窒息感,心肌梗死疼痛更剧烈,伴恐惧、濒死感;气胸、夹层动脉瘤为突然发生的撕裂样剧痛;肺梗死为突发胸部剧痛或绞痛,伴呼吸困难与发绀;胸膜炎多为隐痛、钝痛和刺痛;支气管肺癌、纵隔肿瘤为闷痛。

五、胸痛的持续时间

炎症、肿瘤、栓塞或梗死所致疼痛为持续性,血管狭窄缺血或平滑肌痉挛所致的疼痛为阵发性。如心绞痛发作时间短(1~5 分钟),心肌梗死疼痛持续时间长(数小时及以上)且不易缓解。

六、影响胸痛的因素

心绞痛在劳力、精神紧张时诱发,休息或舌下含服硝酸甘油缓解;心肌梗死则无效;食管疾病多于进食时发作或加剧,服用抗酸剂或促动力药物后减轻或消失;胸膜炎、心包炎的胸痛可因咳嗽或深呼吸而加剧。

七、伴随症状

1. 伴呼吸困难　提示病变范围大,见于大叶性肺炎、自发性气胸、胸膜炎、肺栓塞等。
2. 伴咯血　见于支气管肺癌、肺栓塞等。
3. 伴发热、咳嗽咳痰　见于气管、支气管、肺疾病等。
4. 伴吞咽困难　见于反流性食管炎等。
5. 伴苍白大汗、血压下降或休克　见于心肌梗死、主动脉夹层及大面积肺栓塞。

八、诊疗经过

1. 是否曾到医院就诊,做过哪些检查,如心电图、心肌酶谱等。
2. 治疗和用药情况,疗效情况,病情变化情况。

九、一般情况

发病以来患者的精神状态、饮食、睡眠、二便情况等。

十、相关病史

1. 询问既往史　有无呼吸、循环、消化及其他系统病史。
2. 询问个人史　包括职业特点、毒物接触史等。
3. 询问家族史　家族中有无患类似疾病的亲属。

[思维导图]

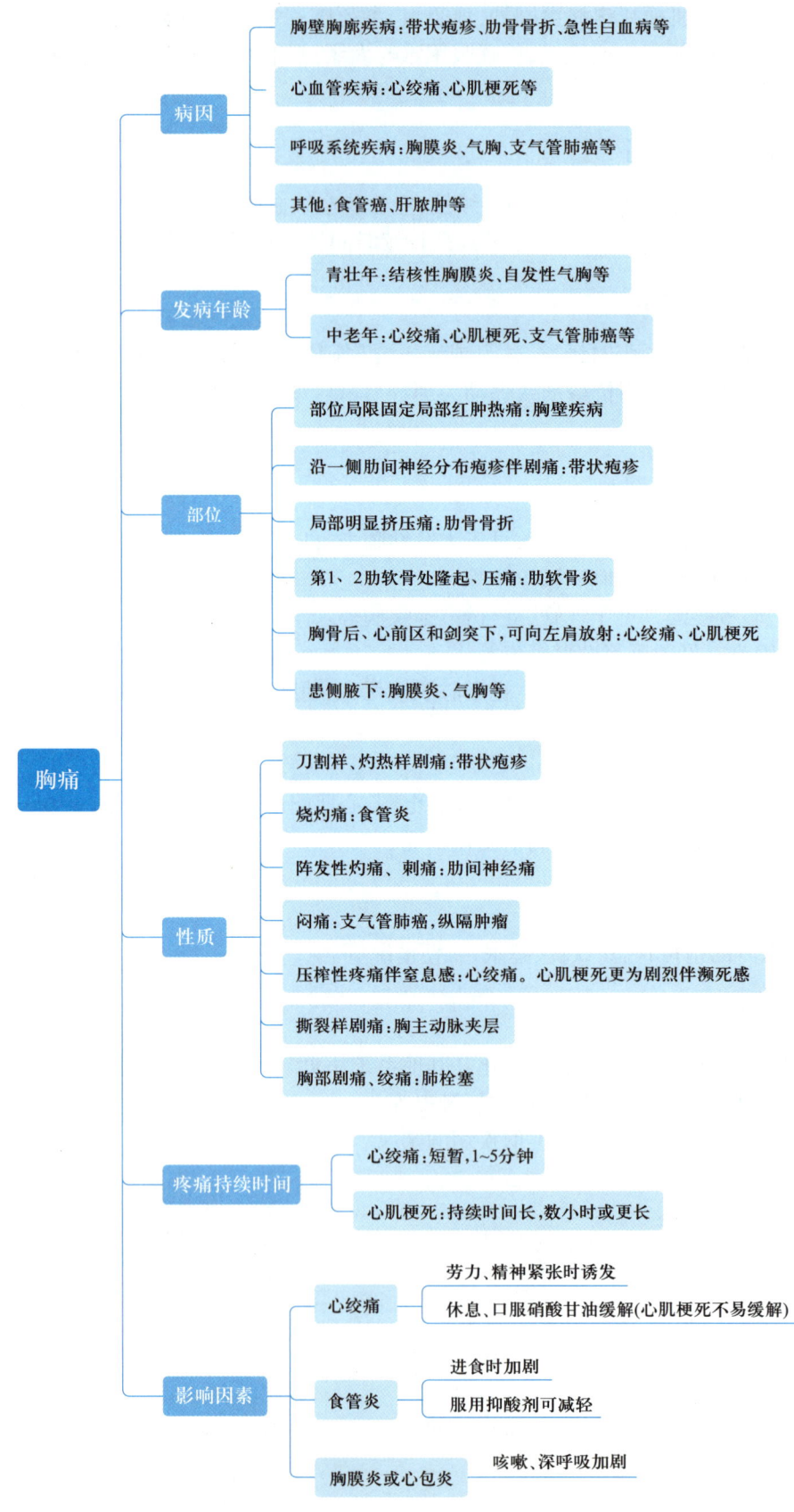

胸痛

病因
胸壁胸廓疾病:带状疱疹、肋骨骨折、急性白血病等
心血管疾病:心绞痛、心肌梗死等
呼吸系统疾病:胸膜炎、气胸、支气管肺癌等
其他:食管癌、肝脓肿等

发病年龄
青壮年:结核性胸膜炎、自发性气胸等
中老年:心绞痛、心肌梗死、支气管肺癌等

部位
部位局限固定局部红肿热痛:胸壁疾病
沿一侧肋间神经分布疱疹伴剧痛:带状疱疹
局部明显挤压痛:肋骨骨折
第1、2肋软骨处隆起、压痛:肋软骨炎
胸骨后、心前区和剑突下,可向左肩放射:心绞痛、心肌梗死
患侧腋下:胸膜炎、气胸等

性质
刀割样、灼热样剧痛:带状疱疹
烧灼痛:食管炎
阵发性灼痛、刺痛:肋间神经痛
闷痛:支气管肺癌,纵隔肿瘤
压榨性疼痛伴窒息感:心绞痛。心肌梗死更为剧烈伴濒死感
撕裂样剧痛:胸主动脉夹层
胸部剧痛、绞痛:肺栓塞

疼痛持续时间
心绞痛:短暂,1~5分钟
心肌梗死:持续时间长,数小时或更长

影响因素
心绞痛
劳力、精神紧张时诱发
休息、口服硝酸甘油缓解(心肌梗死不易缓解)
食管炎
进食时加剧
服用抑酸剂可减轻
胸膜炎或心包炎
咳嗽、深呼吸加剧

［考点练习］

项目七 腹痛的问诊

临床情景

患者女,37岁。中上腹部隐痛不适1年,加重3天。患者于1年前无明显诱因出现上腹部疼痛不适感,疼痛呈周期性、节律性,以饥饿后明显,伴恶心、反胃、反酸等症状。请围绕以上简要病史,进行现病史及相关病史的问诊。

[问诊要点]

一、腹痛的病因

1. 急性腹痛 特点是起病急,病情重,病程短,转变快,常见病因如下。

(1)腹腔器官急性炎症:急性胃炎、急性胰腺炎、急性胆囊炎、急性阑尾炎、急性肠炎、急性出血坏死性肠炎等。

(2)空腔脏器阻塞或扩张:肠梗阻、肠套叠、胆道结石、胆道蛔虫症、泌尿系统结石等。

(3)脏器扭转或破裂:胃肠穿孔、肝破裂、脾破裂、异位妊娠破裂、肠绞窄、肠扭转、肠系膜或大网膜扭转、卵巢扭转等。

(4)腹膜炎症:多为胃肠穿孔引起的腹膜炎,少部分为自发性腹膜炎。

(5)腹腔内血管阻塞:缺血性肠病、腹主动脉夹层、门静脉血栓形成等。

(6)腹壁疾病:腹壁挫伤、腹壁脓肿、腹壁皮肤带状疱疹等。

(7)胸腔疾病引起的腹部牵涉痛:心绞痛、心肌梗死、急性心包炎、肺炎、肺梗死、胸膜炎、胸椎结核、食管裂孔疝等。

(8)全身性疾病所致的腹痛:过敏性紫癜(腹型)、尿毒症、糖尿病酮症酸中毒、铅中毒、血卟啉病等。

2. 慢性腹痛 特点是起病缓、病程长,或急性起病后腹痛迁延不愈,或间歇发作。常见病因如下。

(1)腹腔脏器慢性炎症:慢性胆囊炎及胆道感染、慢性胰腺炎、结核性腹膜炎、溃疡性结肠炎、克罗恩病、慢性胃炎、十二指肠炎等。

(2)胃、十二指肠溃疡。

(3)腹腔脏器扭转或梗阻:慢性胃或肠扭转、慢性肠梗阻、十二指肠壅滞。

(4)脏器被膜的牵张:实质性器官的病变导致肿胀,从而被膜张力增加产生的腹痛,如肝炎、肝淤血、肝脓肿、肝癌等。

(5)肿瘤压迫及浸润:恶性肿瘤不断生长、压迫和侵犯感觉神经导致。

(6)中毒与代谢障碍:铅中毒、尿毒症等。

（7）消化系统运动功能障碍：功能性消化不良、肠易激综合征等。

二、腹痛的部位

腹痛部位一般多为病变部位。如急性阑尾炎疼痛位于右下腹麦克伯尼点（McBurney，简称麦氏点）；胃十二指肠疾病、急性胰腺炎位于中上腹部；肝胆疾病位于右上腹部；小肠疾病位于脐部或脐周；结肠和盆腔疾病位于下腹部；回盲部病变位于右下腹；急性弥漫性腹膜炎、肠梗阻、急性出血坏死性肠炎、血卟啉病、铅中毒、腹型过敏性紫癜等则呈弥漫性或部位不定；有些疾病还可出现牵涉痛，如胆囊炎（放射到右肩）、急性胰腺炎（放射到腰背部，束带状痛）。

三、腹痛的性质和程度

急性腹痛起病急骤、疼痛剧烈，多为刀割样、绞痛、锐痛；慢性腹痛起病隐袭，多为隐痛、钝痛或胀痛。胃、十二指肠溃疡多为慢性周期性、节律性上腹部烧灼痛；溃疡穿孔则疼痛突然加剧，呈刀割样；急性胃炎、急性胰腺炎多为中上腹持续性或阵发性剧痛；胆石症或尿石症多为阵发性难以忍受的绞痛；胆道蛔虫症为阵发性剑突下钻顶样痛。

腹痛的
临床表现

四、腹痛的影响因素

1. 饮食因素 如高脂肪饮食可诱发胆囊炎或胆石症；酗酒、暴饮暴食诱发急性胰腺炎；进食诱发或加重胃溃疡腹痛，进食后可减轻或缓解十二指肠溃疡痛。

2. 体位因素 如胰体癌仰卧位疼痛明显，前倾位或俯卧位减轻；反流性食管炎，前屈时烧灼痛明显，直立位减轻；胃下垂，长时间站立位易出现腹痛；胃黏膜脱垂，左侧卧位减轻。

3. 年龄与性别因素 幼儿腹痛多为肠套叠、蛔虫病、先天性畸形等；青壮年多为阑尾炎、胰腺炎、消化性溃疡等；中老年多为胆石症、恶性肿瘤等；育龄妇女多为卵巢囊肿蒂扭转、异位妊娠等。

4. 其他 子宫内膜异位症腹痛与月经相关；卵泡破裂腹痛多于月经间期发作；结肠病变排便后腹痛减轻；腹部受暴力作用后剧痛伴休克，多有肝、脾破裂。

五、伴随症状

1. 腹痛伴寒战、发热 多见于胆囊炎或腹腔脓肿等。

2. 腹痛伴呕吐、反酸、腹泻 多见于食管、胃病变，或肠道炎症、溃疡或肿瘤。

3. 腹痛伴黄疸 多见于肝胆胰疾病或急性溶血。

4. 腹痛伴血尿 多见于尿石症。

5. 腹痛伴休克 多见于腹腔脏器破裂出血、急性出血坏死性胰腺炎、绞窄性肠梗阻等。

六、诊疗经过

1. 是否曾到医院就诊，做过哪些检查，如消化道内镜、腹部平片、腹部 B 超、血尿淀粉酶等。
2. 治疗和用药情况，疗效情况，病情变化情况。

七、一般情况

发病以来患者的精神、饮食、睡眠、二便情况等。

八、相关病史

1. 询问既往史 有无外伤史、腹部手术史、心血管意外史及其他病史。

2. 询问个人史 包括毒物接触史、酗酒史等。

3. 询问家族史 家族中有无患类似疾病的亲属。

[思维导图]

腹痛

- 病因
  - 腹壁疾病
  - 腹腔脏器病变
  - 胸腔内脏器病变致牵涉痛
  - 全身性疾病

- 诱因
  - 暴饮暴食 —— 急性胰腺炎
  - 油腻食物 —— 急性胆囊炎
  - 进食加重 —— 胃溃疡
  - 进食减轻 —— 十二指肠溃疡
  - 腹部手术史 —— 机械性肠梗阻
  - 腹部外伤后有休克 —— 肝、脾破裂

- 部位
  - 中上腹 —— 胃、十二指肠疾病、急性胰腺炎
  - 右上腹 —— 胆囊炎、胆石症、肝脓肿
  - 右下腹麦克伯尼点 —— 急性阑尾炎
  - 左下腹 —— 结肠疾病
  - 脐部或脐周 —— 小肠疾病
  - 下腹部 —— 膀胱炎、盆腔炎、异位妊娠破裂
  - 全腹痛 —— 急性弥漫性腹膜炎

- 性质和程度
  - 突发中上腹剧烈刀割样痛、烧灼样痛 —— 胃、十二指肠溃疡并急性穿孔
  - 中上腹持续性剧痛或阵发性加剧 —— 急性胃炎、急性胰腺炎、急性出血性肠炎
  - 相当剧烈的绞痛,致患者辗转不安 —— 胃肠痉挛、胆石症、泌尿系结石
  - 阵发性剑突下钻顶样疼痛 —— 胆道蛔虫梗阻
  - 持续性、广泛性剧烈腹痛伴腹肌紧张 —— 急性弥漫性腹膜炎

- 伴随症状
  - 伴寒战、高热 —— 急性化脓性胆管炎
  - 伴黄疸 —— 肝胆胰疾病或急性溶血
  - 伴血尿 —— 泌尿系结石
  - 伴呕吐、反酸 —— 食管、胃病变
  - 伴休克 —— 腹腔脏器破裂出血、急性出血坏死性胰腺炎、绞窄性肠梗阻

[考点练习]

项目八　呼吸困难的问诊

呼吸困难是指个体主观上感到空气不足、呼吸费力,客观上表现用力呼吸,严重时可出现张口呼吸、鼻翼扇动、端坐呼吸、呼吸辅助肌参与呼吸运动,甚至出现发绀,并且可有呼吸频率、深度、节律的改变。

临床情景

患者男,73岁。反复咳嗽、咳痰12年。5天前因感冒后上述症状加重,并出现呼吸困难。拟诊为慢性阻塞性肺疾病(COPD)急性加重期。请围绕以上简要病史,进行现病史及相关病史的问诊。

[问诊要点]

一、呼吸困难的病因

引起呼吸困难的原因繁多,常见有以下五种,其中以呼吸系统和心血管系统疾病最为常见。

1. **呼吸系统疾病**　常见于:① 气道阻塞,如喉、气管、支气管的炎症,水肿、肿瘤或异物所致的狭窄或阻塞;支气管哮喘;慢性阻塞性肺疾病等。② 肺部疾病,如肺炎、肺脓肿、肺结核、肺不张、肺淤血、肺水肿、弥漫性肺间质疾病等。③ 胸壁、胸廓与胸膜腔疾病,如严重的胸壁炎症及外伤、胸廓畸形、胸腔积液、气胸、广泛胸膜粘连等。④ 神经肌肉疾病,如脊髓灰质炎病变累及颈髓、急性多发性神经根神经炎和重症肌无力累及呼吸肌等。⑤ 膈运动障碍,如膈肌麻痹、大量腹水、腹腔巨大肿瘤、胃扩张和妊娠末期等限制膈肌运动。

2. **循环系统疾病**　见于各种原因所致的左心和或右心衰竭、心脏压塞、肺栓塞和原发性肺动脉高压等。

3. **血液病**　常见于重度贫血、高铁血红蛋白血症、硫化血红蛋白血症等。

4. **中毒**　如糖尿病酮症酸中毒、吗啡类药物中毒、有机磷杀虫药中毒、氰化物中毒、亚硝酸盐中毒和急性一氧化碳中毒等。

5. **神经精神性疾病**　如脑出血、脑外伤、脑炎、脑膜炎等颅脑疾病引起呼吸中枢功能障碍;癔症等精神因素所致的呼吸困难。

二、呼吸困难的特点

1. **肺源性呼吸困难**　是指由呼吸系统疾病引起的呼吸困难,临床上常分为三种类型。

(1) 吸气性呼吸困难:常见于喉、气管、大支气管的狭窄与阻塞。主要表现为吸气时明显费力,时间延长,严重者吸气时胸骨上窝、锁骨上窝和肋间隙明显凹陷,称三凹征,是由于呼吸肌极度用力使胸腔负压增加所致,此时亦可伴有干咳及高调吸气性喉鸣。

（2）呼气性呼吸困难：常见于肺泡弹性减弱和（或）小支气管的痉挛或炎症所致，如 COPD、支气管哮喘、弥漫性泛细支气管炎等。主要表现为呼气费力、时间延长，常伴有呼气期哮鸣音。

（3）混合性呼吸困难：常由于广泛而严重的肺部疾病导致换气功能障碍及严重的胸腔疾病使肺部受压所致，如重症肺炎、重症肺结核、大面积肺栓塞（梗死）、弥漫性肺间质疾病及大量胸腔积液、气胸、广泛性胸膜增厚等。表现为既有吸气性呼吸困难，又有呼气性呼吸困难，呼吸频率增快、深度变浅，可伴有呼吸音异常或病理性呼吸音。

2. 心源性呼吸困难　是指由左心和 / 或右心衰竭引起的呼吸困难，以左心衰竭时呼吸困难更严重。

左心衰竭引起的呼吸困难的特点为：① 有引起左心衰竭的基础病因，如高血压心脏病、冠状动脉硬化性心脏病等；② 呼吸困难常为左心衰竭早期症状，活动时加重，休息时减轻或消失，卧位明显，坐位或立位时减轻，故而患者往往被迫采取半坐位或端坐体位呼吸；③ 两肺底部或全肺出现湿啰音；④ 应用强心剂、利尿剂和血管扩张剂改善左心功能后呼吸困难症状随之好转。急性左心衰竭时，常可出现夜间阵发性呼吸困难，表现为夜间睡眠中突感胸闷气急，被迫坐起，惊恐不安。轻者数分钟至数十分钟后症状逐渐减轻、消失；重者可见端坐呼吸、面色发绀、大汗、有哮鸣音、咳浆液性粉红色泡沫痰，两肺底有较多湿性啰音，心率加快，可有奔马律。此种呼吸困难称"心源性哮喘"。

右心衰竭严重时也可引起呼吸困难，但程度较左心衰竭轻。

3. 血源性呼吸困难　多由红细胞携氧量减少所致，主要表现为呼吸频率增快，常伴心率快，如重度贫血、高铁血红蛋白血症、硫化血红蛋白血症等。

4. 中毒性呼吸困难　代谢性酸中毒可导致血中代谢产物增多可兴奋呼吸中枢引起呼吸困难，主要表现为出现深长而规则的呼吸，可伴有鼾音，称为酸中毒大呼吸（Kussmaul 呼吸）。某些药物如吗啡类、巴比妥类等中枢抑制药物和有机磷杀虫药中毒时，可抑制呼吸中枢引起呼吸困难，表现为呼吸缓慢、变浅伴有呼吸节律异常的改变如潮式呼吸（Cheyne–Stokes 呼吸）或间停呼吸（Biot 呼吸）。

5. 神经精神性呼吸困难　神经性呼吸困难常见于重症颅脑疾病，如脑出血、脑炎、脑膜炎、脑脓肿、脑外伤及脑肿瘤等，由于呼吸中枢受增高的颅内压和供血减少的刺激，使呼吸变得慢而深，并常伴有呼吸节律的改变。精神性呼吸困难常见于焦虑症、癔症患者，呼吸困难可突然发生，表现为呼吸频率快而浅，伴有叹息样呼吸或出现手足搐搦，其发生机制多为过度通气而发生呼吸性碱中毒所致，严重时可出现意识障碍。

三、伴随症状

1. 呼吸困难伴发热　多见于肺炎、肺脓肿、肺结核、胸膜炎、急性心包炎等。

2. 发作性呼吸困难伴哮鸣音　多见于支气管哮喘、心源性哮喘等。

3. 呼吸困难伴一侧胸痛　见于大叶性肺炎、急性渗出性胸膜炎、肺栓塞、自发性气胸、急性心肌梗死、支气管肺癌等。

4. 呼吸困难伴咳嗽、咳痰　见于慢性支气管炎、COPD 继发肺部感染、支气管扩张症、肺脓肿等；伴大量泡沫痰可见于有机磷中毒；伴粉红色泡沫痰见于急性左心衰竭。

5. 呼吸困难伴意识障碍　见于脑出血、脑膜炎、糖尿病酮症酸中毒、尿毒症、肺性脑病、急性中毒、休克型肺炎等。

四、诊疗经过

1. 是否曾由于呼吸系统、循环系统、血液及造血系统疾病到医院就诊，做过哪些检查，如肺功能、心脏功能、相关影像学、血常规等，结果及诊断如何。

2. 治疗和用药情况，疗效、不良反应、病情变化等情况。

五、一般情况

发病以来患者的精神状态、体力、饮食、睡眠及大小便情况等。

六、相关病史

1. 询问既往史　有无 COPD、哮喘、肺部感染、气道阻塞、胸腔疾病等呼吸系统疾病病史；有无心功能不全、心脏压塞、肺栓塞等循环系统疾病；有无贫血、糖尿病等疾病史；有无食物、药物过敏史。

2. 询问个人史　有无烟酒嗜好；工作及生活环境有无有机磷杀虫剂、一氧化碳、氰化物、亚硝酸盐等物质的接触史。

3. 询问家族史　家族中有无患类似疾病的亲属。

[思维导图]

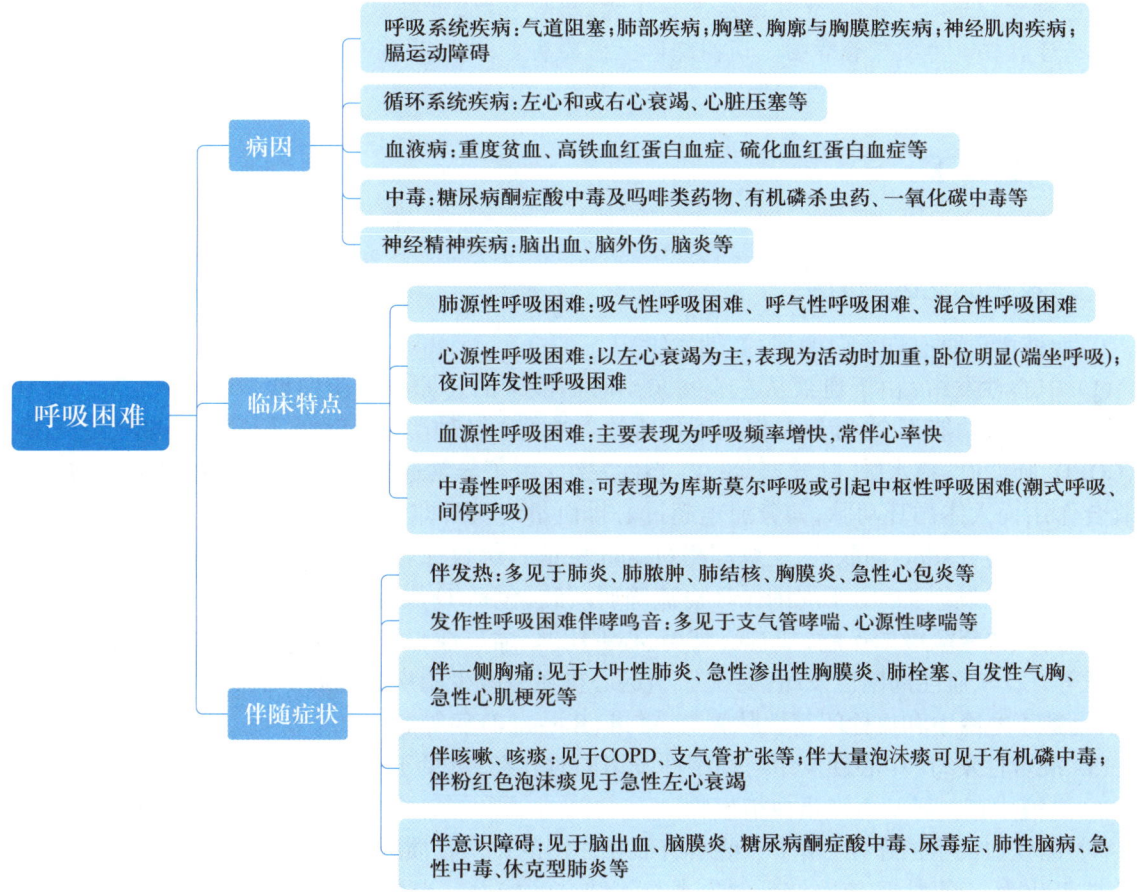

[考点练习]

项目九　发绀的问诊

发绀也称紫绀,是指血液中还原血红蛋白增多使皮肤和黏膜呈青紫色改变的一种表现。一般认为,当毛细血管内的还原血红蛋白超过 50 g/L 时即可出现发绀。这种改变常发生在皮肤较薄、色素较少和毛细血管较丰富的部位,如口唇、指(趾)、甲床等。

临床情景

患者女,23 岁。喘息、呼吸困难发作 1 天,出现发绀,过去曾有类似发作史。查体:双肺满布哮鸣音。拟诊为支气管哮喘。请围绕以上简要病史,进行现病史及相关病史的问诊。

[问诊要点]

发绀的病因和发生机制

一、发绀的病因与分类

1. 血液中还原血红蛋白增加(真性发绀)

(1) 中心性发绀:由于血液从左心室泵出时血液中的还原血红蛋白增多所致,包括① 肺性发绀:即由于呼吸功能不全、肺氧合作用不足所致。常见于各种严重的呼吸系统疾病,如气道阻塞、肺炎、COPD、肺淤血、肺水肿、肺栓塞等;② 心性发绀:由于异常通道分流,使部分静脉血未通过肺进行氧合作用而入体循环动脉,如分流量超过心排血量的 1/3,即可出现发绀。常见于发绀型先天性心脏病,如法洛(Fallot)四联症、艾森门格(Eisenmenger)综合征等。

(2) 周围性发绀:常由于周围循环血流障碍所致,包括① 淤血性周围性发绀:常见于引起体循环淤血、周围血流缓慢的疾病,如右心衰竭、心脏压塞、缩窄性心包炎、血栓性静脉炎、上腔静脉阻塞综合征等;② 缺血性周围性发绀:常见于引起心排血量减少的疾病和局部血流障碍性疾病,如严重休克,暴露于寒冷中和血栓闭塞性脉管炎、雷诺(Raynaud)病等。

(3) 混合性发绀:中心性发绀与周围性发绀同时存在,可见于心力衰竭等。

2. 血液中存在异常血红蛋白衍生物

(1) 高铁血红蛋白血症:由于一些具有氧化作用的化学物质或药物中毒引起血红蛋白分子中二价铁被氧化为三价铁,致使血红蛋白失去与氧结合的能力。当血中高铁血红蛋白量达到 30 g/L 时可出现发绀。常见于苯胺、硝基苯、伯氨喹、亚硝酸盐、磺胺类等中毒所致发绀。

(2) 先天性高铁血红蛋白血症。

(3) 硫化血红蛋白血症:服用某些含硫药物或化学品后,使血液中硫化血红蛋白达到 5 g/L 即可发生发绀。

二、发绀的特点

1. 血液中还原血红蛋白增加(真性发绀)

(1) 中心性发绀:特点为全身性发绀,除四肢及颜面外,也累及躯干的皮肤黏膜。发绀部位的皮肤是温暖的,不能通过加温或按摩使发绀消退。

(2)周围性发绀:特点为发绀常出现于肢体的末端与下垂部位。发绀部位的皮肤相对是冷的,可以通过加温或按摩使发绀缓解消退。

2. 血液中存在异常血红蛋白衍生物

(1)高铁血红蛋白血症:特点是发绀出现急剧,抽出的静脉血呈深棕色,虽给予氧疗但发绀不能改善,只有给予静脉注射亚甲蓝或大量维生素 C,发绀方可消退,用分光镜检查可证实血中高铁血红蛋白的存在。由于大量进食含亚硝酸盐的变质蔬菜引起的中毒性高铁血红蛋白血症,也可出现发绀,称"肠源性青紫症"。

(2)先天性高铁血红蛋白血症:自幼即有发绀,有家族史,身体一般状况较好。

(3)硫化血红蛋白血症:特点是持续时间长,可达数月以上,血液呈蓝褐色,分光镜检查可证明有硫化血红蛋白的存在。患者须同时有便秘和服用含硫药物在肠内形成大量硫化氢为先决条件。

[知识拓展]

缺氧与发绀

临床上发绀一般是缺氧的重要表现,但发绀的患者不一定缺氧,缺氧的患者也不一定出现发绀。这是因为:毛细血管内的还原血红蛋白超过 50 g/L 时即可发生发绀。如某先天性高铁血红蛋白血症患者,血红蛋白总量为 180 g/L,毛细血管内的还原血红蛋白为 60 g/L,患者已出现发绀,但由于仍有 120 g/L 的血红蛋白在携带氧气,他不会出现缺氧。另如某严重贫血患者,血红蛋白总量 <60 g/L,虽然已明显缺氧,但由于毛细血管内的还原血红蛋白不超过 50 g/L 而不出现发绀。

三、伴随症状

1. 发绀伴呼吸困难 常见于重症心肺疾病及急性呼吸道梗阻、大量气胸等。高铁血红蛋白血症虽有明显发绀,但一般无呼吸困难。

2. 发绀伴杵状指(趾) 提示病程较长,主要见于发绀型先天性心脏病及某些慢性肺部疾病。

3. 发绀伴意识障碍 见于某些药物或化学物质中毒、休克、急性肺部感染或急性心力衰竭等。

四、诊疗经过

1. 是否曾由于严重呼吸系统疾病及先天性心脏病、心力衰竭、心包疾病、周围血管疾病等到医院就诊,做过哪些检查,如肺功能、心脏影像学、血气分析、血常规等,诊断如何。

2. 治疗和用药情况,疗效、不良反应、病情变化等情况。

五、一般情况

发病以来患者的精神、饮食、睡眠、二便情况等。

六、相关病史

1. 询问既往史 有无先天性心脏病、心功能不全、心包疾病、周围血管疾病等心血管系统疾病病史;有无 COPD、肺部感染、气道阻塞、肺栓塞、胸腔疾病等呼吸系统疾病病史;有无食物、药物过敏史。

2. 询问个人史 主要包括工作环境及其生活习惯有无苯胺、硝基苯、亚硝酸盐等氧化剂及某些含硫物质的接触史。

3. 询问家族史 家族中有无患类似疾病的亲属,特别注意有无先天性高铁血红蛋白血症家族史。

[思维导图]

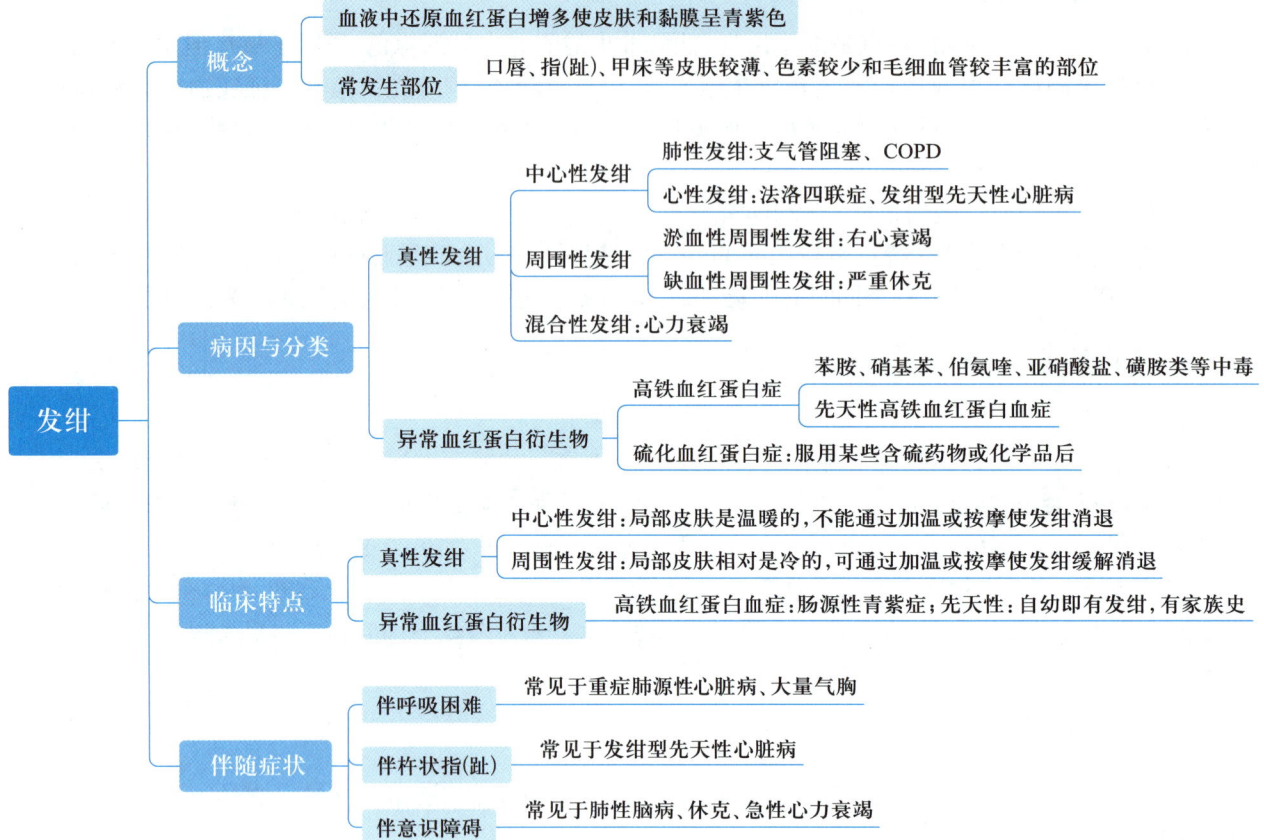

[考点练习]

项目十　心悸的问诊

心悸是一种自觉心脏搏动的不适感或心慌感。当心率加快时感到心脏搏动不适,心率缓慢时则感到搏动有力。心悸时心率可快、可慢,也可出现心律失常。心率和心律正常者亦可出现心悸。

[临床情景]

患者男,19岁。2周前曾有发热、咽痛、全身痛等,1天前出现心悸、气短。查体:心率110次/分。拟诊为心肌炎。请围绕以上简要病史,进行现病史及相关病史的问诊。

[问诊要点]

一、病因与临床表现

1. 心脏搏动增强　心脏收缩力增强引起的心悸,可为生理性或病理性。

(1)生理性:见于① 健康人在剧烈运动或精神过度紧张时;② 饮酒、喝浓茶或咖啡后;③ 应用某些药物,如肾上腺素、麻黄碱、咖啡因、阿托品、甲状腺素片等。

(2)病理性:见于① 心室肥大,心脏收缩力增强,可由高血压性心脏病、主动脉瓣关闭不全、二尖瓣关闭不全等引起;动脉导管未闭、室间隔缺损回流量增多,增加心脏的负荷量,导致心室肥大,也可引起心悸。② 其他引起心脏搏动增强的疾病,如甲状腺功能亢进使基础代谢与交感神经兴奋性增高,导致心率加快;贫血(以急性失血性贫血明显)时由于血液携氧量减少,器官及组织缺氧,代偿性心率加快导致心悸;发热时基础代谢率增高,心率加快、心排血量增加,也可引起心悸;低血糖症、嗜铬细胞瘤等引起的肾上腺素释放增多,心率加快,也可发生心悸。

2. 心律失常　心动过速、过缓或其他心律失常时,均可出现心悸。

(1)心动过速:如窦性心动过速、阵发性室上性或室性心动过速等,均可发生心悸。

(2)心动过缓:如高度房室传导阻滞、窦性心动过缓或病态窦房结综合征,由于心率缓慢,舒张期延长,心室充盈度增加,心搏强而有力,引起心悸。

(3)其他心律失常:如期前收缩、心房扑动或颤动等,由于心脏搏动不规则或有间歇,使患者感到心悸,甚至有停搏感。

3. 心脏神经症　心脏无器质性病变。症状由自主神经功能紊乱所引起,多见于青年女性。临床表现除心悸外常有心率加快、心前区不适,以及疲乏、失眠、头晕、头痛等神经衰弱表现,且在焦虑、情绪激动等情况下更易发生或加重。

[知识拓展]

心悸发生机制

心悸发生的机制尚未完全清楚,一般认为心脏活动过度是其基础,常与心率及心搏输出量改变有关。在心动过速时,舒张期缩短,心室充盈不足,当心室收缩时心室肌与心瓣膜的紧张度突然增加,可引起心搏增强而感心悸;心律失常如期前收缩,在一个较长的代偿期之后的心室收缩,往往强而有力,会出现心悸。心悸的出现与心律失常的出现及存在时间长短有关,如突然发生的阵发性心动过速,心悸往往较明显,而慢性心律失常,如心房颤动时可因逐渐适应而无明显心悸。心悸的发生常与精神因素及注意力有关,焦虑、紧张及注意力集中时易于出现。心悸可见于心脏病者,但与心脏病不能完全等同,心悸患者不一定有心脏病。反之,心脏病患者也可不发生心悸,例如无症状的冠状动脉粥样硬化性心脏病就无心悸发生。

二、伴随症状

1. **心悸伴心前区痛** 见于冠状动脉粥样硬化性心脏病、心肌炎、心包炎等。
2. **心悸伴发热** 见于急性传染病、风湿热、心肌炎、心包炎、感染性心内膜炎等。
3. **心悸伴晕厥或抽搐** 见于高度房室传导阻滞、阵发性室性心动过速、心室颤动、病态窦房结综合征等。
4. **心悸伴贫血** 见于急性失血,此时常有虚汗、脉搏微弱、血压下降或休克。慢性贫血引起的心悸多在劳累后较明显。
5. **心悸伴呼吸困难** 见于急性心肌梗死、心肌炎、心包炎、心力衰竭、重症贫血等。
6. **心悸伴消瘦及出汗** 见于甲状腺功能亢进。

三、诊疗经过

1. 是否曾由于心脏病、内分泌疾病、贫血性疾病等到医院就诊,是否做过心脏影像学、心电图、甲状腺相关激素、血常规等检查,结果及诊断如何。
2. 治疗和用药情况,疗效、不良反应、病情变化等情况。

四、一般情况

发病以来患者的精神状态、体力、饮食、睡眠及大小便情况等。

五、相关病史

1. **询问既往史** 有无心脏病、内分泌系统疾病、血液系统疾病、呼吸系统疾病、神经症性障碍(易被忽略)等病史;有无肾上腺素、麻黄素、咖啡因等药物服用史,有无食物药物过敏史。
2. **询问个人史** 有无嗜好浓茶、咖啡、饮酒等情况。
3. **询问家族史** 家族中有无患类似疾病的亲属。

[思维导图]

概念 — 自觉心脏搏动的不适感或心慌感。当心率加快时感到心脏搏动不适,心率缓慢时则感到搏动有力。心悸时心率可快、可慢,也可出现心律失常

心脏搏动增强
- 生理性
  - 健康人在剧烈运动或精神过度紧张时
  - 饮酒、喝浓茶或咖啡后
  - 应用肾上腺素、麻黄碱、咖啡因、阿托品等
- 病理性
  - 心室肥大,心脏收缩力增强的疾病
  - 甲亢、贫血、低血糖、嗜铬细胞瘤等

心律失常
- 心动过速
- 心动过缓
- 期前收缩、心房扑动或颤动等

心脏神经症 — 自主神经功能紊乱所引起,多见于青年女性

心悸

病因与临床表现

伴随症状

- 伴心前区痛 — 见于冠状动脉粥样硬化性心脏病、心肌炎、心包炎等
- 伴发热 — 见于急性传染病、风湿热、心肌炎、心包炎、感染性心内膜炎等
- 伴晕厥或抽搐 — 见于高度房室传导阻滞、阵发性室速、心室颤动、病态窦房结综合征等
- 伴贫血 — 见于急性失血;慢性贫血多在劳累后较明显
- 伴呼吸困难 — 见于急性心肌梗死、心肌炎、心包炎、心力衰竭、重症贫血等
- 伴消瘦及出汗 — 见于甲亢

[考点练习]

项目十一　恶心与呕吐的问诊

呕吐是通过胃的强烈收缩迫使胃或部分小肠的内容物经食管、口腔而排出体外的现象。恶心为上腹部不适和紧迫欲吐的感觉,可伴有皮肤苍白、出汗、流涎、血压降低及心动过缓等迷走神经兴奋的表现,常为呕吐的前奏。一般恶心后随之呕吐,但也可仅有恶心而无呕吐,或仅有呕吐而无恶心。二者均是临床常见症状,可由多种原因引起。

> ### 临床情景
>
> 患者男,32 岁。反复上腹痛 2 年,多于空腹时出现,进食后可缓解。近半个月来反复呕吐,呕吐物为宿食。请围绕以上简要病史,进行现病史及相关病史的问诊。

[问诊要点]

一、恶心与呕吐的病因

引起恶心与呕吐的病因很多,按发病机制可归纳为下列几类。

1. 反射性呕吐

(1) 咽部受到刺激:如鼻咽部炎症、吸烟、剧烈咳嗽等。

(2) 胃、肠道疾病:如急慢性胃肠炎、阑尾炎、急性出血坏死性肠炎、消化性溃疡等;急性胃扩张或幽门梗阻、肠梗阻;功能性消化不良、腹型过敏性紫癜等。

(3) 肝、胆、胰疾病:如急性肝炎、肝硬化、肝淤血、急慢性胆囊炎或胰腺炎等。

(4) 腹膜及肠系膜疾病:如急性腹膜炎。

(5) 其他疾病:如肾输尿管结石、急性肾盂肾炎、急性盆腔炎、异位妊娠破裂等。急性心肌梗死早期、心力衰竭、青光眼、屈光不正等亦可出现恶心呕吐。

2. 中枢性呕吐

(1) 神经系统疾病:① 颅内感染,如各种脑炎、脑膜炎等;② 脑血管疾病,如脑出血、脑栓塞、脑血栓形成、高血压脑病等;③ 颅脑损伤,如脑挫裂伤或颅内血肿;④ 癫痫,特别是持续状态。

(2) 全身性疾病:尿毒症、肝性脑病、糖尿病酮症酸中毒、甲状腺危象、甲状旁腺危象、肾上腺皮质功能不全、低血糖、低钠血症等。

(3) 药物:如某些抗生素、抗肿瘤药、洋地黄、吗啡等。

(4) 中毒:乙醇、重金属、一氧化碳、有机磷农药等中毒。

(5) 早孕反应。

3. 前庭障碍性呕吐　如迷路炎、梅尼埃病、晕动病等。

4. 精神性呕吐　如神经性厌食、癔症等。

二、恶心与呕吐的特点

1. 恶心与呕吐的时间 晨起呕吐见于早期妊娠、尿毒症、慢性酒精中毒、功能性消化不良等；鼻窦炎、慢性咽炎患者因起床后脓液经鼻后孔流出刺激咽部，亦可致晨起恶心、干呕；晚上或夜间呕吐见于幽门梗阻；晕动病存在乘坐车、船、飞机时发生恶心呕吐。

2. 呕吐与进食的关系 进食过程中或餐后即刻呕吐，可见于神经性呕吐及幽门管溃疡；餐后 1 小时以上呕吐提示胃张力下降或胃排空延迟；餐后较久（数小时以上）呕吐，见于幽门梗阻，呕吐物可有隔夜宿食；餐后近期呕吐，特别是集体发病者，多由食物中毒所致。

3. 恶心与呕吐的性质 进食后立刻呕吐，无恶心或很轻，吐后又可进食，长期反复发作而营养状态不受影响，多为神经性呕吐；无恶心先兆的喷射状呕吐多为颅内高压性疾病；与进食有关，有恶心先兆，呕吐后腹部不适有所减轻，常见于胃、十二指肠疾病；有恶心先兆，呕吐后腹部不适不减轻，常见于肝、胆、胰疾病。

4. 呕吐物的性状 呕吐物带发酵、腐败气味提示胃潴留；带粪臭味提示低位小肠梗阻；不含胆汁说明梗阻平面多在十二指肠乳头以上，含多量胆汁则提示在此平面以下；含有大量酸性液体者多有胃泌素瘤或十二指肠溃疡，无酸味者可能为贲门狭窄或贲门失弛缓症所致。上消化道出血常呈咖啡色样呕吐物。

三、伴随症状

1. 恶心与呕吐伴腹痛及腹泻 多见于急性胃肠炎或细菌性食物中毒、霍乱、副霍乱及各种原因的急性中毒。

2. 恶心与呕吐伴右上腹痛及发热、寒战或有黄疸 应考虑胆囊炎或胆石症。

3. 喷射性呕吐伴头痛 常见于颅内高压症。

4. 恶心与呕吐伴眩晕、眼球震颤 见于前庭器官疾病。

5. 已婚育龄妇女早晨呕吐者 应注意早孕。

6. 应用某些药物如抗生素与抗癌药物等出现恶心、呕吐 呕吐可能与药物副作用有关。

四、诊疗经过

1. 是否曾由于消化道疾病及肝、胆、胰疾病等到医院就诊，是否做过胃、肠镜及腹部超声或 CT 等检查，结果及诊断如何。

2. 治疗和用药情况，疗效、不良反应、病情变化等情况。

五、一般情况

发病以来患者的精神状态、体力、饮食、体重变化及小大便情况等。

六、相关病史

1. 询问既往史 有无消化道基础疾病；有无肝、胆、胰疾病史；有无引起颅内高压的疾病及颅脑外伤史；有无腹部外伤、手术史；有无内分泌及代谢疾病病史；有无鼻咽部炎症、青光眼、屈光不正、前庭障碍等病史；有无食物药物过敏史。

2. 询问个人史 有无酒嗜好史；工作及生活环境有无重金属、一氧化碳、有机磷农药等接触史。

3. 询问月经婚育史 育龄期妇女应注意询问。

4. 询问家族史 家族中有无患类似疾病的亲属。

[思维导图]

恶心与呕吐

- **概念** — 呕吐是通过胃的强烈收缩迫使胃或部分小肠的内容物经食管、口腔而排出体外的现象。恶心为上腹部不适和紧迫欲吐的感觉,可伴有皮肤苍白、出汗、流涎、血压降低及心动过缓等迷走神经兴奋的表现,常为呕吐的前奏

- **病因与分类**
  - **反射性呕吐**
    - 咽部受到刺激:鼻咽部炎症、吸烟、剧烈咳嗽等
    - 胃、肠道疾病:胃肠炎、消化性溃疡、幽门梗阻、肠梗阻等
    - 肝、胆、胰疾病:肝炎、肝硬化、胆囊炎或胰腺炎等
    - 腹膜及肠系膜疾病:急性腹膜炎等
    - 其他疾病:如泌尿系统疾病、心肌梗死早期、心力衰竭、青光眼等
  - **中枢性呕吐**
    - 神经系统疾病:如颅内感染、脑血管疾病等
    - 全身性疾病:如尿毒症、肝性脑病、糖尿病酮症酸中毒等
    - 药物及中毒:如抗生素、抗肿瘤药;乙醇、有机磷农药等
    - 早孕反应
  - **前庭障碍性呕吐** — 如迷路炎、梅尼埃病、晕动病等
  - **精神性呕吐** — 神经性厌食、癔症等

- **临床特点**
  - **时间**
    - 晨起呕吐:早期妊娠、尿毒症、鼻窦炎、慢性咽炎等
    - 夜间呕吐:幽门梗阻
  - **与进食的关系**
    - 餐后即吐:神经性呕吐、幽门管溃疡
    - 餐后1小时:胃张力下降或胃排空延迟
    - 餐后较久:幽门梗阻,呕吐物可有隔夜宿食
    - 餐后近期:食物中毒所致,常有集体发病的特点
  - **呕吐的性质** — 进食后立刻呕吐,无恶心或很轻多为神经性呕吐;无恶心先兆,喷射状呕吐多为颅内高压;有恶心先兆,呕后腹部不适减轻,常见于胃、肠疾病;呕吐后腹部不适不减轻,常见于肝、胆、胰疾病
  - **呕吐物的性状** — 腐败气味提示胃潴留;带粪臭味提示低位小肠梗阻;不含胆汁说明梗阻平面多在十二指肠乳头以上;上消化道出血常呈咖啡色样呕吐物

- **伴随症状**
  - **伴腹痛、腹泻** — 急性胃肠炎或细菌性食物中毒、霍乱、副霍乱及各种原因的急性中毒
  - **伴右上腹痛及发热、寒战或有黄疸** — 胆囊炎或胆石症
  - **喷射性呕吐伴头痛** — 颅内高压症
  - **伴眩晕、眼球震颤** — 前庭器官疾病
  - **已婚育龄妇女早晨呕吐者** — 早孕

[考点练习]

项目十二　呕血的问诊

呕血是上消化道疾病(指十二指肠悬韧带以上的消化道,包括食管、胃、十二指肠、肝、胆、胰疾病)或全身性疾病所致的上消化道出血,血液经口腔呕出。常伴有黑便,严重时可有急性周围循环衰竭的表现。

[**临床情景**]

患者男,60岁。因腹胀2年、呕血4小时急诊就诊。既往有乙型肝炎病史30年。请围绕以上简要病史,进行现病史及相关病史的问诊。

[**问诊要点**]

一、呕血的病因

1. 消化系统疾病

(1) 食管疾病:反流性食管炎、食管异物、食管癌、食管贲门黏膜撕裂等。

(2) 胃及十二指肠疾病:消化性溃疡为引起呕血最常见的原因,其次有急性糜烂出血性胃炎、胃癌、胃泌素瘤等。

(3) 肝、胆、胰疾病:肝硬化门静脉高压引起的食管胃底静脉曲张、肝脓肿、肝癌、胆道结石、胆道肿瘤、胰腺炎、胰腺癌等。

探寻呕血
与便血的
元凶

2. 全身性疾病

(1) 血液疾病:如血小板减少性紫癜、过敏性紫癜、白血病、血友病、弥散性血管内凝血及其他凝血机制障碍的疾病。

(2) 感染性疾病:如流行性出血热、钩端螺旋体病、登革热等。

(3) 结缔组织病:如系统性红斑狼疮、皮肌炎、结节性多动脉炎等。

(4) 其他:如尿毒症、肺源性心脏病、血管瘤等。

如上所述,呕血的原因甚多,但以消化性溃疡引起最为常见,其次为食管或胃底静脉曲张破裂,再次为急性糜烂性出血性胃炎和胃癌,因此考虑呕血的病因时,应首先考虑上述四种疾病。当病因未明时,也应考虑一些少见疾病,如平滑肌瘤、血管畸形、血友病、原发性血小板减少性紫癜等。

二、呕血的特点

1. 呕血与黑便
呕血前常有上腹不适和恶心,随后呕吐血性胃内容物。其颜色因出血量的多少、在胃内停留时间的长短及出血的部位而不同。出血量多、在胃内停留时间短、出血位于食管则呕吐物鲜红或暗红,可混有凝血块;如果出血量较少或在胃内停留时间长,则血红蛋白在胃酸作用下使呕吐物呈咖啡渣样,为棕褐色。呕血的同时因部分血液经肠道排出体外,可形成黑便。

2. 失血性周围循环衰竭 出血量占循环血容量 10% 以下时,患者一般无明显临床表现;出血量占循环血容量的 10%~20% 时,可有头晕、无力等症状,多无血压、脉搏等变化;出血量达循环血容量的 20% 以上时,则有冷汗、四肢厥冷、心慌、脉搏增快等症状;若出血量在循环血容量的 30% 以上时,则有神志不清、面色苍白、心率加快、脉搏细弱、血压下降、呼吸急促等急性周围循环衰竭的表现。

3. 血液学改变 出血早期可无明显血液学改变,出血 3~4 小时以后由于组织液的渗出及输液等情况,血液被稀释,血红蛋白及血细胞比容逐渐降低。

4. 其他 大量呕血可出现氮质血症、发热等表现。

[知识拓展]

呕血的鉴别

患者经口腔排出血液是否为呕血,需与以下几种情况鉴别。

1. 口腔、鼻咽部出血 一般血色是鲜红的,需详细检查口腔、鼻咽部,必要时请专科医生会诊。

2. 咯血 患者一般有肺结核、支气管扩张症、肺脓肿等病史;出血前常有喉部痒感、胸闷、咳嗽等表现,随后咯出血液;颜色鲜红,血中混有痰、泡沫,呈弱碱性;一般不伴有黑便。

3. 进食动物血后呕吐 临床还有可能为患者在进食动物血后不久,因其他原因导致呕吐,呕吐物可呈咖啡渣样,需与胃及十二指肠出血导致的呕血鉴别。应注意询问患者有无进食动物血情况,并注意观察,若为此情况且呕吐量不是特别大,患者不会出现周围循环改变表现及血液学改变。

三、伴随症状

1. 呕血伴上腹痛 伴有慢性反复发作的上腹痛,具有一定周期性与节律性,多为消化性溃疡;中老年人,伴有慢性上腹痛,疼痛无明显规律性并有厌食、消瘦或贫血者,应考虑胃癌的可能。

2. 呕血伴肝脾大 伴脾大、蜘蛛痣、肝掌、腹壁静脉曲张或有腹水,提示肝硬化门静脉高压;伴肝大,质地坚硬、表面凹凸不平或有结节,肝区疼痛者,常为肝癌。

3. 呕血伴黄疸 伴黄疸、寒战、发热及右上腹绞痛者,常为胆道疾病所引起;伴黄疸、发热及全身皮肤黏膜有出血倾向者,见于败血症及钩端螺旋体病等感染性疾病。

4. 呕血伴皮肤黏膜出血 常由血液疾病及凝血功能障碍性疾病引起。

5. 呕血伴左锁骨上淋巴结肿大 要考虑胃癌及胰腺癌的可能。

四、诊疗经过

1. 是否曾由于上消化道、肝、胆、胰腺疾病及出血性疾病等到医院就诊,是否做过胃镜、腹部超声、CT 或血常规等检查,结果及诊断如何。

2. 治疗和用药情况,疗效、不良反应、病情变化等情况。

五、一般情况

发病以来患者的精神状态、体力、体重、饮食、睡眠及大小便情况等。

六、相关病史

1. 询问既往史 有无消化性溃疡、肝硬化、上消化道肿瘤病史;有无非甾体抗炎药(NSAID)服用史;有无凝血功能障碍性疾病史;有无大面积烧伤、颅脑手术、严重外伤等病史;有无药物过敏史。

2. 询问个人史　有无嗜酒史；有无放射线接触史。
3. 询问家族史　家族中有无患类似疾病的亲属。

[思维导图]

呕血

概念：上消化道疾病(指十二指肠悬韧带以上的消化道,包括食管、胃、十二指肠、肝、胆、胰疾病)或全身性疾病所致的上消化道出血,血液经口腔呕出

病因
- 消化系统疾病
  - 食管疾病：反流性食管炎、食管异物、食管癌、食管贲门黏膜撕裂等
  - 胃及十二指肠疾病：消化性溃疡(最常见)、胃炎、胃癌等
  - 肝、胆、胰疾病：肝硬化、肝癌、胆道结石、胰腺炎、胰腺癌等
- 全身性疾病
  - 血液疾病：紫癜、白血病、血友病等凝血机制障碍的疾病
  - 感染性疾病：流行性出血热、钩端螺旋体病、登革热等
  - 结缔组织病：系统性红斑狼疮、皮肌炎、结节性多动脉炎等
  - 其他：尿毒症、肺源性心脏病、血管瘤等

临床特点
- 呕血的颜色：出血量多、停留时间短、出血位于食管则呕吐物鲜红或暗红；出血量较少或停留时间长,呕吐物呈咖啡渣样
- 失血性周围循环衰竭：10%~20%时,头晕、无力等症状,多无血压、脉搏等变化；20%以上,冷汗、四肢厥冷、心慌、脉搏增快等症状；30%以上,神志不清、面色苍白、心率加快、脉搏细弱、血压下降、呼吸急促等急性周围循环衰竭的表现
- 血液学改变：出血3~4小时以后血红蛋白及血细胞比容可逐渐降低
- 其他：大量呕血可出现氮质血症、发热等表现

伴随症状
- 伴上腹痛
  - 慢性反复发作的上腹痛,具有一定周期性与节律性,多为消化性溃疡
  - 中老年人,伴慢性上腹痛,无明显规律并有消瘦或贫血者,应考虑胃癌的可能
- 伴肝脾大
  - 伴脾大、蜘蛛痣、肝掌、腹壁静脉曲张或有腹水,提示肝硬化门静脉高压
  - 伴肝大、质地坚硬、表面凹凸不平或有结节,肝区疼痛者,常为肝癌
- 伴黄疸
  - 伴黄疸、寒战、发热及右上腹绞痛者,常为胆道疾病
  - 伴黄疸、发热及出血倾向者,见于败血症及钩端螺旋体病等感染性疾病
- 伴皮肤黏膜出血：常由血液疾病及凝血功能障碍性疾病引起
- 伴左锁骨上淋巴结肿大：要考虑胃癌及胰腺癌的可能

[考点练习]

项目十三　便血的问诊

便血是指消化道出血,血液由肛门排出。便血颜色可呈鲜红、暗红或黑色。少量出血不造成粪便颜色改变,须经隐血试验才能确定者,称为隐血。

临床情景

患者男,32岁。既往有十二指肠溃疡6年。近1周出现上腹痛并加重,3小时前呕吐大量咖啡样物,后解柏油样大便一次。请围绕以上简要病史,进行现病史及相关病史的问诊。

[问诊要点]

一、便血的病因

1. **小肠疾病**　肠结核、急性出血性坏死性肠炎、克罗恩病、小肠肿瘤、肠套叠等。
2. **结肠疾病**　急性细菌性痢疾、阿米巴痢疾、血吸虫病、溃疡性结肠炎、结肠癌、结肠息肉等。
3. **直肠肛管疾病**　直肠肛管损伤、直肠息肉、直肠癌、痔、肛裂等。
4. **能引起呕血的疾病**　能引起呕血的疾病都可引起便血。

二、便血的特点

1. **出血形式**　便血可表现为急性大出血、慢性少量出血及间歇性出血。
2. **便血的颜色**　可因出血部位、出向量的不同及血液在肠腔内停留时间的长短而异。如出血量多、速度快,血液在肠道内停留时间短则呈鲜红色,相反则可为暗红色。若出血位置较高且在肠道停留的时间较长,红细胞被破坏,血红蛋白与肠道内的硫化物形成硫化亚铁,使粪便呈黑色,又由于黏液附着而发亮,类似于柏油样,称为柏油样便。
3. **血与粪便的关系**　可全为血液或混合有粪便,也可仅黏附于粪便表面或于排便后肛门滴血。一般来说,血与粪便混合均匀,出血位置相对较高;血与粪便混合不均匀,出血位置相对较低;血黏附于粪便表面或便后滴血,则出血位置最低。
4. **失血性周围循环衰竭**　如果出血量大、速度快会出现失血性周围循环衰竭。
5. **血液学改变**　长期便血可导致红细胞及血红蛋白减少。

[知识拓展]

大便隐血试验

如果消化道出血量很少(5 ml以下),肉眼不能发现粪便颜色改变,此时须经大便隐血试验才能确定。大便隐血试验敏感性较高,很容易发现消化道的少量出血。但食用动物血、肝等可使隐血试验呈假阳性,此种情况在进食素食后隐血试验可转为阴性。另外,使用抗人血红蛋白单克隆抗体的免疫学检测,可以避免其假阳性。

三、伴随症状

1. **便血伴腹痛** 伴有慢性反复上腹痛,且呈周期性与节律性,出血后疼痛减轻,见于消化性溃疡;伴有上腹绞痛或有黄疸,应考虑胆道出血;腹痛时排血便或脓血便,便后腹痛减轻,见于细菌性痢疾、阿米巴痢疾及溃疡性结肠炎。腹痛伴便血还见于急性出血性坏死性肠炎、肠套叠、肠系膜血栓形成或栓塞、膈疝等。

2. **便血伴里急后重** 肛门坠胀感,感觉排便未净,排便频繁,但每次排便量甚少,且排便后未感轻松,提示为肛门、直肠疾病,如痢疾、直肠炎及直肠癌等。

3. **便血伴发热** 常见于传染性疾病,如败血症、流行性出血热、钩端螺旋体病等;部分恶性肿瘤,如肠道淋巴瘤、白血病等。

4. **便血伴全身出血倾向** 可见于急性传染性疾病及血液疾病,如重症肝炎、流行性出血热、白血病、过敏性紫癜、血友病等。

5. **便血伴蜘蛛痣及肝掌** 便血可能与肝硬化门静脉高压有关。

6. **便血伴腹部肿块** 应考虑肠道恶性淋巴瘤、结肠癌、肠结核、肠套叠等。

四、诊疗经过

1. 是否曾由于消化道、肝、胆、胰腺疾病及出血性疾病等到医院就诊,是否做过胃肠镜、腹部超声或CT、血常规或粪常规等检查,结果及诊断如何。

2. 治疗和用药情况,疗效、不良反应、病情变化等情况。

五、一般情况

发病以来患者的精神状态、体力、饮食、睡眠及大小便情况等。

六、相关病史

1. **询问既往史** 除询问有无与呕血相关的既往史外,还要注意询问有无肠结核、肠道肿瘤、克罗恩病、溃疡性结肠炎、结肠息肉、痔等病史。

2. **询问个人史** 有无嗜酒史;有无特殊饮食嗜好;有无放射线接触史。

3. **询问家族史** 家族中有无患类似疾病的亲属。

[思维导图]

便血

- **概念** ── 是指消化道出血,血液由肛门排出。便血颜色可呈鲜红、暗红或黑色。少量出血不造成粪便颜色改变,须经隐血试验才能确诊,称为隐血

- **病因**
  - 小肠疾病 ── 肠结核、急性出血性坏死性肠炎、克罗恩病、小肠肿瘤、肠套叠等
  - 结肠疾病 ── 细菌性痢疾、阿米巴痢疾、血吸虫病、溃疡性结肠炎、结肠癌、结肠息肉等
  - 直肠肛管疾病 ── 直肠肛管损伤、直肠息肉、直肠癌、痔、肛裂等
  - 能引起呕血的疾病都可引起便血

- **临床特点**
  - 便血可表现为急性大出血、慢性少量出血及间歇性出血
  - 便血的颜色
    - 出血量多、速度快,血液在肠道内停留时间短则呈鲜红色,相反则可为暗红色
    - 出血位置较高且在肠道停留的时间较长,则类似于柏油样,称为柏油样便
  - 失血性周围循环衰竭 ── 出血量大、速度快会出现相关表现
  - 血液学改变 ── 长期便血可导致红细胞及血红蛋白减少

- **伴随症状**
  - 伴腹痛
    - 慢性反复发作的上腹痛,具有一定周期性与节律性,多为消化性溃疡
    - 伴有上腹绞痛或有黄疸,应考虑胆道出血
    - 排血便或脓血便后腹痛减轻,见于细菌性痢疾、阿米巴痢疾及溃疡性结肠炎
    - 见于急性出血性坏死性肠炎、肠套叠、肠系膜血栓形成或栓塞、膈疝等
  - 伴里急后重 ── 提示为肛门、直肠疾病,如痢疾、直肠炎及直肠癌等
  - 伴发热
    - 传染性疾病,如败血症、流行性出血热、钩端螺旋体病等
    - 部分恶性肿瘤,如肠道淋巴瘤、白血病等
  - 伴全身出血倾向 ── 急性传染性疾病及血液疾病,如流行性出血热、紫癜、白血病等
  - 伴蜘蛛痣及肝掌 ── 与肝硬化门静脉高压有关
  - 伴腹部肿块 ── 应考虑肠道恶性淋巴瘤、结肠癌、肠结核、肠套叠等

[考点练习]

项目十四　腹泻的问诊

临床情景

　　患儿男,18个月。发热、呕吐、腹泻 3 天,拟诊为小儿肠炎。请围绕以上简要病史,进行现病史及相关病史的问诊。

[问诊要点]

一、起病急缓、病程与腹泻次数

　　正常人一般每天排便 1~2 次,为黄褐色软便,成形,不含异常成分。腹泻是指排便次数增多,大便水分增加,呈稀薄或水样,或带有黏液、脓血或未消化的食物。腹泻可分为急性与慢性两种,超过 2 个月者属慢性腹泻。

　　急性腹泻起病骤然,病程较短,每天排便次数可多达 10 次以上,多为感染或食物中毒所致。慢性腹泻起病缓慢,病程较长,呈持续性或间歇性,多见于慢性感染、非特异性炎症、吸收不良、消化功能障碍、肠道肿瘤或神经功能紊乱等。

[知识拓展]

腹泻的发病机制

　　腹泻不是单一的机制致病,可能涉及多种原因,从病理生理角度可归纳为下列几个方面。

　　1. 分泌性腹泻　为胃肠黏膜分泌过多的液体超出肠黏膜吸收能力所引起。霍乱弧菌外毒素引起的大量水样腹泻是典型的分泌性腹泻;分泌性腹泻还可见于肠道非感染或感染性炎症,如阿米巴肠炎、细菌性痢疾、溃疡性结肠炎、克罗恩病、肠结核、放射性肠炎及肿瘤溃烂等;某些胃肠道内分泌肿瘤如胃泌素瘤、血管活性肠肽瘤所致的腹泻也属于分泌性腹泻。

　　2. 渗透性腹泻　是由肠内容物渗透压增高,阻碍肠内水分与电解质的吸收所致,如乳糖酶缺乏引起乳糖不能水解即形成肠内高渗,或口服盐类泻剂或甘露醇等引起的腹泻。

　　3. 渗出性腹泻　是由肠黏膜炎症、溃疡、浸润性病变致血浆、黏液、脓血渗出所致,见于各种肠道炎症性疾病、缺血性肠炎、放射性肠炎等。

　　4. 动力性腹泻　由肠蠕动亢进致肠内食糜停留时间缩短,未被充分吸收所致的腹泻,如肠炎、胃肠功能紊乱、甲状腺功能亢进及糖尿病等。

　　5. 吸收不良性腹泻　由肠黏膜的吸收面积减少或吸收障碍所引起,如小肠大部分切除、吸收不良综合征及消化酶分泌减少(如慢性胰腺炎)所致的腹泻等。

二、腹泻的病因

1. 急性腹泻

（1）肠道疾病：常见的是由病毒、细菌、真菌、原虫、蠕虫等感染所引起的肠炎及急性出血性坏死性肠炎。此外，还有克罗恩病或溃疡性结肠炎急性发作、急性缺血性肠病等，以及因抗生素使用而发生的抗生素相关性小肠、结肠炎。

（2）急性中毒：食用毒蕈、桐油、河豚、鱼胆及化学药物，如砷、磷、铅、汞等引起的腹泻。

（3）全身性感染：如败血症、伤寒或副伤寒、钩端螺旋体病等。

（4）其他：如变态反应性肠炎、过敏性紫癜；服用某些药物如氟尿嘧啶、利血平及新斯的明等；某些内分泌疾病，如肾上腺皮质功能减退危象、甲状腺危象。

2. 慢性腹泻

（1）消化系统疾病：① 胃部疾病，如慢性萎缩性胃炎、胃大部切除后胃酸缺乏等；② 肠道感染，如肠结核、慢性细菌性痢疾、慢性阿米巴痢疾、血吸虫病、肠鞭毛原虫病、钩虫病、绦虫病等；③ 肠道非感染性病变，如克罗恩病、溃疡性结肠炎、结肠多发性息肉、吸收不良综合征等；④ 肠道肿瘤，结肠绒毛状腺瘤、肠道恶性肿瘤；⑤ 胰腺疾病，慢性胰腺炎、胰腺癌、胰腺切除术后等；⑥ 肝胆疾病，肝硬化、胆汁淤积性黄疸、慢性胆囊炎与胆石症。

（2）全身性疾病：① 内分泌及代谢障碍疾病，如甲状腺功能亢进、肾上腺皮质功能减退、胃泌素瘤、血管活性肠肽瘤、类癌综合征及糖尿病性肠病；② 其他系统疾病，系统性红斑狼疮、硬皮病、尿毒症、放射性肠炎等；③ 药物副作用，如利血平、甲状腺素、洋地黄类药物、考来烯胺、某些抗肿瘤药物和抗生素；④ 神经功能紊乱，如肠易激综合征。

三、排便状况与大便性状

急性感染性腹泻常有不洁饮食史，于进食后24小时内发病，每天排便数次甚至数十次。多呈糊状或水样便，少数为脓血便。慢性腹泻表现为每天排便次数增多，可为稀便，亦可带黏液、脓血，见于慢性痢疾、炎症性肠病、结肠癌及直肠癌等。

阿米巴痢疾的大便呈暗红色或果酱样。小肠病变的腹泻无里急后重，大便稀烂成液状，色较淡。慢性胰腺炎和小肠吸收不良者，大便呈油腻状，多泡沫，含食物残渣，有恶臭。霍乱所致腹泻呈米泔水样。慢性痢疾、血吸虫病、溃疡性结肠炎、直肠癌等病引起的腹泻，大便常带脓血。肠结核和肠易激综合征常有腹泻与便秘交替现象。肠易激综合征的功能性腹泻多在清晨起床后和早餐后发生，每日2~3次，大便有时含大量黏液。

四、伴随症状

1. 腹泻伴发热　见于急性细菌性痢疾、伤寒或副伤寒、肠结核、肠道恶性淋巴瘤、克罗恩病、溃疡性结肠炎急性发作期、败血症等。

2. 腹泻伴里急后重　提示病变以乙状结肠、直肠为主，如细菌性痢疾、直肠炎、直肠肿瘤等。

3. 腹泻伴明显消瘦　考虑病变位于小肠，如胃肠道恶性肿瘤、肠结核及吸收不良综合征。

4. 腹泻伴皮疹或皮下出血　见于败血症、伤寒或副伤寒、麻疹、过敏性紫癜、糙皮病等。

5. 腹泻伴腹部包块　见于胃肠恶性肿瘤、肠结核、克罗恩病及血吸虫性肉芽肿。

6. 腹泻伴重度失水　常见于分泌性腹泻，如霍乱、细菌性食物中毒或尿毒症等。

7. 腹泻伴关节痛或关节肿胀　见于克罗恩病、溃疡性结肠炎、系统性红斑狼疮、肠结核等。

五、诊疗经过

1. 是否曾到医院就诊；做过哪些检查（如血常规、粪常规、大便培养、肝肾功能、免疫学检查）；

有无水电解质酸碱失衡;是否进行过内镜检查等。

2. 治疗和用药情况,疗效情况,病情变化情况。

六、一般情况

发病以来患者的饮食、睡眠、精神、大小便情况等。

七、相关病史

出生史、喂养史、生长发育史、预防接种史、食物或药物过敏史等。

[思维导图]

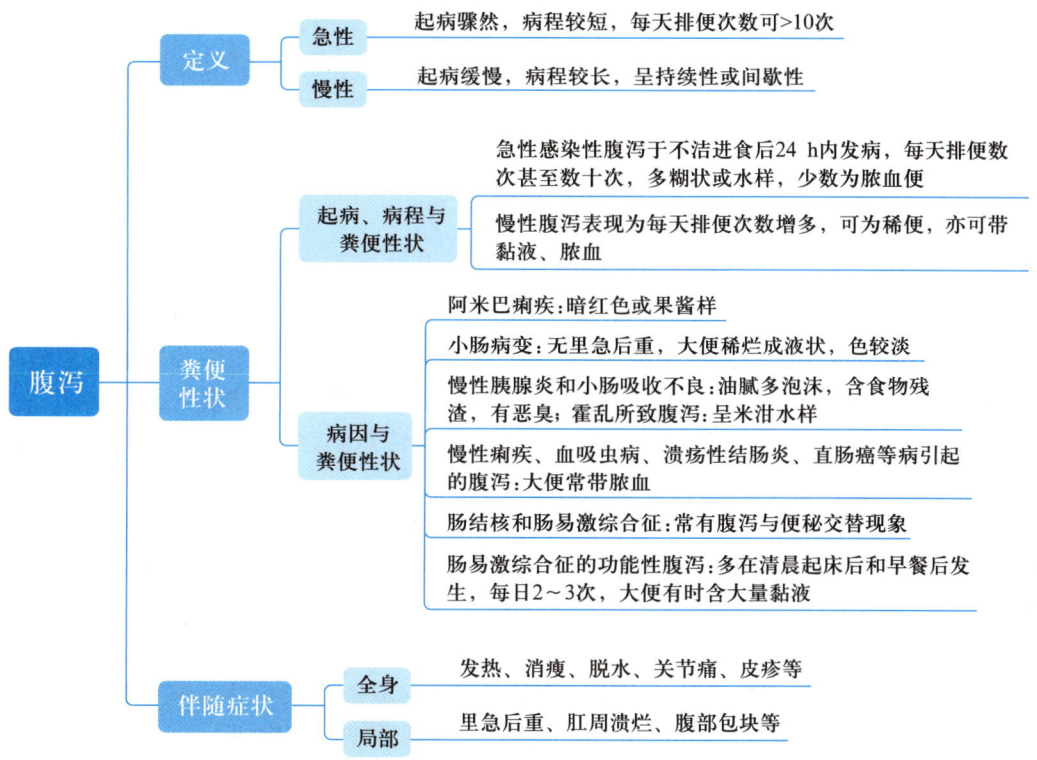

[考点练习]

项目十五　黄疸的问诊

临床情景

　　患者男,17岁。因发热、食欲减退、恶心2周,皮肤黄染1周,拟诊为急性黄疸型肝炎。请围绕以上简要病史,进行现病史及相关病史的问诊。

[问诊要点]

黄疸概述

一、黄疸的真伪

　　1. **黄疸**　由血清内胆红素浓度增高而使皮肤黏膜乃至体液及其他组织黄染的现象称为黄疸。正常胆红素最高为 17.1 μmol/L,其中结合胆红素 3.42 μmol/L,非结合胆红素 13.68 μmol/L。胆红素为 17.1~34.2 μmol/L 时,临床不易察觉,称为隐性黄疸。血清总胆红素(STB)浓度超过 34.2 μmol/L时,出现临床可见黄疸。

　　2. **食物与药物所致皮肤黄染**　① 过多食用胡萝卜、南瓜、橘子、橘子汁等可引起血中胡萝卜素增高,当超过 2.5 g/L 时,也可使皮肤黄染;② 长期服用含有黄色素的药物,如阿的平、呋喃类等也可引起。

二、黄疸的分类

　　1. **按病因学分类**　① 溶血性黄疸;② 肝细胞性黄疸;③ 胆汁淤积性黄疸(旧称阻塞性黄疸或梗阻性黄疸);④ 先天性非溶血性黄疸。以前三类最为多见,第四类较罕见。

　　2. **按胆红素性质分类**　① 以非结合胆红素(UCB)增高为主的黄疸;② 以结合胆红素(CB)增高为主的黄疸。

[知识拓展]

胆红素的正常代谢

　　血清中的胆红素主要来源于血红蛋白。血液循环中衰老的红细胞在单核巨噬细胞系统内被破坏、分解,产生游离胆红素或称非结合胆红素,其与血浆中白蛋白结合而运输,为脂溶性,不溶于水,不能从肾小球滤出,因此尿液中不出现非结合胆红素。非结合胆红素经血液循环运输至肝细胞后,和葡糖醛酸结合,形成胆红素葡糖醛酸脂,称结合胆红素,为水溶性,可经过肾小球滤过从尿中排出。结合胆红素经肝细胞排泌到毛细胆管,随胆汁进入肠道,由肠道细菌的脱氢作用还原为尿胆原。尿胆原大部分随粪便排出,称粪胆素;小部分被肠道重吸收,经肝门静脉回至肝内,其中大部分又形成结合胆红素,又随胆汁进入肠道,形成"胆红素的肝肠循环"。被吸收回肝的小部分尿胆原经体循环由肾排出体外,称尿胆素(图1-15-1)。

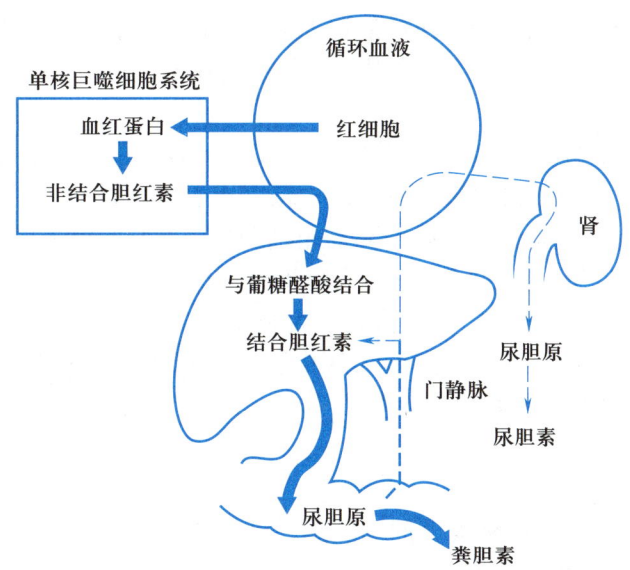

图 1-15-1　胆红素的正常代谢示意图

三、黄疸的病因、发病机制与临床特点

(一)溶血性黄疸

1. **病因与发病机制**　各种溶血性疾病都可出现溶血性黄疸,常见的有:① 先天性溶血性贫血,如海洋性贫血、遗传性球形红细胞增多症;② 后天性获得性溶血性贫血,如自身免疫性溶血性贫血、误输异型血、新生儿溶血、败血症、疟疾、毒蛇咬伤、毒蕈、阵发性睡眠性血红蛋白尿等。

一方面,大量红细胞破坏,形成大量的非结合胆红素,超过肝细胞的摄取、结合与排泌能力。另一方面,由于溶血性造成的贫血、缺氧和红细胞破坏产物的毒性作用,削弱了肝细胞对胆红素的代谢功能,使非结合胆红素在血中潴留,超过正常的水平,从而出现黄疸。

2. **临床特点**　① 急性溶血时表现为寒战、头痛、高热、腰背酸痛等,可伴有不同程度的贫血和血红蛋白尿(酱油样或茶色尿),而慢性溶血时可表现为脾大;② 黄疸呈浅柠檬色;③ 大便色变深,粪中粪胆原大量增加;④ 小便色可变深,尿中尿胆原增加,无胆红素;⑤ 血清中游离胆红素浓度升高;⑥ 溶血性贫血表现为网织红细胞增加,骨髓红细胞系统增生旺盛。

溶血性
黄疸

(二)肝细胞性黄疸

1. **病因与发病机制**　各种使肝细胞严重损害的疾病均可导致黄疸出现,如病毒性肝炎、肝硬化、中毒性肝炎、钩端螺旋体病、败血症等。

肝细胞的损伤可导致肝细胞对胆红素的摄取、结合功能降低,因而血中的游离胆红素增加。而未受损的肝细胞仍能将部分游离胆红素转变为结合胆红素。部分结合胆红素仍经毛细胆管从胆道排泄,另一部分则由于毛细胆管和胆小管因肝细胞肿胀压迫、炎性细胞浸润或胆栓的阻塞使胆汁排泄受阻而反流入血,导致血中结合胆红素亦增加而出现黄疸。

2. **临床特点**　① 血清中游离胆红素与结合胆红素浓度均升高;② 小便色深,尿中尿胆原增加(肝细胞损害,处理吸收尿胆原的能力下降)或减少(肝内毛细胆管阻塞),尿中胆红素阳性;③ 大便色正常或变浅,粪中粪胆原正常或减少(肝内毛细胆管阻塞);④ 常伴有全身乏力、食欲缺乏、恶心、厌油、腹胀、右上腹痛等;⑤ 黄疸颜色呈浅黄至深金黄色;⑥ 肝功能检查氨基转移酶特别是丙氨酸氨基转移酶升高。

肝细胞性
黄疸

(三)胆汁淤积性黄疸

1. **病因与发病机制**　胆汁淤积可分为肝内性或肝外性。肝内性又可分为肝内阻塞性胆汁淤积和肝内胆汁淤积。前者见于肝内泥沙样结石、癌栓、寄生虫病(如华支睾吸虫病)。后者见

胆汁淤积
性黄疸

于病毒性肝炎、药物性胆汁淤积(如氯丙嗪、甲基睾丸酮和口服避孕药等)、原发性胆汁性肝硬化、妊娠期复发性黄疸等。肝外性胆汁淤积可由胆总管结石、狭窄、炎性水肿、肿瘤及蛔虫等阻塞所引起。

由于胆道阻塞,阻塞上方的压力升高,胆管扩张,最后导致胆小管与毛细胆管破裂,胆汁中的胆红素反流入血。此外,肝内胆汁淤积有些并非由机械因素引起,而是由于胆汁分泌功能障碍、毛细胆管的通透性增加,胆汁浓缩而流量减少,导致胆道内胆盐沉淀与胆栓形成。

2. 临床特点　①黄疸颜色呈暗黄、黄绿或绿褐色;②常伴有皮肤瘙痒、心动过缓(血液中胆酸盐升高所致);③大便色变浅或呈灰白色,粪中粪胆原减少或消失;④小便色可变深,尿中尿胆原减少(不完全梗阻时)或消失(完全梗阻时),尿中胆红素阳性;⑤血清中结合胆红素浓度升高;⑥血清中碱性磷酸酶升高是胆汁淤积的标志。

四、伴随症状

1. 黄疸伴发热　见于急性胆管炎、肝脓肿、钩端螺旋体病、败血症、大叶性肺炎。病毒性肝炎或急性溶血可先有发热而后出现黄疸。

2. 黄疸伴上腹剧烈疼痛　可见于胆道结石、肝脓肿或胆道蛔虫病;右上腹剧痛、寒战高热和黄疸为查科(Charcot)三联征,提示急性化脓性胆管炎。持续性右上腹钝痛或胀痛可见于病毒性肝炎、肝脓肿或原发性肝癌。

3. 黄疸伴肝大　若轻度至中度肿大且质地软或中等硬度,表面光滑,见于病毒性肝炎、急性胆道感染或胆道阻塞。明显肿大且质地坚硬,表面凹凸不平有结节者见于原发性或继发性肝癌。肝大不明显,质地较硬边缘不整,表面有小结节者见于肝硬化。

4. 伴胆囊肿大　提示胆总管有梗阻,常见于胰头癌、壶腹癌、胆总管癌、胆总管结石等。

5. 伴脾大　见于病毒性肝炎、钩端螺旋体病、败血症、疟疾、肝硬化、各种原因引起的溶血性贫血及淋巴瘤等。

6. 伴腹水　见于重症肝炎、肝硬化失代偿期、肝癌等。

五、诊疗经过

1. 是否曾到医院就诊;做过哪些检查,尤其是有助于三种黄疸的胆红素代谢检查,如血常规、尿常规、粪常规、肝肾功能、免疫学检查、腹部超声、其他影像学检查等。

2. 治疗和用药情况,疗效情况,病情变化情况。

六、一般情况

饮食、睡眠、二便情况等。

七、相关病史

1. 询问既往史　有无肝炎、胆石症、感染性疾病等既往病史,有无特殊用药史,有无外伤手术、输血史,有何食物、药物过敏史。

2. 询问个人史　有无疫区居住史,有无毒物接触史、性病及冶游史。

3. 询问家族史　家族中有无患肝病、血液系统疾病如"蚕豆病"等情况的亲属,或者类似症状患者接触史。

[思维导图]

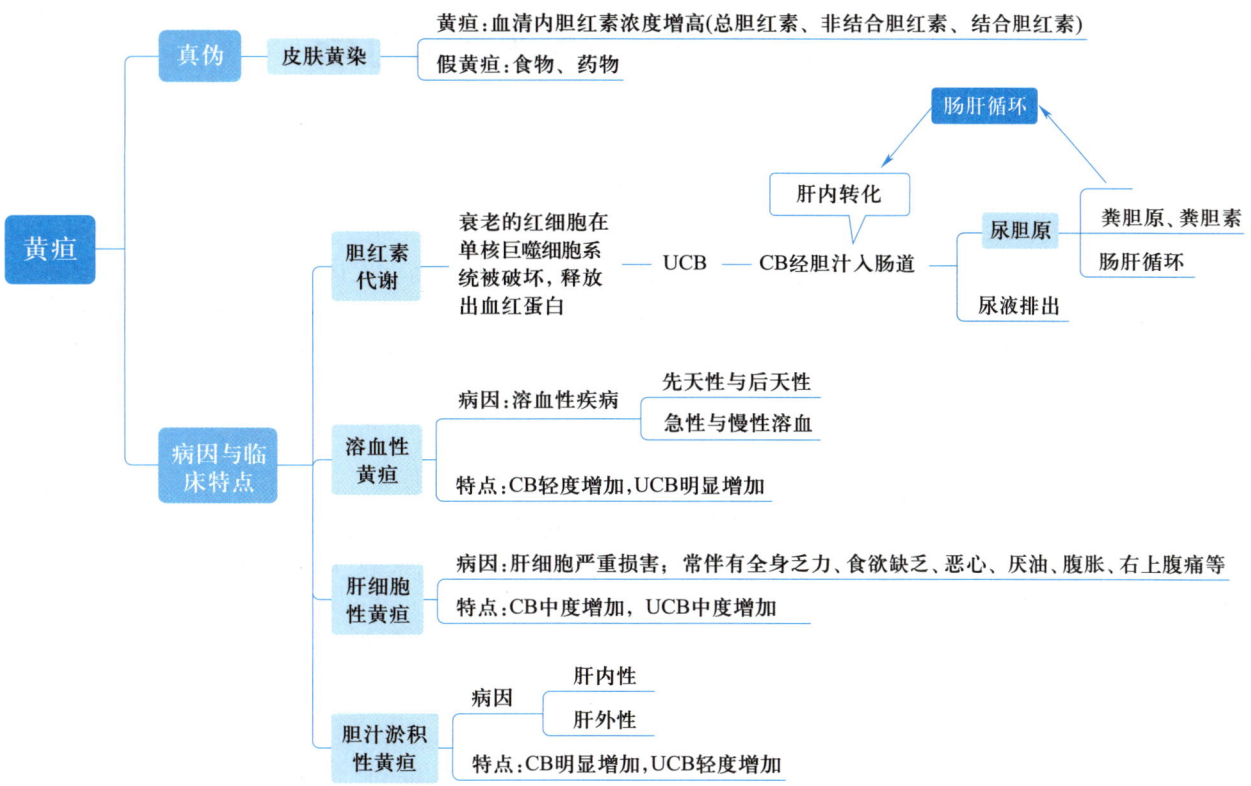

[考点练习]

项目十六　水肿的问诊

正常情况下,人体内不断有液体从毛细血管、小动脉端滤出至组织间隙成为组织液,同时组织液又能从毛细血管小静脉端回吸入血管中,两者保持着动态平衡。人体组织间隙有过多液体积聚使组织肿胀称为水肿。产生水肿的主要因素有:① 水钠潴留;② 毛细血管内静水压升高;③ 血浆胶体渗透压降低;④ 毛细血管通透性增高;⑤ 淋巴回流受阻或静脉回流受阻。

> **临床情景**
>
> 患者男,73 岁。渐进性活动后呼吸困难 5 年,明显加重伴下肢水肿 1 月余。1 个月前感冒后咳嗽,咳白色黏痰,气短明显,不能平卧,尿少,颜面及两下肢水肿,腹胀加重而来院就诊。请围绕以上简要病史,进行现病史及相关病史的问诊。

[问诊要点]

一、显性水肿与隐性水肿

水肿可分为隐性和显性。组织间液积聚较少,体重增加在 10% 以下,指压凹陷不明显者,称隐性水肿;体重增加在 10% 以上,指压凹陷明显者,称显性水肿。一般情况下,水肿不包括脑水肿、肺水肿等内脏器官的局部水肿。

二、全身性水肿与局部性水肿

(一)全身性水肿

常由以下几种病因引起。

1. **心源性水肿**　见于右心衰竭、渗出性心包炎、慢性缩窄性心包炎。以右心衰竭最常见。主要是有效循环血量减少,肾血流量减少,继发性醛固酮增多引起水钠潴留及静脉淤血,毛细血管静水压增高,组织液回吸收减少所致。

2. **肾源性水肿**　见于急性或慢性肾炎、肾病等。主要是肾排泄钠、水减少,导致水钠潴留所致。

3. **肝源性水肿**　主要见于肝硬化失代偿期。主要是门静脉高压、低蛋白血症、肝淋巴液回流障碍、继发醛固酮增多等所致。

4. **营养不良性水肿**　见于慢性消耗性疾病、长期营养缺乏、蛋白丢失性胃肠病、严重烧伤等。

5. **其他全身性水肿**　黏液性水肿、经前期紧张综合征、药物性水肿、特发性水肿、妊娠高血压综合征等。

(二)局部性水肿

常见于肢体静脉血栓形成或栓塞性静脉炎、上腔或下腔静脉阻塞综合征、丝虫病所致象皮肿、局部炎症、创伤或过敏等。

三、水肿的特点

1. 心源性水肿　特点是首先出现于躯体下垂部位(下垂处流体静水压较高)。能起床活动者,最早出现于踝内侧,行走活动后明显,休息后减轻或消失;经常卧床者以腰骶部为明显。颜面部一般不肿。水肿为对称性、凹陷性。此外,通常有颈静脉怒张、肝大、静脉压升高,严重时还出现胸腔积液、腹水等右心衰竭的其他表现。

心源性水肿的病因与临床表现

2. 肾源性水肿　特点是疾病早期晨间起床时有眼睑与颜面水肿,以后发展为全身水肿(肾病综合征时为重度水肿)。常有尿常规改变、高血压、肾功能损害的表现。肾源性水肿需与心源性水肿相鉴别,鉴别要点见表1-16-1。

肾源性水肿的病因与临床表现

表 1-16-1　肾源性水肿和心源性水肿的鉴别

鉴别点	肾源性水肿	心源性水肿
开始部位	从眼睑、颜面部开始延及全身	从足部开始,向上延及全身
水肿性质	软且移动性大	较为坚实,移动性较小
发展快慢	迅速	缓慢
伴随改变	高血压、尿液异常、肾功能异常	心脏增大、心脏杂音、肝大、静脉压升高

3. 肝源性水肿　主要表现为腹水,也可首先出现踝部水肿,逐渐向上蔓延,头面部及上肢常无水肿。

4. 营养不良性水肿　特点是水肿发生前常有消瘦、体重减轻等表现。皮下脂肪减少所致组织松弛,组织压降低,加重了水肿液的潴留。水肿常从足部开始逐渐蔓延至全身。

5. 其他　① 黏液性水肿:为非凹陷性水肿(因其组织液含蛋白量较高),颜面及下肢较明显;② 经前期紧张综合征:特点为月经前7~14天出现眼睑、踝部及手部轻度水肿,可伴乳房胀痛及盆腔沉重感,月经后水肿逐渐消退;③ 特发性水肿:多见于妇女,主要表现在躯体下垂部分,原因未明,被认为是内分泌功能失调与直立体位的反应异常所致。

四、伴随症状

1. 水肿伴呼吸困难和发绀　见于心脏病、上腔静脉阻塞综合征等。

2. 水肿伴肝大　见于心源性、肝源性、营养不良性,若同时出现颈静脉怒张时提示心源性。

3. 水肿伴高血压　见于心源性。

4. 水肿伴重度蛋白尿　常为肾源性,轻度蛋白尿也可见于心源性。

5. 水肿伴肝掌、蜘蛛痣　见于慢性肝炎、肝硬化等。

6. 水肿伴消瘦、体重下降　见于营养不良。

7. 水肿与月经周期有明显关系　见于经前期紧张综合征。

五、诊疗经过

1. 是否曾到医院就诊,做过哪些检查,如血常规、尿常规、肝肾功能、心电图、肝炎病毒标记物、超声检查等。

2. 治疗和用药情况,疗效情况,水肿消长情况。

六、一般情况

饮食、睡眠、活动、精神、情绪、二便情况等。

七、相关病史

1. 询问既往史　有无高血压、心脏病、肾炎等慢性病，有无肝炎、结核病等传染病，有无特殊用药史，有无外伤手术、输血史，有何食物、药物过敏史。

2. 询问个人史　有无疫区居住史，有无毒物接触史、性病及冶游史。

3. 询问家族史　家族中有无类似症状的亲属，有无肝炎患者接触史。

[思维导图]

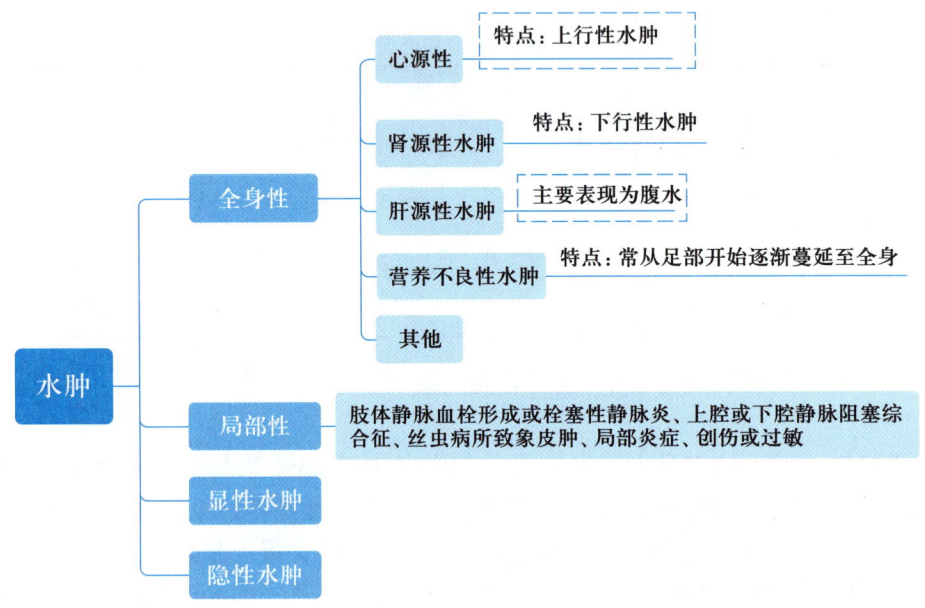

[考点练习]

项目十七　血尿的问诊

临床情景

患者女,30 岁。发作性右侧腰痛伴血尿 1 天,拟诊为右肾结石。请围绕以上简要病史,进行现病史及相关病史的问诊。

[问诊要点]

一、尿液颜色的改变

正常人尿液中无或偶见红细胞。如尿液中有较多红细胞时称为血尿,包括镜下血尿和肉眼血尿。

镜下血尿者尿颜色正常,须经显微镜检查才能确定,通常离心沉淀后的尿液镜检,每高倍视野有红细胞 3 个以上。

肉眼血尿则根据出血量多少而呈不同颜色。每升尿含血量超过 1 ml 时,尿呈淡红色如洗肉水样;出血严重时尿可呈血液状;肾出血时,尿与血混合均匀,致使尿呈暗红色;膀胱或前列腺出血时尿色深红,有时有血凝块。但红色尿并不一定是血尿,需仔细辨别(表 1-17-1)。

表 1-17-1　红色尿液的辨别

鉴别点	特点
假性血尿	月经、妇科、痔疮出血、污染的尿液及人为造成的血尿
药物、食物所致红色尿液	服用某些药物,如大黄、利福平或进食某些红色蔬菜也可排红色尿液,但镜检无红细胞
血红蛋白尿	溶血所致,呈酱油色尿,显微镜检查无红细胞

二、血尿的病因与诱因

1. **泌尿系统疾病**　约 98% 血尿由泌尿系统疾病引起。尿沉渣红细胞形态学检查:若以畸形红细胞为主(>60%)则提示为肾小球源性血尿,血尿来源于肾小球,病变部位在肾小球,常见于各种肾小球肾炎。以均一形为主者则提示非肾小球源性血尿,血尿来源于肾盂、肾盏、输尿管、膀胱或尿道,多见于泌尿道感染、结石、结核、肿瘤、创伤等。

2. **尿路邻近器官疾病**　如急慢性前列腺炎、精囊腺炎、急性盆腔炎或脓肿、输卵管炎、阴道炎、宫颈癌、急性阑尾炎、直肠和结肠癌等。

3. **全身性疾病**　某些全身性疾病也可造成尿路出血。① 感染性疾病,如败血症、流行性出血热等;② 血液病,如白血病、再生障碍性贫血、过敏性紫癜、血友病等;③ 免疫和自身免疫性疾病,如系统性红斑狼疮等;④ 心血管疾病,如急进性高血压、肾动脉栓塞等。

4. 化学物品或药品对尿路的损害　如磺胺药、吲哚美辛、甘露醇,汞、铅、镉等重金属对肾小管的损害;环磷酰胺可引起出血性膀胱炎;抗凝药物过量引起的尿路出血。

5. 功能性血尿

(1) 运动性血尿:是指运动后出现的血尿,往往出现在剧烈竞技运动之后,比如长跑、拳击等。原因可能是尿液在剧烈运动时反复冲击膀胱壁,使膀胱黏膜损伤,毛细血管破裂出血。运动前排空膀胱可以减少血尿的发生。一般在停止运动后 3 天内,血尿可以消失。

(2) 直立性血尿:血尿出现在身体直立时,平卧时消失,多见于较为瘦高的青少年(13~16 岁多见),常见的原因是胡桃夹现象(图 1-17-1),由于左肾静脉受到腹主动脉和肠系膜上动脉的压挤,使左肾静脉回流受阻,肾盂内静脉曲张渗血导致血尿。直立性血尿往往预后比较好,成年后大多数血尿逐渐减轻。

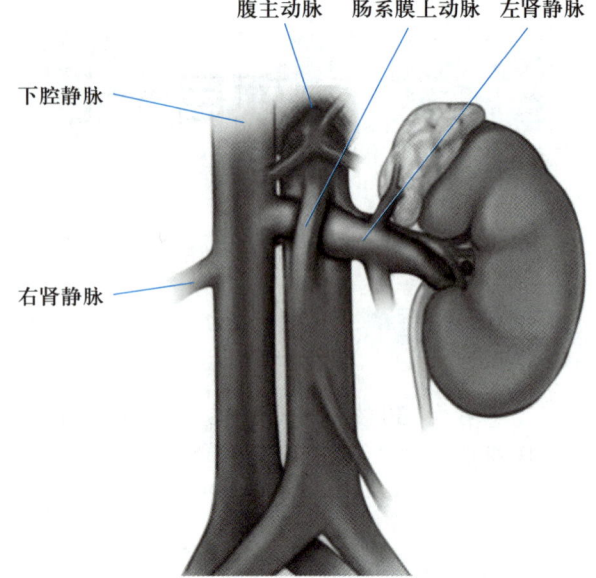

图 1-17-1　胡桃夹现象示意图

[知识拓展]

胡桃夹现象

　　正常情况下,左肾静脉穿过腹主动脉及肠系膜上动脉之间的夹角后汇入下腔静脉内,该夹角为 40°~60°,被肠系膜脂肪、淋巴结充填,使左肾静脉不被受压。在青春期,由于身高迅速增长,椎体过度伸展,体型急剧变化等情况,使腹主动脉和肠系膜上动脉之间的夹角变小,左肾静脉受压以致回流障碍,引起血流变化和相应的临床表现。

血尿的
临床表现

三、血尿的特点

1. 血尿是间断还是持续出现　与感染密切相关的反复发作的肉眼血尿提示 IgA 肾病的可能性大;与发作性腰痛相伴随的间断血尿提示结石的可能性大;阵发性睡眠性血红蛋白尿表现为与睡眠相关间断出现的血红蛋白尿。

2. 血尿是否为全程　将全程尿分段观察颜色,如尿三杯试验,用三个清洁玻璃杯分别留起始段、中段和终末段尿观察。起始段血尿提示病变在尿道;终末段血尿提示病变在膀胱颈部、三角区或后尿道的前列腺和精囊腺;三段尿均呈红色即全程血尿提示血尿来源于肾或输尿管。

3. 尿中有无血丝、血块　肾小球源性血尿多为不凝血尿,仅在 IgA 肾病、紫癜性肾炎、小血管炎、新月体性肾小球肾炎的患者尿中可出现少量血丝;而非肾小球源性血尿多有血丝或血块。无痛性肉眼血尿伴血块者应首先考虑泌尿系统肿瘤。

四、伴随症状

1. **血尿伴肾绞痛**　见于肾或输尿管结石。

2. **血尿伴尿流中断或排尿困难**　见于膀胱和尿道结石。

3. **血尿伴尿频、尿急、尿痛**　见于膀胱炎、尿道炎,而同时伴腰痛、高热、畏寒者常为肾盂肾炎。

4. **血尿伴水肿、高血压、蛋白尿**　见于肾小球肾炎。

5. **血尿伴肾肿块**　单侧可见于肿瘤、肾积水和肾囊肿;双侧肿大见于先天性多囊肾;若触及移动性肾见于肾下垂或游走肾。

6. 血尿伴皮肤黏膜及其他部位出血　见于血液病和某些感染性疾病。

7. 血尿合并乳糜尿　见于慢性肾盂肾炎和丝虫病。

五、诊疗经过

1. 是否曾到医院就诊,做过哪些检查,如血常规、尿常规、尿红细胞形态分析、尿微生物及细胞学检查、肝肾功能、尿路影像学检查、膀胱镜等。

2. 治疗和用药情况,疗效情况,病情变化情况。

六、一般情况

饮食、睡眠、大便情况等。

七、相关病史

1. 询问既往史　有无腰腹部新近外伤或泌尿道器械检查史,有无结核病、高血压、肝炎、肾炎、尿路结石等病史,有无特殊用药史,有无药物过敏史。

2. 询问个人史　有无疫区居住史、职业有无毒物接触史、性病及冶游史、婚育史、是否为月经期。

3. 询问家族史　家族中有无患耳聋和肾炎的亲属。

[思维导图]

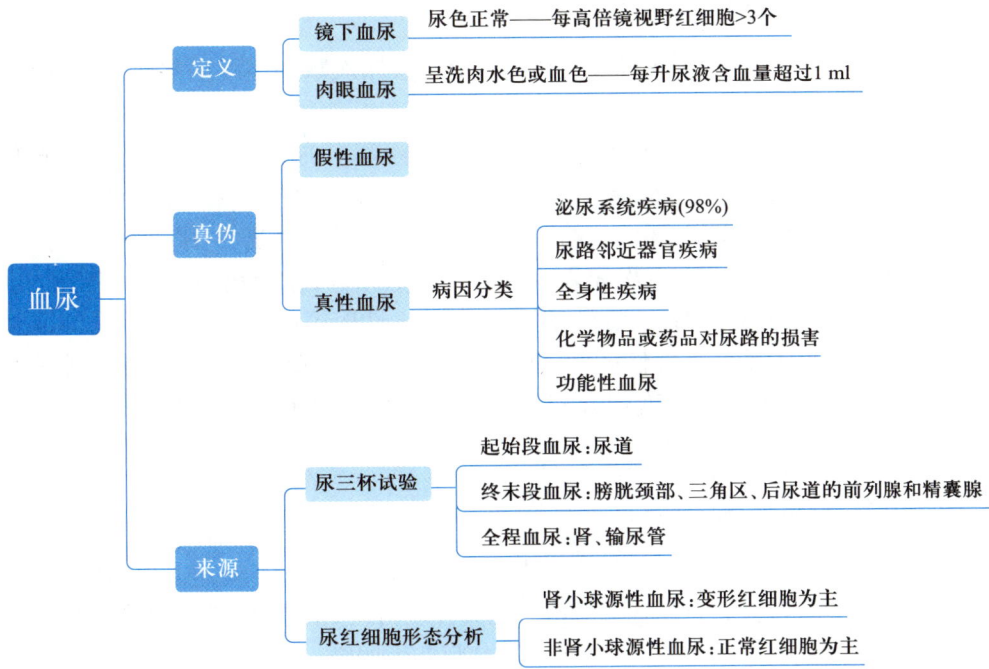

[考点练习]

项目十八　尿频、尿急、尿痛的问诊

正常成人白天排尿 4~6 次,夜间 0~2 次。尿频是指单位时间内排尿次数增多。尿急是指患者一有尿意即迫不及待需要排尿,难以控制。尿痛是指患者排尿时感觉耻骨上区、会阴部和尿道内疼痛或烧灼感。尿频、尿急和尿痛合称为膀胱刺激征。

临床情景

患者女,50 岁。因尿频伴尿急、尿痛 3 天就诊。既往有糖尿病病史。请围绕以上简要病史,进行现病史及相关病史的问诊。

[问诊要点]

一、尿频的病因与临床特点

1. **生理性尿频**　饮水过多、精神紧张或气候寒冷时排尿次数增多属正常现象。特点是每次尿量不少,也不伴随尿频、尿急等其他症状。

2. **病理性尿频**　常见于下列几种情况。① 多尿性尿频:排尿次数增多而每次尿量不少,全天总尿量增多。见于糖尿病、尿崩症、精神性多饮和急性肾功能衰竭的多尿期;② 炎症性尿频:尿频而每次尿量少,多伴有尿急和尿痛,尿液镜检可见炎性细胞。见于膀胱炎、尿道炎、前列腺炎和尿道旁腺炎等;③ 神经性尿频:尿频而每次尿量少,不伴尿急、尿痛,尿液镜检无炎性细胞。见于中枢及周围神经病变,如癔症、神经源性膀胱;④ 膀胱容量减少性尿频:表现为持续性尿频,药物治疗难以缓解,每次尿量少。见于膀胱占位性病变,妊娠子宫增大或卵巢囊肿等压迫膀胱,膀胱结核引起膀胱纤维性缩窄;⑤ 尿道口周围病变:尿道口息肉、处女膜伞和尿道旁腺囊肿等刺激尿道口引起尿频。

二、尿急的病因与临床特点

1. **炎症**　急性膀胱炎、尿道炎,特别是膀胱三角区和后尿道炎症,尿急症状特别明显;急性前列腺炎常有尿急;慢性前列腺炎因伴有腺体增生肥大,故有排尿困难、尿线细和尿流中断。

2. **结石和异物**　膀胱和尿道结石或异物刺激黏膜产生尿频。

3. **肿瘤**　膀胱癌和前列腺癌。

4. **其他情况**　神经源性(精神因素和神经源性膀胱);高温环境下尿液高度浓缩,酸性高的尿可刺激膀胱或尿道黏膜产生尿急。

三、尿痛的病因与临床特点

引起尿急的病因几乎都可以引起尿痛。疼痛部位多在耻骨上区、会阴部和尿道内,尿痛性质可为灼痛或刺痛。尿道炎多在排尿开始时出现疼痛;后尿道炎、膀胱炎和前列腺炎常出现终末性尿痛。

四、伴随症状

1. **尿频伴有尿急、尿痛** 见于膀胱炎和尿道炎;膀胱刺激征存在但不剧烈而伴有双侧腰痛见于肾盂肾炎;伴有会阴部、腹股沟和睾丸胀痛见于急性前列腺炎。

2. **尿频尿急伴有血尿、午后低热、乏力、盗汗** 见于膀胱结核。

3. **尿频不伴尿急和尿痛,但伴有多饮、多尿和口渴** 见于精神性多饮,糖尿病和尿崩症。

4. **尿频尿急伴无痛性血尿** 见于膀胱癌。

5. **老年男性尿频伴有尿线细,进行性排尿困难** 见于前列腺增生。

6. **尿频、尿急、尿痛伴有尿流突然中断** 见于膀胱结石堵住出口或后尿道结石嵌顿。

五、诊疗经过

1. 是否曾到医院就诊,做过哪些检查,如血常规、尿常规、血糖检测、肝肾功能检查、腹部超声,是否进行过膀胱镜检查、尿路影像学检查、肿瘤标志物检查等。

2. 治疗和用药情况,疗效情况,病情变化情况。

六、一般情况

饮食、睡眠、大便情况等。

七、相关病史

1. **询问既往史** 有无泌尿道器械检查史,有无结核病、高血压、糖尿病、肝炎、肾炎、尿路结石等病史,有无特殊用药史,有无药物过敏史。

2. **询问个人史** 有无疫区居住史、职业有无毒物接触史、性病及冶游史、婚育史、月经史、是否妊娠期。

3. **询问家族史** 家族中有无类似症状的亲属。

[思维导图]

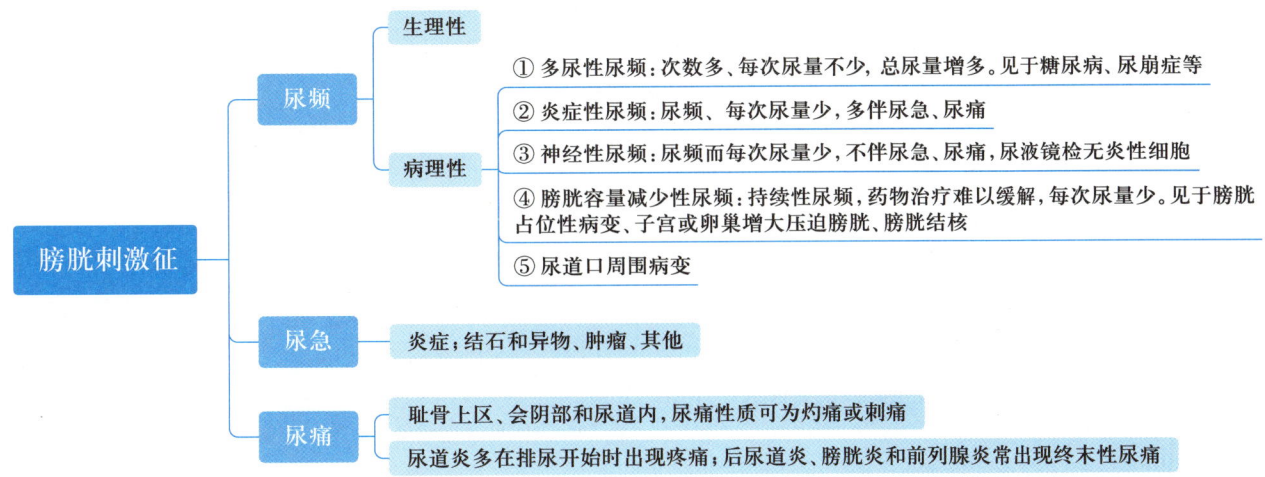

[考点练习]

项目十九　意识障碍的问诊

意识障碍是指人对周围环境及自身状态的识别和觉察能力的异常。多因高级神经中枢功能活动(意识、感觉和运动)受损所致,可表现为嗜睡、意识模糊、昏睡、昏迷,还可表现为谵妄。

临床情景

患者男,19岁。骑自行车时被汽车撞倒,左颞部着地半小时,急诊就医。目击者称患者摔倒后曾有3~5分钟的神志不清。请围绕以上简要病史,进行现病史及相关病史的问诊。

[问诊要点]

一、意识障碍的病因

1. **重症急性感染**　如败血症、肺炎、中毒型菌痢、伤寒、斑疹伤寒、恙虫病和颅脑感染(脑炎、脑膜脑炎、脑型疟疾)等。

2. **颅脑非感染性疾病**　如脑血管疾病、脑占位性疾病(脑肿瘤、脑脓肿等);颅脑损伤(脑震荡、颅骨骨折、脑挫裂伤、颅内血肿);癫痫。

3. **内分泌与代谢性疾病**　如尿毒症、肝性脑病、肺性脑病、甲状腺危象、甲状腺功能减退、糖尿病性昏迷、低血糖、妊娠中毒症等。

4. **心血管疾病**　如重度休克、严重心律失常所致阿斯(Adams-Stokes)综合征。

5. **水、电解质平衡紊乱**　如低钠血症、低氯性碱中毒、高氯性酸中毒等。

6. **外源性中毒**　如安眠药、有机磷杀虫药、氰化物、一氧化碳、乙醇和吗啡等中毒。

7. **物理性及缺氧性损害**　如高温中暑、日射病、触电、高山病等。

[知识拓展]

意识障碍的发病机制

意识由两个组成部分,即意识内容及其"开关"系统。意识"开关"系统可激活大脑皮质并使之维持一定水平的兴奋性,使机体处于觉醒状态,从而在此基础上产生意识内容。意识的"开关"系统包括经典的感觉传导路径(特异性上行投射系统)及脑干网状结构(非特异性上行投射系统)。"开关"系统不同部位与不同程度地损害,可发生不同程度的意识障碍。意识状态的正常取决于大脑半球功能的完整性,急性广泛性大脑半球损害或半球向下移位压迫丘脑或中脑时,则可引起不同程度的意识障碍。脑缺血、缺氧、葡萄糖供给不足、酶代谢异常等因素,引起脑细胞代谢紊乱,进而导致网状结构功能损害和脑活动功能减退,均可产生意识障碍。

意识障碍
的临床
表现

二、意识障碍的临床特点

1. 嗜睡　为一种病理性倦睡，是最轻的意识障碍。患者陷入持续的睡眠状态，可被唤醒，并能正确回答和作出各种反应，但当刺激去除后很快又再入睡。

2. 意识模糊　为意识水平轻度下降，意识障碍较嗜睡为深。患者能保持简单的精神活动，但对时间、地点、人物的定向能力发生障碍。

3. 昏睡　是接近于人事不省的意识状态。患者处于熟睡状态，不易唤醒。虽在强烈刺激下（如压迫眶上神经、摇动患者身体等）可被唤醒，但很快又再入睡。醒时答话含糊或答非所问。

4. 昏迷　是严重的意识障碍，表现为意识的持续中断或完全丧失。按其程度可分为三阶段。

（1）轻度昏迷：意识大部分丧失，无自主运动，对声、光刺激无反应，对疼痛刺激尚可出现痛苦的表情或肢体退缩等防御反应。角膜反射、瞳孔对光反射、眼球运动、吞咽反射等可存在。

（2）中度昏迷：对周围事物及各种刺激均无反应，对于剧烈刺激可出现防御反射。角膜反射减弱，瞳孔对光反射迟钝，眼球无转动。

（3）深度昏迷：全身肌肉松弛，对各种刺激全无反应。深、浅反射均消失。

5. 谵妄　是一种以兴奋性增高为主的高级神经中枢急性活动失调状态。表现为意识模糊、定向力丧失、感觉错乱（幻觉、错觉）、躁动不安、言语杂乱。谵妄可发生于急性感染的发热期间，也可见于某些药物中毒（如颠茄类药物中毒、急性酒精中毒）、代谢障碍（如肝性脑病）、循环障碍或中枢神经疾患等。由于病因不同，有些患者可以康复，有些患者可发展为昏迷状态。

三、伴随症状

1. 伴发热　先发热后有意识障碍，可见于重症感染性疾病；先有意识障碍后有发热，见于脑出血、蛛网膜下腔出血、巴比妥类药物中毒等。

2. 伴呼吸缓慢　是呼吸中枢受抑制的表现，可见于吗啡、巴比妥类、有机磷杀虫药等中毒，银环蛇咬伤等。

3. 伴瞳孔散大　可见于颠茄类、乙醇、氰化物等中毒，以及癫痫、低血糖状态等。

4. 伴瞳孔缩小　可见于吗啡类、巴比妥类、有机磷杀虫药等中毒。

5. 伴心动过缓　可见于颅内高压症、房室传导阻滞，以及吗啡类、毒蕈等中毒。

6. 伴高血压　可见于高血压脑病、脑血管意外、肾炎、尿毒症等。

7. 伴低血压　可见于各种原因的休克。

8. 伴皮肤黏膜改变　有出血点、瘀斑和紫癜等，可见于严重感染和出血性疾病；口唇呈樱红色，提示一氧化碳中毒。

9. 伴脑膜刺激征　见于脑膜炎、蛛网膜下腔出血等。

10. 伴瘫痪　见于脑出血、脑梗死等。

四、诊疗经过

1. 是否曾到医院就诊，做过哪些检查，如血常规、尿常规、粪常规、肝肾功能检查、心电图、免疫学检查，有无水电解质酸碱失衡，是否进行过内镜检查、影像学检查等。

2. 治疗和用药情况，疗效情况，病情变化情况。

五、一般情况

饮食、睡眠、精神、活动与体力、二便情况等。

六、相关病史

1. **询问既往史** 有无高血压、糖尿病、肾炎、慢性阻塞性肺疾病等慢性病,有无特殊用药史,有无药物过敏史,有无外伤史与手术史。

2. **询问个人史** 有无疫区居住史、职业有无毒物接触史、性病及冶游史、有无特殊饮食嗜好、婚育史与月经史。

3. **询问家族史** 家族中有无类似患者,有无遗传性疾病。

[思维导图]

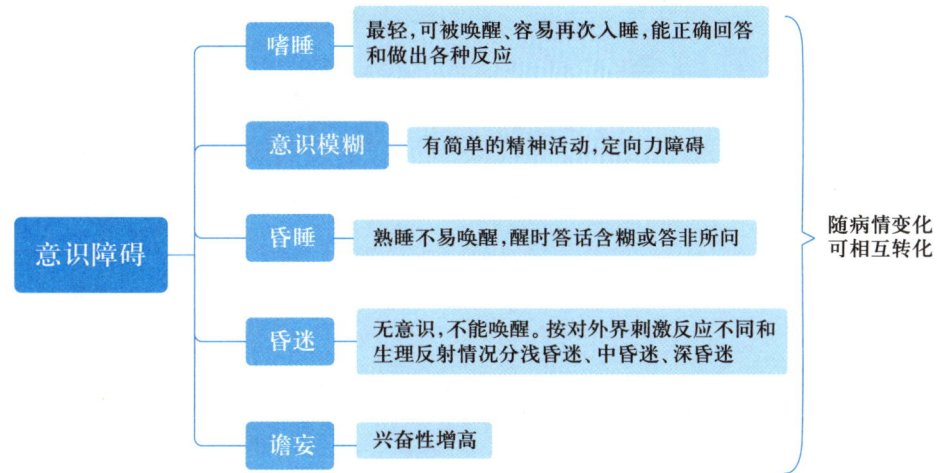

[考点练习]

2

模块二
体格检查

知识目标：体格检查的内容、方法、临床意义。

能力目标：对患者进行全身性及针对性的体格检查。

素养目标：全面系统，认真细致；关心体贴，减少痛苦；尊重患者，
保护隐私。

项目一　基本检查方法

任务 1　视　　诊

临床情景

　　患者男,55岁。以"头晕、乏力、食欲减退、心慌、气短3月余"入院。

　　患者1年前无明显诱因出现头晕、乏力、食欲减退,以为劳累所致,未引起注意,近3个月上述症状加重,并出现活动后心慌、气短等症状遂来我院就诊。检查发现红细胞 3.99×10^{12}/L,血红蛋白 98 g/L,该患者视诊的主要部位和内容是什么?

[视诊内容]

　　1. 全身视诊　观察患者的全身一般状态,如年龄、发育、营养、意识状态、面容、表情、体位、姿势、步态等。

　　2. 局部视诊　观察患者身体各部分的改变,如皮肤、黏膜、眼、耳、鼻、口、舌、头颈、胸廓、腹形、肌肉、骨骼、关节外形等。

[视诊方法]

　　1. 环境准备　环境温暖、光线充足,最好是自然光线,如轻度黄疸、发绀、苍白及部分皮疹在光线昏暗或灯光下不易辨认。侧射光线对观察局部搏动或肿物的轮廓有帮助。

　　2. 医生准备　医生穿戴整齐,进行医患沟通,向患者交代检查目的,取得患者的配合。

　　3. 患者准备　患者取适当体位,充分暴露被检查部位。

　　4. 器械准备　某些部位需借助耳镜、鼻镜、喉镜、检眼镜、内镜等仪器进行视诊。

　　5. 检查完毕　帮患者整理衣物,向患者说明检查结果。

[思维导图]

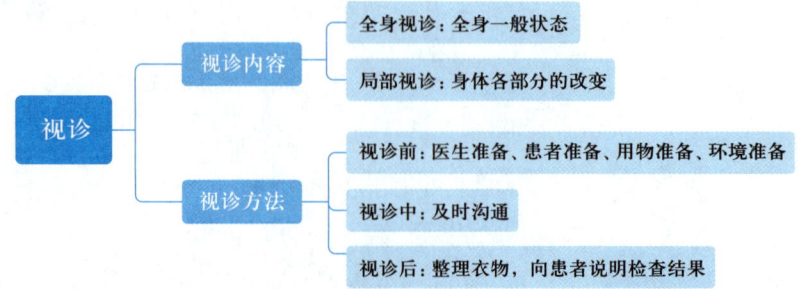

[考点练习]

任务2 触 诊

临床情景

患儿男,5岁。以"呕吐、腹泻2天,加重1天"入院。患者2天前进食不洁食物后出现恶心、呕吐。呕吐呈非喷射性,吐物为胃内容物。无咖啡样液体及其他异样。呕吐后症状减轻。渐出现阵发性脐周疼痛。疼痛引起腹泻,腹泻后疼痛减轻,为黄色稀水样便,无黏液、脓血,无里急后重,每天4~5次。该患者主要使用什么检查方法?可出现哪些阳性体征?

[触诊内容]

1. 浅部触诊法 主要用于检查和评估体表浅在病变,如关节、软组织、浅部动脉、静脉、神经、阴囊、精索等。浅部触诊一般不引起患者痛苦或痛苦较轻,多不引起肌肉紧张,用来检查腹部有无压痛、抵抗感、搏动、包块和某些肿大脏器等。

2. 深部触诊法 主要用于检查和评估腹腔病变和腹部脏器情况。

[触诊方法]

1. 环境准备 环境温暖、光线充足。
2. 医患沟通 向患者交代检查目的,消除患者的紧张情绪,取得患者的密切配合。
3. 医生准备 医生穿戴整齐,剪短指甲,规范洗手,手要温暖,立于患者右侧。
4. 患者准备 患者取适当体位,充分暴露被检查部位。腹部触诊时通常取仰卧位,双手置于体侧,双下肢稍屈,腹肌尽可能放松。触诊肝、脾、肾时也可嘱患者取侧卧位。触诊下腹部时,应嘱患者排尿,以免将充盈的膀胱误认为腹腔包块,有时也须排便后检查。
5. 浅部触诊法 将一手放在被检查部位,用掌指关节和腕关节的协同动作以旋转或滑动方式轻压触摸。腹部浅部触诊可触及的深度约为1 cm(图2-1-1)。
6. 深部触诊法 可用单手或两手重叠由浅入深,逐渐加压以达到深部触诊的目的(图2-1-2)。腹部深部触诊法触及的深度常常在2 cm以上,有时可达4~5 cm,可分为以下几种。

(1)深部滑行触诊法:嘱患者张口平静呼吸,或与患者谈话以转移其注意力,尽量使腹肌松弛。医师用右手并拢的示、中、环三指平放在腹壁上,以手指末端逐渐触向腹腔的脏器或包块,在被触及的包块上做上下左右滑动触摸,如为肠管或索条状包块,应向与包块长轴相垂直的方向进行滑动触诊。这种触诊方法常用于腹腔深部包块和胃肠病变的检查。

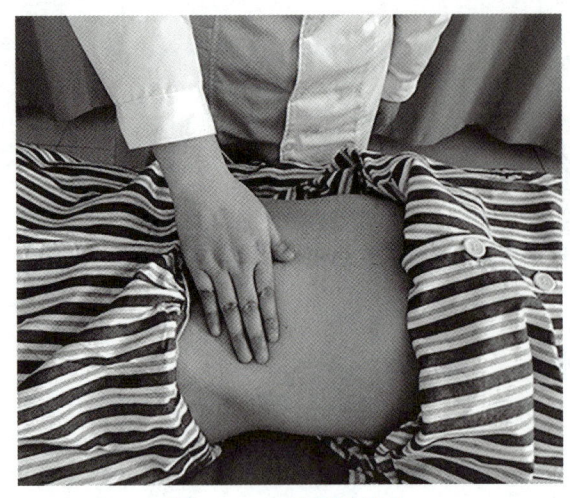

图 2-1-1　浅部触诊法

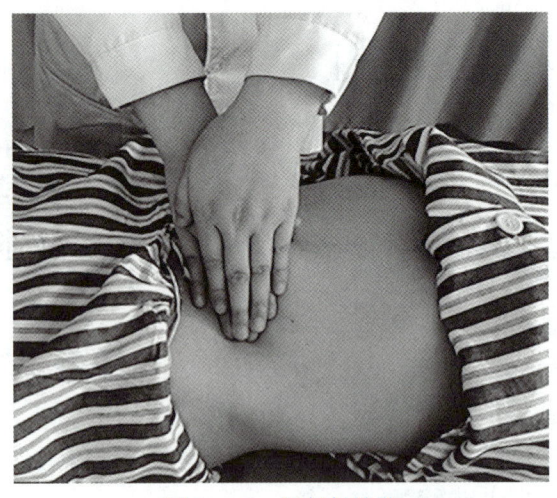

图 2-1-2　深部触诊法

（2）双手触诊法：将左手掌置于被检查脏器或包块的背后部，右手中间三指并拢平置于腹壁被检查部位，左手掌向右手方向托起，使被检查的脏器或包块位于双手之间，并更接近体表，有利于右手触诊检查。用于肝、脾、肾和腹腔肿物的检查。

（3）深压触诊法：用一个或两个并拢的手指逐渐深压腹壁被检查部位，用于探测腹腔深在病变的部位或确定腹腔压痛点，如阑尾压痛点、胆囊压痛点、输尿管压痛点等。检查反跳痛时，在手指深压的基础上迅速将手抬起，并询问患者是否感觉疼痛加重或察看面部是否出现痛苦表情。

（4）冲击触诊法：又称为浮沉触诊法。检查时，右手并拢的示、中、环三个手指取 70°~90° 角，放置于腹壁拟检查的相应部位，作数次急速而较有力的冲击动作，在冲击腹壁时指端会有腹腔脏器或包块浮沉的感觉。这种方法一般只用于大量腹水时肝、脾及腹腔包块难以触及者。手指急速冲击时，腹水在脏器或包块表面暂时移去，故指端易于触及肿大的肝脾或腹腔包块。冲击触诊会使患者感到不适，操作时应避免用力过猛（图 2-1-3）。

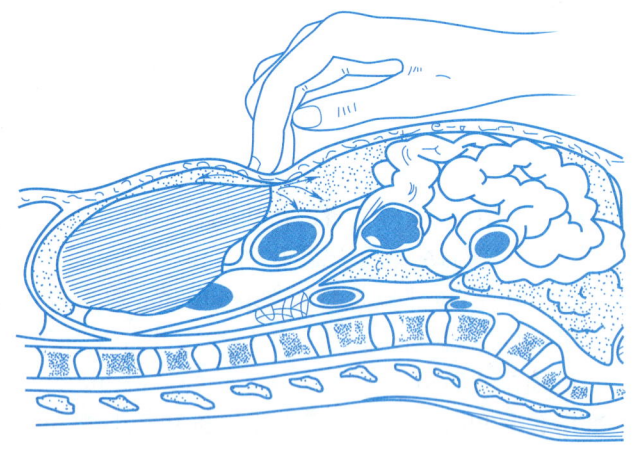

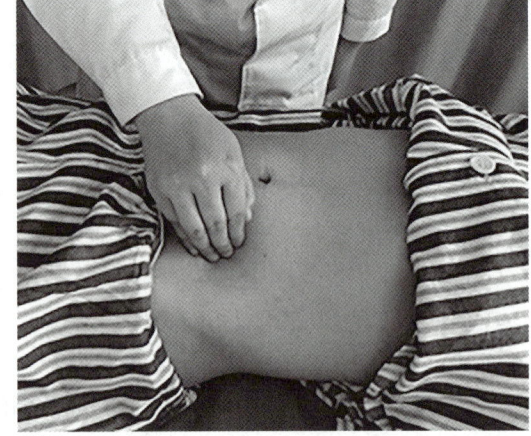

图 2-1-3　冲击触诊法

7. 检查完毕　帮患者整理衣物，向患者说明检查结果。

[思维导图]

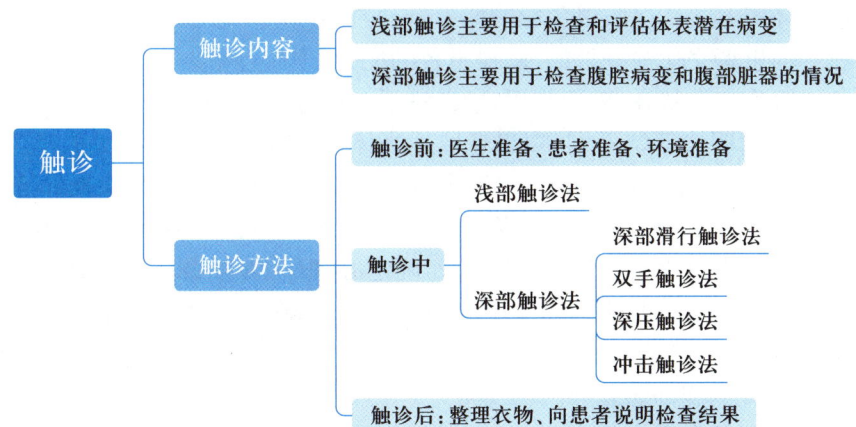

[考点练习]

任务3 叩 诊

临床情景

患者男,45岁。以"咳嗽、气促、咳痰3年,加重1周"入院。

患者于3年前无明显诱因出现咳嗽、咳痰,伴有气促,无胸痛,无恶心、呕吐。无发热,无双下肢水肿。发病后曾多次在本院或院外拟"慢性支气管炎"治疗后好转,但反复发作。近1周来患者在田间劳作感冒受凉后再次出现咳嗽、咳痰、气促、乏力加重,自服药不缓解,在家人扶持下来本院申请住院治疗。患者起病以来,精神、睡眠差,胃纳欠佳,二便正常。

该患者胸部叩诊会出现何种叩诊音?

[叩诊内容]

1. 用手指叩击身体表面的被检查部位 使之震动而产生音响,根据震动和声响的特点,确定肺尖宽度、肺下缘位置、胸膜病变、胸膜腔中液体多少或气体有无、肺部病变大小与性质、纵隔宽度、心界大小与形状、肝脾的边界、腹水有无与多少,以及子宫、卵巢、膀胱有无胀大等情况。

2. 用手掌或用叩诊锤直接叩击被检查部位 诊察反射情况和有无疼痛反应。

73

有趣的物理
检查——
叩诊法

[叩诊方法]

1. 环境准备 环境温暖、安静,以免影响叩诊音的判断。

2. 医患沟通 向患者交代检查目的,取得患者的配合。

3. 医生准备 医生穿戴整齐,剪短指甲,规范洗手,立于患者右侧。

4. 患者准备 根据叩诊部位不同,嘱患者取适当体位,如叩诊胸部时,可取坐位或卧位;叩诊腹部时常取仰卧位;确定有无少量腹水时,可嘱患者取肘膝位。充分暴露被检查部位。

5. 叩诊力量 视不同的检查部位、病变组织性质、范围大小或位置深浅等情况而定。病灶或检查部位范围小或位置浅,宜采取轻(弱)叩诊,如确定心、肝相对浊音界及叩诊脾界时;当被检查部位范围比较大或位置比较深时,则需要用中度力量叩诊,如确定心、肝绝对浊音界;若病灶位置距体表达 7 cm 左右时则需用重(强)叩诊。叩诊时注意对称部位的比较与鉴别,既要注意叩诊音响的变化,还要注意不同病灶的震动感差异。

6. 直接叩诊法 医师右手中间三指并拢,用其掌面直接拍击被检查部位,借助于拍击的反响和指下的震动感来判断病变情况。适用于胸部和腹部范围较广泛的病变,如胸膜粘连或增厚、大量胸腔积液或腹水及气胸等。

7. 间接叩诊法 为应用最多的叩诊方法。医师将左手中指第二指节紧贴于叩诊部位,其他手指稍微抬起,勿与体表接触;右手指自然弯曲,用中指指端叩击左手中指末端指关节处或第二节指骨的远端,因为该处易与被检查部位紧密接触,而且对于被检查部位的震动较敏感。叩击方向应与叩诊部位的体表垂直(图 2-1-4)。叩诊时应以腕关节与掌指关节的活动为主,避免肘关节和肩关节参与运动。叩击动作要灵活、短促、富有弹性。叩击后右手中指应立即抬起,以免影响对叩诊音的判断。在同一部位叩诊可连续叩击 2~3 下,若未获得明确音响,可再连续叩击 2~3 下。应避免不间断地连续地快速叩击,因为这不利于叩诊音的分辨。

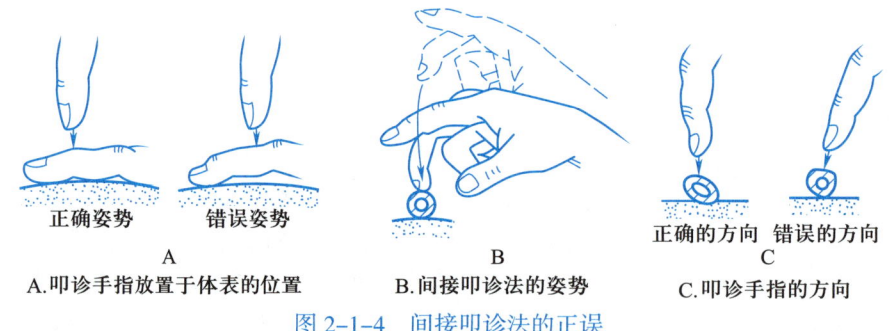

A.叩诊手指放置于体表的位置　　B.间接叩诊法的姿势　　C.叩诊手指的方向

正确姿势　　错误姿势　　　　　　　　　　　　　　　正确的方向　　错误的方向

A　　　　　　　　　　　　　B　　　　　　　　　　C

图 2-1-4　间接叩诊法的正误

为了检查患者肝区或肾区有无叩击痛,医师可将左手手掌平置于被检查部位,右手握成拳状,并用其尺侧叩击左手手背,询问或观察患者有无疼痛感。

8. 检查完毕 帮患者整理衣物,向患者说明检查结果。

[临床意义]

叩诊音的不同取决于被叩击部位组织或器官的致密度、弹性、含气量及与体表的间距。在临床上叩诊音分为清音、浊音、鼓音、实音、过清音五种。

1. 清音 是正常肺部的叩诊音。它是一种频率为 100~128 次 / 秒,振动持续时间较长,音响不甚一致的非乐性音。清音提示肺组织的弹性、含气量、致密度正常。

2. 浊音 是一种音调较高,音响较弱,振动持续时间较短的非乐性叩诊音。除音响外,板指所感到的振动也较弱。当叩击被少量含气组织覆盖的实质脏器时产生,如叩击心或肝被肺段边缘所覆盖的部分,或在病理状态下如肺炎(肺组织含气量减少)的叩诊音。

3. 鼓音　如同击鼓声,是一种和谐的乐音,音响比清音更强,振动持续时间也较长,在叩击含有大量气体的空腔脏器时出现。正常情况下可见于胃泡区和腹部,病理情况下可见于肺内空洞、气胸、气腹等。

4. 实音　是一种音调较浊音更高,音响更弱,振动持续时间更短的一种非乐性音,如叩击心和肝等实质脏器所产生的音响。在病理状态下可见于大量胸腔积液或肺实变等。

5. 过清音　介于鼓音与清音之间,是属于鼓音范畴的一种变音,音调较清音低,音响较清音强,为一种类乐性音,是正常成人不会出现的一种病态叩击音。临床上常见于肺组织含气量增多、弹性减弱时,如肺气肿。正常儿童可叩出相对过清音。

几种叩诊音及其特点见表 2-1-1。

表 2-1-1　叩诊音及其特点

叩诊音	音响强度	音调	持续时间	正常可发出的部位
清音	强	低	长	正常肺
浊音	较强	较强	较短	心、肝被肺缘覆盖的部分
鼓音	强	高	较长	胃泡区和腹部
实音	弱	高	短	实质脏器部分
过清音	更强	更低	更长	正常成人不出现,可见于肺气肿时

[思维导图]

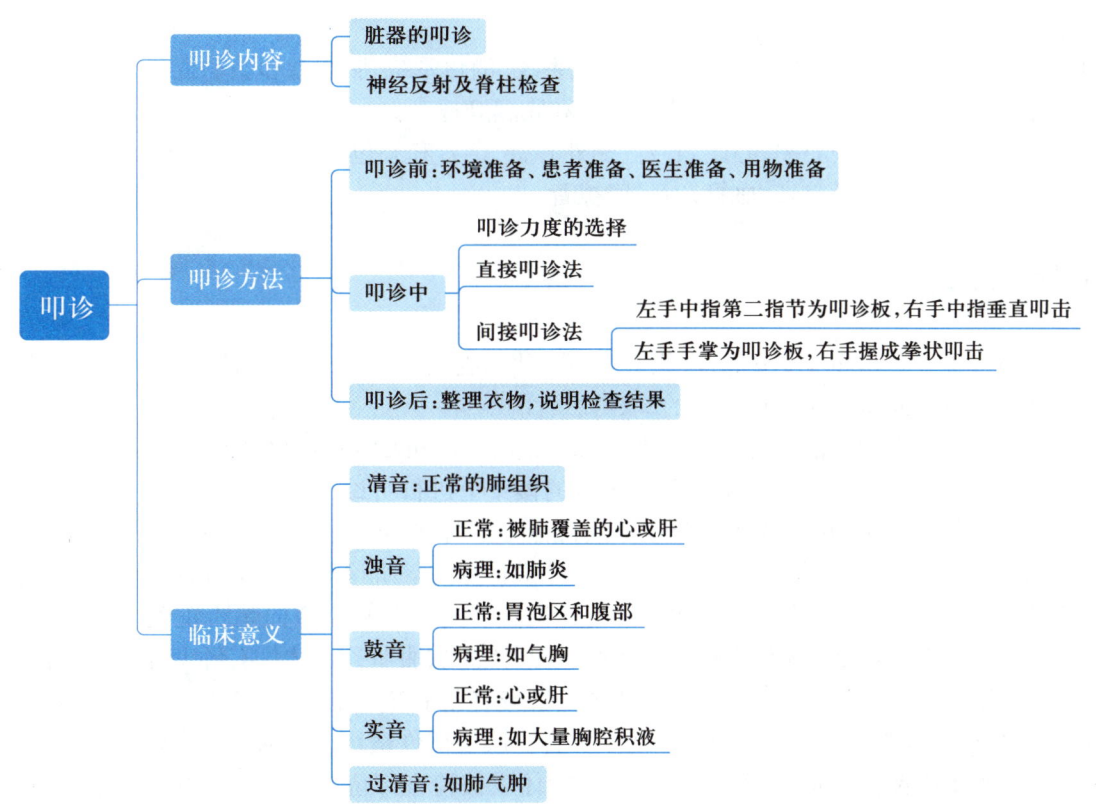

75

[考点练习]

任务4 听 诊

临床情景

患儿男,6岁。因"气促、乏力5年,加重5天"入院。

患儿出生后较同龄小儿少动,活动后气促、乏力,需停止活动休息后才能缓解。开始时患儿家长未予以重视,但随着年龄增长患儿症状越来越明显。5天前,患儿于活动后病情突然加重,伴四肢乏力、面色苍白、多汗、口唇青紫等症状。在外口服感冒药治疗后无效。患儿家长为求治疗,遂急送我院门诊就诊,门诊以"1.动脉导管未闭,2.脑血栓?"收入住院治疗。患儿病后神志清楚、精神较差,大小便正常,生长发育缓慢。

该患者主要的听诊部位及听诊的内容是什么?

[听诊内容]

临床上听诊主要用于检查心血管系统、呼吸系统、消化系统、胎心音和胎动音等。

1. **呼吸系统** 检查呼吸音、啰音、语音共振和胸膜摩擦音。
2. **心血管系统** 检查心率、心律、心音、额外心音、杂音和心包摩擦音。
3. **消化系统** 检查肠鸣音、血管杂音、摩擦音。

[听诊方法]

1. **环境准备** 听诊环境要安静,避免干扰;要温暖、避风,以免患者由于肌束颤动而出现附加音。
2. **医患沟通** 向患者交代检查目的,取得患者的配合。
3. **患者准备** 根据病情和听诊的需要,嘱患者采取适当的体位,暴露被检查部位。
4. **直接听诊法** 医师将耳直接贴附于患者的体壁上进行听诊,这种方法所能听到的体内声音很弱。这是听诊器出现之前所采用的听诊方法,目前也只有在某些特殊和紧急情况下才会采用。
5. **间接听诊法** 是用听诊器进行听诊的一种检查方法。听诊器通常由耳件、体件和软管三部分组成,其长度应与医师手臂长度相适应。听诊前应注意检查耳件方向是否正确,硬管和软管管腔是否通畅。听诊时听诊器体件直接接触皮肤,切忌隔着衣服听诊。体件有钟型和膜型两种类型。钟型体件适用于听取低调声音,如二尖瓣狭窄的隆隆样舒张期杂音,使用时应轻触体表被检查部位,但应注意避免体件与皮肤摩擦而产生的附加音。膜型体件适用于听取高调声音,如主动脉瓣关闭不全的杂音及呼吸音、肠鸣音等,使用时应紧触体表被检查部位。听诊时注意力要集中,听肺部时要摒除心音的干扰,听心音时要摒除呼吸音的干扰,必要时嘱患者控制呼吸配合听诊。

6. 检查完毕　帮患者整理衣物,向患者说明检查结果。

[知识拓展]

有温度的听诊

用听诊器进行听诊,是体格检查的一种基本方法,也是医患交流的一种方式。在听诊前,为防止听诊器体件过凉,医生会先将听诊器体件捂热,再放到患者的被检查部位听诊,在温度传递的同时,也是关爱的传递。

[临床意义]

听诊是许多疾病,尤其是心、肺疾病诊断的重要手段,如心脏的各种杂音与心律失常、肺部病理呼吸音与各种啰音均可通过听诊发现。

[思维导图]

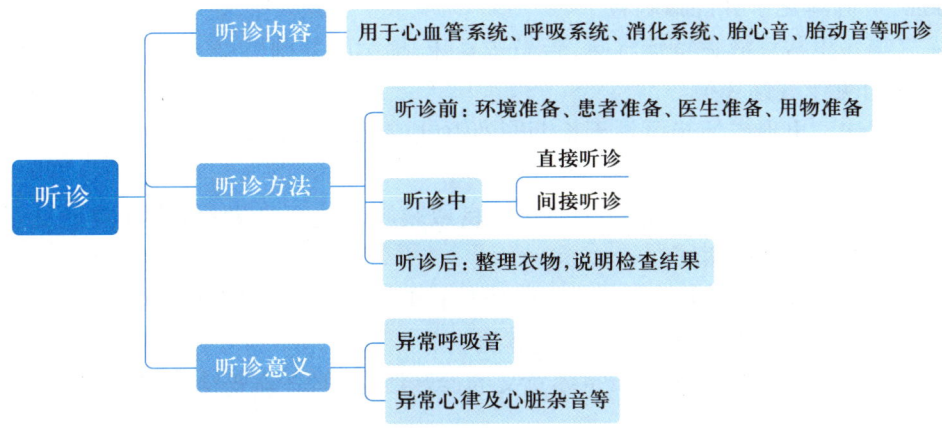

[考点练习]

任务 5　嗅　　诊

临床情景

患者女,38 岁。18 点 30 分在家中因与丈夫吵架,心情差,想不开,自服家中农药后被丈夫发现,立即送来我院抢救,经洗胃及抢救等对症并支持治疗好转,留院门诊观察。病程中无咳嗽、咳痰、头晕,偶头昏、头晕、心慌、胸闷、气短,无反酸、气胀,自觉恶心、呕吐,无四肢麻木疼痛,无咯血及发热,余无明显特殊不适。检查时,最有可能发现该患者呼出何种气味的气体?

[嗅诊内容]

嗅诊是通过嗅觉来判断发自患者的异常气味与疾病之间关系的一种方法。临床上经常用嗅诊检查的有汗液、呼出气味、痰液、呕吐物、粪便、尿液和脓液味等。

[嗅诊方法]

嗅诊时医生可用手将气味扇向自己的鼻部,然后仔细判断气味的特点与性质。

[临床意义]

1. 汗液气味　酸性汗液见于风湿热和长期服用水杨酸、阿司匹林等解热镇痛药物的患者;特殊的狐臭味见于腋臭等患者。

2. 呼吸气味　呈刺激性蒜味见于有机磷杀虫药中毒;烂苹果味见于糖尿病酮症酸中毒者;氨味见于尿毒症;肝腥味见于肝性脑病者。

3. 痰液气味　正常痰液无特殊气味,若呈恶臭味,提示厌氧菌感染,见于支气管扩张症或肺脓肿;恶臭的脓液可见于气性坏疽。

4. 呕吐物气味　出现粪便味可见于长期剧烈呕吐或肠梗阻患者;呕吐物杂有脓液并有令人恶心的烂苹果味,可见于胃坏疽。

5. 粪便气味　具有腐败性臭味见于消化不良或胰腺功能不良者;腥臭味粪便见于细菌性痢疾;肝腥味粪便见于阿米巴性痢疾。

6. 尿液气味　呈浓烈氨味见于膀胱炎,是由于尿液在膀胱内被细菌发酵所致。

7. 脓液气味　恶臭味的脓液可见于气性坏疽。

临床工作中,嗅诊可迅速提供具有重要意义的诊断线索,但必须要结合其他检查才能做出正确的诊断。

[思维导图]

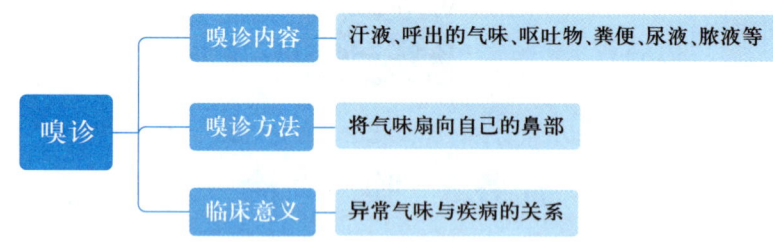

[考点练习]

项目二 一 般 检 查

任务 1 体 温 测 量

临床情景

患者女,30 岁。发热、咳嗽 1 周于门诊就诊。

[检查内容]

1. **腋测法** 简单、安全,不易交叉感染,是临床最常用的方法。
2. **口测法** 测量结果较为准确,但不能用于婴幼儿和神志不清者。
3. **肛测法** 测值稳定,多用于婴幼儿及意识障碍的患者。

[检查方法]

1. 腋测法

(1) 环境温暖、光线充足;医生穿戴整齐,备好体温计。

(2) 进行医患沟通,向患者交代检查目的,取得患者的配合。

(3) 患者取坐位或卧位。医生立于患者右侧。

测体温

(4) 取出消毒后的体温计,观察体温计水银柱是否在 35℃以下,若高于 35℃,则甩到 35℃以下。

(5) 将患者腋窝擦干,把体温计头端放置在腋窝深处,嘱患者用上臂将体温计夹紧。放置 10 分钟后取出读数。

(6) 将体温计水银柱甩到 35℃以下,放置在消毒槽中。

(7) 检查完毕,向患者说明检查结果。

2. 口测法

(1) 环境温暖、光线充足;医生穿戴整齐,备好口温计。

(2) 进行医患沟通,向患者交代检查目的,取得患者的配合。

(3) 患者取坐位或卧位。医生立于患者右侧。

(4) 将消毒后的口温计水银柱甩到 35℃以下,将水银端置于患者舌下热窝部位,嘱患者紧闭口唇,5 分钟后读数。

(5) 将口温计水银柱甩到 35℃以下,消毒。

(6) 检查完毕,向患者说明检查结果。

3. 肛测法

(1) 环境温暖、光线充足;医生穿戴整齐,备好肛温计。

（2）进行医患沟通,向患者交代检查目的,取得患者的配合。

（3）患者取侧卧位。医生立于患者右侧。

（4）将消毒后的肛温计水银柱甩到35℃以下,头端涂以润滑剂,徐徐插入患者肛门,深达肛温计长度的一半为止,5分钟后读数。

（5）将肛温计水银柱甩到35℃以下,清洗、消毒。

（6）检查完毕,向患者说明检查结果。

［临床意义］

1. **正常体温值**　正常人的体温受体温调节中枢所调控,并通过神经、体液因素使产热和散热过程呈动态平衡,保持体温在相对恒定的范围内。

（1）腋测法：正常值为 36~37℃；

（2）口测法：正常值为 36.3~37.2℃；

（3）肛测法：正常值为 36.5~37.7℃。

2. **发热分类**　若体温升高超出正常范围,称为发热。以口腔温度为标准,可将发热分为以下几类。

（1）低热：37.3~38℃；

（2）中等度热：38.1~39℃；

（3）高热：39.1~41℃；

（4）超高热：41℃以上。

［思维导图］

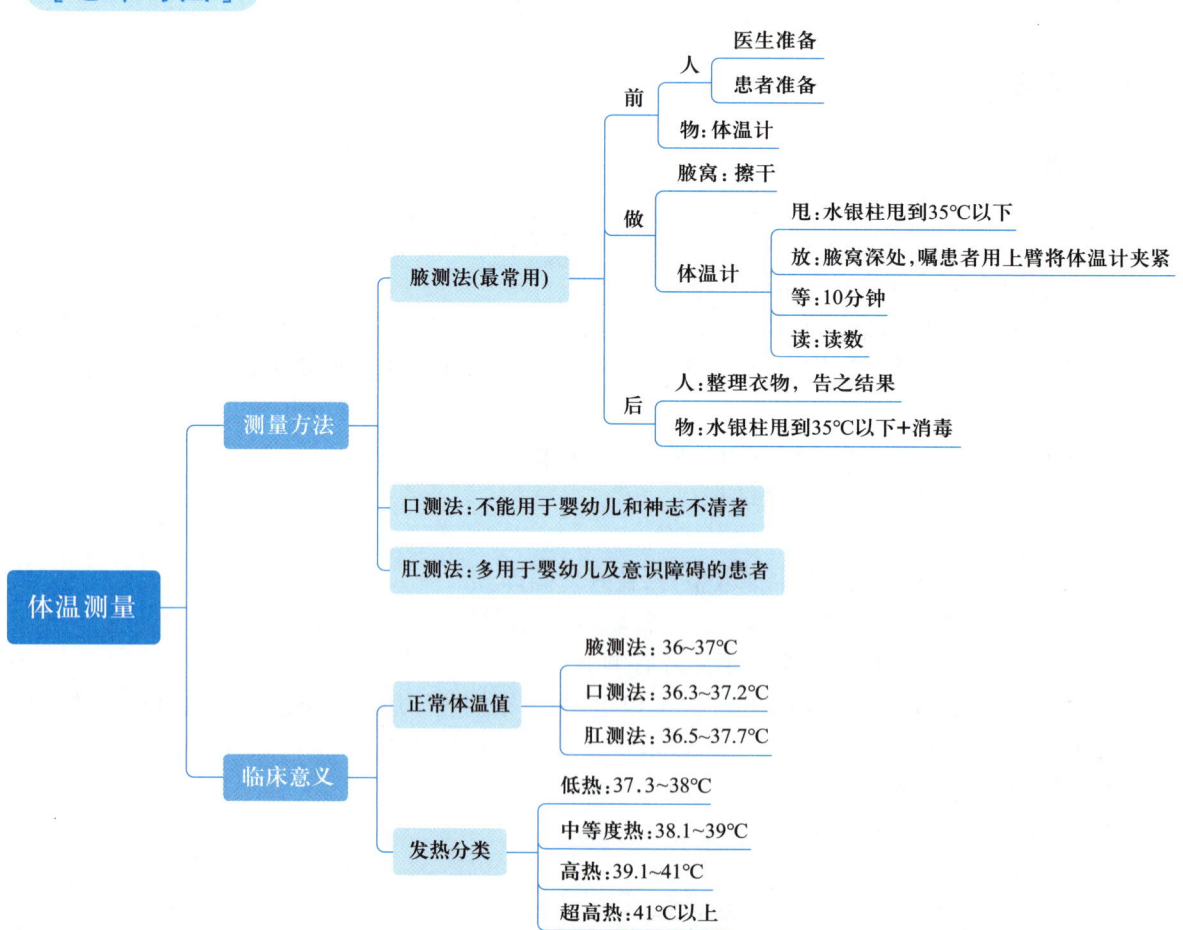

[考点练习]

[考点练习]

任务2 脉搏检查

临床情景

患者男,45岁。近2月感胸闷、心悸、气促、乏力,逐渐出现少尿,下肢水肿。查体:颈静脉充盈,心浊音界向两侧扩大并随体位改变,心音低钝,肝大,肝颈静脉回流征阳性。体检时可能出现的脉搏是怎样的?

[检查内容]

1. **脉率** 即每分钟脉搏的次数。
2. **脉律** 是心脏节律的反映。
3. **紧张度与动脉壁状态** 脉搏的紧张度与动脉硬化的程度有关。
4. **强弱** 取决于心脏每搏输出量、脉压和周围血管阻力大小。
5. **波形** 脉搏搏动的情况可用脉波仪描记出具有一定形态的曲线,这一曲线称脉搏的波形,各种脉搏波形如图2-2-1。

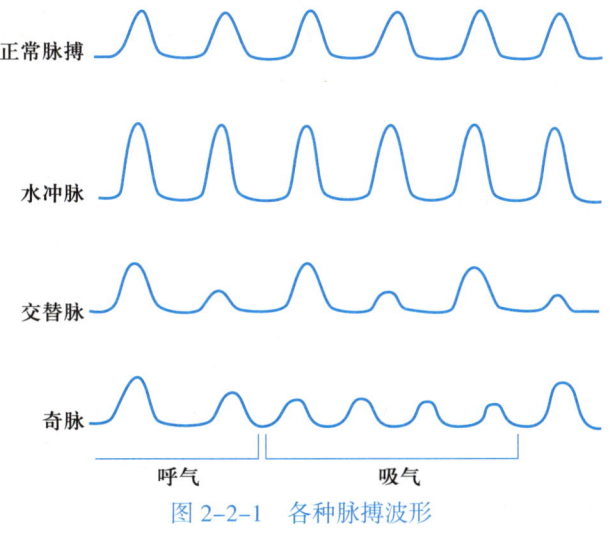

图 2-2-1 各种脉搏波形

（1）正常脉搏波形:脉搏由升支、波峰和降支构成。升支陡直,其上升速度取决于左心室射血和动脉内压力上升速率,波峰圆钝,系血液向动脉远端运行的同时,部分逆反,冲击动脉壁所致;降支平缓,其下降速度取决于动脉内压力下降速率。

(2) 水冲脉:脉搏骤起骤落,犹如水浪冲过,故称为水冲脉。

(3) 交替脉:指节律正常而强弱交替出现的脉搏。

(4) 奇脉:正常人平静呼吸时,脉搏的强弱多无变化,或仅有轻度改变。平静吸气时,脉搏明显减弱甚至消失的现象称为奇脉。

[检查方法]

1. **环境准备**　环境温暖、光线充足;医生穿戴整齐,备好手表。

2. **医患沟通**　向患者交代检查目的,取得患者的配合。

3. **患者准备**　患者取坐位或卧位,保持安静,如剧烈活动后应休息 20~30 分钟再测。

4. **桡动脉触诊**　医生立于患者右侧,示指、中指、环指三指并拢,指腹置于患者腕部桡动脉处,以适当压力触诊桡动脉搏动,触诊时间至少 30 秒,数其脉搏次数,注意脉搏是否规则及脉搏强弱情况。双侧桡动脉进行对比。

5. **检查脉搏的紧张度与动脉壁状态**　医生可将两个手指指腹置于桡动脉上,近心端手指按压桡动脉,逐渐施压阻断血流,使远端手指触不到脉搏。通过施加压力的大小及感觉的血管壁弹性状态判断脉搏紧张度,双侧桡动脉进行对比。例如,将桡动脉压紧后,虽然远端手指触不到动脉搏动,但可触及条状动脉的存在,并且硬、缺乏弹性,似条索状、迂曲或结节状,提示动脉硬化。

6. **水冲脉检查**　医生用手的掌面紧握患者手腕掌面,掌指关节处接触于桡动脉上,将患者前臂高举超过头部,感知有无犹如水冲的脉搏。

7. **检查完毕**　向患者说明检查结果。

[临床意义]

1. **脉率**　正常成人脉率在静息状态下为 60~100 次 / 分,儿童较快,老年人偏慢,女性稍快。正常人脉率与心率相等。某些心律失常,如心房颤动、期前收缩等,由于部分心脏收缩的搏出量过少,使周围动脉不能产生搏动,故脉率少于心率。

2. **脉律**　正常人脉律规则,儿童、青少年和部分成年人由于窦性心律不齐,可出现相应脉律不整,即吸气时脉率增快,呼气时减慢。各种心律失常,如期前收缩或房室传导阻滞时,脉律不整,可出现二联脉、三联脉或脉搏脱漏;心房颤动时,脉律绝对不规则,脉搏强弱不等,且脉率小于心率,后者又称脉搏短绌。

3. **洪脉及细脉**　脉搏增强而振幅大,称为洪脉,见于高热、甲状腺功能亢进、主动脉瓣关闭不全等。反之,脉搏减弱而振幅低,称为细脉或丝脉,见于心力衰竭、休克等。

4. **水冲脉**　是由于脉压增大所致,见于主动脉瓣关闭不全、甲状腺功能亢进、严重贫血等。检查时检查者紧握其手腕掌面将被检者的手臂抬高过头,则明显感到桡动脉犹如水浪冲击。

5. **交替脉**　系左心室收缩力强弱交替所致,是左心衰竭的重要体征,常见于高血压心脏病、急性心肌梗死等。

6. **奇脉**　常见于心包积液和缩窄性心包炎,是心脏压塞的重要体征之一。心脏压塞时,心室舒张受限,吸气时体静脉回流右心血量的增加有限,而影响右心排血量,右心室排入肺循环的血量相应减少,肺循环受负压影响,肺血管扩张,从而使肺静脉回左心血量减少,左心室排血量锐减,脉搏减弱。此外,心脏压塞时,受积液的压迫限制,心脏的整体容积相对固定,吸气时,右心室容积增加,左心室容积减少,导致左心室排血量减少,脉搏减弱,不能触及,又称吸停脉。明显的奇脉触诊即可,不明显的可通过测量血压的方法发现,即收缩压在吸气时较呼气时降低 10 mmHg 以上。

[思维导图]

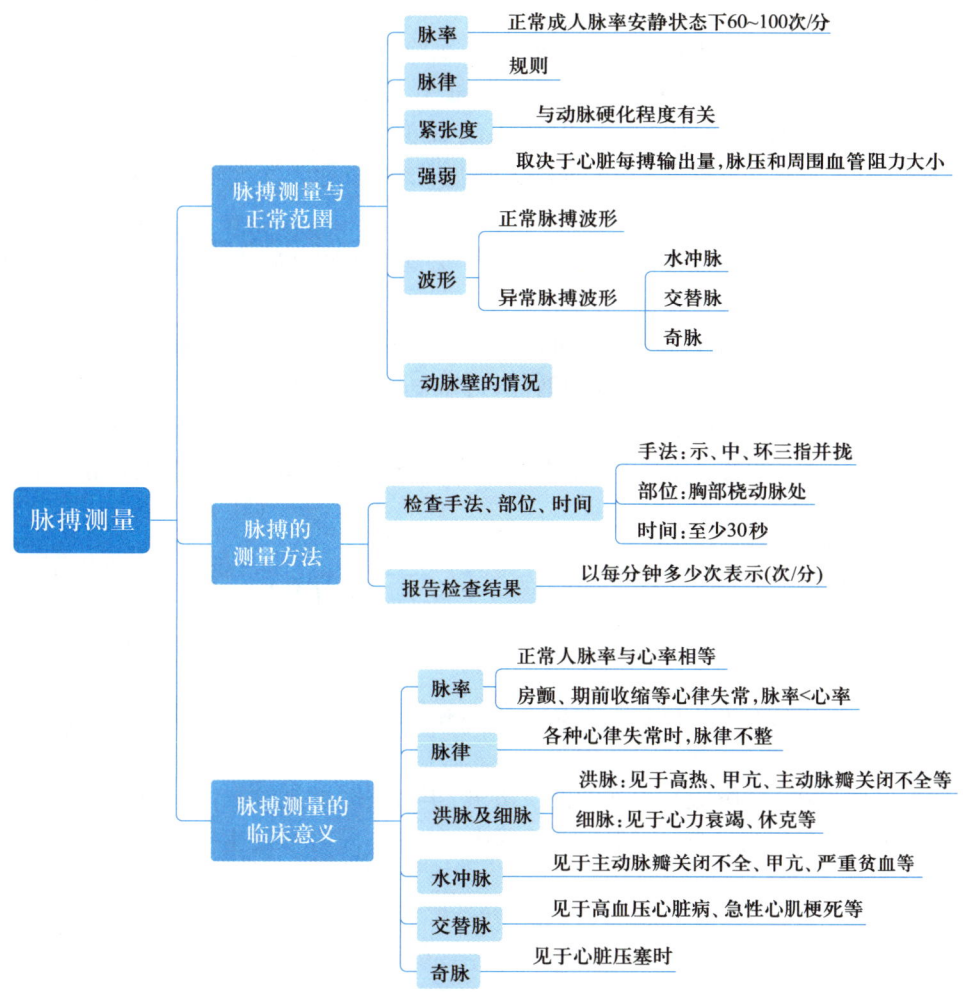

[考点练习]

任务 3　呼吸频率、节律及深度检查

临床情景

　　患者男,36 岁。因间断性喘息 20 年,加重 2 天入院。2 天前郊游后出现喘息加重,既往有花粉过敏史。查体:体温 36.4℃,脉搏 109 次 / 分,呼吸 29 次 / 分,强迫端坐位,口唇发绀,双肺满布哮鸣音。

[检查内容]

1. **呼吸频率**　正常成人静息状态下,呼吸频率为 12~20 次 / 分,呼吸与脉搏之比为 1∶4。当呼吸频率超过 20 次 / 分时,称呼吸过速。当呼吸频率低于 12 次 / 分时,称呼吸过缓。

2. **呼吸深度**　正常成人静息状态下,呼吸深浅适度。当重度代谢性酸中毒时,机体为排除过多的二氧化碳以调节血液的酸碱平衡,出现深大呼吸,该呼吸称为深大呼吸或库斯莫尔(Kussmaul)呼吸。

3. **呼吸节律**　正常成人静息状态下,呼吸节律规整。在病理状态下,会出现各种呼吸节律的变化。

(1) 潮式呼吸:亦称陈 – 施(Cheyne-Stokes)呼吸,是一种由浅快逐渐变为深快,尔后又变浅慢,此期持续 30~120 秒,随后经过 5~30 秒呼吸暂停,再重复上述过程的周期样呼吸(图 2-2-2)。

(2) 间停呼吸:亦称比奥(Biot)呼吸,表现为有规律地呼吸几次后,突然停止,间隔几秒钟后又开始呼吸,如此周而复始(图 2-2-3)。与潮式呼吸不同,该呼吸的节律和深度大致相等。

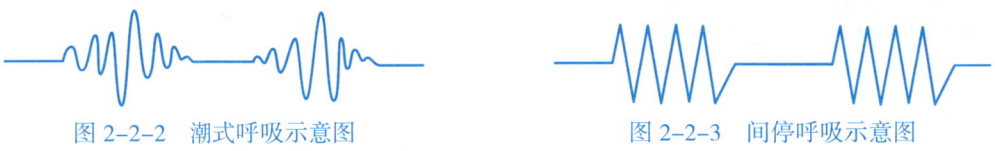

图 2-2-2　潮式呼吸示意图　　　　　　　　图 2-2-3　间停呼吸示意图

(3) 断续呼吸:此为胸部发生剧痛所致的吸气时相突然中断,呼吸运动被短暂遏止,呈断续性浅快的呼吸。

(4) 双吸气呼吸(抽泣样呼吸):为连续两次吸气,类似哭时的抽泣。

(5) 叹息样呼吸:患者自觉胸闷,在呼吸过程中,每隔一段时间发生一次深大呼吸及叹息声,亦称叹气样呼吸(图 2-2-4)。

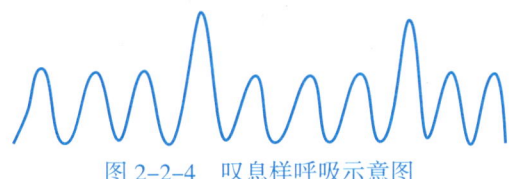

图 2-2-4　叹息样呼吸示意图

[检查方法]

1. 环境温暖、光线充足;医生穿戴整齐,备好手表。
2. 进行医患沟通,向患者交代检查目的,取得患者的配合。
3. 患者取坐位或卧位,暴露其胸部以便观察。
4. 医生立于患者前面或右侧,观察患者胸部起伏,计数呼吸次数,同时注意呼吸深度和节律,观察时间至少 30 秒。
5. 检查完毕,帮患者整理衣物,向患者说明检查结果。

[临床意义]

1. **呼吸频率变化**　呼吸过速见于发热、剧烈运动、大叶性肺炎、气胸及心力衰竭等。呼吸过缓见于麻醉剂(如吗啡)或镇静剂(如巴比妥类)过量和颅内压增高等。

2. 呼吸深度变化　呼吸深大见于尿毒症代谢性酸中毒、糖尿病酮症酸中毒等。呼吸浅快见于肺炎、胸腔积液、气胸、间质性肺疾病、呼吸肌麻痹、大量腹水、高度鼓肠等。

3. 呼吸节律变化

（1）潮式呼吸及间停呼吸：均表示呼吸中枢的兴奋性降低。临床上以潮式呼吸多见，而间停呼吸则提示病情更严重，常于呼吸停止前出现。两者多见于中枢神经系统疾病及某些中毒，如颅压增高、脑炎、脑膜炎、糖尿病酮症酸中毒、巴比妥中毒等。部分老年人熟睡时，亦可出现潮式呼吸，为脑动脉硬化的表现。

（2）断续呼吸：多见于急性胸膜炎、胸膜恶性肿瘤、肋骨骨折等。

（3）双吸气呼吸（抽泣样呼吸）：见于颅压增高和脑疝前期。

（4）叹息样呼吸：见于神经官能症。

[**思维导图**]

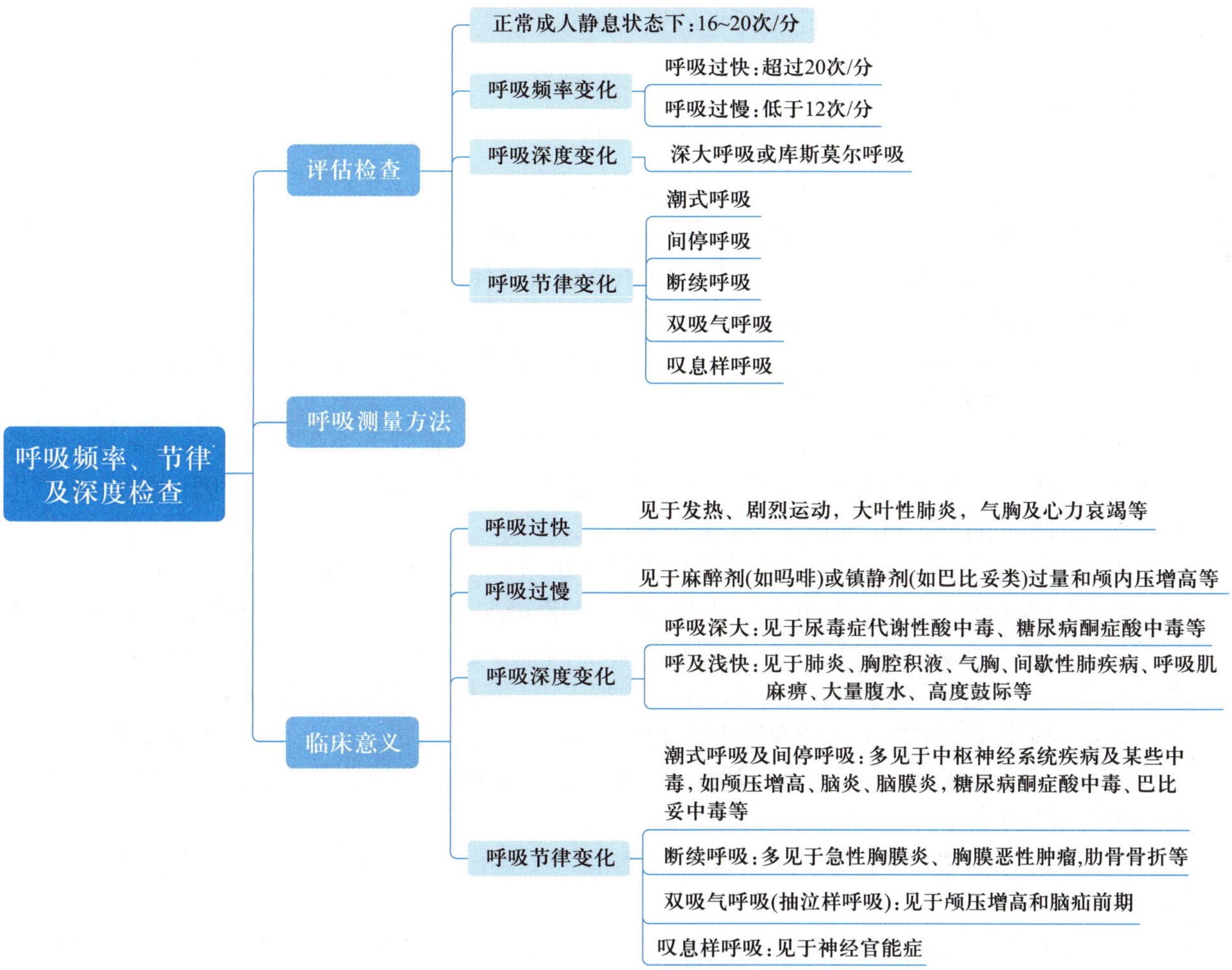

呼吸频率、节律及深度检查

- 评估检查
  - 正常成人静息状态下：16~20次/分
  - 呼吸频率变化
    - 呼吸过快：超过20次/分
    - 呼吸过慢：低于12次/分
  - 呼吸深度变化
    - 深大呼吸或库斯莫尔呼吸
  - 呼吸节律变化
    - 潮式呼吸
    - 间停呼吸
    - 断续呼吸
    - 双吸气呼吸
    - 叹息样呼吸
- 呼吸测量方法
- 临床意义
  - 呼吸过快：见于发热、剧烈运动，大叶性肺炎，气胸及心力衰竭等
  - 呼吸过慢：见于麻醉剂（如吗啡）或镇静剂（如巴比妥类）过量和颅内压增高等
  - 呼吸深度变化
    - 呼吸深大：见于尿毒症代谢性酸中毒、糖尿病酮症酸中毒等
    - 呼及浅快：见于肺炎、胸腔积液、气胸、间歇性肺疾病、呼吸肌麻痹、大量腹水、高度鼓际等
  - 呼吸节律变化
    - 潮式呼吸及间停呼吸：多见于中枢神经系统疾病及某些中毒，如颅压增高、脑炎、脑膜炎，糖尿病酮症酸中毒、巴比妥中毒等
    - 断续呼吸：多见于急性胸膜炎、胸膜恶性肿瘤，肋骨骨折等
    - 双吸气呼吸（抽泣样呼吸）：见于颅压增高和脑疝前期
    - 叹息样呼吸：见于神经官能症

[**考点练习**]

任务 4　血 压 测 量

临床情景

　　患者男,34 岁。阵发性心悸、头痛 1 个月入院。患者 1 个月前开始突然出现头痛、大汗、心悸、面色苍白等症状,测血压 220/130 mmHg,对症治疗后症状改善,后反复发作。

[检查内容]

　　血压通常指体循环动脉血压,是重要的生命体征。

[检查方法]

测血压

　　1. 环境温暖、光线充足;医生穿戴整齐,备好血压计、听诊器。

　　2. 进行医患沟通,向患者交代检查目的,取得患者的配合。

　　3. 患者半小时内禁烟、禁咖啡、排空膀胱,在安静环境休息 5~10 分钟。

　　4. 打开血压计开关,检查水银柱是否在 "0" 点,检查血压计是否完好。

　　5. 患者取仰卧位或坐位,全身放松,测量的右上肢裸露,自然伸直并轻度外展,保持患者肘部、血压计 "0" 点、患者心脏三者在同一水平。

　　6. 将袖带气囊部分中央对准肱动脉,紧贴皮肤缚于上臂,袖带下缘在肘窝上 2~3 cm 处。袖带的松紧度以放进一个手指为宜。袖带大小应适合患者的上臂臂围,至少应包裹 80% 上臂。袖带与被测肢体间不应隔有衣物,袖带上方衣服不能过紧。

　　7. 触及肱动脉搏动后,将听诊器体件置于搏动处,不可塞在袖带下面。

　　8. 向袖带内充气,边充气边听诊,待肱动脉搏动声消失,继续充气使汞柱升高 20~30 mmHg,随后以恒定速度(2~6 mmHg/s)缓慢放气,双眼随汞柱下降,平视汞柱表面,根据听诊结果读取血压值,按科罗特科夫(Korotkoff)分期法,听到的第一次拍击声(第 1 期)时的汞柱数值为收缩压,随后拍击声有所减弱和带有柔和吹风样杂音称为第 2 期,在第 3 期当压力进一步降低而动脉血流量增加后,拍击声增强和杂音消失,然后声音突然变小而低沉为第 4 期,最终声音消失即达第 5 期,此时的汞柱数值为舒张压。

　　9. 至少测量 2 次,间隔 1~2 分钟,取其平均值。收缩压与舒张压之差为脉压,舒张压加 1/3 脉压为平均动脉压。

　　10. 有些疾病需要测量下肢血压。测量时,被检者取俯卧位,袖带的气囊分置于大腿后部,其下缘位于腘窝上方 3~4 cm,听诊器体件置于腘窝处动脉上,判定收缩压、舒张压方法同上。正常人血管内测得的上下肢血压无明显差异,但袖带法测压,由于袖带宽度和肢体粗细差别的影响,测出的下肢血压高于上肢。

　　11. 测量完毕,倾斜血压计使水银柱回槽,关闭血压计开关,整理用品。

　　12. 帮患者整理衣物,向患者说明检查结果。

[临床意义]

1. **高血压**　血压测值受多种因素的影响,如情绪激动、紧张、运动等。若在安静、清醒和未服用降压药的条件下采用标准测量方法,至少 3 次非同日血压值达到或超过收缩压 140 mmHg 和 / 或舒张压 90 mmHg,即可认为有高血压;如果仅收缩压达到标准则称为单纯收缩期高血压。临床上绝大多数高血压为原发性高血压(高血压病),约占 95%;少数为继发性高血压(症状性高血压),约占 5%。后者可见于慢性肾炎、肾动脉狭窄等。

根据血压升高水平,将高血压分为 1~3 级,见表 2-2-1。

表 2-2-1　成人血压水平的定义和分类

类别	收缩压 /mmHg	舒张压 /mmHg
正常血压	<120	<80
正常高压	120~139	80~89
高血压	≥140	≥90
1 级高血压	140~159	90~99
2 级高血压	160~179	100~109
3 级高血压	≥180	≥110
单纯收缩期高血压	≥140	<90

注:若患者的收缩压与舒张压水平分属不同的级别时,则以较高的分级为准。单纯收缩期高血压也可按照收缩压水平分为 1、2、3 级。

2. **低血压**　血压低于 90/60 mmHg 时为低血压,常见于严重病症,如休克、急性心肌梗死、心力衰竭、心脏压塞等,亦可见于极度衰弱者。低血压也可有体质的原因,患者自诉一贯血压偏低,一般无症状。

3. **双上肢血压差别异常**　正常人两上肢血压略有差异,两侧收缩压可有 5~10 mmHg 的差别,若超过此范围则属异常,见于多发性大动脉炎或先天性动脉畸形等。

4. **上下肢血压差异常**　正常下肢血压高于上肢血压达 20~40 mmHg,如下肢血压低于上肢应考虑主动脉缩窄或胸腹主动脉型大动脉炎等。

5. **脉压改变**　脉压是指收缩压与舒张压之差,正常脉压为 30~40 mmHg。脉压明显增大,结合病史可考虑甲状腺功能亢进、主动脉瓣关闭不全和动脉硬化等。若脉压减小,可见于主动脉瓣狭窄、心包积液及严重心力衰竭患者。

[思维导图]

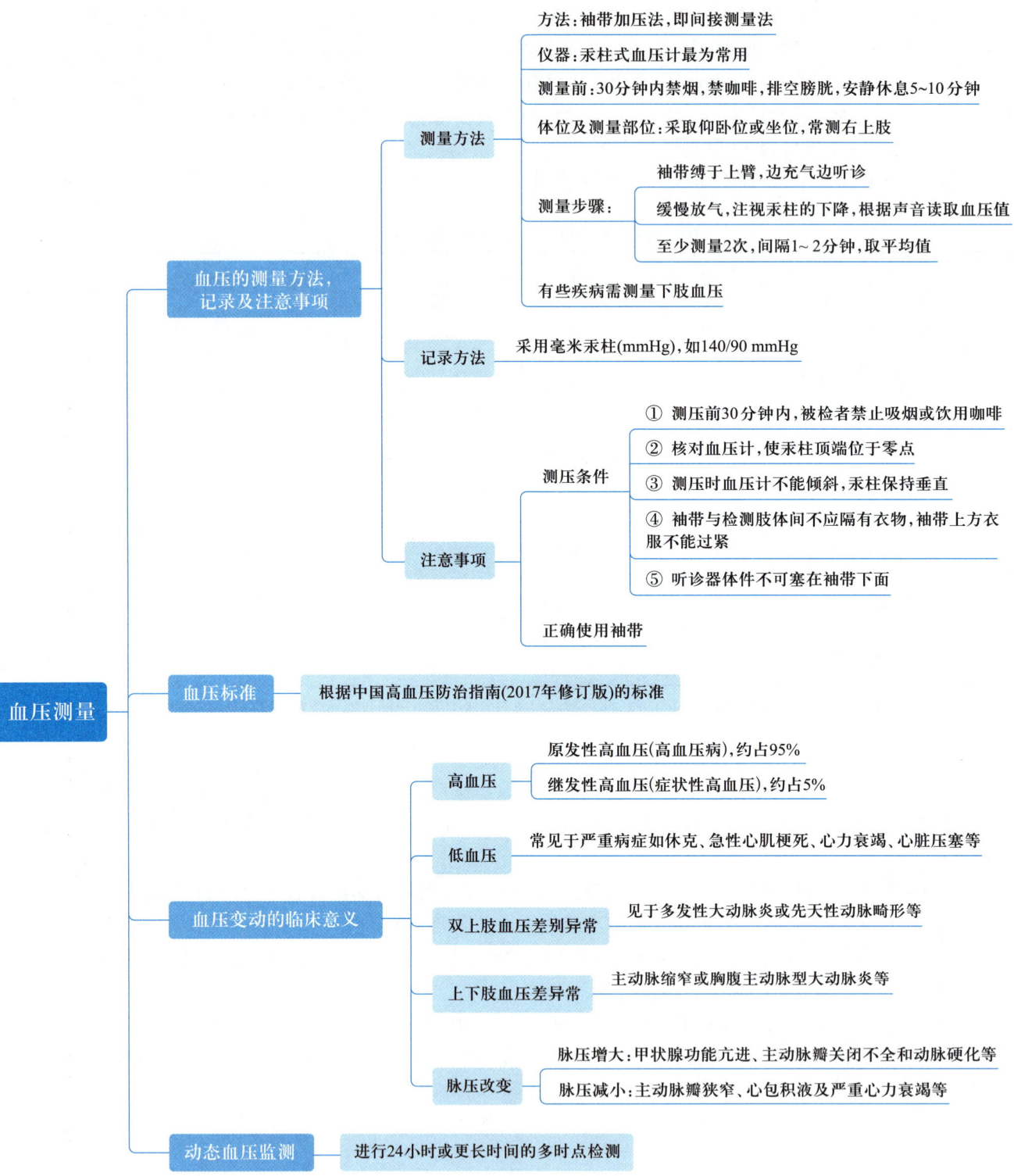

[考点练习]

任务 5 头 围 测 量

临床情景

女婴,5个月10天,吃睡正常,儿童保健科常规体检,身高65 cm,体重7.5 kg,头围45 cm。

[检查内容]

头围为自眉弓上缘经枕骨结节绕头一周的最大围径,反映脑和颅骨的发育情况。儿童头围大小与双亲的头围有关。足月新生儿出生时头围平均为34 cm,与体重和身高增长相似,生后前3个月头围增长(6 cm)约等于后9个月头围增长值(6 cm),1岁时头围约为46 cm;生后第二年头围增长减慢,约增长2 cm,2岁时头围约48 cm;5岁时为50 cm,15岁时头围54~58 cm,接近成人水平。

[检查方法]

1. 环境温暖、光线充足。医生着装整洁,备好皮尺。
2. 进行医患沟通,向患者交代检查目的,取得患者的配合。
3. 患者取坐位或立位。医生立于患者前面。
4. 医生检查皮尺是否完好,用皮尺从患者眉间绕到颅后通过枕骨粗隆部,围成一圈,所得周长即头围。
5. 检查完毕,向患者说明检查结果。

[临床意义]

婴幼儿期连续追踪测量头围比一次测量值更重要,头围测量在2岁内最有价值。头围过小常提示脑发育不良。头围过大常提示脑积水、脑肿瘤、黏多糖病等。

[思维导图]

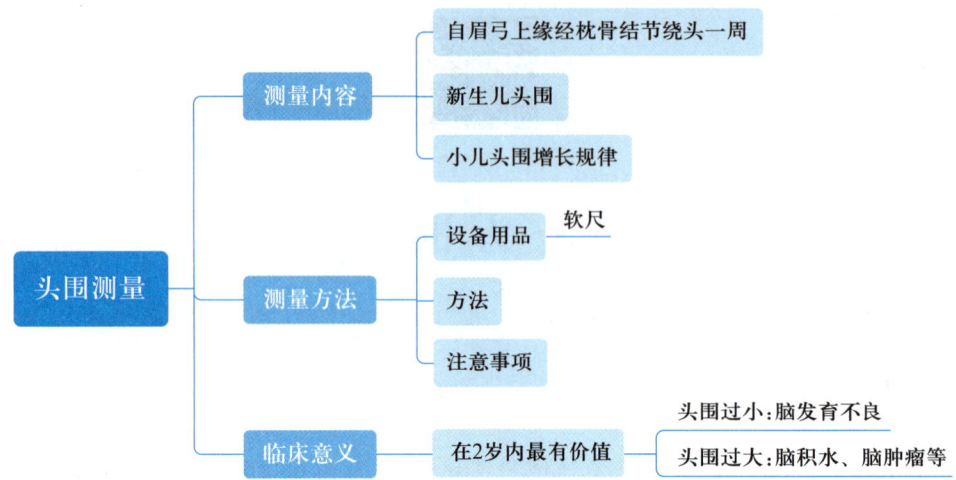

[考点练习]

任务 6 身 高 测 量

临床情景

男婴,7 个月 10 天,体形偏瘦,父母带至儿童保健门诊进行常规体格检查,测量体重 5.9 kg,身高 63 cm,头围 40 cm,试评估此婴儿身高发育是否在正常范围内。

[检查内容]

身高(长)指头顶至足底的长度,代表头部、脊柱和下肢长度的总和。3 岁以下儿童仰卧位测量称身长,3 岁以上儿童及成人站立位测量称身高。

身高(长)的增长规律和体重相似,年龄越小,增长越快,婴儿期和青春期出现两个生长高峰。足月新生儿出生时身长平均为 50 cm,生后第 1 年增长最快,约增长 25 cm;前 3 个月身长增长 11~13 cm,约等于后 9 个月的总增长值,1 岁时身长约 75 cm;以后逐渐减慢,第 2 年增长 10~12 cm,2 岁末身长约为 87 cm;2 岁后到青春期前儿童身高每年增长 6~7 cm。进入青春期后,受内分泌激素的影响,身高增长呈现第二个高峰(男性比女性晚 2 年)。在身高增长第二个高峰时期,男性每年身高平均增长 9 cm,女性平均增长 8 cm。为了便于临床应用,可按公式粗略推算 2~12 岁儿童的平均身高:身高(cm)= 年龄(岁)× 7(cm)+75(cm)。

[检查方法]

1. 环境温暖、光线充足。医生着装整洁,备好体重身高测量仪。3岁以下小儿身长测量时备好小儿量床。

2. 进行医患沟通,向患者交代检查目的,取得患者的配合。3岁以下小儿身长测量时,取得家长同意及配合。

3. 嘱患者脱鞋,站立于身高测量仪上(背靠站立),头部、臀部、足跟三点靠于身高测量仪,头顶最高点与身高测量仪立柱垂直线的交叉点读数即身高读数。3岁以下小儿身长测量时,小儿仰卧于小儿量床,助手固定头部使头顶接触头板,医生左手压住膝关节使双下肢伸直,右手推动足板紧贴足底,精确读数。

4. 检查完毕,向患者或向小儿家长说明检查结果,以厘米表示。

[临床意义]

身高(长)是反映儿童长期营养状况和骨骼发育最合适的指标,不易受短期疾病和暂时营养失调的影响。体格生长偏离是儿童生长发育过程中最常见的问题,大多数与后天营养和疾病密切相关,其中身高(长)生长偏离,可有:

1. **身材矮小** 匀称性矮小常见于宫内发育不良、体质性发育延迟、染色体疾病、内分泌疾病、全身性疾病、心理障碍等;非匀称性矮小常见于遗传代谢性疾病、内分泌疾病、骨和软骨发育不良。

2. **身材过高** 常见于性发育异常、内分泌疾病、结缔组织疾病。

[思维导图]

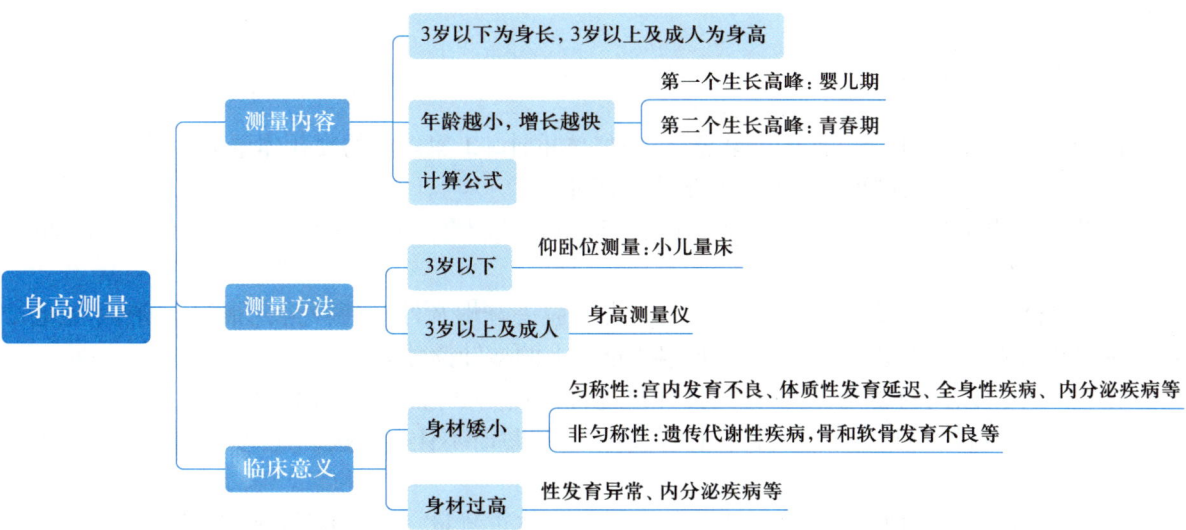

[考点练习]

任务7 体重测量

临床情景

患儿男,1岁。因"纳差3个月、消瘦2个月"入院,患儿3个月前开始出现食欲下降、纳差,体重不增;近2个月无明显诱因出现腹泻,经治疗效果不佳,开始出现体重逐渐下降,现体重6.5 kg,身高75 cm。

[检查内容]

体重为机体各器官、系统和体液的总重量,是反映和衡量一个人健康状况的重要标志之一。新生儿的出生体重与胎次、胎龄、性别及宫内营养有关。我国2005年9市城区调查结果显示,正常足月女婴出生体重平均为(3.24 ± 0.39)kg,男婴为(3.33 ± 0.39)kg。生后1周内,由于摄入不足,加之水分丢失、胎粪排出,可出现生理性体重下降,在出生后3~4天达最低点,下降范围为3%~9%,以后逐渐回升,至出生后第7~10天恢复到出生时的体重。如果体重下降超过10%或至第10天还未恢复到出生时的体重,则为病理状态,应分析其原因。正常足月婴儿在生后头3个月体重增加最迅速,生后3个月末,体重可达出生时的2倍(6.0 kg),与后9个月的增加值相近,1岁末增至出生时的3倍(9.0 kg),系第一个生长高峰;2岁时增至出生体重的4倍(12.0 kg);2岁至青春前期体重增长速度减慢,为稳速生长,年增长值约为2.0 kg;进入青春期后,体重增长呈现第二个高峰,年增长4.0~5.0 kg,持续2~3年。

[检查方法]

1. 环境温暖、光线充足。医生着装整洁,备好体重计。1岁以内的婴儿体重测量时备好盘式杠杆秤,1~3岁以内的幼儿体重测量时备好坐式杠杆秤。

2. 进行医患沟通,向患者交代检查目的,取得患者的配合。3岁以下婴幼儿体重测量时,取得家长同意及配合。

3. 检查前将体重计校正到"0"标记处,嘱患者脱去鞋帽及外套(留衬衣),脱鞋,自然平稳地站立于体重计踏板中央,防止摇晃或施压,观察体重计上的指针读数。

4. 对于1岁以内的婴儿,使用盘式杠杆秤进行体重测量,首先校正杠杆秤零点,排空大小便、脱去婴儿衣裤、鞋袜,婴儿卧于盘式杠杆秤秤盘中央,称量时不让婴儿接触其他物体或摇晃,冬季需注意调节室温。

5. 对于1~3岁以内的幼儿,使用坐式杠杆秤进行体重测量,称重前校正秤,使之位于"0"的标记处,幼儿安静坐于坐式杠杆秤椅座上,称量时不让幼儿接触其他物体或摇晃。

6. 检查完毕,向患者或向小儿家长说明检查结果,以kg表示。

[临床意义]

体重是反映儿童体格生长与近期营养状况的重要指标。临床上儿科多用体重计算儿童给药剂量和输液量。评价儿童体格生长时,应以个体儿童自身体重增长为依据,仅在无条件测量体重时,为便于医务人员计算儿童药量和液体量时,可用公式粗略地估计 1~12 岁儿童体重:体重(kg)= 年龄(岁)×2+8。体重过轻的发生与以下因素有关:遗传因素、营养因素、疾病因素、精神因素。体重过重常见于营养失衡、疾病因素。

[思维导图]

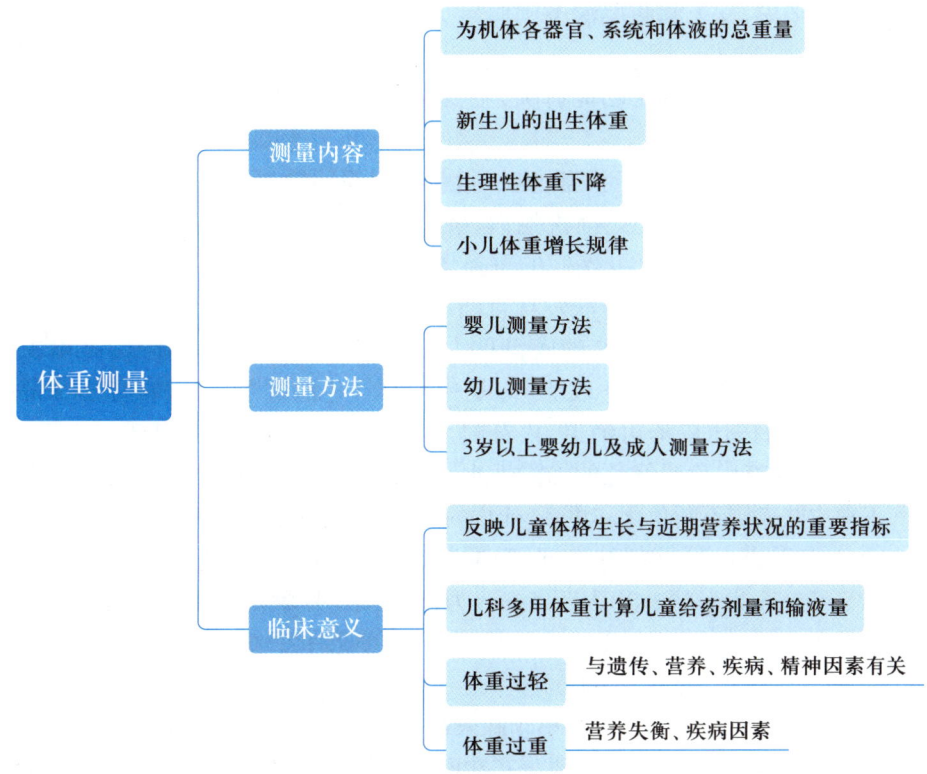

[考点练习]

任务 8 皮肤黏膜检查

临床情景

患者男,36 岁。皮肤瘀斑、发热 1 周,门诊就诊。针对该患者皮肤黏膜检查应注意哪些问题?

[检查内容]

皮肤被覆于人体的表面,在眼睑、口唇、鼻腔、肛门、阴道及尿道等腔孔周围,逐渐移行为黏膜,共同形成人体的第一道防线。皮肤黏膜检查时,除颜色的改变外,还有皮疹、出血点、水肿、瘢痕、皮肤的湿度与温度等。

1. **颜色**　皮肤颜色与种族遗传有关。同一种族可因皮下毛细血管的分布、血管充盈扩张程度、血流速度、色素量多少、皮下脂肪厚薄不同而异。同一个人因部位、环境、生理及疾病状态不同,皮肤颜色也不同。

2. **湿度**　皮肤湿度与皮肤排泄功能有关,主要由汗腺和皮脂腺完成。出汗多者皮肤较湿润,出汗少者较干燥。

3. **弹性**　皮肤弹性与年龄、营养状态、皮下脂肪及组织间隙所含液体量有关。儿童与青年皮肤紧张富有弹性,中年以后皮肤组织逐渐松弛,老年人皮肤组织萎缩,皮下脂肪减少,弹性减退。

4. **皮疹**　皮疹是皮肤疾病和全身疾病的重要体征之一。常见皮疹有① 斑疹:局部皮肤发红,一般不凸出皮肤表面;② 丘疹:局部皮肤发红且凸出皮肤表面,触之较硬,表面可扁平、尖顶或有凹陷;③ 斑丘疹:在丘疹周围有皮肤发红的底盘称为斑丘疹;④ 疱疹:为局限性高出皮面的腔性皮损,可因所含液体不同而颜色各异;⑤ 玫瑰疹:是一种鲜红色的圆形斑疹,直径 2~3 mm,为病灶周围的血管扩张所致,手指按压皮疹可消退,松开时又复出现,多出现于胸腹部;⑥ 荨麻疹:又称风团,为稍隆起皮肤表面的苍白色或红色的局限性水肿,大小不等,形态各异,有瘙痒和灼痛感。

5. **脱屑**　正常皮肤表层不断角化和更新,死亡的角质层细胞脱落为脱屑,因量少,一般不易察觉。

6. **皮下出血**　皮下出血可呈各种表现,根据其直径大小及伴随情况分为以下几种:① 小于 2 mm 为瘀点;② 3~5 mm 为紫癜;③ 大于 5 mm 为瘀斑;④ 片状出血并伴有皮肤隆起者为血肿。瘀点应与红色皮疹或小红痣相鉴别,皮疹在受压时可褪色或消失,瘀点和小红痣受压时不褪色,且小红痣表面光亮,触诊时感到稍高出皮面。

7. **蜘蛛痣与肝掌**　蜘蛛痣是由于皮肤小动脉末端分支性扩张所形成的血管痣,形似蜘蛛,故称蜘蛛痣(图 2-2-5)。蜘蛛痣直径大小不等,主要分布在面部、颈部、前胸、肩部、上臂、前臂和手背等上腔静脉分布的区域内。慢性肝病患者,其手掌大、小鱼际处,常常发红,加压后褪色,称为肝掌(图 2-2-6)。

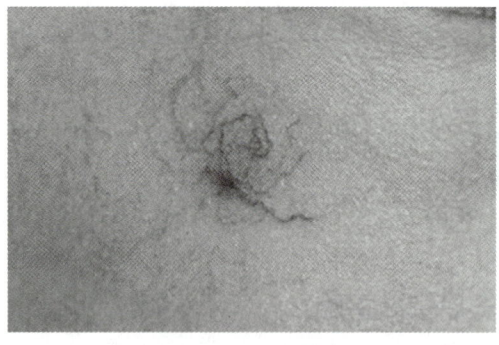

图 2-2-5　蜘蛛痣

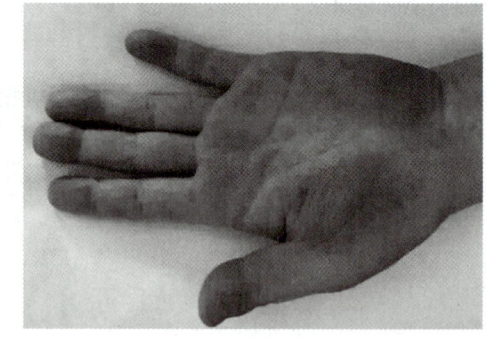

图 2-2-6　肝掌

8. **水肿**　根据水肿的范围和程度,临床上分为轻、中、重三度。

(1)轻度:水肿仅见于眼睑、胫前、踝部等局部皮下组织,指压后凹痕较浅,平复较快。

(2)中度:全身组织均可见明显水肿,指压后凹痕较深,平复缓慢。

(3)重度:全身组积严重水肿,躯体低垂部位皮肤张紧发亮,甚至有液体渗出。可伴胸腔积液、腹水,外阴部亦可出现严重水肿。

9. **溃疡与瘢痕**　溃疡是皮肤或黏膜表面组织的局限性缺损、溃烂,其表面常覆盖有脓液、坏死组织或痂皮。瘢痕是皮肤外伤或病变愈合期由于结缔组织增生所形成的斑块。表面低于周围正常皮肤者为萎缩性瘢痕；高于周围正常皮肤者为增生性瘢痕。

10. **皮下结节** 皮下结节为一种较硬、圆形或椭圆形、无痛性小结。直径 0.2~0.5 cm，常位于受摩擦较多的部位，如肘部伸侧、跟腱、头皮、坐骨结节或关节周围。

11. **毛发** 毛发的颜色、曲直可因种族而不同，其分布、多少和颜色可因性别和年龄而不同，也受到遗传、营养、精神状态的影响。正常人毛发的多少也存在差异。一般男性体毛较多，阴毛呈菱形；女性体毛较少，阴毛呈倒三角形。中年以后因毛发根部的血运和细胞代谢减退，头发可逐渐减少或色素脱失、形成秃顶或白发。

［检查方法］

1. **环境准备** 环境温暖、光线充足；医生穿戴整齐，准备好棉签。
2. **医患沟通** 向患者交代检查目的，取得配合。
3. **患者准备** 患者取坐位或仰卧位，暴露被检查部位。医生立于患者前面或右侧。
4. **视诊皮肤颜色、湿度** 有无皮疹、脱屑、皮下出血、有无瘢痕等，毛发有无脱落。
5. **皮肤弹性检查** 常取手背或上臂内侧皮肤，医师用拇指与示指将皮肤提起，片刻后松手，正常人皱褶迅速平复称为皮肤弹性良好；弹性减弱时皱褶平复缓慢。两侧对比检查。
6. **检查有无肝掌和蜘蛛痣** 蜘蛛痣的检查部位为面部、颈部、前胸、肩部、上臂、前臂和手背。若发现蜘蛛痣，可用棉签压迫蜘蛛痣的中心，其辐射状小血管网立即褪色，去除压力后又出现。
7. **水肿检查** 以视诊为主，辅以触诊，常选择眼睑、下肢胫前、足背、踝部及躯体下垂部位，可用手指按压被检查部位皮肤（通常是胫骨前内侧皮肤），观察有无凹陷，两侧对比检查。
8. **皮下结节检查** 较大者可通过视诊发现，较小者可通过触诊查及。出现结节时应注意其部位、数目、大小、硬度、活动度、有无压痛等。
9. **检查完毕** 帮患者整理衣物。向患者说明检查结果。

［临床意义］

1. **颜色**

（1）苍白：皮肤黏膜苍白可由贫血、末梢毛细血管痉挛或充盈不足所引起，如寒冷、惊恐、休克、主动脉瓣关闭不全等。若仅见肢端苍白，可能与局部动脉痉挛或阻塞有关，如血栓闭塞性脉管炎、雷诺病等。

（2）发红：皮肤发红可由皮下毛细血管扩张充血、血流速度加快和血量增多及红细胞增多所致。生理状态下见于情绪激动、运动、饮酒后；病理状态下见于发热性疾病，如肺炎球菌肺炎、猩红热、阿托品及一氧化碳中毒等。皮肤持久性发红见于库欣综合征及真性红细胞增多症。

（3）发绀：皮肤呈青紫色，常出现于口唇、耳廓、鼻尖、四肢末梢部位，主要由于还原血红蛋白增多引起。

（4）黄染：皮肤黏膜发黄称为黄染。常见原因如下。

1）黄疸：由于血清胆红素浓度增高超过 34.2 μmol/L，使得皮肤黏膜出现黄染的现象叫作黄疸。其特点为：① 最早出现在巩膜、软腭黏膜及硬腭后部，随着血清胆红素浓度持续增高，皮肤才开始出现黄染现象，胆汁淤积性黄疸皮肤黄染最为显著；② 巩膜黄染呈连续性，近角巩膜缘处颜色较浅，远角巩膜缘处颜色较深。

2）胡萝卜素增高：食用过多胡萝卜、南瓜、橘子等胡萝卜素含量高的食物，使得血中胡萝卜素含量超过 2.5 g/L 时，皮肤会出现黄染。其特点为：① 最早出现在手掌、足底、额头等部位；② 巩膜和口腔黏膜一般无黄染;③血中胆红素不高;④停止食用上述食物后,皮肤黄染可逐渐消退。

3)长期服用某些药物:如呋喃类、米帕林等。其特点为:①较早出现在皮肤,严重者可出现在巩膜;②巩膜黄染的特点为在角巩膜缘处的黄染较重,离角巩膜缘越远,黄染越轻,此点可与黄疸进行区别。

(5)色素沉着:是由于表皮基底层的黑色素增多使得全身或部分皮肤色泽加深。正常人躯体的外露部分及乳头、腋窝、外生殖器、肛门周围等处色素较深。如果这些部位色素明显加深或其他部位出现色素沉着,则提示病理征象。全身性色素沉着可见于慢性肾上腺皮质功能减退症、肝硬化、肝癌晚期、疟疾、肢端肥大症、黑热病及长期使用某些药物如砷剂等。妊娠期妇女乳头、乳晕及腹白线的色素加深,而且面部、额部可出现棕褐色对称性色素斑片,称为妊娠斑。老年人全身或面部也可出现散在的色素斑片,称为老年斑。

(6)色素脱失:正常皮肤含有一定量色素,皮肤丧失原有的色素,形成脱色斑片称为色素脱失。色素脱失是由于酪氨酸酶合成障碍,导致体内的酪氨酸不能转化成多巴,使黑色素合成减少。常见的有白癜、白斑和白化症。

1)白癜:为形状不一、大小不等的色素脱失斑片。其进展缓慢、逐渐扩大,无自觉症状,也不引起生理功能改变。见于白癜风,偶见于甲状腺功能亢进、肾上腺皮质功能减退及恶性贫血等。

2)白斑:色素脱失斑片多为圆形或椭圆形,面积一般不大,常发生在口腔黏膜和女性外阴部,该部位白斑有时为癌前病变的表现,需警惕。

3)白化症:为遗传性疾病,由于先天性酪氨酸酶合成障碍,引起全身皮肤和毛发色素脱失,头发和睫毛可呈浅黄色或金黄色。一般各脏器无生理功能改变。

2. 湿度　正常人在气温高、湿度大的环境里出汗增多是生理调节反应。病理情况下,出汗可增多、减少或无汗。如风湿病、结核病、甲状腺功能亢进、布鲁氏菌病、佝偻病及脑炎后遗症出汗增多;夜间睡眠中出汗为盗汗,是结核病的重要征象;手足皮肤发凉而大汗淋漓,称为冷汗,见于虚脱和休克;皮肤少汗或无汗见于维生素A缺乏、黏液性水肿、尿毒症、脱水、干燥综合征、硬皮病等。

3. 弹性　病理情况下,弹性减弱见于长期消耗性疾病或严重脱水患者。发热时血液循环加速,周围血管充盈,皮肤弹性会有增加。

4. 皮疹

(1)斑疹:见于斑疹伤寒、风湿性多形性红斑、丹毒等。

(2)丘疹:见于药物疹、麻疹、猩红热、湿疹等。

(3)斑丘疹:见于药物疹、风疹、猩红热等。

(4)疱疹:液体可以是血清,也可以为淋巴液,直径小于1 cm者为小水疱,见于水痘、单纯疱疹等。直径大于1 cm为大水疱,常见于烫伤、磨损等。若出现感染称为脓疱,可见于糖尿病。

(5)玫瑰疹:是伤寒或副伤寒的特征性皮疹。

(6)荨麻疹:为速发型皮肤变态反应所致,常见于各种过敏反应。

5. 脱屑　大量皮肤脱屑具有诊断意义,如银白色鳞状脱屑常见于银屑病,米糠样脱屑常见于麻疹,片状脱屑常见于猩红热。

6. 皮下出血　皮下出血常见于血液系统疾病、某些血管损害性疾病、重症感染及工业毒物或药物中毒等。

7. 蜘蛛痣与肝掌　二者的发生机制及临床意义相同,一般认为与肝对雌激素的灭活作用减弱有关,常见于慢性肝炎或肝硬化。健康妇女在妊娠期间也可出现。

8. 水肿　水肿为人体组织间隙有过多液体积聚使组织肿胀所致。水肿分为全身性与局部性。全身性水肿见于右心衰竭、各型肾炎和肾病、肝硬化、营养不良等。局部性水肿常由炎症(如蜂窝织炎等)、淋巴回流障碍(如丝虫病等)、静脉回流障碍(如静脉血栓和血栓性静脉炎等)等原因所致。

9. 溃疡与瘢痕　溃疡常由炎症、局部血液循环障碍、外伤、恶性肿瘤等引起。观察溃疡时,应注意其部位、数目、大小、形状、边缘、深度和表面分泌物的情况。病变愈合期、外伤、感染及手术等均可在皮肤上遗留瘢痕。

10. **皮下结节** 正常人皮下无结节。出现结节时应注意其部位、数目、大小、硬度、活动度、有无压痛等。风湿小结多位于关节、骨隆突附近,圆形质硬,无压痛,数目不多,大小不等,见于风湿热和类风湿关节炎;痛风结节是血尿酸浓度增高,尿酸盐结晶在皮下结缔组织沉积所致,一般以外耳耳廓、跖趾、指头(趾)关节及掌指关节等部位多见,大小不一,黄白色结节,为痛风特征性改变;欧氏小结在指尖、足趾、大小鱼际处,呈蓝色或粉红色并有压痛,见于感染性心内膜炎;结节沿动脉走行分布,见于结节性多动脉炎。

11. **毛发** 毛发多少及分布变化可提示相关疾病。病理情况下,阴毛过早出现为性早熟的标志,内分泌功能障碍者可无阴毛。神经营养障碍、脂溢性皮炎、黏液性水肿、腺垂体功能减退、某些抗癌药物(如环磷酰胺)等可引起毛发脱落;肾上腺皮质功能亢进或长期使用糖皮质激素的患者,毛发可异常增多,女性患者除一般体毛增多外,还可出现胡须。

[思维导图]

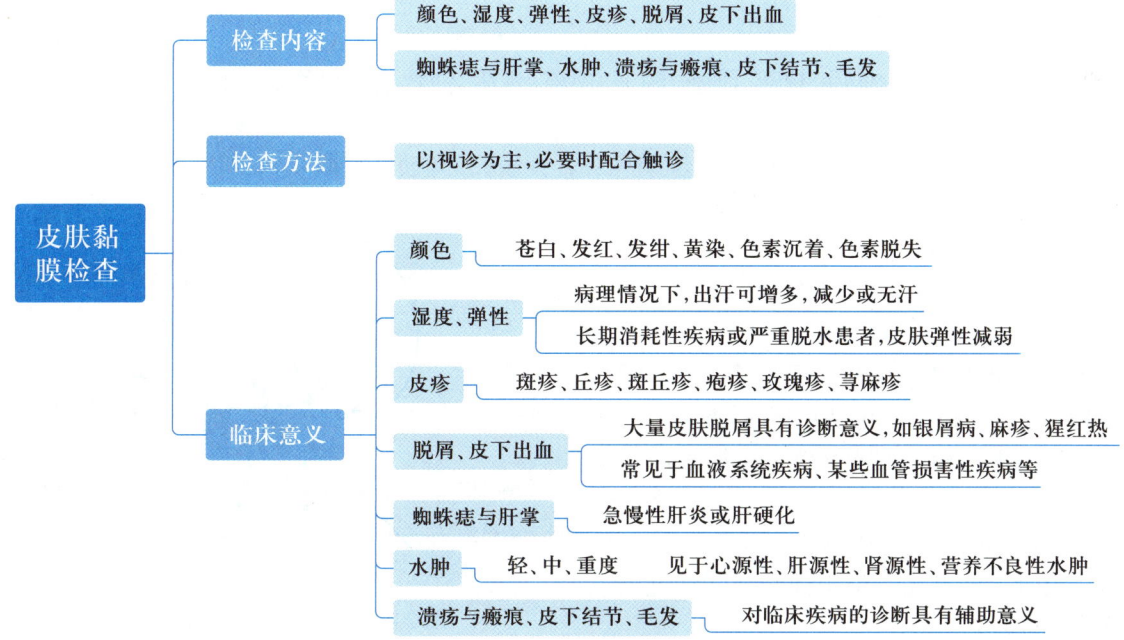

[考点练习]

任务 9　全身浅表淋巴结检查

临床情景

　　患者女,16 岁。颈部肿块 1 个月,伴间断发热入院。查体:体温 37.8℃,颈部多个淋巴结,直径 1.5 cm,无压痛,肝脾不大,血象正常;胸片示纵隔淋巴结肿大。

[检查顺序]

　　淋巴结分布于全身,体格检查时只能检查身体各部表浅淋巴结。为了避免遗漏应特别注意淋巴结的检查顺序。

一、头颈部淋巴结

　　检查顺序是:耳前、耳后、枕部、颌下、颏下、颈前、颈后、锁骨上淋巴结(图 2-2-7)。

　　1. 耳前淋巴结　位于耳屏前方。

　　2. 耳后淋巴结　亦称乳突淋巴结,位于耳后乳突表面、胸锁乳突肌止点处。

　　3. 枕淋巴结　位于枕部皮下,斜方肌起点与胸锁乳突肌止点之间。

　　4. 颌下淋巴结　位于下颌下腺附近,下颌角与颏部之间。

　　5. 颏下淋巴结　位于颏下三角内,下颌舌骨肌表面,两侧下颌骨前端中点后方。

　　6. 颈前淋巴结　位于胸锁乳突肌表面及下颌角处。

　　7. 颈后淋巴结　位于斜方肌前缘。

　　8. 锁骨上淋巴结　位于锁骨与胸锁乳突肌所形成的夹角处。

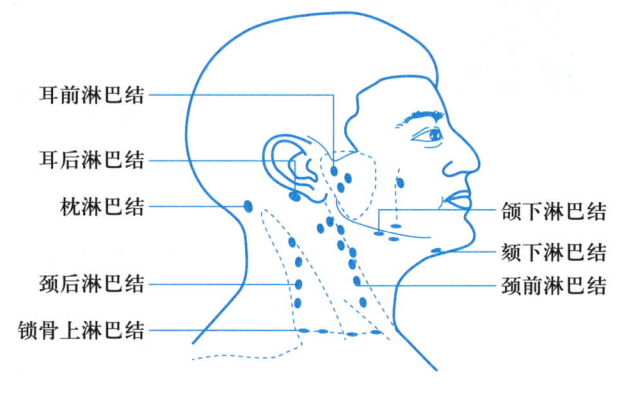

图 2-2-7　头颈部淋巴结示意图

二、上肢淋巴结

　　检查顺序是:腋窝淋巴结、滑车上淋巴结。腋窝淋巴结五个群均需检查,按照腋尖淋巴结群、中央淋巴结群、胸肌淋巴结群、肩胛下淋巴结群和外侧淋巴结群的顺序进行。

　　1. 腋窝淋巴结(图 2-2-8)

　　(1)腋尖淋巴结群:位于腋窝顶部。

　　(2)中央淋巴结群:位于腋窝内侧壁近肋骨及前锯肌处。

　　(3)胸肌淋巴结群:位于胸大肌下缘深部。

　　(4)肩胛下淋巴结群:位于腋窝后皱襞深部。

　　(5)外侧淋巴结群:位于腋窝外侧壁。

　　2. 滑车上淋巴结　位于上臂内侧,内上髁上方 3~4 cm 处,肱二头肌与肱三头肌之间的间沟内。

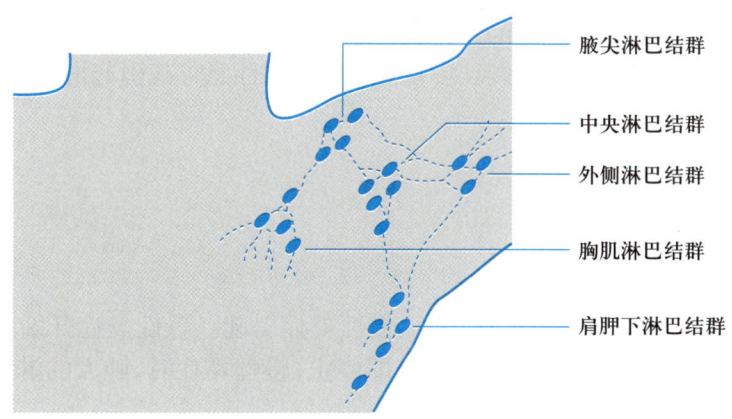

图 2-2-8　腋窝淋巴结示意图

腋尖淋巴结群
中央淋巴结群
外侧淋巴结群
胸肌淋巴结群
肩胛下淋巴结群

三、下肢淋巴结

检查顺序是：腹股沟淋巴结、腘窝淋巴结。腹股沟淋巴结位于腹股沟韧带下方股三角内，分为上下两群，先查上群，后查下群。

1. 腹股沟淋巴结

（1）上群：位于腹股沟韧带下方，与韧带平行排列。

（2）下群：位于大隐静脉上端，沿静脉走向排列。

2. 腘窝淋巴结　位于小隐静脉和腘静脉的汇合处。

［检查方法］

检查淋巴结的方法应用视诊和触诊，视诊主要观察局部征象，触诊是检查淋巴结的主要方法。触诊时手法要正确，检查者将示指、中指、环指三指并拢，其指腹紧贴检查部位，由浅入深滑行触诊。

1. 头颈部淋巴结检查　医师双手指滑动触诊患者耳前、耳后淋巴结；嘱患者头稍低，医师右手指触诊枕骨下区的枕部淋巴结，然后医师右手移至颏下，触诊颏下淋巴结；让患者头稍偏向左侧，医师左手扶其头部，右手翻掌，指腹触摸左颌下淋巴结；同法触摸右颌下淋巴结；头部还原，医师用双手指腹在颈前三角区，沿胸锁乳突肌前缘触诊颈前淋巴结；医师双手指腹在颈后三角区，沿斜方肌前缘和胸锁乳突肌后缘触诊颈后淋巴结；让患者耸肩，医师用双手触诊双侧锁骨上淋巴结。

2. 腋窝淋巴结检查　患者取坐位或仰卧位，医师左手抬起患者左上肢，充分暴露腋窝；右手触诊患者左侧腋窝的顶部、后壁、内侧壁、前壁和外侧壁。同样方法触诊右侧腋窝。双侧腋窝均需要检查。

3. 滑车上淋巴结检查　患者充分暴露双侧上臂；医师用左手扶托被检查者左前臂，并屈肘约90°；以右手小指固定在被检者的肱骨内上髁，示指、中指及环指并拢，在其上 3~4 cm 处肱二头肌、肱三头肌之间的间沟中，纵行、横行滑动触摸左滑车上淋巴结，同法检查右滑车上淋巴结。

4. 腹股沟淋巴结检查　患者需充分暴露腹股沟区，医师双手四指对两侧腹股沟区由浅入深，进行触诊。

5. 腘窝淋巴结检查　患者充分暴露腘窝，医师左手抬起患者小腿，右手四指对腘窝的前壁、后壁、侧壁和穹隆部进行触诊。双侧腘窝均需要检查。

正常淋巴结体积很小，直径多在 0.2~0.5 cm 之间，质地柔软，表面光滑，单个散在，无压痛，与毗邻组织无粘连,一般不易触及。发现淋巴结肿大时,应注意其部位、数目、大小、硬度、有无压痛、活动度、有无粘连,局部皮肤有无红肿、瘢痕、瘘管等。并同时注意寻找引起淋巴结肿大的原发病灶。

[临床意义]

一、局部淋巴结肿大

1. **非特异性淋巴结炎**   由引流区域的急、慢性炎症引起。急性炎症开始时,肿大的淋巴结柔软,有压痛、表面光滑、无粘连,肿大到一定程度即停止;慢性炎症时,肿大的淋巴结较硬,最终可缩小或消退。

2. **单纯性淋巴结炎**   为淋巴结本身的急性炎症。肿大的淋巴结有疼痛,中度质硬,触摸有压痛,多发生于颈部淋巴结。

3. **淋巴结结核**   肿大的淋巴结常发生于颈部血管周围,呈多发性,质地稍硬,大小不等,可与周围组织粘连,如发生干酪性坏死,则可触到波动。晚期破溃后形成瘘管,经久不愈,愈合后可形成瘢痕。

4. **恶性肿瘤淋巴结转移**   肿大的淋巴结质地坚硬,或有橡皮样感,表面可光滑或突起,与周围组织粘连,不易推动,一般无压痛。胸部肿瘤如肺癌可向右侧锁骨上窝或腋窝淋巴结转移;胃癌、食管癌多向左侧锁骨上淋巴结转移,这种肿大的淋巴结称为菲尔绍(Virchow)淋巴结。

二、全身性淋巴结肿大

1. **感染性疾病**   病毒感染见于传染性单核细胞增多症、艾滋病等;细菌感染见于布鲁氏菌病、麻风病等;螺旋体感染见于钩端螺旋体病、梅毒、鼠咬热等;原虫与寄生虫感染见于丝虫病、黑热病等。

2. **非感染性疾病**   可见于血液系统疾病,如淋巴瘤、白血病等;结缔组织病,如系统性红斑狼疮、干燥综合征、结节病等。

[思维导图]

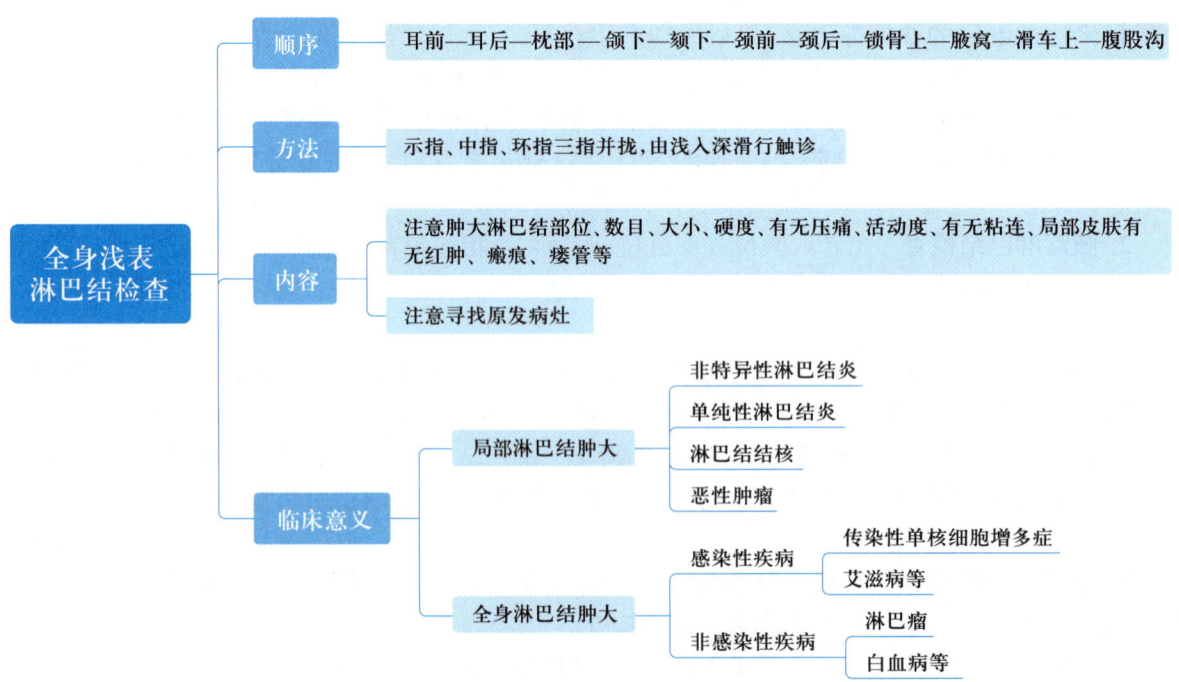

[考点练习]

[考点练习]

项目三 头颈部检查

任务1 瞳孔、巩膜视诊检查

临床情景

患者男,78岁。摔伤后4小时,右侧额部着地,进行性意识障碍加重1小时,肢体无自主活动。脉搏120次/分,呼吸20次/分,血压150/70 mmHg,体温37.2℃。意识不清,呼之不应,按压眶上神经无反应,双侧腱反射可对称引出,左侧巴宾斯基征(+),右侧巴宾斯基征(−)。该患者瞳孔、巩膜视诊可出现何体征?

[视诊内容]

1. 观察瞳孔大小、形状,双侧瞳孔是否对称。
2. 观察巩膜有无黄染。

[视诊方法]

1. 环境温暖、光线充足,勿有阳光直射。
2. 医生着装整洁、规范洗手。
3. 医患沟通,向患者交代检查目的,取得配合。
4. 患者取坐位或仰卧位。患者坐位时,医生站在患者前面;患者仰卧位时,医生站在患者右侧。
5. 视诊瞳孔形状、大小,两侧是否等大、等圆。嘱患者向上看,医生以拇指轻压下眼睑下缘;嘱患者向下看,医生以拇指轻压上眼睑下缘,充分暴露巩膜,视诊巩膜有无黄染。
6. 向患者说明检查结果。

[临床意义]

1. **瞳孔** 正常瞳孔呈圆形,直径3~4 mm,位置居中,边缘整齐,两侧等大等圆。青光眼或眼内肿瘤时可呈椭圆形;虹膜粘连时形状可不规则。引起瞳孔大小改变的因素很多。生理情况下,婴幼儿和老年人瞳孔较小,青少年瞳孔较大;在光亮处瞳孔较小,兴奋或在暗处瞳孔扩大。病理情况下,瞳孔缩小见于虹膜炎症、中毒(有机磷类农药)、药物反应(毛果芸香碱、吗啡、氯丙嗪)等。瞳孔扩大见于外伤、颈交感神经刺激、青光眼绝对期、视神经萎缩、药物影响(阿托品、可卡因)等。双侧瞳孔散大并伴有对光反射消失为濒死状态的表现。一侧眼交感神经麻痹,产生 Horner 综合征,出现瞳孔缩小,睑下垂和眼球下陷,同侧结膜充血及面部无汗。

双侧瞳孔大小不等常提示有颅内病变,如脑外伤、脑肿瘤、中枢神经梅毒、脑疝等。双侧瞳孔不等,且变化不定,可能是中枢神经和虹膜的神经支配障碍;如双侧瞳孔不等且伴有对光反射减弱或消失及神志不清,往往是中脑功能损害的表现。

2. 巩膜 正常巩膜呈瓷白色,不透明,血管极少。在发生黄疸时,巩膜比其他黏膜更先出现黄染而容易被发现,这种黄染在巩膜是连续的,近角膜巩膜交界处较轻,越远离此越黄。中年以后在内眦部可出现黄色斑块,为脂肪沉着所形成,这种斑块呈不均匀性分布,应与黄疸鉴别。血液中其他黄色色素成分增多时(如胡萝卜素、阿的平等),可引起皮肤黄染,但其巩膜一般不出现黄染。

[思维导图]

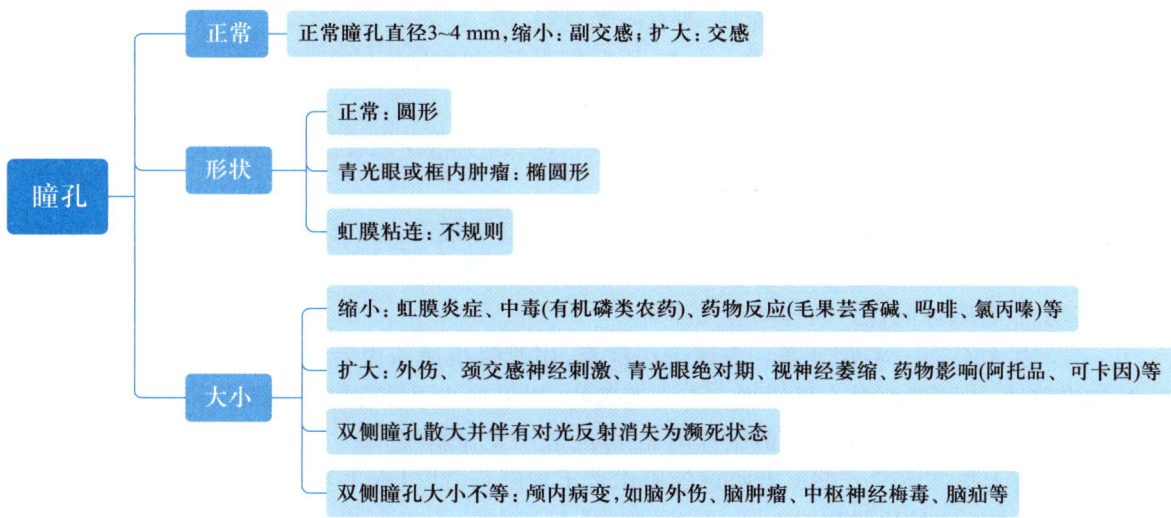

[考点练习]

任务 2 眼球运动检查

临床情景

患者男,44 岁。因"步态不稳伴眼球运动不能 2 天"入院。患者于住院前 2 天出现左眼胀痛,视物重影,自觉双下肢无力,步态不稳,伴有眼球运动不能和肢体麻木,并呕吐胃内容物 1 次。体温 36.5℃,呼吸 18 次 / 分,血压 100/75 mmHg。双侧额纹对称,左睑裂略小,双侧瞳孔等大等圆,直径约 3 mm,该患者眼球运动检查可出现何异常体征?

[检查内容]

1. **检查眼球运动各方向有无障碍**　实际上是检查六条眼外肌的运动功能。

2. **有无斜视**　由支配眼肌运动的神经核、神经或眼外肌本身器质性病变所产生的斜视,称为麻痹性斜视。

3. **有无眼球震颤**　双侧眼球发生一系列有规律的快速往返运动,称为眼球震颤。运动的速度起始时缓慢,称为慢相;复原时迅速,称为快相。运动方向以水平方向为常见,垂直和旋转方向较少见。

[检查方法]

眼球运动

1. **环境准备**　环境温暖、光线充足,勿有阳光直射。
2. **医生准备**　医生着装整洁、举止大方、语言文明,表现出良好的职业素养。
3. **医患沟通**　向患者交代检查目的,取得配合。
4. **患者准备**　患者取坐位或仰卧位。患者坐位时,医生站在患者前面;患者仰卧位时,医生站在患者右侧。一般先检查右眼,再检查左眼。

5. **检查眼球运动**　每个方向均要从中位开始(两眼平视前方)。医生置目标物(棉签或指尖)于患者眼前 30~40 cm 处,嘱患者固定头位置,眼球随目标物按左、左上、左下、右、右上、右下六个方向进行移动,查看眼球向各方向移动有无障碍。

6. **检查有无斜视**　采取遮盖－去遮盖法检查,用遮眼板遮盖患者一侧眼,观察对侧眼球是否移动,如果移动,表明对侧眼有显斜视。取下遮盖物,如果被遮眼停在某一偏斜位置上,表明被遮眼有显斜视。分别遮盖两眼,如果对侧眼球均无移动,表明无显斜视。

7. **检查有无眼球震颤**　嘱患者眼球随操作者手指所示方向(水平和垂直)运动数次,若双侧眼球发生一系列有规律的快速往返运动,为眼球震颤。

8. **检查完毕**　向患者说明检查结果。

[临床意义]

1. **眼球运动**　每一方向代表双眼的一对配偶肌的功能(图 2-3-1),若有某一方向运动受限提示该对配偶肌功能障碍,并伴有复视。

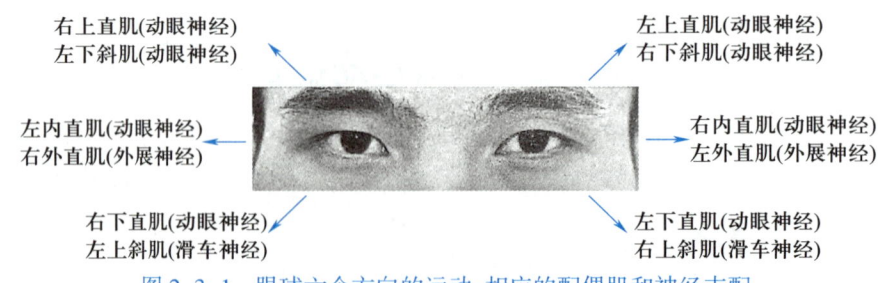

图 2-3-1　眼球六个方向的运动、相应的配偶肌和神经支配

2. **斜视**　多由颅脑外伤、鼻咽癌、脑炎、脑膜炎、脑脓肿、脑血管病变所引起。
3. **震颤**　自发的眼球震颤见于耳源性眩晕、小脑疾病和视力严重低下等。

[思维导图]

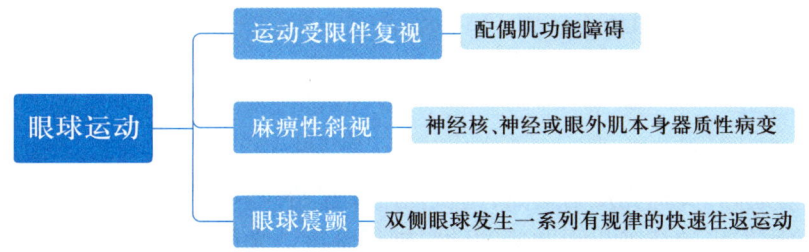

眼球运动
- 运动受限伴复视 —— 配偶肌功能障碍
- 麻痹性斜视 —— 神经核、神经或眼外肌本身器质性病变
- 眼球震颤 —— 双侧眼球发生一系列有规律的快速往返运动

[考点练习]

任务 3 瞳孔对光反射检查

临床情景

患者男,78 岁。摔伤后 4 小时,右侧额部着地,进行性意识障碍加重 1 小时,肢体无自主活动。脉搏 120 次/分,呼吸 20 次/分,血压 150/70 mmHg,体温 37.2℃。意识不清,呼之不应,按压眶上神经无反应,双侧腱反射可对称引出,左侧巴宾斯基征(+),右侧巴宾斯基征(−)。该患者瞳孔对光反射检查可出现何表现?

[检查内容]

1. **直接对光反射** 指光线照射一眼时,该眼瞳孔立即缩小,移开光线,瞳孔迅速扩大。
2. **间接对光反射** 指光线照射一眼时,另一眼瞳孔立即缩小,移开光线,瞳孔迅速扩大。

[检查方法]

1. **环境准备** 环境温暖、光线充足,勿有阳光直射。
2. **医生准备** 医生着装整洁,备好手电筒。
3. **医患沟通** 向患者交代检查目的,取得配合。
4. **患者准备** 患者取坐位或仰卧位。患者坐位时,医生站在患者前面;患者仰卧位时,医生站在患者右侧。患者勿用眼过度,检查前勿直视强光灯。
5. **直接对光反射** 嘱患者注视远方,观察其瞳孔的大小。然后用手电筒由外向内移动照射患者一侧瞳孔,观察该侧瞳孔变化;快速移开光源后再观察该侧瞳孔变化。用上述方法检查另一侧瞳孔。注意:手电筒照射患者眼睛时,应快速观察测试结果,不可用手电筒持续照射患者的眼睛。

瞳孔对光反射检查

6. 间接对光反射　用手或遮挡物在患者鼻梁处遮挡光线,嘱患者两眼直视远方,用手电筒自外向内移动照射一侧瞳孔,观察对侧瞳孔变化;快速移开光源后再次观察对侧瞳孔变化。用上述方法检查另一侧瞳孔。

7. 检查完毕　向患者说明检查结果。

［临床意义］

瞳孔对光反射通路,又称光反射通路,是从视网膜起始,经视神经、视交叉和视束,再经上丘臂到达顶盖前区,此区发出的纤维止于两侧的动眼神经副核。光反射传导通路任何一处损坏均可导致光反射减弱或消失。

瞳孔对光反射是检查瞳孔功能活动的测验。若用手电筒照射瞳孔时,其变化很小,而移去光源后瞳孔增大不明显,此种情况称为瞳孔对光反应迟钝。当瞳孔对光毫无反应时,称为对光反应消失。瞳孔对光反射迟钝或消失,常见于昏迷的患者。

［思维导图］

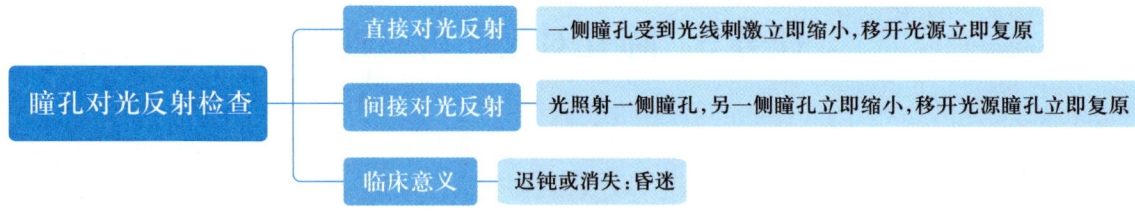

［考点练习］

任务 4　眼集合反射检查

临床情景

患者女,57 岁。"突发头晕、视物成双伴步态不稳 2 天"入院。既往有高血压、糖尿病病史,无吸烟饮酒史。双眼右侧凝视时,左眼内收障碍,右眼外展诱发水平震颤,该患者眼集合反射检查可出现何表现?

［检查内容］

集合反射包括辐辏反射和调节反射,是指注视近物时双眼会聚(辐辏)及瞳孔缩小(调节)的反射,反映动眼神经、睫状肌和双眼内直肌的功能。

[检查方法]

1. **环境准备** 环境温暖、光线充足,勿有阳光直射。
2. **医生准备** 医生着装整洁、举止大方、语言文明,表现出良好的职业素养。
3. **医患沟通** 向患者交代检查目的,取得配合。
4. **患者准备** 患者取坐位或仰卧位。患者坐位时,医生站在患者前面;患者仰卧位时,医生站在患者右侧。
5. **辐辏反射** 嘱患者注视 1 m 以外的目标(通常是医生的示指尖,与双眼同一高度),然后将目标缓慢移近距离患者鼻根部 5~10 cm 处,观察两侧眼球是否同时向内聚合。
6. **调节反射** 嘱患者注视 1 m 以外的目标(通常是医生的示指尖,与双眼同一高度),然后将目标快速移近距离患者鼻根部 5~10 cm 处,观察两侧瞳孔变化。
7. **检查完毕** 向患者说明检查结果。

[临床意义]

正常人辐辏反射表现为两侧眼球同时向内聚合,调节反射表现为两侧瞳孔缩小。动眼神经功能损害时,睫状肌和双眼内直肌麻痹,辐辏反射和调节反射均消失。

[思维导图]

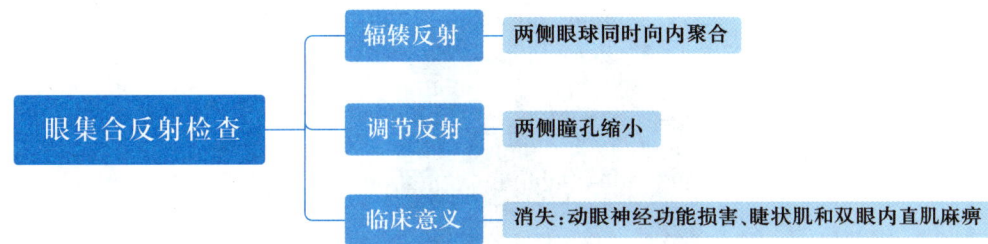

[考点练习]

任务 5 咽部和扁桃体检查

临床情景

患儿女,6 岁。昨日受凉后开始出现头痛不适,鼻脓涕,伴发热,体温 39.3℃,脉搏 99 次/分,呼吸 28 次/分。神志清楚,口唇无发绀,听诊呼吸音粗,未闻及干湿性啰音。心音强,心律齐,各瓣膜听诊区未闻及杂音。该患儿咽部和扁桃体检查可出现何表现?

[检查内容]

1. 咽部检查　咽部分为鼻咽、口咽及喉咽三部分。咽部检查一般指的口咽检查。口咽位于软腭平面以下和会厌上缘平面以上,上接鼻咽部,下续喉咽部,前方直对口腔(图2-3-2)。软腭向下延续形成前后两层黏膜皱襞,前面的黏膜皱襞称为舌腭弓,后面的黏膜皱襞称为咽腭弓(图2-3-3),咽腭弓的后方称咽后壁。咽部检查时注意咽部有无充血、肿胀、隆起、分泌物、溃疡、假膜或异物等病变;软腭及腭弓是否对称,腭垂是否居中。

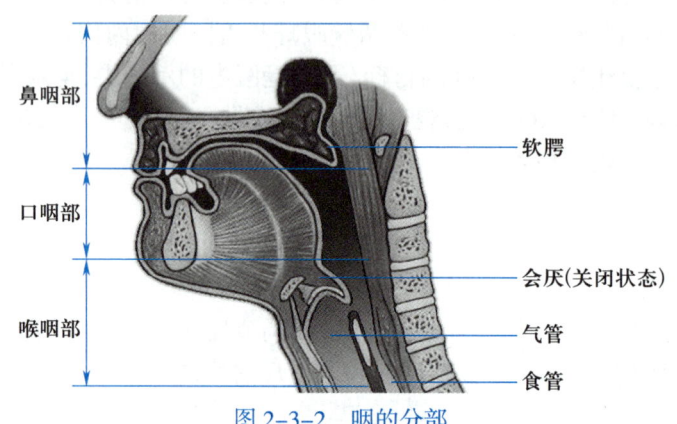

图 2-3-2　咽的分部

图 2-3-3　舌腭弓与咽腭弓

2. 扁桃体检查　扁桃体位于舌腭弓和咽腭弓之间的扁桃体窝中,检查时注意扁桃体有无肿大及肿大的程度,有无分泌物及其颜色、性状,有无苔片假膜。

扁桃体检查

[检查方法]

1. 环境温暖、光线充足。

2. 医生着装整洁、规范洗手,备好压舌板。

3. 医患沟通,向患者交代检查目的,取得配合。

4. 患者取坐位,医生站在患者前面。嘱患者头略后仰,口张大并发"啊"音,此时医生用压舌板在患者舌前 2/3 与后 1/3 交界处迅速下压使软腭上抬,在照明的配合下即可见软腭、腭垂、软腭弓、扁桃体、咽后壁等,观察咽部有无充血、肿胀、溃疡,扁桃体有无肿大及肿大的程度,有无分泌物及其颜色、性状,有无苔片假膜。压舌板插入不可过深,否则会引起咽反射。

5. 检查完毕,向患者说明检查结果。

[临床意义]

咽部黏膜充血、红肿、黏膜腺分泌增多,多见于急性咽炎。咽部黏膜充血,表面粗糙,并可见淋巴滤泡呈簇状增殖,见于慢性咽炎。扁桃体发炎时,腺体红肿、增大,在扁桃体隐窝内有黄白色分泌物,或渗出物形成的苔片状假膜,很易剥离,这点与咽白喉在扁桃体上所形成的假膜不同。白喉假膜不易剥离,若强行剥离则易引起出血。

扁桃体增大一般分为三度(图2-3-4):不超过咽腭弓者为Ⅰ度;超过咽腭弓者为Ⅱ度;达到或超过咽后壁中线者为Ⅲ度。一般检查未见扁桃体增大时可用压舌板刺激咽部,引起反射性恶心,如看到扁桃体突出为包埋式扁桃体,同时隐窝有脓栓时常构成反复发热的隐性病灶。

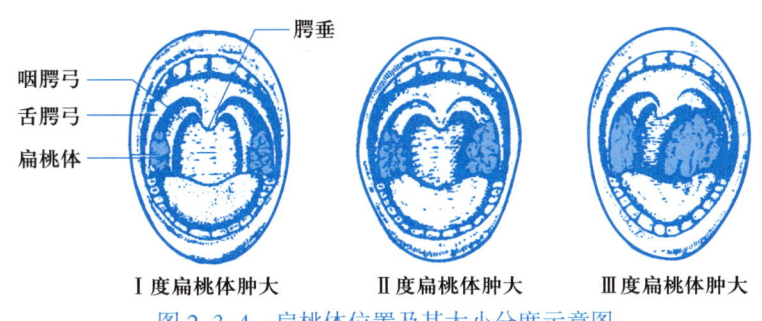

图 2-3-4　扁桃体位置及其大小分度示意图

[思维导图]

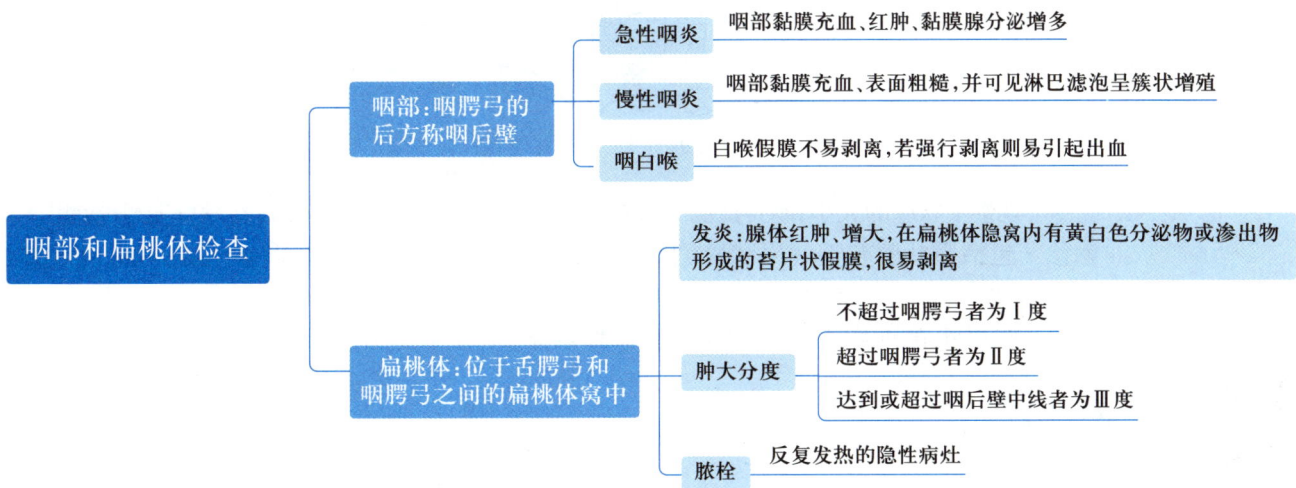

[考点练习]

任务6 甲状腺检查

患者女,74岁。1个月前吞咽时有哽噎感,稍感困难,有时呕吐胃内容物少许,后无意中被他人发现左侧颈部包块,有时双手轻微颤抖,无红肿疼痛,无寒战发热,无胸闷呼吸困难,无心慌乏力,无消瘦,未做任何检查和治疗。近来吞咽不适感加重,彩超提示"双侧甲状腺包块",该患者甲状腺检查可出现何表现?

[检查内容]

甲状腺位于甲状软骨下方,呈蝶状紧贴在气管的两侧,部分被胸锁乳突肌覆盖(图2-3-5),表面光滑,柔软,不易触及。在做吞咽动作时可上下移动,借此可与颈前其他包块鉴别。甲状腺检查内容如下。

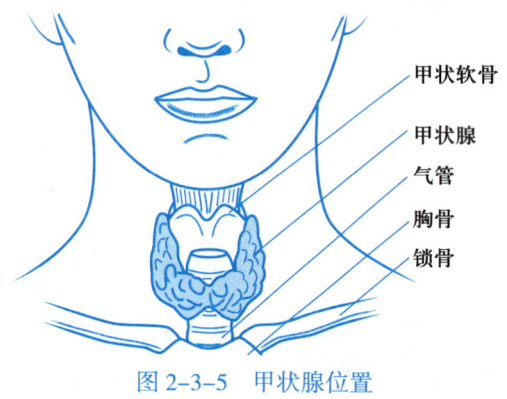

甲状软骨
甲状腺
气管
胸骨
锁骨

图 2-3-5 甲状腺位置

1. 视诊 观察甲状腺的大小和对称性。正常人甲状腺外观不明显,女性在青春发育期可略增大。

2. 触诊 包括甲状腺峡部和甲状腺侧叶的触诊,注意甲状腺的大小、质地,是否对称,有无结节、压痛及震颤等。

3. 听诊 当甲状腺肿大时,需听诊是否有血管杂音。

[检查方法]

甲状腺
检查

1. 环境准备 环境温暖、光线充足。

2. 医生准备 医生着装整洁、规范洗手,备好听诊器。

3. 医患沟通 向患者交代检查目的,取得配合。

4. 患者准备 患者取坐位,解开领口,暴露双侧锁骨以上的颈部。

5. 甲状腺视诊 嘱患者头稍后仰,做吞咽动作,观察甲状腺的大小和对称性。

6. 甲状腺前面触诊

(1) 甲状腺峡部触诊:医生立于患者前面,用拇指自胸骨上切迹向上触摸,可触及气管前甲状腺组织,判断有无增厚。检查过程中,嘱患者做吞咽动作。

(2)甲状腺侧叶触诊:嘱患者头稍前屈,并偏向检查侧以松弛皮肤和肌肉,医生立于患者前面,一手拇指施压于患者一侧甲状软骨,将气管推向对侧,四指放在颈项部,另一手示指、中指放在对侧胸锁乳突肌后缘,向前推挤甲状腺侧叶,拇指在胸锁乳突肌前缘触诊(图2-3-6)。检查过程中,嘱患者做吞咽动作,重复检查。用同样方法检查另一侧甲状腺。

7. 甲状腺后面触诊

(1)甲状腺峡部触诊:医生立于患者身后,用示指自胸骨上切迹向上触摸,可触及气管前甲状腺组织,判断有无增厚。检查过程中,嘱患者做吞咽动作。

(2)甲状腺侧叶触诊:嘱患者头稍前屈,并偏向检查侧以松弛皮肤和肌肉,医生立于患者身后,一手示指、中指施压于患者一侧甲状软骨,将气管推向对侧,拇指放在颈项部,另一手拇指放在对侧胸锁乳突肌后缘,向前推挤甲状腺侧叶,示指、中指在胸锁乳突肌前缘触诊(图2-3-7)。检查过程中,嘱患者做吞咽动作,重复检查。用同样方法检查另一侧甲状腺。

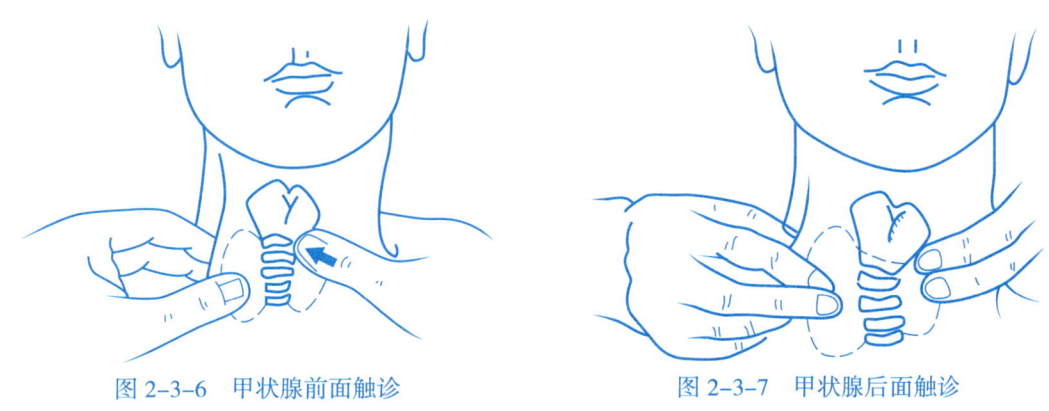

图2-3-6 甲状腺前面触诊 图2-3-7 甲状腺后面触诊

8. **甲状腺听诊** 医生立于患者前面,将听诊器钟型体件放在肿大的甲状腺上,听诊有无血管杂音,两侧均需听诊。

9. **检查完毕** 向患者说明检查结果。

[临床意义]

1. **甲状腺肿大分度** 可分为三度:不能看出肿大但能触及者为Ⅰ度;能看到肿大又能触及,但在胸锁乳突肌以内者为Ⅱ度;超过胸锁乳突肌外缘者为Ⅲ度。

2. **引起甲状腺肿大的常见原因**

(1)甲状腺功能亢进:肿大的甲状腺质地柔软,两侧可对称或不对称,触诊可有震颤,听诊可有血管杂音,这是血管增多、增粗、血流增速的结果。

(2)单纯性甲状腺肿:甲状腺肿大显著,可为弥漫性,也可为结节性,不伴有甲状腺功能亢进体征。

(3)甲状腺癌:可触及不规则、质硬结节,可与周围组织粘连而使甲状腺移动受限。

(4)慢性淋巴细胞性甲状腺炎(桥本甲状腺炎):甲状腺肿大呈弥漫性,表面光滑,质地似橡胶,有时可出现质地较硬的结节,注意与甲状腺癌鉴别。慢性淋巴细胞性甲状腺炎,由于肿大的炎性腺体可将颈总动脉向后方推移,因而在腺体后缘可以摸到颈总动脉搏动,而甲状腺癌则往往将颈总动脉包绕在癌组织内,触诊时摸不到颈总动脉搏动,可借此鉴别。

(5)甲状旁腺腺瘤:甲状旁腺位于甲状腺之后,发生腺瘤时可使甲状腺突出,检查时也随吞咽移动,但甲状旁腺腺瘤有甲状旁腺功能亢进的临床表现,可资鉴别。

[思维导图]

甲状腺检查

检查内容
- 视诊 —— 大小、对称性
- 触诊 —— 大小、质地、对称性、有无结节、压痛及震颤
- 听诊 —— 血管杂音

检查方法

前
- 环境准备
- 医生准备
- 患者准备
- 物品准备：听诊器

中
- 体位 —— 坐位
- 视诊
  - 头稍后仰，做吞咽动作
  - 大小、对称性
- 触诊
  - 前面触诊
    - 峡部
      - 拇指自胸骨上切迹向上触摸
      - 做吞咽动作
    - 侧叶
      - 推
        - 拇指
        - 示指、中指：胸锁乳头肌后缘
      - 触
        - 拇指
        - 做吞咽动作
  - 后面触诊
    - 峡部
      - 示指自胸骨上切迹向上触摸
      - 做吞咽动作
    - 侧叶
      - 推
        - 示指、中指
        - 拇指　　胸锁乳头肌后缘
      - 触
        - 示指、中指
        - 做吞咽动作
- 听诊
  - 两侧
  - 血管杂音

后 —— 报告结果

临床意义
- 甲状腺肿大分度
  - Ⅰ度：不能看到，能触及
  - Ⅱ度：既能看到，又能触及，但在胸锁乳突肌以内
  - Ⅲ度：超过胸锁乳突肌外缘
- 常见疾病 —— 甲亢、单纯性甲状腺肿、甲状腺癌、桥本甲状腺炎、甲状旁腺腺瘤

[考点练习]

任务 7 气 管 检 查

临床情景

　　患者男,74 岁。因发热、咳嗽、呼吸困难 1 周来院。查体:体温 38.8℃,脉率 80 次 / 分,血压 140/80 mmHg,未见颈静脉充盈,右中下肺叩诊浊音,语音震颤减弱,呼吸音消失,左肺可闻及散在干性啰音,心界向左扩大,心律不齐,未闻杂音,腹(-)。该患者气管检查可出现何异常?

[检查内容]

　　主要检查气管有无移位。

气管检查

[检查方法]

　　1. 环境温暖、光线充足。
　　2. 医生着装整洁、规范洗手。
　　3. 医患沟通,向患者交代检查目的,取得配合。
　　4. 患者取坐位或仰卧位,颈部处于自然直立状态,两肩等高,解开领口,暴露双侧锁骨以上颈部。
　　5. 医生立于患者前面或右侧,将一手示指与环指分别置于患者两侧胸锁关节上,然后将中指置于气管之上,观察中指是否在示指与环指中间,或以中指置于气管与两侧胸锁乳突肌之间的间隙,根据两侧间隙是否等宽来判断气管有无偏移。
　　6. 检查完毕,帮患者整理衣物,向患者说明检查结果。

[临床意义]

　　正常人气管位于颈前正中部。出现气管移位时,根据气管的偏移方向可判断病变的性质。
　　1. 偏移方向与病变部位一致(偏向患侧)　可由一侧肺不张、肺硬化和胸膜广泛粘连肥厚引起。
　　2. 偏移方向与病变部位相反(偏向健侧)　可由一侧大量胸腔积液、胸腔积气、纵隔肿瘤及单侧甲状腺肿大引起。
　　3. 奥利弗(Oliver)征　主动脉弓动脉瘤时,由于心脏收缩时瘤体膨大将气管压向后下,因而每随心脏搏动可以触到气管向下拽动。

[思维导图]

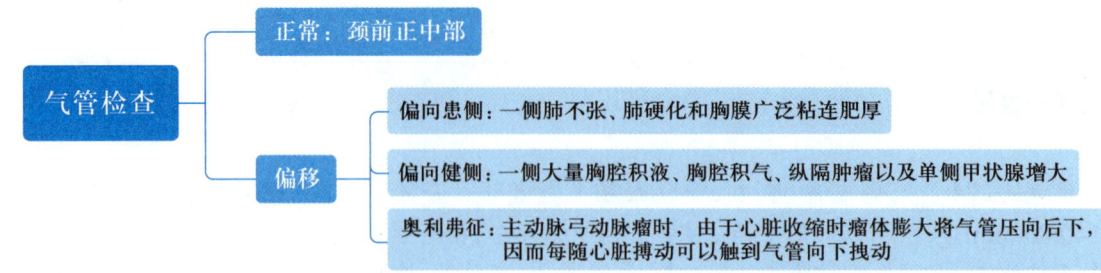

[考点练习]

项目四　胸壁、胸廓、乳房的检查

任务1　胸部的体表标志

临床情景

患者女,36岁。患者缘于1年前无意中发现背部有数个黄豆大小的包块,质软、边界清、可活动,因工作繁忙,未进行彻底治疗。近半年发现胸部的前壁、侧壁也有数个包块,大者如乒乓球。为求手术治疗,今日来我院就诊,故门诊拟"脂肪瘤"收住入科。该患者包块部位应如何描述其定位?

[检查内容]

1. 骨骼标志

(1) 胸骨:胸骨位于前壁正中。由胸骨柄、胸骨体及剑突三部分组成。

(2) 胸骨上切迹:位于胸骨柄的上方。

(3) 胸骨柄:为胸骨上端略呈六角形的骨块。其上部两侧与左右锁骨的胸骨端相连接,下方则与胸骨体相连。

(4) 胸骨角又称路易斯(Louis)角:由胸骨柄与胸骨体的连接处向前突起而成。其两侧分别与左右第2肋软骨连接,为计数肋骨和肋间隙的主要标志。

(5) 剑突:为胸骨体下端的突出部分,呈三角形,其底部与胸骨体相连。正常人剑突的长短存在很大的差异。

(6) 肋骨:共12对。背部与相应的胸椎相连,由后上方向前下方倾斜,其倾斜度上方略小,下方稍大。第1~7肋骨在前胸部与各自的肋软骨连接,第8~10肋骨与3个联合一起的肋软骨连接后,再与胸骨相连,构成胸廓的骨性支架。第11~12肋骨不与胸骨相连,其前端为游离缘,称为浮肋。

(7) 肋间隙:为两个肋骨之间的空隙。第1肋骨下面的间隙为第1肋间隙,第2肋骨下面的间隙为第2肋间隙,其余以此类推。大多数肋骨可在胸壁上触及,唯第1对肋骨前部因与锁骨相重叠,常未能触到(图2-4-1)。

(8) 肩胛骨:位于后胸壁第2~8肋骨之间。肩胛冈及其肩峰端均易触及。肩胛骨的最下端称肩胛下角。被检查者取直立位两上肢自然下垂时,肩胛下角可作为第7或第8肋骨水平的标志,或相当于第8胸椎的水平(图2-4-2)。

(9) 脊柱棘突:是后正中线的标志。位于颈根部的第7颈椎棘突最为突出,其下即为胸椎的起点(图2-4-3)。

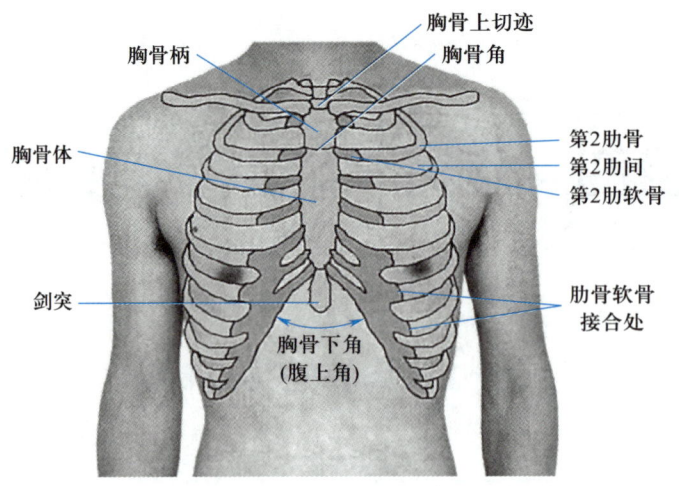

图 2-4-1　前胸壁骨骼标志

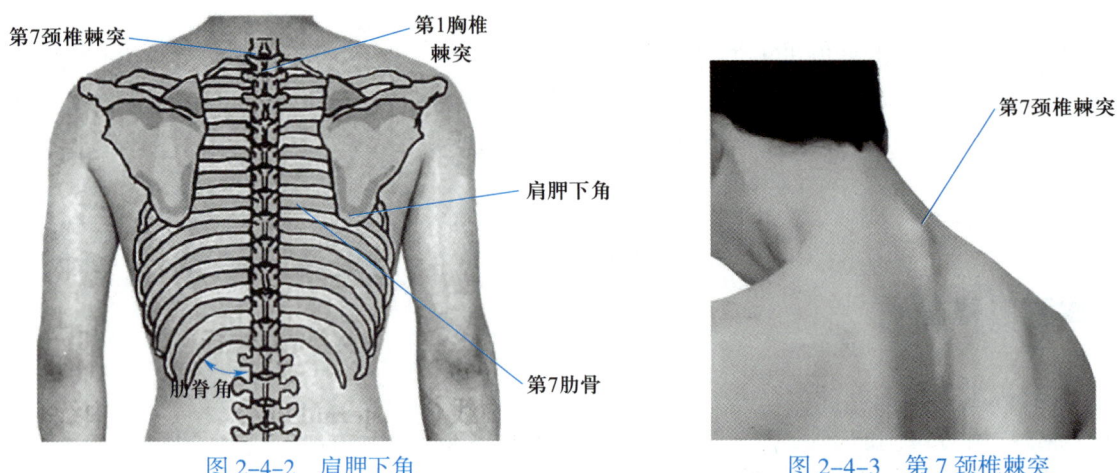

图 2-4-2　肩胛下角

图 2-4-3　第 7 颈椎棘突

2. 自然陷窝和解剖区域

（1）胸骨上窝：为胸骨柄上方的凹陷部（图 2-4-4）。

（2）锁骨上窝（左、右）：为锁骨上方的凹陷部。

（3）锁骨下窝（左、右）：为锁骨下方的凹陷部，下界为第 3 肋骨下缘。

（4）腋窝（左、右）：为上肢内侧与胸壁相连的凹陷部。

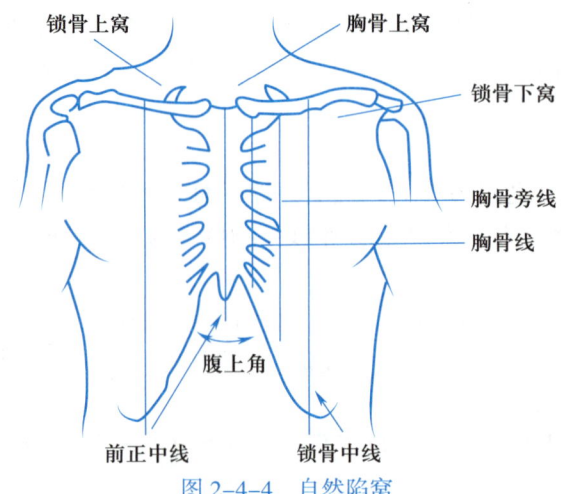

图 2-4-4　自然陷窝

（5）腹上角：由两侧的第 7~10 肋软骨相互连接，在胸骨下端所形成的夹角，又称胸骨下角。正常为 70°~110°，体型瘦长者角度较小，矮胖者较大。

（6）肩胛上区（左、右）：为肩胛冈以上的区域，其外上界为斜方肌的上缘。

（7）肩胛下区（左、右）：为两肩胛下角的连线与第 12 胸椎水平线之间的区域。后正中线将此区分为左右两部。

（8）肩胛间区（左、右）：为两肩胛骨内缘之间的区域。后正中线将此区分为左右两部。

（9）肋脊角：为第 12 肋骨与脊柱构成的夹角（图 2-4-5）。

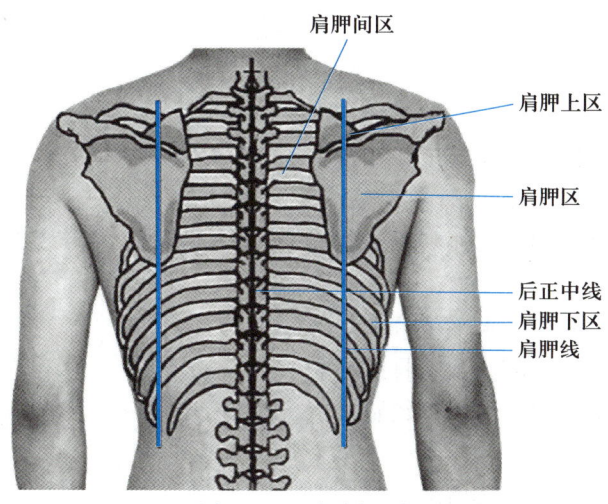

图 2-4-5　解剖区域

3. 垂直标志

（1）前正中线：即胸骨中线。为通过胸骨正中的垂直线，即上端位于胸骨柄上缘的中点，向下通过剑突中央的垂直线。

（2）锁骨中线（左、右）：为通过锁骨的肩峰端与胸骨端两者中点的垂直线，即通过锁骨中点向下的垂直线。

（3）胸骨线（左、右）：为沿胸骨边缘与前正中线平行的垂直线。

（4）胸骨旁线（左、右）：为通过胸骨线和锁骨中线中间的垂直线（图 2-4-6）。

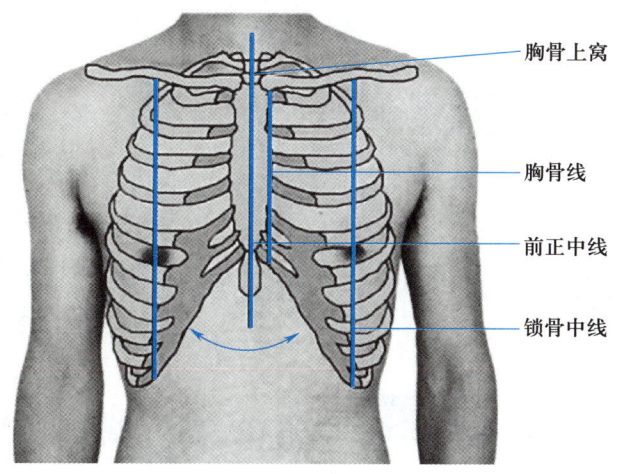

图 2-4-6　胸部体表标线（正面观）

（5）腋前线（左、右）：为通过腋窝前皱襞沿前侧胸壁向下的垂直线。

（6）腋后线（左、右）：为通过腋窝后皱襞沿后侧胸壁向下的垂直线。

（7）腋中线（左、右）：为自腋窝顶端于腋前线和腋后线之间向下的垂直线。

（8）肩胛线（左、右）：为双臂下垂时通过肩胛下角与后正中线平行的垂直线。

（9）后正中线：即脊柱中线。为通过椎骨棘突，或沿脊柱正中下行的垂直线（图 2-4-7）。

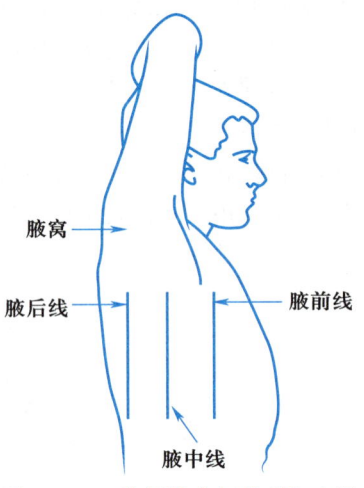

腋窝

腋后线

腋前线

腋中线

图 2-4-7　胸部体表标线（侧面观）

［临床意义］

1. 骨骼标志

（1）胸骨上切迹：正常情况下气管位于切迹正中。

（2）胸骨角：为计数肋骨和肋间隙的主要标志。胸骨角还标志支气管分叉、心房上缘和上下纵隔交界及相当于第 5 胸椎的水平。

（3）肋间隙：用以标记病变的水平位置。

（4）肩胛下角：可作为后胸部计数肋骨的标志。

（5）第 7 颈椎棘突：常以此处作为计数胸椎的标志。

2. 自然陷窝和解剖区域

（1）胸骨上窝：正常气管位于其后。

（2）锁骨上窝（左、右）：相当于两肺上叶肺尖的上部。

（3）锁骨下窝（左、右）：相当于两肺上叶肺尖的下部。

（4）腹上角：相当于横膈的穹隆部。深吸气时可稍增宽。其后为肝左叶、胃及胰腺的所在区域。

（5）肩胛上区（左、右）：相当于上叶肺尖的下部。

（6）肋脊角：其前为肾和输尿管上端所在的区域。

［思维导图］

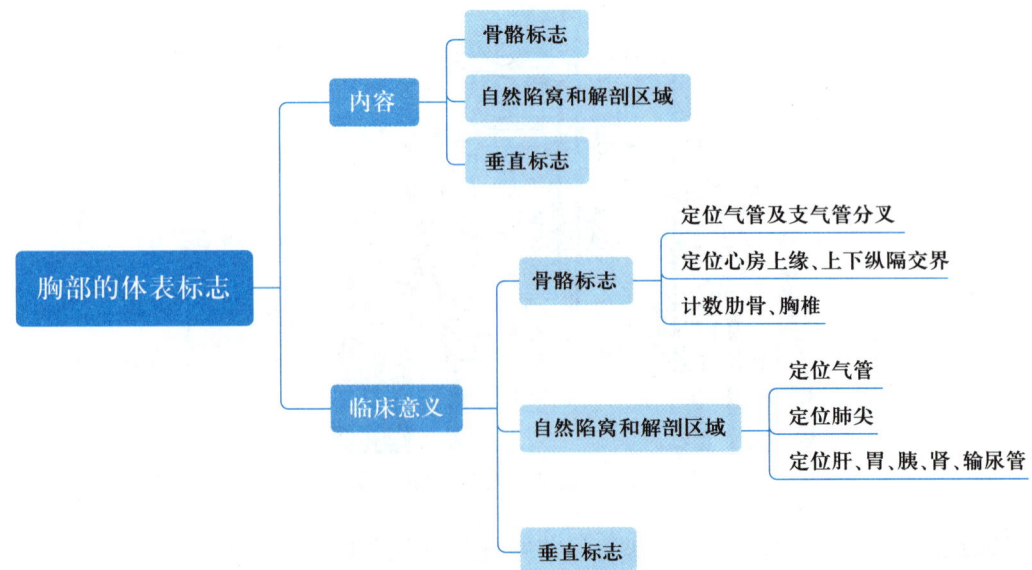

[考点练习]

任务 2　胸壁视诊检查

临床情景

　　患者男,60 岁。1 年前沐浴时发现胸壁上出现了明显曲张的静脉,一直未在意,但逐渐开始出现胸闷、气短,胸部 X 线检查提示上纵隔肿块影。该患者胸壁检查出现了何种阳性体征? 你认为是什么原因引起的?

[视诊内容]

　　1. **皮肤**　主要观察有无皮疹、瘢痕、蜘蛛痣等,详细内容见模块二项目二"任务 8　皮肤黏膜检查"。
　　2. **静脉**　正常胸壁无明显静脉可见。
　　3. **肋间隙**　观察肋间隙有无回缩与膨隆。

[视诊方法]

　　1. 环境温暖、光线充足;医生穿戴整齐。
　　2. 医患沟通,向患者交代检查目的,取得配合。
　　3. 患者取坐位或仰卧位,充分暴露胸部。患者坐位时,医生站在患者前面;患者仰卧位时,医生站在患者右侧。
　　4. 观察胸壁有无皮疹、瘢痕、蜘蛛痣;胸壁静脉有无充盈,有无静脉曲张;有无肋间隙的改变。
　　5. 检查完毕,帮患者整理衣物。向患者说明检查结果。

[临床意义]

　　1. **皮肤**　某些疾病会出现皮肤的改变,详细内容见模块二项目二"任务 8　皮肤黏膜检查"
　　2. **静脉**　当上腔静脉或下腔静脉血流受阻建立侧支循环时,胸壁静脉可充盈或曲张。上腔静脉阻塞时,静脉血流方向自上而下;下腔静脉阻塞时,血流方向则自下而上。
　　3. **肋间隙**　吸气时肋间隙回缩提示呼吸道阻塞使吸气时气体不能自由地进入肺内。肋间隙膨隆见于大量胸腔积液、张力性气胸或严重肺气肿患者用力呼气时。此外,胸壁肿瘤、主动脉瘤或婴儿和儿童时期心脏明显肿大者,其相应局部的肋间隙亦常膨出。

[思维导图]

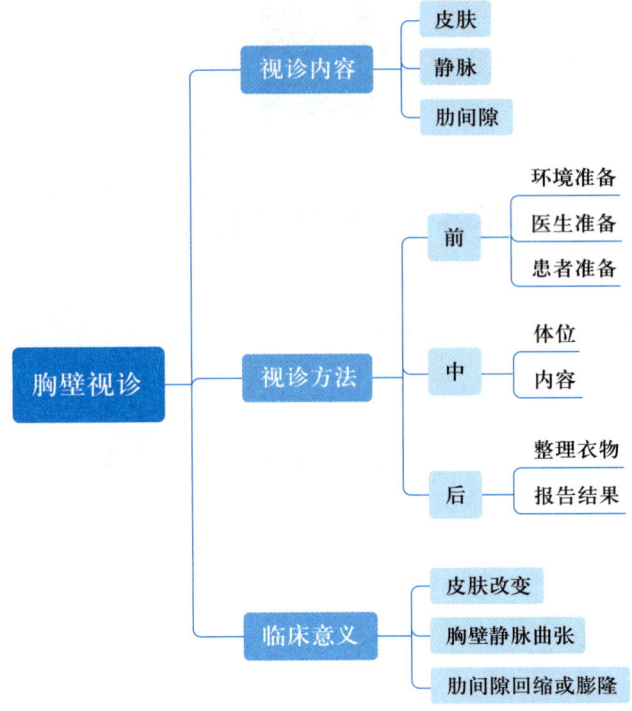

[考点练习]

任务 3   胸廓视诊检查

临床情景

　　患者男,68 岁。咳嗽、喘息十余年,心悸、活动后气短 1 年,加重 1 天入院。患者有慢性咳嗽、咳痰病史十余年,每遇感冒常引起咳嗽、咳痰、喘息发作,痰液呈黏液脓性痰,不易咳出,以冬春季节为甚,且逐年加重,近年来发病时上述症状加重,并出现心悸、气短,入院前 1 天因受凉后上诉症状明显加重,痰量增多,感呼吸困难,急至我院求治。该患者胸廓视诊可出现哪些阳性体征?

[视诊内容]

　　胸廓视诊的内容主要是胸廓的外形和大小。正常胸廓的大小和外形个体间具有一些差异。一般来说两侧大致对称,呈椭圆形。双肩基本在同一水平。锁骨稍突出,锁骨上、下稍下陷。但惯用右手的人右侧胸大肌常较左侧发达,惯用左手者则相反。成年人胸廓的前后径较左右径为短,两者的比例约为1:1.5,正常人的胸廓外形见图2-4-8A。小儿和老年人胸廓的前后径略小于左右径或几乎相等,故呈圆柱形。常见胸廓外形、大小的改变如下。

1. 扁平胸　扁平胸(flat chest)为胸廓呈扁平状,其前后径不及左右径的一半。

2. 桶状胸　桶状胸(barrel chest)为胸廓前后径增加,有时与左右径几乎相等,甚或超过左右径,故呈圆桶状。肋骨的斜度变小,其与脊柱的夹角常大于45°。肋间隙增宽且饱满。腹上角增大,且呼吸时改变不明显(图2-4-8B)。

3. 佝偻病胸

(1) 漏斗胸:胸骨剑突处显著内陷,形似漏斗(图2-4-8C)。

(2) 佝偻病串珠:沿胸骨两侧各肋软骨与肋骨交界处常隆起,形成串珠状。

(3) 肋膈沟:又称哈里森沟,胸部前下肋骨外翻,自胸骨剑突沿膈肌附着处向内凹陷形成一带状沟。

(4) 鸡胸:胸廓的前后径略长于左右径,其上下距离较短,胸骨下端常前突,前胸部两侧肋骨凹陷(图2-4-8D)。

4. 胸廓一侧或局部变形　正常人胸廓双侧对称,无局部膨出或凹陷。

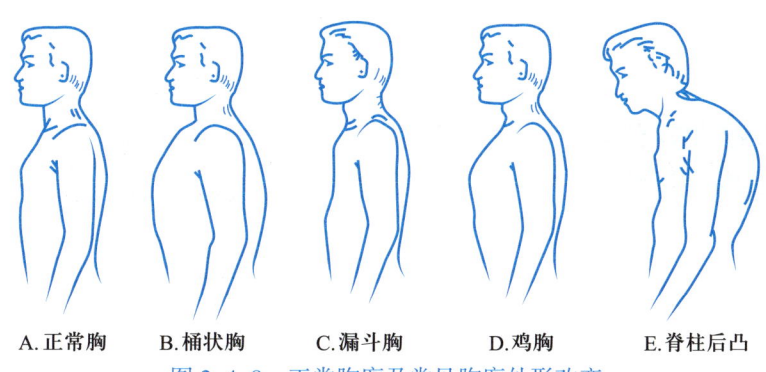

A.正常胸　B.桶状胸　C.漏斗胸　D.鸡胸　E.脊柱后凸

图2-4-8　正常胸廓及常见胸廓外形改变

[视诊方法]

1. 环境温暖、光线充足。

2. 医生穿戴整齐,进行医患沟通,向患者交代检查目的,取得配合。

3. 患者取坐位或仰卧位,充分暴露前胸和背部。患者坐位时,医生站在患者前面;患者仰卧位时,医生站在患者右侧。

4. 观察患者胸廓形态,两侧是否对称;观察胸廓有无畸形和局部隆起。

5. 检查完毕,帮患者整理衣物。向患者说明检查结果。

[临床意义]

1. 扁平胸　见于瘦长体型者,亦可见于慢性消耗性疾病,如肺结核等。

2. 桶状胸　见于严重肺气肿的患者,亦可发生于老年或矮胖体型者。

3. 佝偻病胸　多见于佝偻病儿童。

4. 胸廓一侧变形　胸廓一侧膨隆多见于大量胸腔积液、气胸或一侧严重代偿性肺气肿。胸廓一侧平坦或下陷常见于肺不张、肺纤维化、广泛性胸膜增厚和粘连等。

5. 胸廓局部隆起　见于心脏明显增大、心包大量积液、主动脉瘤及胸内或胸壁肿瘤等。此外，还见于肋软骨炎和肋骨骨折等,前者于肋软骨突起处常有压痛,后者于前后挤压胸廓时,局部常出现剧痛,还可于骨折断端处查到骨摩擦音。

6. 脊柱畸形引起的胸廓改变　严重者因脊柱前凸、后凸或侧凸,导致胸廓两侧不对称,肋间隙增宽或变窄。胸腔内器官与表面标志的关系发生改变。严重脊柱畸形所致的胸廓外形改变可引起呼吸、循环功能障碍。常见于脊柱结核等(图 2-4-8E)。

[思维导图]

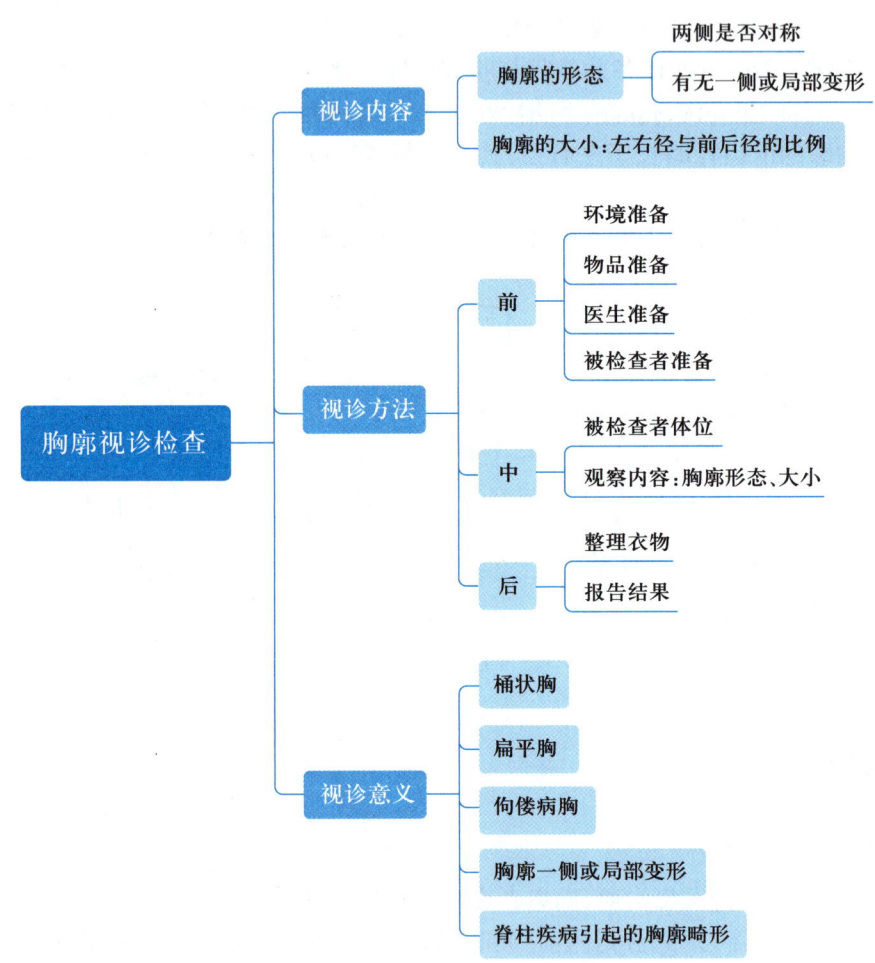

[考点练习]

任务4 乳房检查

临床情景

患者女,34岁。因发现左乳肿块1周入院。患者1周前无意中发现左侧乳房一栗子大小肿块,并感隐痛,无发热,表面皮肤无红肿、破溃,乳头无异常分泌物,无咳嗽,无胸痛,为确诊来我院就诊。该患者乳房检查可出现哪些阳性体征?

[检查内容]

正常儿童及男子乳房一般不明显,乳头位置大约位于双侧锁骨中线第4肋间隙。正常女性乳房在青春期逐渐增大,呈半球形,乳头也逐渐长大呈圆柱形。中老年妇女乳房多下垂或呈袋状。

乳房检查应依据正确的程序,先健侧后患侧,不能仅检查患者叙述不适的部位,以免发生漏诊,除检查乳房外,还应包括引流乳房部位的淋巴结。一般先做视诊,然后再做触诊。

一、视诊

1. **对称性** 观察两侧乳房是否对称。正常女性坐位时两侧乳房基本对称,但亦有轻度不对称者,此系由于两侧乳房发育程度不完全相同的结果。

2. **皮肤改变** 观察乳房皮肤有无发红、溃疡、皮疹、瘢痕、色素沉着及皮肤回缩等。正常乳房皮肤无异常改变,孕妇及哺乳期妇女乳房明显增大,向前突出或下垂,乳晕扩大,色素加深,腋下丰满,乳房皮肤可见浅表静脉扩张。

3. **乳头** 观察乳头的位置、大小、两侧是否对称,乳头有无内陷和分泌物。

4. **腋窝和锁骨上窝** 完整的乳房视诊还应包括乳房淋巴引流最重要的区域,必须详细观察腋窝和锁骨上窝有无包块、红肿、溃疡、瘘管和瘢痕等。

二、触诊

乳房的上界是第2或第3肋骨,下界是第6或第7肋骨,内界起自胸骨缘,外界止于腋前线。以乳头为中心作一垂直线和水平线,可将乳房分为4个象限,便于记录病变部位(图2-4-9)。触诊时应注意双侧乳房有无触痛,有无包块及其部位、大小、硬度、移动度等;乳头有无触痛,有无硬结、弹性消失。

正常乳房呈模糊的颗粒感和柔韧感,皮下脂肪组织的多寡,可影响乳房触诊的感觉,青年人乳房柔软,质地均匀一致,而老年人则多呈纤维和结节感。乳房是由腺体组织的小叶所组成,当触及小叶时,切勿误认为肿块。月经期乳房小叶充血,乳房有紧张感,月经后充血迅即消退。妊娠期乳房增大并有柔韧感,而哺乳期则呈结节感。

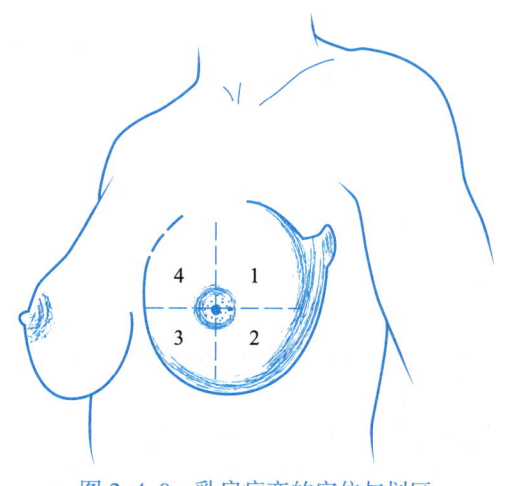

图 2-4-9 乳房病变的定位与划区

[检查方法]

1. **环境准备**　环境温暖、光线充足；医生穿戴整齐，规范洗手。

2. **医患沟通**　向患者交代检查目的，取得配合。

3. **患者准备**　患者取坐位或仰卧位，充分暴露前胸部。患者坐位时，医生站在患者前面；患者仰卧位时，医生站在患者右侧。

4. **乳房视诊**　观察两侧乳房是否对称，皮肤有无发红、溃疡，有无橘皮样改变。观察乳头的位置、大小、对称性，乳头有无内陷和分泌物。

5. **乳房触诊**　医生将一手的手指平置在乳房上，用指腹轻施压力，以旋转或来回滑动的方式进行触诊。先检查健侧乳房，后检查患侧。从外上象限开始，按外上→外下→内下→内上→乳晕及乳头的顺序，左侧乳房沿顺时针方向，右侧乳房沿逆时针方向进行触诊。注意双侧乳房有无触痛，有无包块及其大小、位置、硬度、活动度。双侧乳头有无触痛，有无硬结、弹性是否消失。

6. **淋巴结触诊**　腋窝及锁骨上有无肿大淋巴结。

7. **检查完毕**　帮患者整理衣物。向患者说明检查结果。

[知识拓展]

保护患者隐私

　　《医务人员医德规范及实施办法》中有"实行保护性医疗、不泄露病人隐私与秘密"的规定，为维护病人权利，每位医护人员必须认真阅读和掌握相关文件的内容，并且要严格遵守执行《保护患者隐私制度》。所谓隐私是指病人在就诊过程中向医生公开的、不愿让他人知道的个人信息、私人活动或私有领域。医生应为病人保守秘密，未经病人同意，不要向他人泄露病因病情。当病人不愿与他人共同进行就诊、检查、操作、治疗及转运时，应尽量满足他们的需求。在临床上如男医生在为女性检查胸、腹、外阴等隐蔽部位时，应有女护士或监护人（家属）在场。避免医患之间不必要的误会。

[临床意义]

一、视诊

1. **对称性**　一侧乳房明显增大见于先天畸形、囊肿形成、炎症或肿瘤等。一侧乳房明显缩小则多因发育不全之故。

2. **皮肤改变**

（1）乳房皮肤发红提示局部炎症或乳腺癌累及浅表淋巴管引起的癌性淋巴管炎。前者常伴局部肿、热、痛，后者局部皮肤常呈深红色，不伴热痛，可予鉴别。乳房肿瘤时常因血供增加，皮肤浅表血管可见。

（2）乳房水肿使毛囊和毛囊开口变得明显可见，见于乳腺癌和炎症。癌肿引起的水肿为癌细胞浸润阻塞皮肤淋巴管所致，称之为淋巴水肿。此时，因毛囊及毛囊孔明显下陷，故局部皮肤外观呈"橘皮"或"猪皮"样。炎症水肿时，由于炎症刺激使毛细血管通透性增加，血浆渗出至血管外，并进入细胞间隙，常伴有皮肤发红。

（3）乳房皮肤回缩可由于外伤或炎症，使局部脂肪坏死，成纤维细胞增生，造成受累区域乳房表层和深层之间悬韧带纤维缩短导致。然而，必须注意，如无确切的乳房急性炎症的病史，皮肤回缩常提示恶性肿瘤的存在,特别是无局部肿块、皮肤固定和溃疡等晚期乳腺癌表现的患者,轻度的皮肤回缩常为早期乳腺癌的征象。

3. 乳头

(1) 乳头回缩,如系自幼发生,为发育异常;如为近期发生则可能为乳腺癌。

(2) 乳头出现分泌物提示乳腺导管有病变,分泌物可呈浆液性,黄色、绿色或血性。出血最常见于导管内良性乳突状瘤所引起,但亦见于乳腺癌患者。乳头分泌物由清亮变为绿色或黄色,常见于慢性囊性乳腺炎。

(3) 妊娠时乳头及其活动度均增大,肾上腺皮质功能减退时乳晕可出现明显色素沉着。

二、触诊

1. **硬度和弹性** 硬度增加和弹性消失提示皮下组织被炎症或新生物所浸润。此外,还应注意乳头的硬度和弹性,当乳晕下有癌肿存在时,该区域皮肤的弹性常消失。

2. **压痛** 乳房的某一区域压痛提示其下有炎症存在,月经期乳房亦较敏感,而恶性病变则甚少出现压痛。

3. **包块** 如有包块存在应注意下列特征。

(1) 部位:必须指明包块的确切部位。一般包块的定位方法是以乳头为中心,按时钟钟点的方位和轴向予以描述。此外还应作出包块与乳头间距离的记录,使包块的定位确切无误。

(2) 大小:必须描写其长度、宽度和厚度,以便将来包块增大或缩小时进行比较。

(3) 外形:包块的外形是否规则,边缘是否迟钝或与周围组织粘连固定。大多数良性肿瘤表面光滑规整,而恶性肿瘤则凹凸不平,边缘多固定。然而,必须注意炎性病变亦可出现不规则的外形。

(4) 硬度:包块的硬软度必须明确叙述。一般可描写为柔软的、囊性的、中等硬度或坚硬等。良性肿瘤多呈柔软或囊性感觉;坚硬伴表面不规则者多提示恶性病变。但坚硬区域亦可由炎性病变所引起。

(5) 压痛:必须确定包块是否具有压痛及其程度。一般炎性病变常表现为中度至重度压痛,而大多数恶性病变压痛则不明显。

(6) 活动度:检查者应确定病变是否可自由移动,如仅能向某一方向移动或固定不动,则应明确包块系固定于皮肤、乳腺周围组织或固定于深部结构。大多数良性包块的活动度较大,炎性病变则较固定。早期恶性包块虽可活动,但当病程发展至晚期,其他结构被癌肿侵犯时,其固定度则明显增加。

4. **其他** 乳房触诊后,还应仔细触诊腋窝、锁骨上窝及颈部的淋巴结有否肿大或其他异常。因此处常为乳房炎症或恶性肿瘤扩展和转移的所在。

三、乳房的常见病变

1. **急性乳腺炎** 乳房红、肿、热、痛,常局限于一侧乳房的某一象限。触诊有硬结包块,伴寒战、发热及出汗等全身中毒症状,常发生于哺乳期妇女,但亦见于青年女性和男子。

2. **乳腺肿瘤** 应区别良性或恶性,乳腺癌一般无炎症表现,多为单发并与皮下组织粘连,局部皮肤呈橘皮样,乳头常回缩,多见于中年以上的女性,晚期常伴有腋窝淋巴结转移。良性肿瘤则质较软,界限清楚并有一定活动度,常见者有乳腺囊性增生、乳腺纤维瘤等。

3. **男性乳腺增生** 常见于内分泌紊乱,如使用雌激素、肾上腺皮质功能亢进及肝硬化等。

[思维导图]

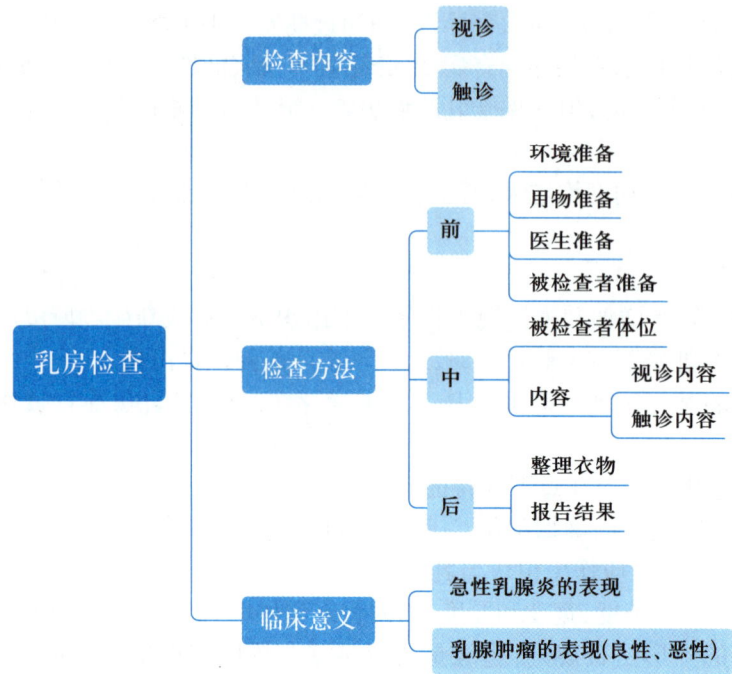

[考点练习]

项目五 肺与胸膜检查

任务 1 肺部视诊检查

临床情景

　　患者男,20 岁。因发热、咳嗽、咳痰伴左侧胸痛 5 天入院。患者自述 5 天前淋雨后出现寒战、高热,体温达 39℃,伴咳嗽、咳痰,痰呈铁锈色,感到左侧胸痛,并随呼吸、咳嗽而加重。该患者肺部视诊可出现哪些阳性体征?

[检查内容]

　　1. 呼吸运动类型　呼吸运动分胸式呼吸和腹式呼吸。以胸廓运动(肋间肌)为主的呼吸称为胸式呼吸,以腹部(膈肌)运动为主的呼吸称为腹式呼吸。正常成年男性和儿童以腹式呼吸为主,成年女性以胸式呼吸为主。实际上,常见两种呼吸均不同程度同时存在。

　　2. 呼吸频率和深度　正常成人在静息状态下的呼吸频率为 16~20 次 / 分,呼吸与脉搏之比为 1∶4。

　　3. 呼吸节律　正常成人静息状态下呼吸节律基本上是均匀而整齐。呼吸节律改变多提示中枢神经系统病变。常见的呼吸节律改变如下。

　　(1)潮式呼吸:又称陈 – 施(Cheyne–Stokes)呼吸,是一种呼吸由浅慢逐渐变得深快,然后再由深快转为浅慢,之后出现一段呼吸暂停,继而又重复上述呼吸节律的周期性呼吸。

　　(2)间停呼吸:又称比奥(Biot)呼吸,表现为在规则呼吸几次后,呼吸突然停止一段时间,又开始规则呼吸,即周而复始的间停呼吸。

　　(3)叹息样呼吸:在一段正常呼吸节律中插入一次深大呼吸,常伴有叹息声。

[检查方法]

　　1. 环境温暖、光线充足;医生穿戴整齐,备好计时器。

　　2. 医患沟通,向患者交代检查目的,取得配合。

　　3. 患者取坐位或仰卧位,充分暴露前胸部。患者坐位时,医生站在患者前面;患者仰卧位时,医生站在患者右侧。

　　4. 医生从侧面切线方向观察呼吸运动类型,计数呼吸次数(计数 1 分钟,至少 30 秒),观察呼吸深度是否正常,呼吸节律是否均匀而整齐。

　　5. 帮患者整理衣物。向患者说明检查结果。

[临床意义]

1. 呼吸运动类型改变　某些疾病可使呼吸运动类型发生改变,如肺炎、重症肺结核、胸膜炎、肺水肿或肋骨骨折时,胸式呼吸减弱,腹式呼吸增强;腹膜炎症、大量腹水、肝脾极度肿大和腹腔巨大肿瘤时,腹式呼吸减弱,胸式呼吸增强。妊娠晚期也可有腹式呼吸减弱,胸式呼吸增强。

2. 呼吸频率和深度变化

(1) 呼吸过速:呼吸频率 >24 次 / 分,见于发热、疼痛、贫血、甲状腺功能亢进等。

(2) 呼吸过缓:呼吸频率 <12 次 / 分,见于颅内高压、镇静剂过量。

(3) 浅快呼吸:见于肺炎、胸膜炎、胸腔积液、气胸、呼吸肌麻痹、腹水等。

(4) 深快呼吸:见于剧烈运动、情绪激动或过度紧张。

(5) 浅慢呼吸:见于昏迷、麻醉剂或镇静剂过量、颅内压增高等。

(6) 深大呼吸:又称库斯莫尔(Kussmaul)呼吸,指呼吸深而快,多见于糖尿病酮症酸中毒、尿毒症等(图 2-5-1)。

3. 呼吸节律变化

(1) 潮式呼吸和间停呼吸提示呼吸中枢兴奋性降低,见于中枢神经系统疾病,如脑

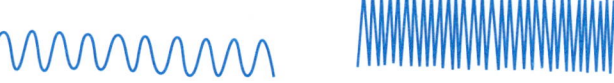

图 2-5-1　正常呼吸与库斯莫尔呼吸

炎、脑膜炎、颅内压增高及某些中毒,如糖尿病酮症酸中毒、巴比妥类中毒等。间停呼吸较潮式呼吸更为严重,预后多不良,常在临终前发生。

(2) 叹气样呼吸为功能性改变,见于神经衰竭、精神紧张或抑郁症等。

[思维导图]

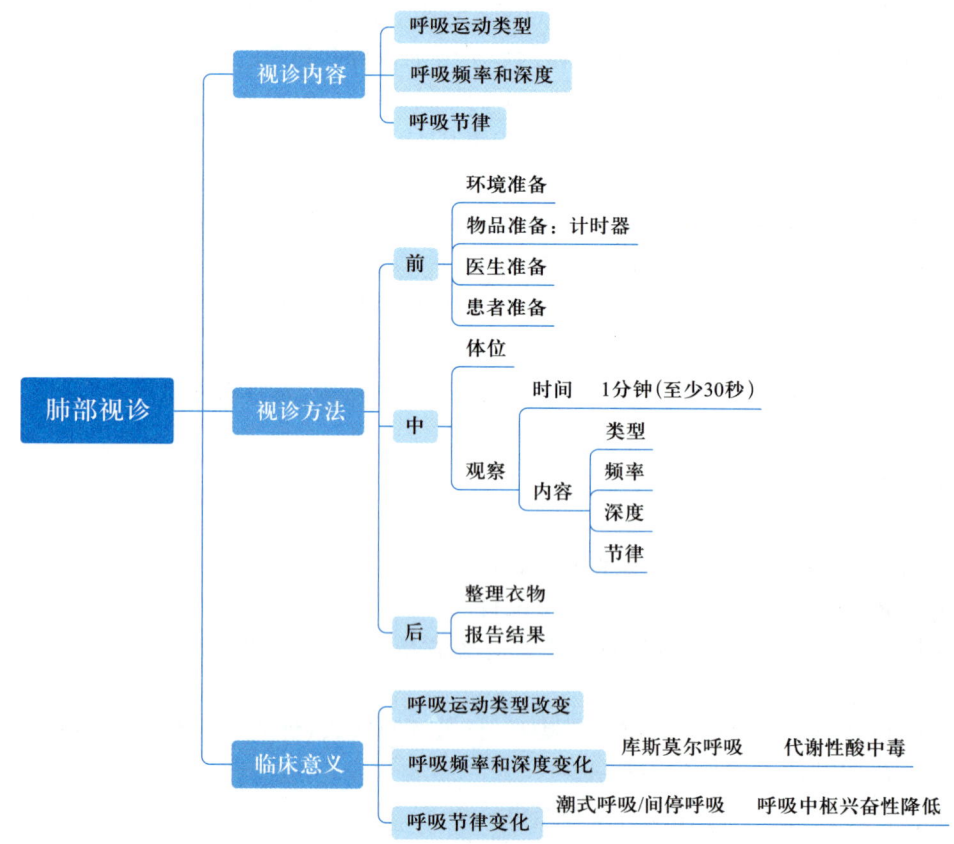

[考点练习]

任务 2　胸廓扩张度检查

临床情景

　　患者男,63 岁。咳嗽、咳痰 20 年,加重半月。10 年前患者已诊断为"慢性支气管炎、肺气肿"。你作为接诊医师,在肺部触诊检查时可能有何发现?

[检查内容]

　　胸廓扩张度即呼吸时的胸廓动度,于胸廓前下部检查较易获得,因该处胸廓呼吸时动度较大。胸廓扩张度检查包括前胸廓扩张度检查和后胸廓扩张度检查。

[检查方法]

1. **环境准备**　环境温暖、光线充足;医生穿戴整齐,规范洗手。
2. **医患沟通**　向患者交代检查目的,取得配合。
3. **前胸廓扩张度检查**

肺和胸膜
触诊

(1) 患者取坐位或仰卧位,充分暴露前胸部。医生立于患者前面或右侧,操作前先搓热双手。

(2) 医生双手掌和伸展的手指置于患者前侧胸壁,左右拇指分别沿两侧肋缘指向剑突,拇指尖在前正中线两侧对称部位,嘱患者深呼吸,观察比较两手的动度是否一致(图 2-5-2)。

4. **后胸廓扩张度检查**

(1) 患者取坐位,充分暴露胸部。医生立于患者后面,操作前先搓热双手。

(2) 医生两手平置于患者背部约第 10 肋骨水平,拇指与中线平行,并将两侧皮肤向中线轻推,嘱患者深呼吸,观察比较两手的动度是否一致(图 2-5-3)。

5. **检查完毕**　帮患者整理衣物,向患者说明检查结果。

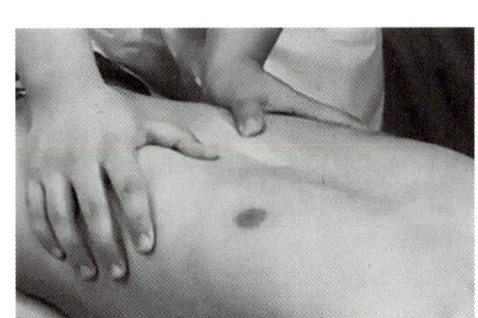

图 2-5-2　前胸廓扩张度检查

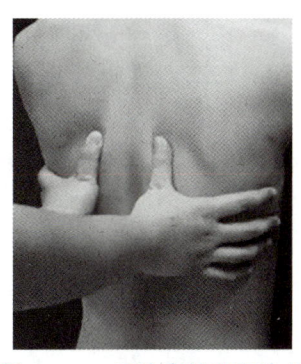

图 2-5-3　后胸廓扩张度检查

[临床意义]

1. 胸廓扩张度减弱

（1）一侧胸廓扩张度减弱：见于大量胸腔积液、气胸、胸膜增厚和肺不张等。

（2）两侧胸廓扩张度均减弱：见于中枢神经系统病变或周围神经病变、呼吸肌无力等。

2. 胸廓扩张度增强

（1）一侧胸廓扩张度增强：见于对侧肺扩张受限，如肋骨骨折、肺不张等。

（2）两侧胸廓扩张度增强：见于膈肌运动障碍所致胸式呼吸增强，如腹水、腹内巨大肿瘤、肝脾大、急性腹膜炎等。

[思维导图]

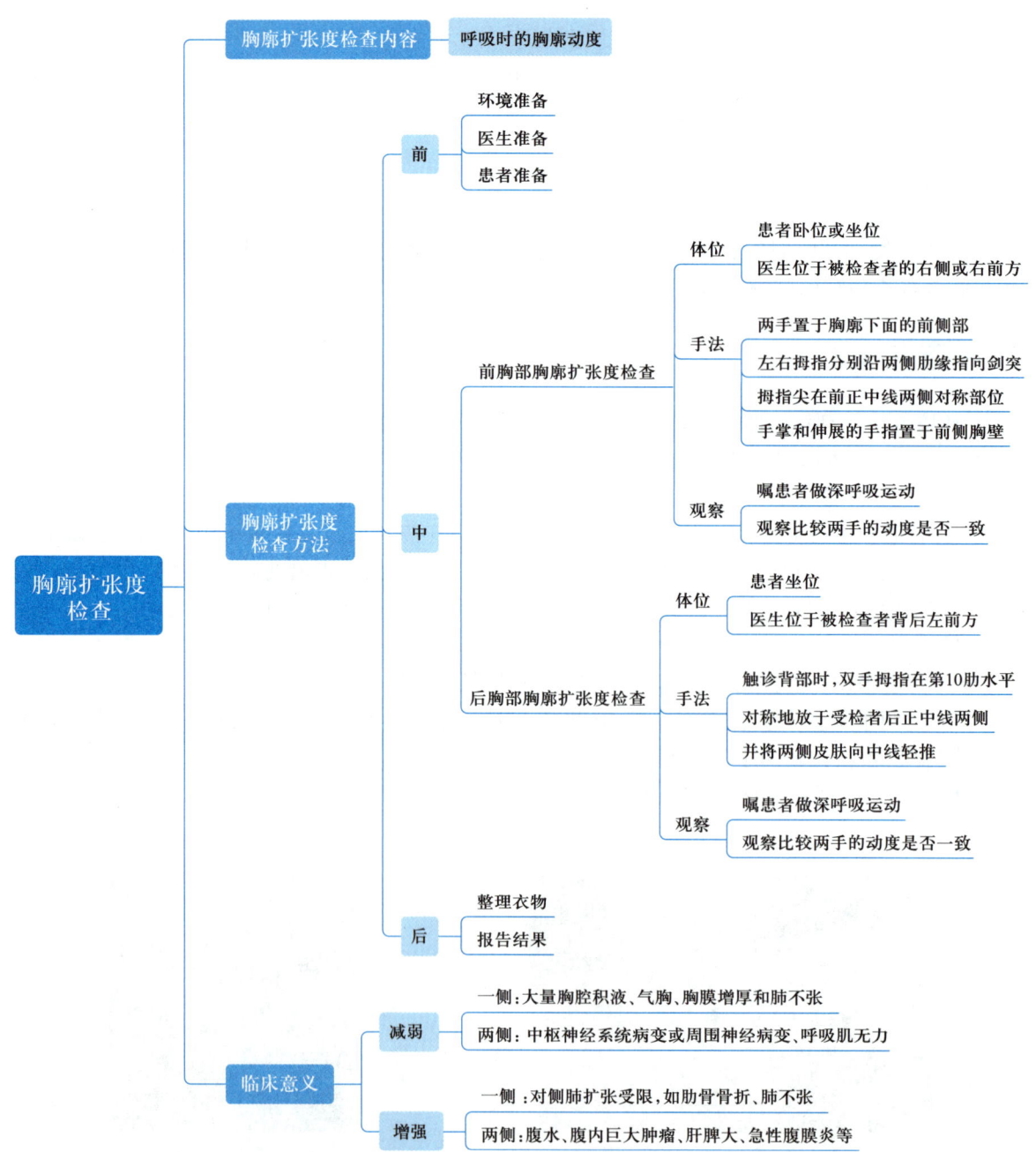

[考点练习]

任务 3 语音震颤检查

临床情景

患者男,53 岁。间断咳嗽、咳痰 18 年,加重 2 天,脓痰增多,并出现胸闷、气促,故来院就诊。该患者肺部语音震颤检查可能出现什么情况?

[检查内容]

语音震颤为患者发出语音时,声波起源于喉部,沿气管、支气管及肺泡,传到胸壁所引起共鸣的振动,可由医生的手触及,故又称触觉震颤(图 2-5-4)。根据其振动的增强或减弱,可判断胸内病变的性质。

[检查方法]

1. 环境温暖、光线充足;医生穿戴整齐,规范洗手。
2. 医患沟通,向患者交代检查目的,取得配合。
3. 请患者充分暴露胸部。检查前胸时,患者取仰卧位,医生位于患者右侧。检查后胸时,患者取坐位,医生位于患者后面。
4. 医生先搓热双手,用两手掌的尺侧缘或掌面轻放于患者两侧胸壁的对称部位,嘱患者用同等的强度重复发"yi"长音,自上而下,由内到外,双手交叉,比较两侧相应部位语音震颤的异同,注意有无增强或减弱(图 2-5-5)。语音震颤检查的部位一般为"前三后四",即前胸三个部位,后胸四个部位,注意在检查后胸时,一定要避开两侧的肩胛骨(图 2-5-6)。
5. 检查完毕,帮患者整理衣物,向患者说明检查结果。

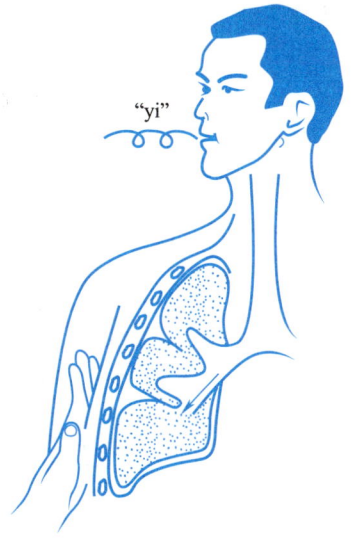

图 2-5-4 语音震颤产生原理

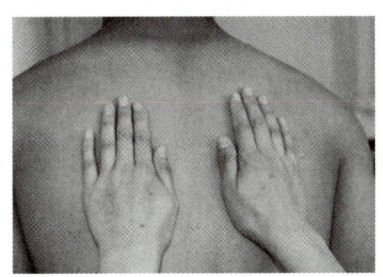
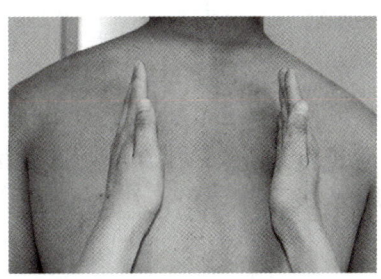

图 2-5-5 语音震颤检查

语音震颤

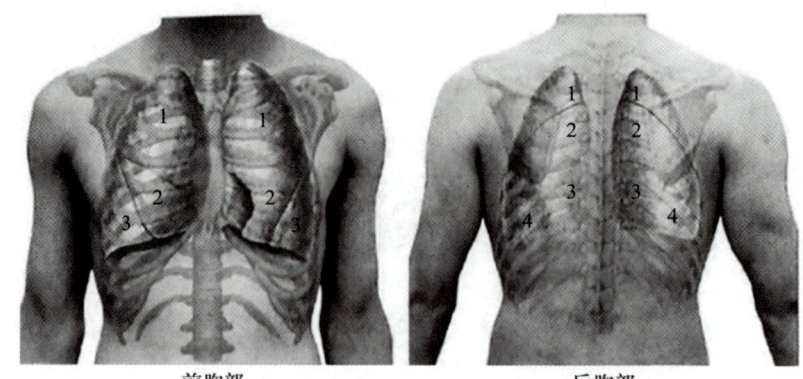

前胸部　　　　　　　　　　　后胸部

图 2-5-6　语音震颤检查的部位及顺序

[**临床意义**]

　　语音震颤的强弱主要取决于气管、支气管是否通畅,胸壁传导是否良好。正常人语音震颤的强度受发音的强弱、音调的高低、胸壁的厚薄及支气管至胸壁距离的差异等因素的影响。一般来说,发音强、音调低、胸壁薄及支气管至胸壁的距离近者语音震颤强,反之则弱。此外,语音震颤在两侧前后的上胸部和沿着气管与支气管前后走向的区域,即肩胛间区及左右胸骨旁第1、2肋间隙部位最强,于肺底最弱。因此,语音震颤的强度,正常成人较儿童强,男性较女性强,消瘦者较肥胖者强,前胸上部较前胸下部强,右胸上部较左胸上部强。

　　1. 语音震颤减弱或消失　主要见于:① 肺泡内含气量过多,如肺气肿;② 支气管阻塞,如阻塞性肺不张;③ 大量胸腔积液或气胸;④ 胸膜高度增厚粘连;⑤ 胸壁皮下气肿(图 2-5-7)。

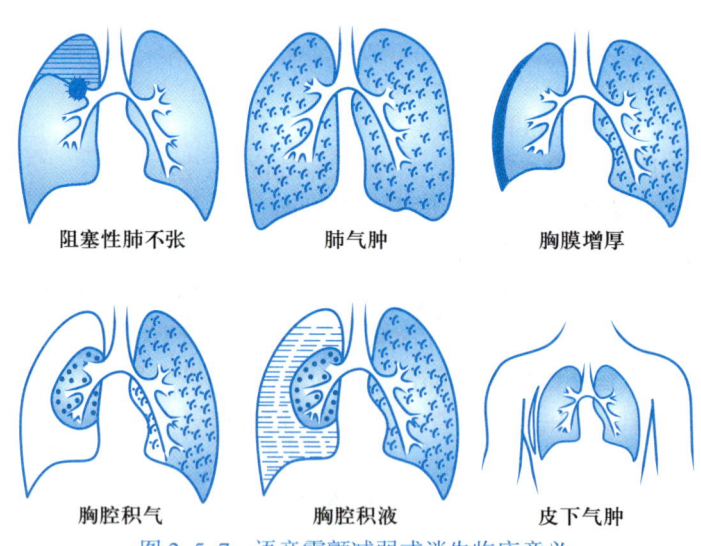

阻塞性肺不张　　　　　　　肺气肿　　　　　　　胸膜增厚

胸腔积气　　　　　　　胸腔积液　　　　　　　皮下气肿

图 2-5-7　语音震颤减弱或消失临床意义

　　2. 语音震颤增强　主要见于:① 肺泡内有炎症浸润,因肺组织实变使语音震颤传导良好,如大叶性肺炎实变期、大片肺梗死等;② 接近胸膜且与支气管相通的肺内巨大空腔,声波在空腔内产生共鸣,尤其是当空腔周围有炎性浸润并与胸壁粘连时,更有利于声波传导,使语音震颤增强,如空洞型肺结核、肺脓肿等(图 2-5-8)。

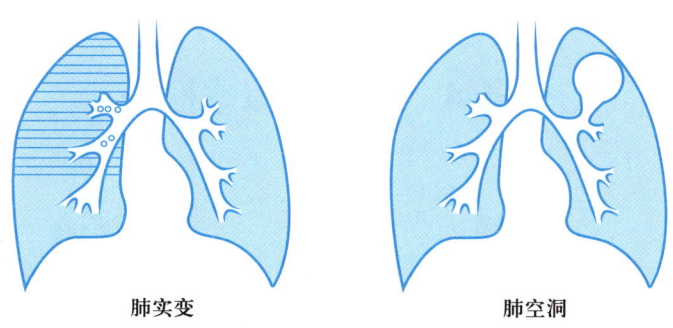

肺实变　　　　　　　　肺空洞

图 2-5-8　语音震颤增强临床意义

[思维导图]

语音震颤检查
├── 语音震颤检查内容 —— 患者发出语音时传到胸壁所引起共鸣的振动,可由医生的手触及,故又称触觉震颤
├── 语音震颤检查方法
│   ├── 前
│   │   ├── 环境准备
│   │   ├── 医生准备
│   │   └── 患者准备
│   ├── 中
│   │   ├── 前胸部触觉语颤的检查
│   │   │   ├── 检查手法
│   │   │   ├── 检查顺序
│   │   │   └── 感觉内容
│   │   └── 后胸部触觉语颤的检查
│   │   ├── 检查手法
│   │   ├── 检查顺序
│   │   └── 感觉内容
│   └── 后
│   ├── 整理衣物
│   └── 报告结果
└── 临床意义
    ├── 语音震颤减弱或消失
    │   ├── 肺泡内含气量过多,如肺气肿
    │   ├── 支气管阻塞,如阻塞性肺不张
    │   ├── 大量胸腔积液或气胸
    │   ├── 胸膜高度增厚粘连
    │   └── 胸壁皮下气肿
    └── 语音震颤增强
        ├── 大叶性肺炎实变期、大片肺梗死
        └── 空洞型肺结核、肺脓肿

[考点练习]

任务 4 胸膜摩擦感检查

临床情景

患者男,22 岁,建筑工人。3 天前在大雨中施工,当晚寒战、发热,3 天来热度不退,现咳嗽时觉左胸疼痛,咳出少量铁锈色痰。该患者胸痛的原因是什么? 肺部触诊时可能有什么发现? 如何区分胸膜摩擦感和心包摩擦感?

[检查内容]

急性胸膜炎时,因纤维蛋白沉着,两层胸膜表面变粗糙,呼吸时脏层和壁层胸膜相互摩擦,可由检查者的手感觉到,称为胸膜摩擦感。在呼、吸两相均可触及胸膜摩擦感,但有时只能在吸气相末触到,犹如皮革相互摩擦的感觉。胸膜摩擦感常于胸廓的下前侧部触及,因该处呼吸时胸廓动度最大,屏住呼吸时则消失。

[检查方法]

1. 环境温暖、光线充足;医生穿戴整齐,规范洗手。
2. 医患沟通,向患者交代检查目的,取得配合。
3. 患者取坐位或仰卧位,充分暴露前胸部。医生立于患者前面或右侧。
4. 医生搓热双手,手掌平放于患者两侧胸廓的下前侧部,嘱患者深慢呼吸,注意吸气相和呼气相有无如皮革相互摩擦的感觉。嘱患者屏住呼吸,重复上述检查,注意胸部有无摩擦感(图 2-5-9)。如屏住呼吸时,仍能触及摩擦感,则可能为心包摩擦感。
5. 检查完毕,帮患者整理衣物,向患者说明检查结果。

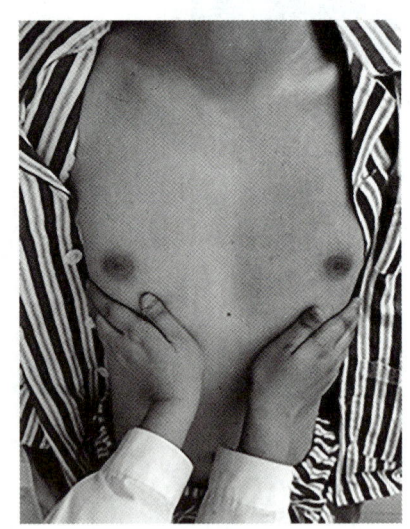

图 2-5-9 胸膜摩擦感检查

[临床意义]

胸膜摩擦感常见于各种原因所致的胸膜炎早期,大量胸腔积液时则消失。

[思维导图]

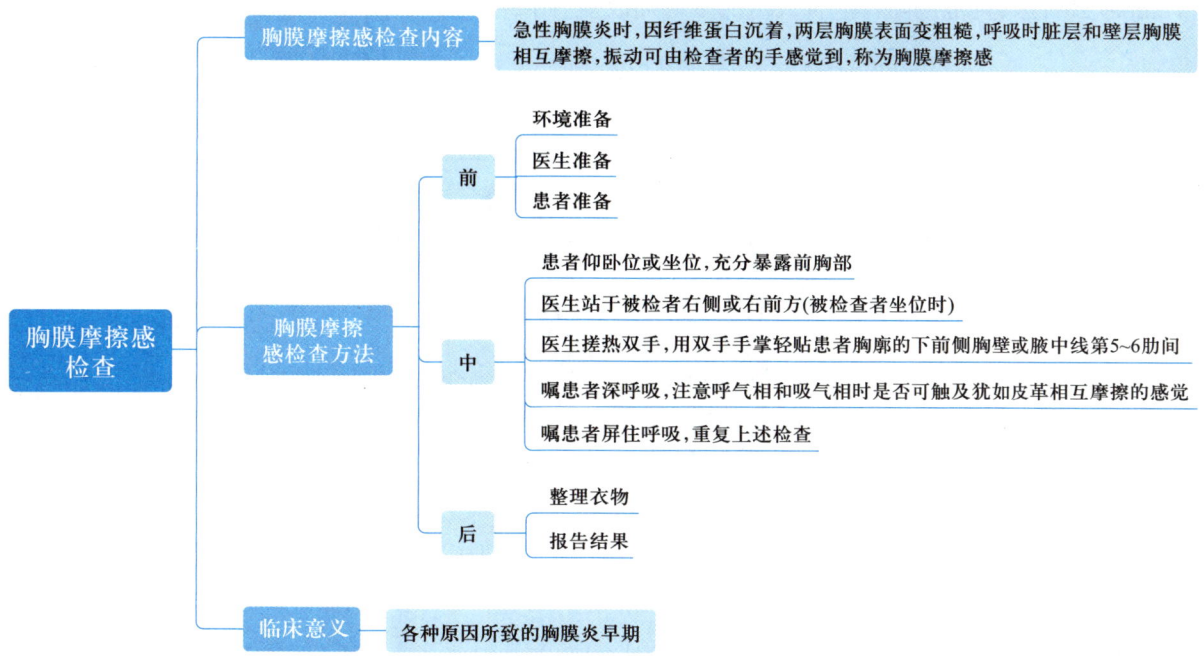

胸膜摩擦感检查

- 胸膜摩擦感检查内容 —— 急性胸膜炎时,因纤维蛋白沉着,两层胸膜表面变粗糙,呼吸时脏层和壁层胸膜相互摩擦,振动可由检查者的手感觉到,称为胸膜摩擦感

- 胸膜摩擦感检查方法
  - 前
    - 环境准备
    - 医生准备
    - 患者准备
  - 中
    - 患者仰卧位或坐位,充分暴露前胸部
    - 医生站于被检者右侧或右前方(被检查者坐位时)
    - 医生搓热双手,用双手手掌轻贴患者胸廓的下前侧胸壁或腋中线第5~6肋间
    - 嘱患者深呼吸,注意呼气相和吸气相时是否可触及犹如皮革相互摩擦的感觉
    - 嘱患者屏住呼吸,重复上述检查
  - 后
    - 整理衣物
    - 报告结果

- 临床意义 —— 各种原因所致的胸膜炎早期

[考点练习]

任务 5　肺部间接叩诊检查

临床情景

患者女,33岁。因车祸后右侧胸痛、呼吸困难、咳血 2 小时入院。初步诊断为"右侧气胸",对该患者进行肺部叩诊检查时,叩诊音为哪一种类型?该如何叩诊?

[检查内容]

胸部叩诊音:正常胸部叩诊为清音,受各部位含气量的不同、胸壁的厚薄及邻近器官的因素影响,其音响的强弱和高低会略有不同。① 前胸上部较下部相对稍浊,是由于肺上叶较下叶体积小,含气量少,且胸上部肌肉较发达;② 右肺上部叩诊音相对稍浊,是由于与左肺上叶相比,右肺尖位置较低,右肺上叶体积小,且右利者右侧胸大肌更发达;③ 胸骨左侧第 3、4 肋间靠近心脏,故叩诊音较右侧相应部位稍浊;④ 右侧胸壁因受肝影响,故叩诊音稍浊;⑤ 背部肌肉较发达,故背部叩诊音较前胸部稍浊;⑥ 左侧腋前线下方有胃泡的存在,叩诊呈鼓音,称为胃泡鼓音区,又称特劳伯(Traube)鼓音区,且范围随胃泡含气量的多寡而改变(图 2-5-10)。

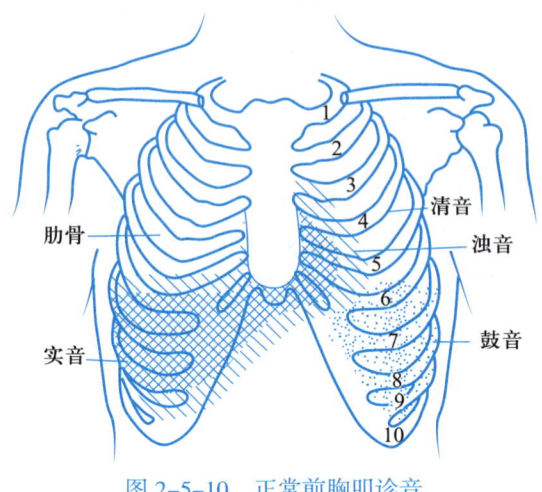

图 2-5-10　正常前胸叩诊音

[检查方法]

1. **环境准备**　环境温暖、光线充足;医生穿戴整齐,规范洗手。

2. **医患沟通**　向患者交代检查目的,取得配合。

3. **患者准备**　患者取坐位或仰卧位,充分暴露前胸部和背部。医生站在患者前面或右侧。

4. **首先叩诊前胸**　由锁骨上窝开始,沿锁骨中线、腋前线从上到下逐一肋间进行叩诊,左右对比,内外对比。叩诊时左手中指第 2 指节紧贴于叩诊部位,其他手指稍抬起,勿与体表接触。右手手指自然弯曲,用中指指端叩击左手中指末端指关节处或第 2 节指骨的远端。板指平贴肋间隙,与肋骨平行。叩击方向应与叩诊部位的体表垂直,叩诊时应以腕关节与掌指关节的活动为主,叩击动作要灵活、短促、富有弹性,叩击后右手中指应立即抬起,以免影响对叩诊音的判断。同一部位可连续叩击 2~3 下。

5. **再叩诊侧胸壁**　嘱患者举起上臂置于头部,从腋窝开始沿腋中线、腋后线向下叩诊至肋缘,左右对比,内外对比。

6. **最后叩诊背部**　患者取坐位,向前稍低头,双手交叉抱肘,尽可能使肩胛骨移向外侧方。叩肩胛间区时,板指与脊柱平行,在肩胛下角以下叩诊时,板指平贴肋间隙,与肋骨平行,沿肩胛线自上而下进行叩诊。

7. **检查完毕**　帮患者整理衣物,向患者说明检查结果。

[临床意义]

肺、胸膜或胸壁的病理改变可通过肺部叩诊进行检查,表现为肺部清音区出现浊音、实音、过清音或鼓音的情况。但当病灶位置较深(距离胸部表面 5 cm 以上)、范围较小(直径小于 3 cm)及少量胸腔积液时,一般不能发现叩诊音的改变。胸部异常叩诊音有:

1. **浊音、实音**　见于下列病变:① 肺部大面积含气量减少,如肺炎、肺不张、肺栓塞及重度肺水肿等;② 肺内有不含气的病灶,如肺内肿物、未液化的肺脓肿等;③ 胸腔积液、胸膜肥厚等;④ 胸壁水肿、肿瘤等。

2. **鼓音** 常见于:① 靠近胸壁的空腔肺组织,如液化的肺脓肿、空洞性肺结核、癌性肺空洞、尘肺空洞等;② 患侧气胸等。

3. **过清音** 见于肺泡内含气量增多而弹性减弱时,如慢性阻塞性肺疾病、肺气肿、支气管哮喘等。

4. **浊鼓音** 是一种兼有浊音和鼓音特点的混合音,见于肺泡壁松弛,肺泡含气量减少的情况,如肺炎的充血期及消散期、肺不张和肺水肿等。

[思维导图]

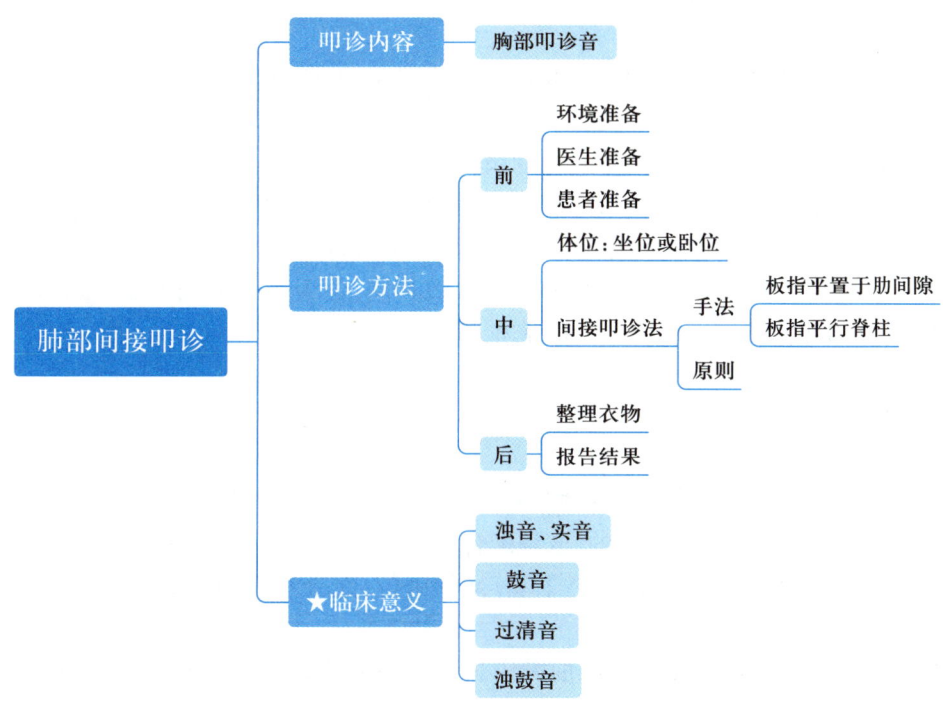

[考点练习]

任务 6　肺界叩诊检查

临床情景

患者男,75 岁。因咳嗽、咳痰 30 年,气喘 3 年,加重 5 天入院,初步诊断为"慢性阻塞性肺疾病",叩诊该患者肺界会有哪些改变?

[检查内容]

1. **肺上界**　肺上界即肺尖的宽度,也就是从内侧颈肌到外侧肩胛带之间的距离,正常为 4~6 cm,称作克勒尼希(Kronig)峡。左右两侧肺尖的宽度并不完全相等,右侧较左侧稍窄,这是由于右侧肺尖位置低及右侧肩胛带肌肉更发达的缘故。

2. **肺前界**　正常的肺前界相当于心脏的绝对浊音界,临床应用甚少。右肺前界相当于右侧胸骨线位置,左肺前界相当于左侧胸骨旁线第 4 至第 6 肋间隙的位置。

3. **肺下界**　正常人平静呼吸时,两侧肺下界大致相同,位于锁骨中线第 6 肋间隙,腋中线第 8 肋间隙,肩胛线第 10 肋间隙,后正中线第 11 胸椎棘突水平。

肺下界
叩诊

[检查方法]

1. **环境准备**　环境温暖、光线充足;医生穿戴整齐,规范洗手,准备好标记笔。

2. **医患沟通**　向患者交代检查目的,取得配合。

3. **患者准备**　患者取坐位(双臂自然下垂)或仰卧位,充分暴露前胸部和背部,平静呼吸。医生立于患者前面或右侧。

4. **肺上界叩诊**　医生自一侧斜方肌前缘中央部开始叩诊,逐渐叩向外侧,当由清音变为浊音时,做一标记;然后再由上述中央部叩向内侧,直至清音变为浊音时,再做一标记,测量两标记点之间的距离。同样方法检查对侧肺上界。

5. **肺下界叩诊**　通常在右侧锁骨中线、左右腋中线、左右肩胛线上叩诊肺下界。由于受心脏浊音界的影响,无需在左侧锁骨中线叩诊肺下界。板指平贴肋间隙,与肋骨平行。在右锁骨中线叩诊肺下界时,从第 2 肋间开始,由上而下逐个肋间叩诊,清音变浊音时为肝肺重叠部位,继续向下叩诊,浊音变为实音时为肺下界;在左右腋中线叩诊肺下界时,从腋窝顶部开始,由上而下逐个肋间叩诊,清音变为浊音时为肺下界;在左右肩胛线叩诊肺下界时,从肩胛下角开始,由上而下逐个肋间叩诊,清音变为浊音时为肺下界。分别做标记。

6. **检查完毕**　帮患者整理衣物,向患者说明检查结果。

[临床意义]

1. **肺上界**

(1) 肺上界变窄:见于肺尖含气量减少或萎缩,如肺尖结核、肿瘤等。

（2）肺上界变宽：见于肺尖含气量增多，如慢性阻塞性肺疾病、气胸等。

2. 肺下界

（1）肺下界上移：生理情况见于矮胖体型的人、妊娠者；病理情况见于肺不张、肺纤维化、大量腹水、气腹、肝脾大、腹腔巨大肿瘤、膈肌麻痹等。

（2）肺下界下移：生理情况见于瘦长体型的人；病理情况见于慢性阻塞性肺疾病、腹腔脏器下垂等。

［思维导图］

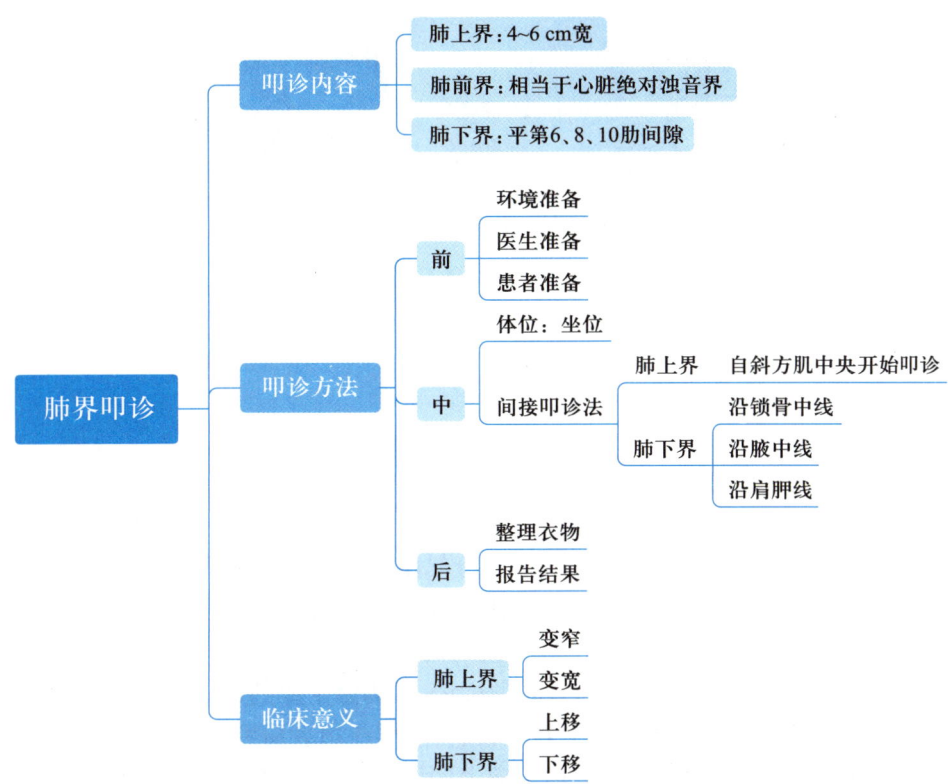

［考点练习］

任务7　肺下界移动度叩诊检查

临床情景

患者女，50岁。胸闷、气急1月。X线胸片示右侧大量胸腔积液。该患者右侧肺下界移动度叩诊检查能否叩出，应如何检查？

[检查内容]

肺下界移动度:通常在肩胛线上进行检查,为呼吸时肺下界最低点(深吸气)与最高点(深呼气)之间的移动范围,相当于膈肌的移动范围。正常范围为6~8 cm,小于4 cm为移动度减弱(图2-5-11)。

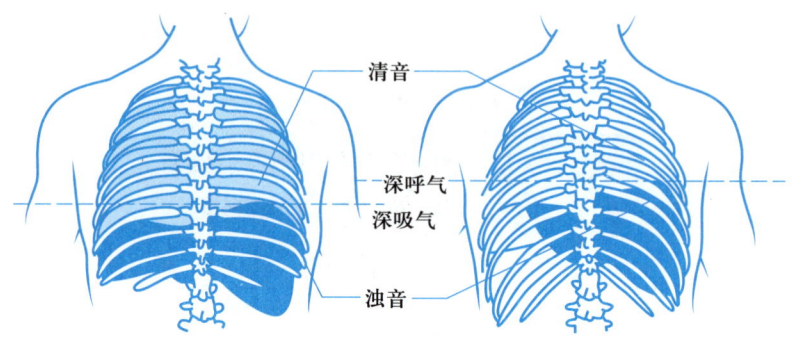

清音

深呼气
深吸气

浊音

图2-5-11 肺下界移动度

[检查方法]

肺下界移
动度叩诊

1. 环境准备 环境温暖、光线充足;医生穿戴整齐,规范洗手,备好标记笔、直尺。

2. 医患沟通 向患者交代检查目的,取得配合。

3. 患者准备 患者取坐位,双臂自然下垂,充分暴露背部。医生位于患者后面。

4. 肺下界最低点叩诊 嘱患者平静呼吸,在肩胛线上从肩胛下角开始,由上而下逐一肋间叩诊,叩诊音由清音变为浊音时做标记,为平静呼吸时的肺下界。板指不动,嘱患者深吸气后屏住呼吸,继续沿肩胛线向下叩诊,当清音变为浊音时做标记,即为肺下界的最低点。

5. 肺下界最高点叩诊 当患者恢复平静呼吸后,同样在患者肩胛线上叩出平静呼吸时的肺下界。板指不动,嘱患者深呼气后屏住呼吸,由下向上叩诊,当浊音变为清音时做标记,为肺下界的最高点。

6. 肺下界移动度 测量出肺下界的最低点与最高点之间的距离,即为肺下界移动度。

7. 检查完毕 帮患者整理衣物,向患者说明检查结果。

[临床意义]

1. 肺下界移动度减弱 见于:① 肺组织弹性减弱或消失,如慢性阻塞性肺疾病等;② 肺组织萎缩,如肺不张、肺纤维化等;③ 肺组织炎症、水肿、局部胸膜粘连等。

2. 肺下界移动度消失 见于膈神经麻痹、胸腔大量积液或积气及广泛胸膜粘连等。

[思维导图]

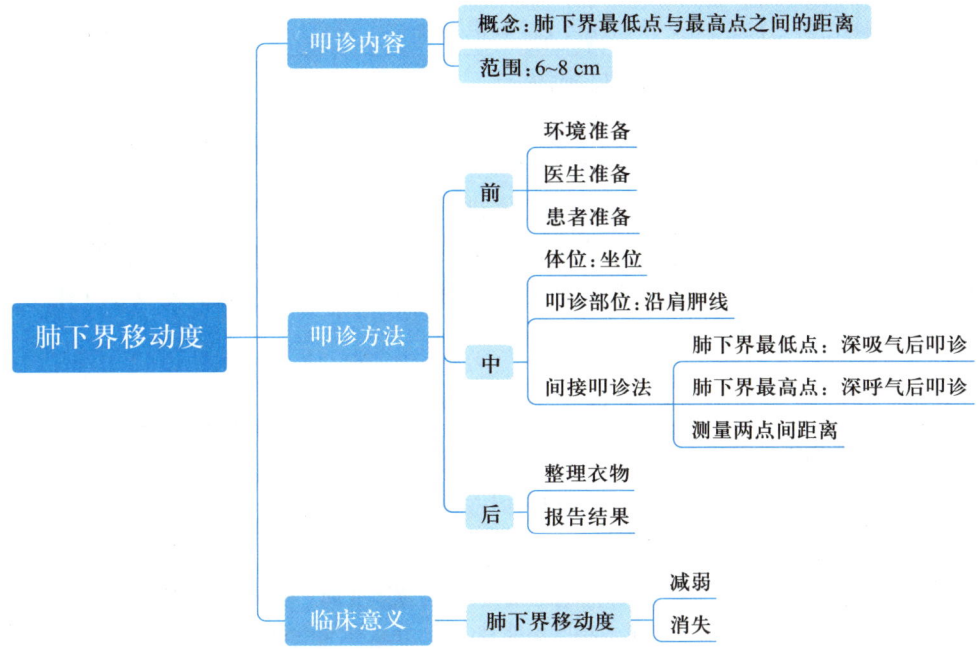

[考点练习]

任务8 肺部听诊检查

临床情景

患者女,48 岁。因咳嗽、咳痰、午后低热 1 年,胸痛 3 月余入院,入院后完善相关检查,初步诊断为"1. 空洞型肺结核 2. 结核性胸膜炎"。该患者肺部听诊有哪些阳性体征?

[检查内容]

肺部听诊检查主要包括听诊正常呼吸音、异常呼吸音、啰音、语音共振和胸膜摩擦音五项内容。

一、正常呼吸音

正常呼吸音有以下几种。

1. **支气管呼吸音（bronchial breath sound）** 呼吸时气流在声门、气管形成湍流所产生的声音（表2-5-1）。类似抬舌后经口腔呼气时发出的"ha"声。

表2-5-1 支气管呼吸音的特点及发生机制

部位	喉部、胸骨上窝、背部第6、7颈椎及第1、2胸椎附近
特点	呼气时相比吸气时相长，音调较高，音响较强
机制	吸气为主动运动，吸气时声门增宽，气流通过快。呼气为被动运动，声门较窄，气流通过慢

呼吸音的
由来与
特点

2. **肺泡呼吸音（vesicular breath sound）** 气体进出细支气管和肺泡时产生的声音。吸气时，气流经过支气管进入肺泡，冲击肺泡壁，使肺泡由松弛变为紧张；呼气时，肺泡由紧张变为松弛，这种肺泡弹性的变化和气流产生的振动形成了肺泡呼吸音（表2-5-2）。类似上牙咬住下唇并向外吹气时发出的"fu-fu"声，声音柔和呈吹风样。

表2-5-2 肺泡呼吸音的特点及发生机制表

部位	在大部分肺野内均可听及
特点	吸气时音响较强，音调较高，时相较长。呼气时音响较弱，音调较低，时相较短
机制	吸气为主动运动，单位时间内进入肺泡的气体流量大、流速快，肺泡维持紧张状态的时间较长。呼气是被动运动，呼气时气流逐渐减弱，肺泡随之松弛，音响逐渐变弱。呼气时相较短，并非呼气动作短于吸气动作，而是由于呼气末气体流量太小已不能被听及，导致呼气声先于呼气动作完成前消失

受性别、年龄、呼吸深浅、肺组织弹性程度及胸壁厚薄等因素影响，肺泡呼吸音的强弱略有差异。① 男性强于女性，系男性呼吸运动的力量较强，且胸壁皮下脂肪较少之故；② 儿童强于老人，是由于儿童胸壁较薄且肺组织富有弹性；③ 呼吸愈深愈快，肺泡呼吸音愈强；④ 肺泡组织较多，胸壁肌肉较薄的部位，如乳房下部、肩胛下部及腋窝下部肺泡呼吸音较强，肺尖及肺底则较弱。

3. **支气管肺泡呼吸音（bronchovesicular breath sound）** 是由接近体表的大支气管周围包绕肺泡所致，为兼有支气管呼吸音和肺泡呼吸音特点的混合呼吸音（表2-5-3）。

表2-5-3 支气管肺泡呼吸音及特点表

部位	胸骨角两侧、肩胛间区第3、4胸椎水平及肺尖附近
特点	吸气音性质与肺泡呼吸音相似，但音调更高且响亮。呼气音性质则与支气管呼吸音相似，但音调低且音响较弱。吸气时相与呼气时相大致相等

三种正常呼吸音的比较见表2-5-4及图2-5-12。

表2-5-4 三种正常呼吸音特征的比较

特征	肺泡呼吸音	支气管呼吸音	支气管肺泡呼吸音
强度	柔和	响亮	中等
音调	低	高	中等
吸：呼	3：1	1：3	1：1
性质	轻柔的沙沙声	管样	沙沙声、但管样
正常听诊区域	大部分肺野	胸骨柄	主支气管

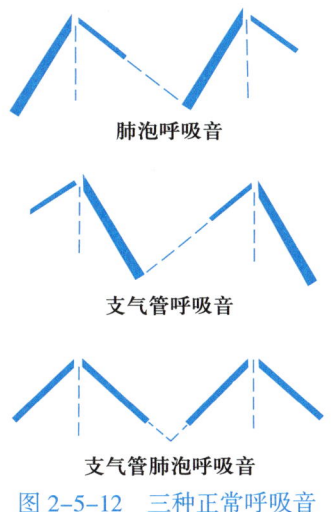

肺泡呼吸音

支气管呼吸音

支气管肺泡呼吸音

图 2-5-12　三种正常呼吸音

二、异常呼吸音

异常呼吸音有以下几种。

1. **异常肺泡呼吸音**　指在病理状态下,肺泡呼吸音的性质、强度发生了变化。

2. **异常支气管呼吸音**　指在正常肺泡呼吸音分布区域听到支气管呼吸音,又称管样呼吸音。

3. **异常支气管肺泡呼吸音**　指在正常肺泡呼吸音分布区域听到支气管肺泡呼吸音。

三、啰音

啰音(rale)是呼吸音以外的附加音,正常情况下不能听及,按照其性质的不同分为干啰音和湿啰音。

1. **干啰音(dryrale)**　气管、支气管或细支气管狭窄或部分阻塞,气流通过时形成湍流所产生的声音。

(1)形成机制:① 炎症引起的黏膜充血水肿和分泌物增加;② 支气管平滑肌痉挛;③ 管腔内肿瘤或异物阻塞;④ 管外肿大的淋巴结或肿瘤压迫管壁引起的管腔狭窄(图 2-5-13)。

干啰音

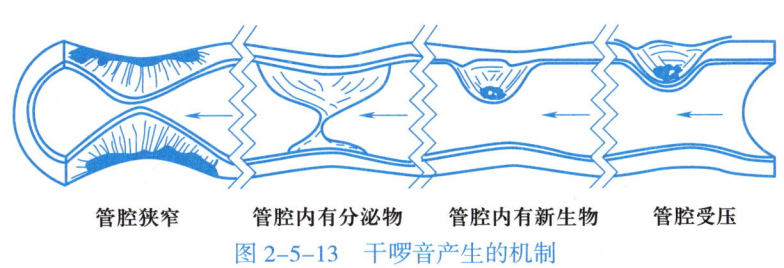

管腔狭窄　　　管腔内有分泌物　　　管腔内有新生物　　　管腔受压

图 2-5-13　干啰音产生的机制

(2)声音特点:① 持续的带有乐性的高调声音;② 吸气相和呼气相均可闻及,以呼气相更为明显;③ 强度、性质、部位及数量均易发生变化。

(3)分类:根据音调高低分成两类。① 高调干啰音(哨笛音):音调高,基音频率可达 500 Hz 以上,呈 "zhi-zhi" 声,多见于小支气管或细支气管病变;② 低调干啰音(鼾音):音调低,基音频率为 100~200 Hz,似鼾声,多见于气管或支气管病变(图 2-5-14)。

2. **湿啰音(moist rale)**

(1)形成机制:① 气体通过呼吸道内存在的稀薄分泌物,如渗出液、痰液、血液、黏液和脓液等,产生水泡并破裂所形成的声音,又称水泡音(bubble sound);② 小支气管壁、细支气管壁、肺泡壁受分泌物黏着而陷闭,当吸气时突然张开重新充气所产生的爆裂音。

143

话谈湿
啰音

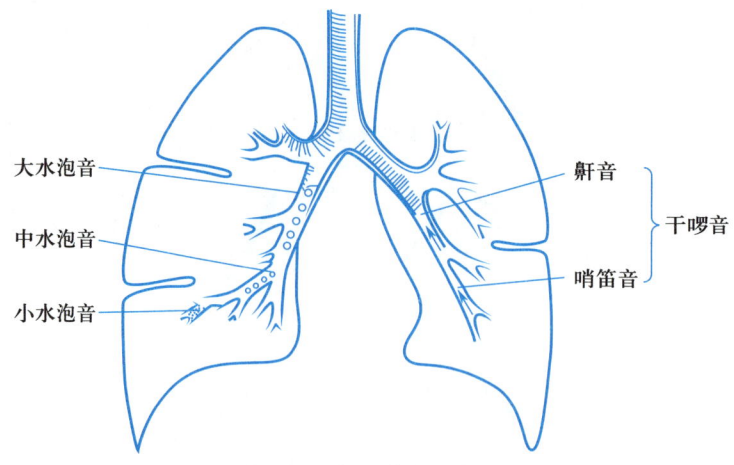

图 2-5-14　啰音发生部位

（2）声音特点：① 断续而短暂，可呈串出现；② 多见于吸气相，有时也出现于呼气早期；③ 部位、性质不易变，咳嗽后可减轻或消失。

（3）分类

1）根据啰音的音响强度可分为响亮性和非响亮性两种。① 响亮性湿啰音：啰音响亮，是由于周围具有良好的传导介质，如实变；或是空洞共鸣作用的结果，如肺炎、肺脓肿或空洞性肺结核。② 非响亮性湿啰音：声音较低，是由于病变周围有较多的正常肺泡组织，传导过程中声波逐渐减弱，听诊时感觉遥远。

2）根据所在的管径大小分为大、中、小水泡音和捻发音（见表 2-5-5）。

表 2-5-5　三种水泡音及捻发音的特点和常见疾病

	特点	产生部位	产生时期	常见疾病
大水泡音	粗湿啰音	气管、主支气管或肺脓肿空洞	吸气早期	见于肺水肿、支气管扩张症、肺结核及液化的肺脓肿。昏迷或濒死的患者，无力咳出分泌物，可出现大水泡音，称为痰鸣
中水泡音	中湿啰音	中等直径的支气管	吸气中期	常见于支气管炎、支气管肺炎等
小水泡音	细湿啰音	小支气管和细支气管	吸气晚期	见于细支气管炎、支气管肺炎、肺淤血及肺栓塞等。弥漫性肺间质纤维化患者，吸气晚期出现高调、近耳似撕开尼龙扣时发出的声音，称为 Velcro 啰音
捻发音	极细而均匀一致的湿啰音，似在耳边用手捻搓一束头发发出的声音	发生于两肺下方，细支气管和肺泡	吸气末期	见于细支气管和肺泡充血及炎症，如肺炎早期、肺淤血、肺泡炎等。老年人或长期卧床患者，初次深呼吸时，可在肺底听到捻发音，经数次呼吸后消失，无临床意义

四、语音共振

语音共振（vocal resonance）的发生机制与语音震颤基本相同，系喉部发音产生的振动经气管、支气管、肺泡传至胸壁，由听诊器听及。声音较为含糊不清，在气管和大支气管附近听诊较为明显，肺底则较弱。

五、胸膜摩擦音

胸膜摩擦音(pleural friction rub)系由于炎症、纤维素渗出使胸膜变得粗糙,随呼吸运动脏、壁两层胸膜发生摩擦震动产生。声音类似用一手掩耳,另一手在其手背上摩擦时听到的声音。常出现在肺呼吸动度最大的部位,即前下侧胸壁。一般呼吸两项均可闻及,以吸气末和呼气初最为明显,屏气时消失。深呼吸或加压听诊器胸件时,可使摩擦音增强。

[检查方法]

1. **环境准备** 环境安静、温暖,光线充足;医生穿戴整齐,备好听诊器。
2. **医患沟通** 向患者交代检查目的,取得配合。
3. **患者准备** 患者取坐位或仰卧位,充分暴露前胸部和背部,医生位于患者前面或右侧,背部检查时医生位于患者后面。
4. **呼吸音及啰音检查** 嘱患者微张口作均匀呼吸,必要时嘱患者深呼吸、屏气或咳嗽后立即听诊,这样更有利于察觉呼吸音及附加音的改变。医生将听诊器体件捂热后,置于患者胸壁,自肺尖开始听诊,自上而下,由前胸部、侧胸部到背部。听诊前胸部沿锁骨中线和腋前线,听诊侧胸部沿腋中线和腋后线,听诊背部沿肩胛线,自上而下逐一肋间进行,每个部位听诊 1~2 个完整的呼吸周期,注意上下、左右对称部位对比。
5. **语音共振检查** 嘱患者用一般声音强度重复发"yi"长音,医生用听诊器体件置于患者前、后胸壁,自上而下、左右两侧对称部位对比听诊。
6. **胸膜摩擦音检查** 医生将听诊器体件分别置于患者两侧前下侧胸部进行听诊,嘱患者深呼吸,注意吸气相和呼气相有无胸膜摩擦的声音,嘱患者屏气,听诊摩擦音是否消失。
7. **检查完毕** 帮患者整理衣物,向患者说明检查结果。

[临床意义]

一、异常呼吸音

1. 异常肺泡呼吸音

(1) 肺泡呼吸音减弱或消失:各种原因导致肺泡内的空气流量减少、流速减慢及呼吸音传导障碍而引起。局部、单侧或双肺均可出现。常见于下列原因:① 胸廓活动受限,如胸痛、肋软骨骨化、肋骨切除和胸膜粘连等;② 呼吸肌疾病,如重症肌无力、膈肌瘫痪和膈肌升高等;③ 支气管阻塞,如慢性阻塞性肺疾病、支气管狭窄和肺不张等;④ 压迫性肺膨胀不全,如胸腔积液或气胸等;⑤ 腹部疾病,如大量腹腔积液、肠胀气及腹部巨大肿瘤等。

(2) 肺泡呼吸音增强:呼吸运动及通气功能增强,使进入肺泡的空气流量增多、流速加快,可导致双侧肺泡呼吸音增强。常见于运动后、发热、代谢亢进、贫血及酸中毒等。

(3) 呼气音延长:指呼气音时相延长,明显长于吸气音。其原因与下呼吸道痉挛、狭窄或肺组织弹性减退,使呼气的驱动力减弱有关。常见于支气管炎、支气管哮喘、慢性阻塞性肺疾病等。其延长程度与呼吸道的狭窄程度成正比。

(4) 断续性呼吸音(又称齿轮呼吸音):肺内局部性炎症或支气管狭窄,使空气不能均匀地进入肺泡,由此产生肺泡呼吸音的不连贯。常见于肺结核和肺炎等。寒冷、剧烈疼痛和精神紧张情况下可闻及肌肉断续性收缩而产生的附加音,但此音与呼吸运动无关,需注意鉴别。

(5) 粗糙性呼吸音:为支气管黏膜轻度水肿或炎症浸润造成黏膜不光滑或管腔狭窄,致使气流进出不畅所形成的粗糙呼吸音,见于急性支气管炎或肺部炎症的早期。

2. 异常支气管呼吸音 常由以下病变引起。

(1) 肺组织实变:由于肺实变组织对声音的传导性更好,而使支气管呼吸音更易传到胸壁而被闻及。实变范围愈大、部位愈浅其声音愈强,反之则较弱。常见于大叶性肺炎实变期。

(2) 肺内大空腔:多见于肺内有与支气管相通的大空腔,且周围肺组织又有实变的情况,音响在空腔内共鸣,后又通过实变组织传导至体表。见于肺脓肿、空洞性肺结核。

(3) 压迫性肺不张:如胸腔积液时,肺受压,发生压迫性肺不张,导致肺组织致密性增加,有利于支气管音的传导,故在积液区上方可闻及强度较弱且遥远的支气管呼吸音。

3. 异常支气管肺泡呼吸音 产生机制为:① 肺实变范围较小且混合有正常含气肺组织;② 肺实变部位较深,表面覆盖有正常含气肺组织。常见于支气管肺炎、大叶性肺炎早期、肺结核等,或是在胸腔积液上方肺膨胀不全的区域闻及。

二、啰音

1. 干啰音 双肺弥漫分布的干啰音,尤其是哮鸣音,常见于哮喘、慢性支气管炎和慢性阻塞性肺疾病;局限性干啰音,常见于气道局部狭窄,如支气管内膜结核、肿瘤、气道内异物和瘢痕等。

2. 湿啰音 双肺野布满湿啰音,多见于急性肺水肿和严重支气管肺炎;两肺下野湿啰音,多见于心力衰竭所致的肺淤血和支气管肺炎等;局限性湿啰音,提示局部病变,如肺炎、肺结核及支气管扩张等。

三、语音共振

1. 增强 见于肺组织实变而支气管通畅,如肺炎、肺脓肿、肺梗死。

2. 减弱 见于阻塞性肺不张、慢性阻塞性肺疾病、胸腔积液、胸膜增厚、胸壁水肿、肥胖等。

3. 性质改变 ① 支气管语音(bronchophony):语音共振强度和清晰度均增加,并常与语音震颤增强、叩诊浊音和异常支气管呼吸音相伴出现,见于肺实变早期;② 胸语音(pectoriloquy):是一种更强、更响亮和较近耳的支气管语音,言词清晰可辨,易听及,见于大范围的肺实变;③ 耳语音(whispered pectoriloquy):嘱被检查者用耳语声调发"yi、yi、yi"音,正常人仅能在听到肺泡呼吸音的部位听及极微弱的声响,若听诊到清晰的、音调较高的耳语音,则提示肺实变。

四、胸膜摩擦音

胸膜摩擦音见于纤维蛋白性胸膜炎、肺梗死、胸膜肿瘤、尿毒症及严重脱水胸膜干燥时。胸腔积液较增多使脏、壁两层胸膜分开时,胸膜摩擦音可消失;在积液吸收过程中,脏、壁两层胸膜重新接触时,可再现。

[思维导图]

- 肺部听诊
  - 听诊内容
    - 正常呼吸音
      - 肺泡呼吸音：胸骨柄处听诊
      - 支气管呼吸音：主支气管处听诊
      - 支气管肺泡呼吸音：大部分肺野
    - 异常呼吸音
      - 异常肺泡呼吸音
      - 异常支气管呼吸音
      - 异常支气管肺泡呼吸音
    - 啰音
      - 干啰音
      - 湿啰音
    - 语音共振
    - 胸膜摩擦音
  - 听诊方法
    - 前
      - 环境准备
      - 物品准备：听诊器
      - 医生准备
      - 患者准备
    - 中
      - 体位：坐位或卧位
      - 内容
        - 呼吸音及啰音：肺尖开始、自上而下、逐一肋间、左右对比
        - 语音共振：自上而下、左右对比
        - 胸膜摩擦音：前下侧胸壁
    - 后
      - 整理衣物
      - 报告结果
  - 临床意义
    - 干啰音
    - 湿啰音
    - 语音共振
    - 胸膜摩擦音

[考点练习]

项目六　心脏及血管检查

任务1　心脏视诊检查

临床情景

患者男,69岁。高血压病史15年余,近1月来心悸、气促,活动后明显受限。心脏视诊心尖搏动的位置发生了什么改变?

[检查内容]

1. **心前区隆起**　正常人心前区(相当于心脏在前胸壁上的投影)与右侧相应部位基本对称,心前区无隆起或凹陷。

2. **心尖搏动**　主要是由于心室收缩时,心尖向前冲击前胸壁相应部位使局部向外搏动而形成。正常成人心尖搏动位于第5肋间,左锁骨中线内侧0.5~1.0 cm处,搏动的直径为2.0~2.5 cm。部分正常成人心尖搏动不易看见。

3. **心前区异常搏动**　观察心前区其他部位有无异常搏动。

[检查方法]

1. 环境温暖、光线充足;医生穿戴整齐。
2. 医患沟通,向患者交代检查目的,取得配合。
3. 患者尽可能取仰卧位,充分暴露前胸部。医生位于患者右侧。
4. 医生先保持视线与患者胸廓同高,观察心前区有无隆起或凹陷。再俯视观察心尖搏动的位置、强度与范围,观察心前区有无异常搏动(图2-6-1)。
5. 检查结束,帮患者整理衣物。向患者说明检查结果。

[临床意义]

1. **心前区隆起**　胸骨下段及胸骨左缘第3、4、5肋间的局部隆起,多为先天性心脏病如法洛四联症、肺动脉瓣狭窄等造成右心室肥大,在儿童生长发育完成前影响胸廓正常发育而形成。少数情况见于儿童期风湿性心瓣膜病的二尖瓣狭窄所致的右心室肥大或伴有大量渗出液的儿童期慢性心包炎。位于胸骨右缘第2肋间及其附近局部隆起,多为主动脉弓动脉瘤或升主动脉扩张所致,常伴有收缩期搏动。

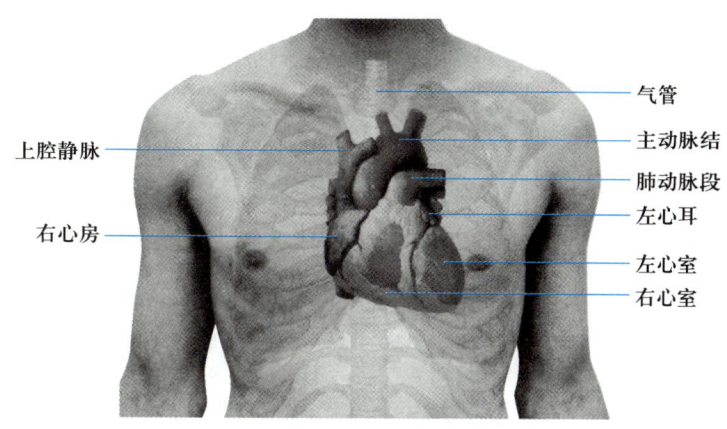

图 2-6-1 心前区体表位置

气管
主动脉结
肺动脉段
左心耳
左心室
右心室
上腔静脉
右心房

2. 心尖搏动移位

（1）生理性因素：心尖搏动的位置可因体位、体型和呼吸的影响而有所变化。仰卧时心尖搏动略上移；左侧卧位，心尖搏动可左移 2.0~3.0 cm；右侧卧位可右移 1.0~2.5 cm。肥胖体型及妊娠者、小儿，横膈上移使心脏呈横位，心尖搏动向上外移，可在第 4 肋间左锁骨中线外。体型瘦长者（特别是处于站立或坐位）横膈下移，心脏呈垂位，心尖搏动移向内下，可达第 6 肋间。深吸气时，横膈下降，心尖搏动可向下移位；深呼气时，横膈上升，心尖搏动可向上移位。

（2）病理性因素：有心脏本身因素（如心脏增大）或心脏以外的因素（如纵隔、横膈位置改变）。心尖搏动移位常见病理因素见表 2-6-1。

表 2-6-1 心尖搏动移位的常见病理因素

因素	心尖搏动移位	临床常见疾病
心脏因素		
左心室增大	向左下移位	主动脉瓣关闭不全等
右心室增大	向左侧移位	二尖瓣狭窄等
左、右心室增大	向左下移位，伴心浊音界两侧扩大	扩张型心肌病等
右位心	心尖搏动位于右侧心壁	先天性右位心
心脏以外的因素		
纵隔移位	心尖搏动向患侧移位	一侧胸膜增厚或肺不张等
	心尖搏动移向病变对侧	一侧胸腔积液或气胸等
横膈移位	心尖搏动向左外侧移位	大量腹水等，横膈抬高使心脏横位
	心尖搏动移向内下，可达第 6 肋间	严重肺气肿等，横膈下移使心脏垂位

3. 心尖搏动强度与范围的改变

（1）生理情况：胸壁肥厚（肥胖）、肋间隙窄或乳房悬垂时心尖搏动较弱，搏动范围也缩小。胸壁薄或肋间隙宽时心尖搏动相应增强，范围也较大。剧烈运动与情绪激动时，心尖搏动也随之增强。

（2）病理情况：高热、严重贫血、甲状腺功能亢进或左心室肥厚心功能代偿期等使心肌收缩力增加可导致心尖搏动增强。扩张型心肌病、急性心肌梗死等使心肌收缩力下降可导致心尖搏动减弱。心包积液、缩窄性心包炎等使心脏与前胸壁距离增加可导致心尖搏动减弱。另外，肺气肿、左侧大量胸腔积液或气胸等，也可造成心尖搏动减弱。

4. 负性心尖搏动　心脏收缩时,心尖部胸壁搏动内陷,称负性心尖搏动。见于粘连性心包炎,心包与周围组织广泛粘连。另外,重度右室肥大致心脏顺钟向转位,而使左心室向后移位也可引起负性心尖搏动。

5. 心前区异常搏动

(1) 心底部搏动。胸骨右缘第 2 肋间收缩期搏动,多为升主动脉扩张或主动脉弓动脉瘤。胸骨左缘第 2 肋间收缩期搏动,多见于肺动脉扩张或肺动脉高压,少数正常青年人(特别是瘦长体形者)在体力活动或情绪激动时也可出现。

(2) 胸骨左缘第 3~4 肋间搏动。多见于先天性心脏病所致的右心室肥厚,如房间隔缺损等。

(3) 剑突下搏动。可由右心室收缩期搏动(肺源性心脏病右心室肥大)或腹主动脉搏动(腹主动脉瘤)产生,鉴别方法有两种:一是嘱患者深吸气后,搏动增强则为右心室搏动,减弱则为腹主动脉搏动。二是手指平放从剑突下向上压入前胸壁后方,右心室搏动冲击手指末端而腹主动脉搏动则冲击手指掌面。另外,消瘦者的剑突下搏动可来自正常的腹主动脉搏动或心脏垂位时的右心室搏动。

[思维导图]

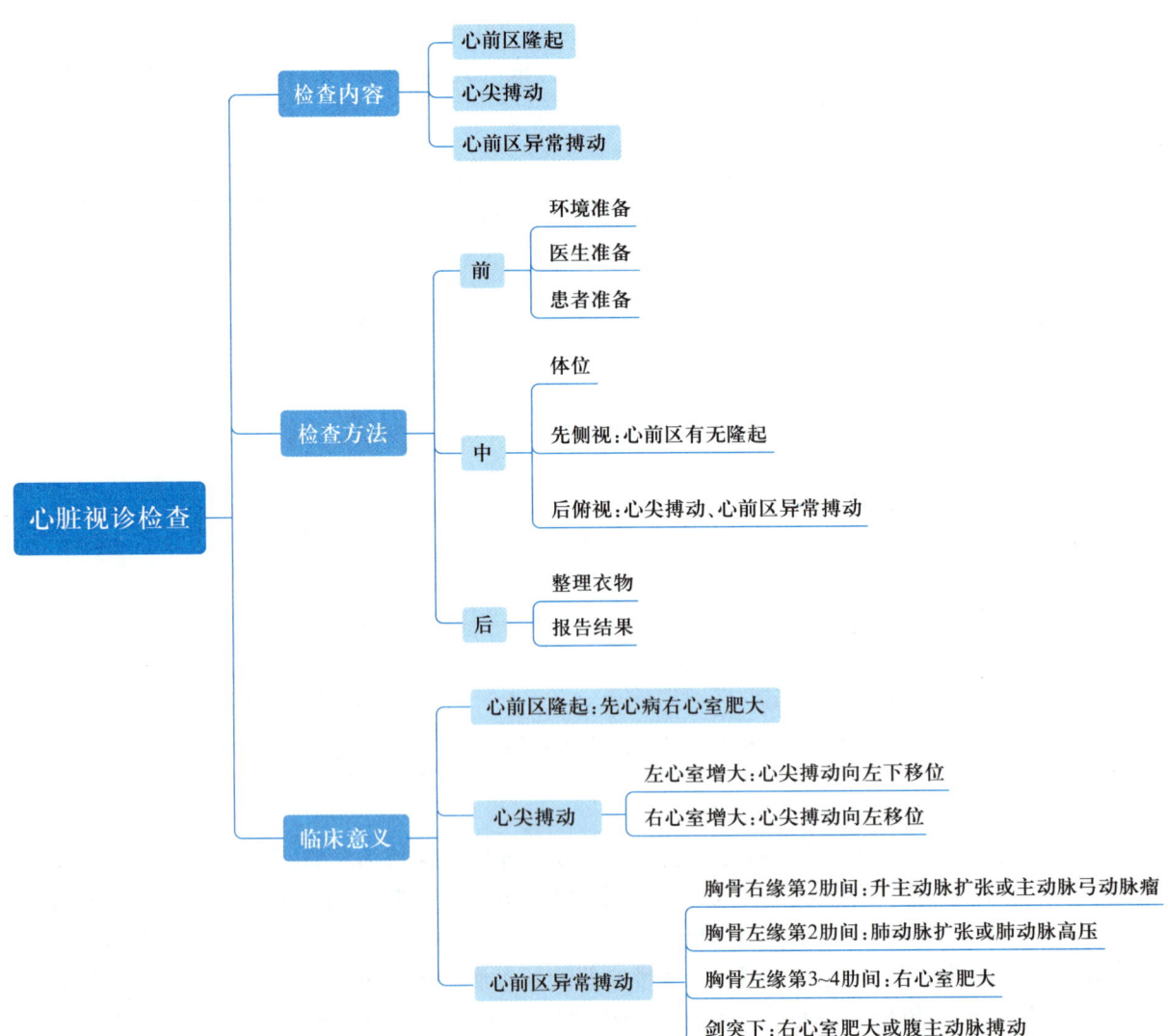

[考点练习]

任务 2 心脏触诊检查

临床情景

患者女,26 岁。持续性心前区疼痛 2 天,咳嗽可加重来院就诊。查体:胸骨左缘 3~4 肋间可闻及搔抓粗糙摩擦音,屏气后仍可听到。心电图示:除 aVR 外的所有导联 ST 段呈弓背向下抬高。该患者心脏触诊可出现哪些阳性体征?

[检查内容]

1. **心尖搏动及心前区搏动** 检查心尖搏动的位置、强度和范围、触诊较视诊更为准确,在视诊看不清的情况下,触诊常能发现。

2. **震颤** 为触诊时手掌尺侧(小鱼际)或手指指腹感到的一种细小震动感,与在猫喉部摸到的呼吸震动类似,又称猫喘,是器质性心血管疾病的特征性体征之一。其发生机制与杂音相同,系血液经狭窄的口径或循异常的方向流动形成涡流造成瓣膜、血管壁或心腔壁震动传至胸壁所致。发现震颤后应首先确定部位及时相(收缩期、舒张期或连续性),最后分析其临床意义。

心脏触诊

3. **心包摩擦感** 心包炎时可在心前区或胸骨左缘第 3、4 肋间触及,多呈收缩期和舒张期双相的粗糙摩擦感,以收缩期、前倾体位和呼气末(使心脏靠近胸壁)更为明显。

[检查方法]

1. **环境准备** 环境温暖、光线充足;医生穿戴整齐,规范洗手。
2. **医患沟通** 向患者交代检查目的,取得配合。
3. **患者准备** 患者取坐位或仰卧位,充分暴露前胸部。医生站在患者前面或右侧。
4. **心尖搏动及心前区搏动检查** 医生先用右手全手掌置于心前区,然后逐渐缩小到用手掌尺侧(小鱼际)或示指和中指指腹并拢同时触诊,必要时也可单指指腹触诊(图 2-6-2)。
5. **震颤检查** 医生用手掌尺侧(小鱼际)在各瓣膜区和胸骨左缘第 3、4 肋间触诊。
6. **心包摩擦感检查** 在心前区或胸骨左缘第 3、4 肋间用小鱼际或并拢四指的掌面触诊。嘱患者屏住呼吸,检查心包摩擦感有无变化。
7. **检查完毕** 帮患者整理衣物。向患者说明检查结果。

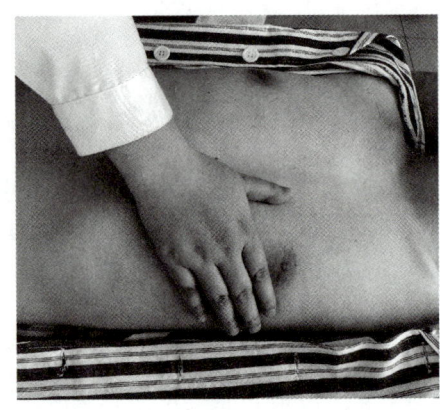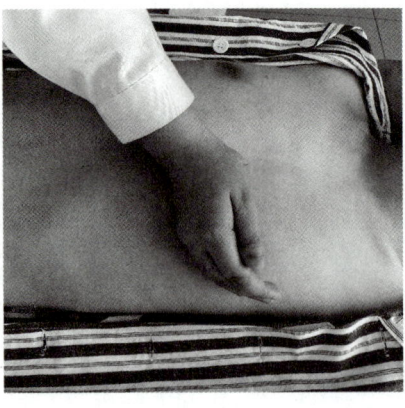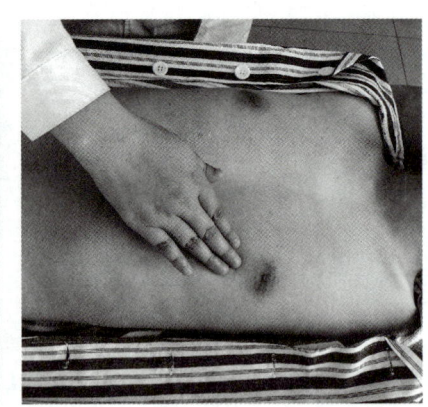

图 2-6-2　心脏触诊

[临床意义]

1. **心尖搏动及心前区搏动**　左心室肥厚时心尖区可触及徐缓、有力的搏动,可使手指尖端抬起且持续至第二心音开始,与此同时心尖搏动范围也增大,称抬举性搏动。右心室肥厚时胸骨左下缘可触及收缩期抬举性搏动。另外,对于复杂的心律失常患者,心尖搏动的触诊结合听诊可确定第一、第二心音或收缩期、舒张期。

2. **震颤**　一般情况下,震颤见于某些先天性心血管病或狭窄性瓣膜病变,瓣膜关闭不全时则较少有震颤,仅在房室瓣重度关闭不全时可触及震颤。除右心(三尖瓣及肺动脉瓣)所产生的震颤外,震颤在深呼气后较易触及。触诊有震颤者,多数也可听到响亮的杂音。但对于某些低音调的舒张期杂音(如二尖瓣狭窄),可能由于杂音不响亮或听诊不够敏感而几乎听不到,但触诊时仍可觉察到震颤,因为触诊对低频振动较敏感,而听诊对高频振动较敏感。不同部位与时相震颤的常见相关病变见表 2-6-2。

表 2-6-2　心前区震颤的临床意义

部位	时相	常见病变
胸骨右缘第 2 肋间	收缩期	主动脉瓣狭窄
胸骨左缘第 2 肋间	收缩期	肺动脉瓣狭窄
胸骨左缘第 3~4 肋间	收缩期	室间隔缺损
胸骨左缘第 2 肋间	连续性	动脉导管未闭
心尖区	舒张期	二尖瓣狭窄
心尖区	收缩期	重度二尖瓣关闭不全

3. **心包摩擦感**　心包摩擦感见于急性心包炎,为心包膜纤维蛋白渗出致表面粗糙,心脏收缩时脏层与壁层心包摩擦产生的振动传至胸壁所致。随渗出液的增多,心包脏层与壁层分离,摩擦感则消失。

[思维导图]

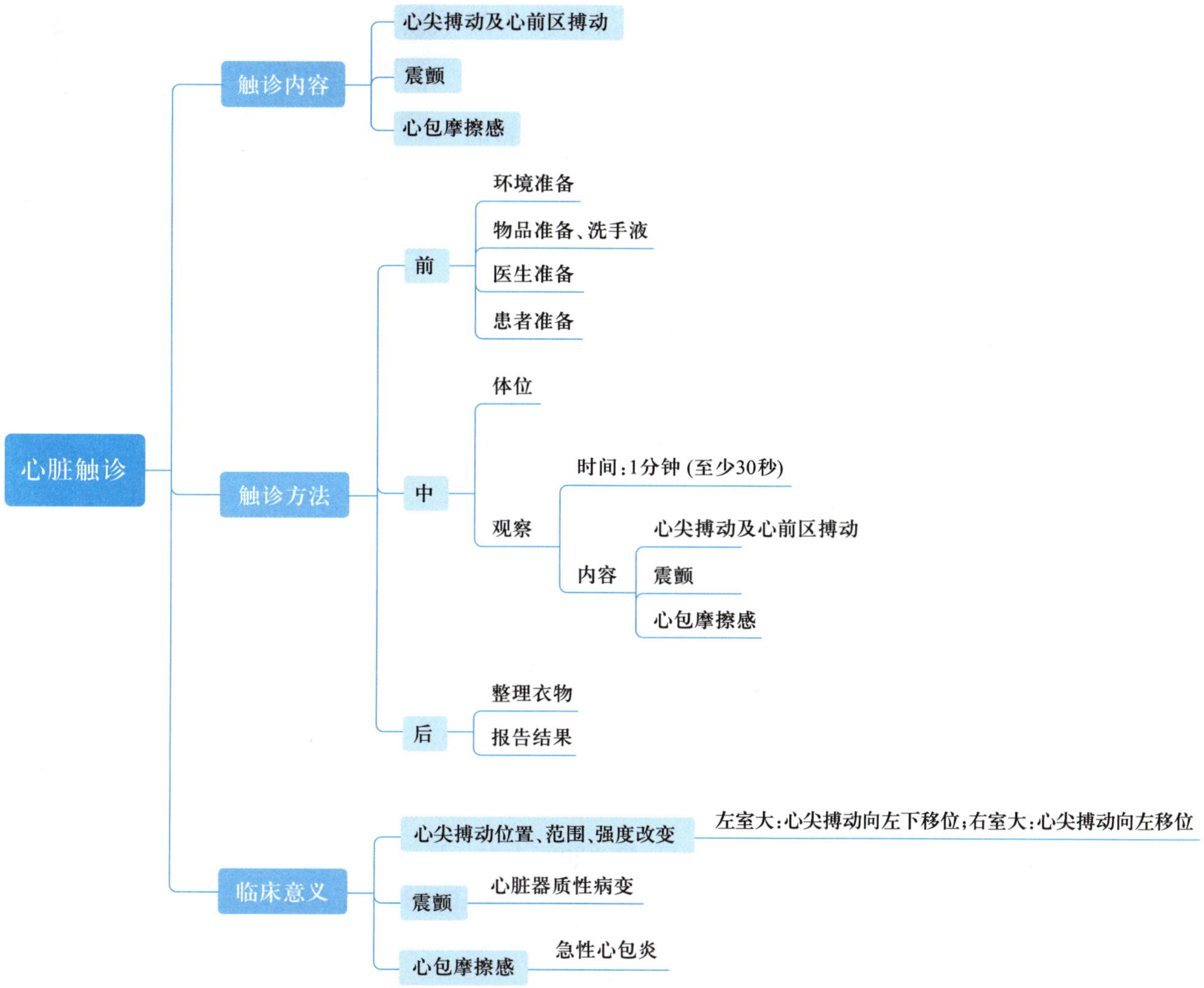

心脏触诊
- 触诊内容
  - 心尖搏动及心前区搏动
  - 震颤
  - 心包摩擦感
- 触诊方法
  - 前
    - 环境准备
    - 物品准备、洗手液
    - 医生准备
    - 患者准备
  - 中
    - 体位
    - 观察
      - 时间：1分钟（至少30秒）
      - 内容
        - 心尖搏动及心前区搏动
        - 震颤
        - 心包摩擦感
  - 后
    - 整理衣物
    - 报告结果
- 临床意义
  - 心尖搏动位置、范围、强度改变 —— 左室大：心尖搏动向左下移位；右室大：心尖搏动向左移位
  - 震颤 —— 心脏器质性病变
  - 心包摩擦感 —— 急性心包炎

[考点练习]

任务3 心脏叩诊检查

临床情景

患者男，50岁。因心慌、心悸、头部搏动性疼痛就诊。心脏叩诊检查发现心浊音界呈靴形，考虑哪个心室增大？

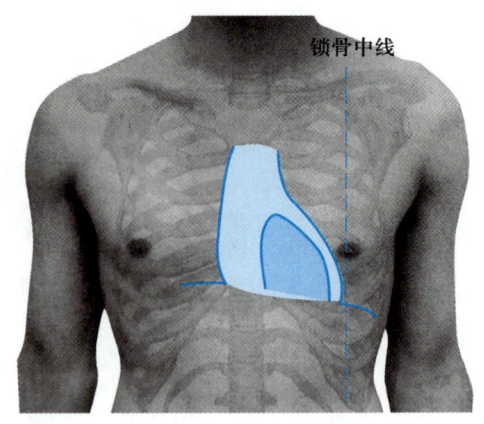

图 2-6-3　心绝对浊音界和相对浊音界

[检查内容]

心脏叩诊用于确定心界大小及其形状,心界包括相对浊音界和绝对浊音界。心脏及大血管为不含气器官,不被肺遮盖的部分叩诊呈绝对浊音(实音),而心脏两侧边缘被肺遮盖的部分则叩诊呈相对浊音(图 2-6-3)。通常心脏相对浊音界反映心脏的实际大小,因此临床上心界叩诊指的是心脏相对浊音界的叩诊。

正常心脏相对浊音界:心脏左界在第 2 肋间几乎与胸骨左缘一致,其下方则逐渐左移形成一向左下方凸起的弧形。右界除第 4 肋间稍超过胸骨右缘,其余各肋间几乎与胸骨右缘一致。以胸骨中线至心相对浊音界线的垂直距离(cm)表示心界(表 2-6-3),并标出胸骨中线与左锁骨中线的间距。正常成人心相对浊音界见表 2-6-3。

表 2-6-3　正常成人心脏相对浊音界

右界 /cm	肋间	左界 /cm
2~3	II	2~3
2~3	III	3.5~4.5
3~4	IV	5~6
	V	7~9

注:左锁骨中线距胸骨中线为 8~10 cm。

心脏左界第 2 肋间处相当于肺动脉段,第 3 肋间为左心耳,第 4、5 肋间为左心室。右界第 2 肋间相当于升主动脉和上腔静脉,第 3 肋间以下为右心房。主动脉与左心室交接处的凹陷部称为心腰部(见图 2-6-1)。

叩诊心浊音界

[检查方法]

1. 环境温暖、光线充足;医生穿戴整齐,准备好标记笔、直尺。

2. 进行医患沟通,向患者交代检查目的,取得患者的同意与配合。

3. 患者取坐位或仰卧位,充分暴露前胸部。医生站在患者前面或右侧。

4. 患者仰卧位时,医生板指与肋间平行;患者坐位时,医生板指与肋间垂直。采用轻叩诊法,板指每次移动的距离不超过 0.5 cm。

5. 先叩左界,从心尖搏动最强点所在肋间的外侧 2~3 cm 处由外向内叩诊,心尖搏动不能触及时,则从左侧第 5 肋间锁骨中线外 2~3 cm 处开始,当叩诊音由清音变为浊音时翻转板指,用笔做标记,再叩上一肋间,直至第 2 肋间,分别标记。

6. 叩右界时,先沿右锁骨中线叩出肝上界。自肝上界上一肋间由外向内叩诊,当叩诊音由清音变为浊音时翻转板指做标记,再依次上一肋间,直至第 2 肋间,分别标记。

7. 测量各标记点至前正中线的垂直距离,并测量左锁骨中线距前正中线的距离。

8. 检查完毕,帮患者整理衣物,向患者说明检查结果。

[临床意义]

心浊音界受心脏本身病变和心脏以外因素的影响可发生改变。

1. **心脏本身病变**　包括心房、心室增大与心包积液等,引起心浊音界改变的心脏因素和临床常见疾病见表 2-6-4。

表 2-6-4　心浊音界改变的心脏因素和临床常见疾病

因素	心浊音界	临床常见疾病
左心室增大	向左下增大,心腰加深,心界似靴形(图 2-6-4)	主动脉关闭不全等
右心室增大	轻度增大:绝对浊音界增大,相对浊音界无明显改变	肺源性心脏病或房间隔缺损等
	显著增大:心界向左右两侧增大	
左、右心室增大	心浊音界向两侧增大,且左界向左下增大,称普大型	扩张型心肌病等
左心房增大或合并肺动脉段扩大	左房显著增大:胸骨左缘第 3 肋间心界增大,心腰消失; 左房与肺动脉段均增大:胸骨左缘第 2、3 肋间心界增大,心腰更为丰满或膨出,心界如梨形(图 2-6-5)	二尖瓣狭窄等
主动脉扩张	胸骨右缘第 1、2 肋间浊音界增宽,常伴收缩期搏动	升主动脉瘤等
心包积液	两侧增大,相对、绝对浊音界几乎相同,并随体位而改变。坐位时心界呈三角形烧瓶样,卧位时心底部浊音增宽	心包积液

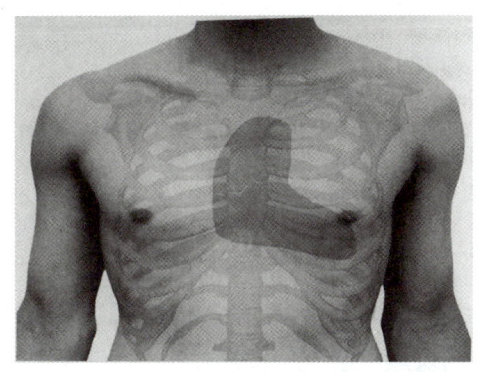

图 2-6-4　主动脉瓣关闭不全的心浊音界
(靴型心)

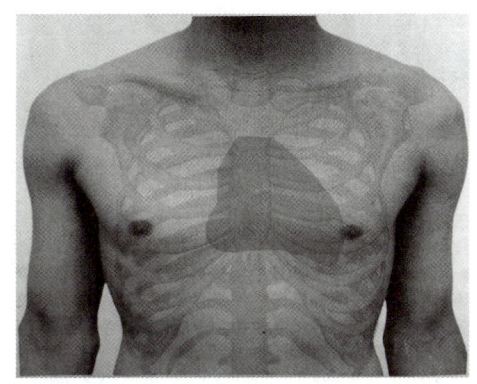

图 2-6-5　二尖瓣狭窄的心浊音界(梨形心)

2. **心脏以外因素**　一侧胸膜粘连、增厚与肺不张可使心界移向患侧,一侧大量胸腔积液或气胸可使心界移向健侧。大量腹水或腹腔巨大肿瘤可使横膈抬高、心脏横位,以致心浊音界向左增大等。肺气肿时心浊音界变小。

[思维导图]

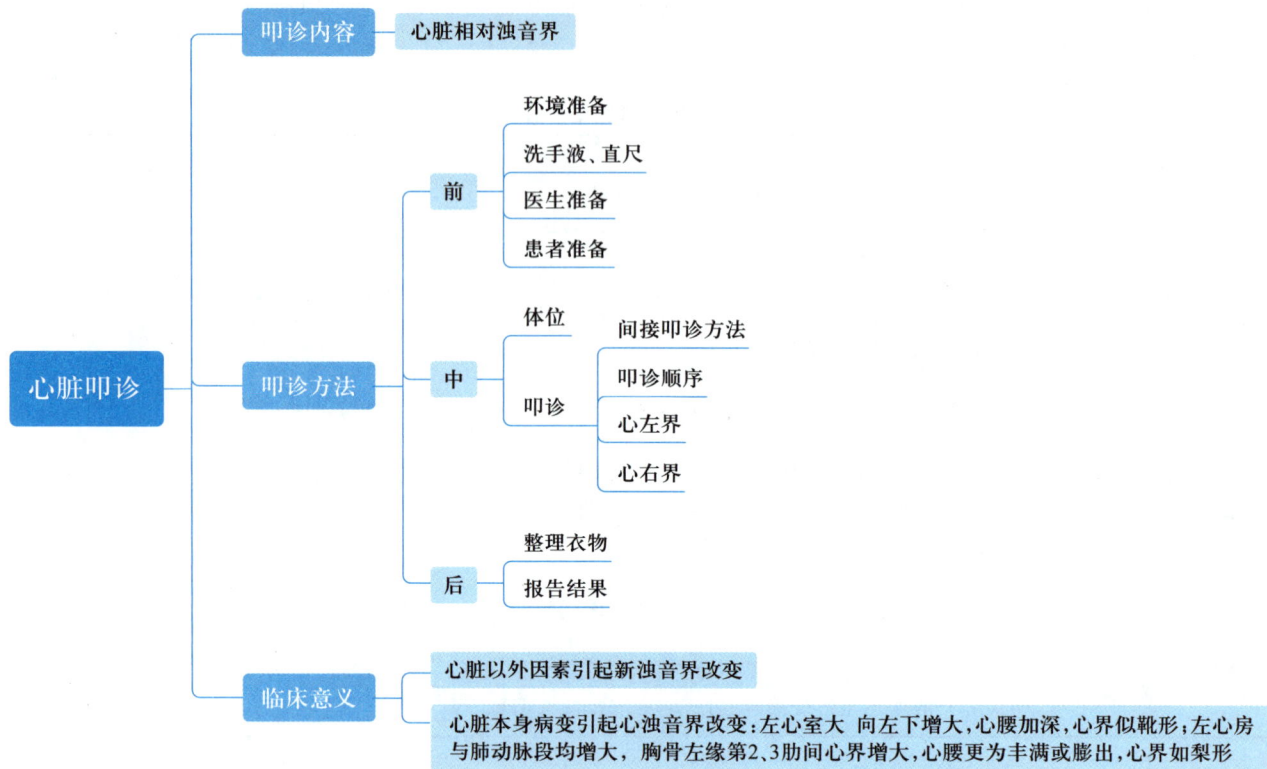

[考点练习]

任务4　心脏听诊检查

临床情景

患者男,25岁。患风湿性心脏病十多年,稍活动即感心慌气短,夜间常不能平卧,检查有颈静脉怒张,心率98次/分,心律绝对不齐,心尖部闻及舒张期隆隆杂音,下肢凹陷性水肿。该患者的瓣膜损害性质是什么?

[检查内容]

一、听诊部位

心脏各瓣膜开放与关闭时所产生的声音传导至前胸壁听诊最清楚的部位称心脏瓣膜听诊区。瓣膜产生的声音传导至胸壁受血流方向和其间传导介质的物理特性的影响,故瓣膜的听诊区与其解剖部位不完全一致。通常有五个瓣膜听诊区(表2-6-5,图2-6-6)。

表2-6-5 心脏听诊部位

心脏瓣膜听诊区	部位
二尖瓣区(心尖区)	于心尖搏动最强点
肺动脉瓣区	胸骨左缘第2肋间
主动脉瓣区	胸骨右缘第2肋间
主动脉瓣第二听诊区(Erb区)	胸骨左缘第3肋间
三尖瓣区	胸骨下端左缘,即胸骨左缘第4、5肋间

二、听诊顺序

通常的听诊顺序从心尖区开始,逆时针方向依次听诊:先听心尖区,再听肺动脉瓣区,然后为主动脉瓣区、主动脉瓣第二听诊区,最后是三尖瓣区。

三、听诊内容

听诊内容包括心率、心律、心音、额外心音、杂音和心包摩擦音。

1. 心率 指每分钟心搏次数。正常成人在安静、清醒的情况下心率范围为60~100次/分,老年人偏慢,女性稍快,儿童较快,<3岁的儿童多在100次/分以上。

2. 心律 指心脏跳动的节律。正常人心律基本规则,部分青年人可出现随呼吸改变的心律,吸气时心率增快,呼气时减慢,称窦性心律不齐,一般无临床意义。

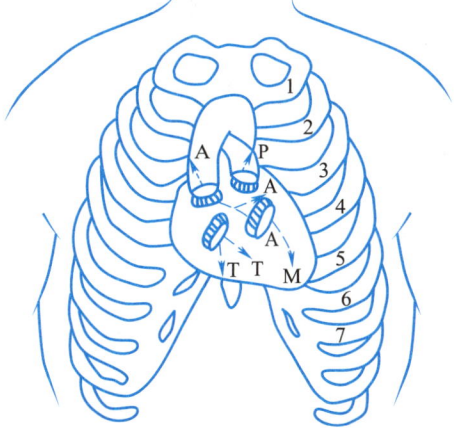

M: 二尖瓣区   A: 主动脉瓣区
P: 肺动脉瓣区   T: 三尖瓣区
图2-6-6 心脏瓣膜听诊区

3. 心音 心脏搏动时产生的声音称为心音。按其在心动周期中出现的先后次序,可依次命名为第一心音(S_1)、第二心音(S_2)、第三心音(S_3)和第四心音(S_4),通常只能听到第一、第二心音。在部分健康儿童和青少年可闻及第三心音。一般听不到第四心音,如听到属病理性。心音的产生机制和听诊特点见表2-6-6。

表2-6-6 心音产生机制和听诊特点

心音	产生机制	听诊特点
第一心音	主要是由于心室开始收缩时,二、三尖瓣快速关闭,瓣叶及其附属结构突然紧张产生振动而发出声音。其他血流的突然加速和减速导致的大血管和心室壁的震动及半月瓣的开放引起瓣叶的振动等因素也参与S_1的形成。S_1的出现,标志心室收缩期开始	音调较低钝,强度较响,历时较长(持续约0.1秒),与心尖搏动同时出现,在心尖部最响

续表

心音	产生机制	听诊特点
第二心音	主要是由于心室开始舒张时,主、肺动脉瓣突然关闭引起瓣膜振动所致。其他如房室瓣的开放、血管壁震动等因素也参与 S_2 的形成。S_2 的出现,标志心室舒张期开始	音调较高而脆,强度较 S_1 弱,历时较短(约 0.08 秒),在心尖搏动之后出现,心底部听诊最清楚
第三心音	心室舒张早期,快速充盈期之末,心室快速充盈的血液自心房冲击室壁,使心室壁、腱索和乳头肌突然紧张、振动所致	音调轻而低,持续时间短(约 0.04 秒),局限于心尖部及其内上方,仰卧位、呼气时较清楚
第四心音	心室舒张末期,心房收缩使房室瓣及其相关结构(瓣环、腱索和乳头肌)突然紧张、振动所致	心尖部及其内侧较明显,低调、沉浊而弱

4. 额外心音 指在正常 S_1、S_2 之外听到的附加心音,多数为病理性。大多数额外心音有一个与原有的 S_1、S_2 共同构成三音律,少数可出现两个额外心音,与原有的 S_1、S_2 共同构成四音律。出现在 S_1 之后为收缩期额外心音,如收缩期喷射音。出现在 S_2 之后为舒张期额外心音,如奔马律、开瓣音和心包叩击音等。

5. 心脏杂音 是指除心音与额外心音之外,在心脏收缩或舒张过程中的异常声音,杂音性质的判断对于心脏病的诊断具有重要的参考价值。

(1)杂音产生的机制:正常血流呈层流状态。杂音是在血流加速、异常血流通道、血管管径异常等情况下产生湍流或旋涡而冲击心壁、大血管壁、瓣膜、腱索等使之振动所致。具体机制如下。

1)血流加速:血流速度越快,就越容易产生旋涡,杂音也越响。例如剧烈运动、高热、严重贫血、甲状腺功能亢进等使血流速度明显加快时,可产生杂音,或使原有杂音增强(图 2-6-7)。

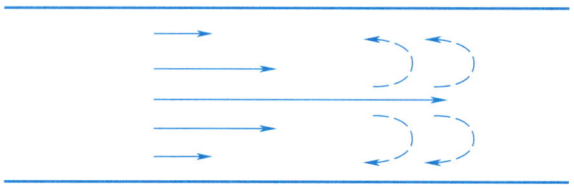

血流加速形成旋涡

图 2-6-7 杂音产生机制(血流加速)

2)瓣膜口狭窄:血流通过狭窄处会产生湍流而形成杂音,这是形成杂音的常见原因。相对性狭窄是由于心腔或大血管扩张所致的瓣膜口相对狭窄。器质性狭窄见于二尖瓣狭窄、主动脉瓣狭窄、肺动脉瓣狭窄、先天性主动脉缩窄等(图 2-6-8)。

3)瓣膜关闭不全:心脏瓣膜由于器质性病变(畸形、粘连或穿孔等)形成的关闭不全或心腔扩大导致的相对性关闭不全,血液反流经过关闭不全的部位会产生旋涡而形成杂音,也是产生杂音的常见原因。如主动脉瓣关闭不全的主动脉瓣区舒张期杂音,高血压心脏病左心室扩大导致的二尖瓣相对关闭不全的心尖区收缩期杂音(图 2-6-9)。

4)异常血流通道:在心腔内或大血管间存在异常通道,如室间隔缺损、动脉导管未闭等,血流经过这些异常通道时会形成分流,产生旋涡而出现杂音(图 2-6-10)。

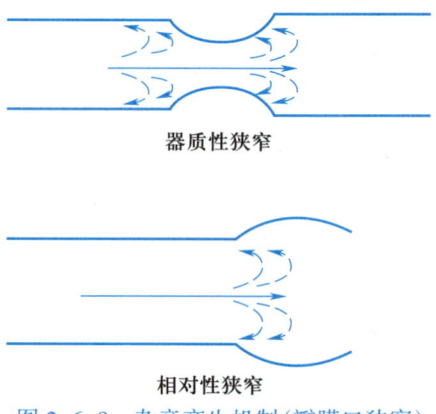

器质性狭窄

相对性狭窄

图 2-6-8 杂音产生机制(瓣膜口狭窄)

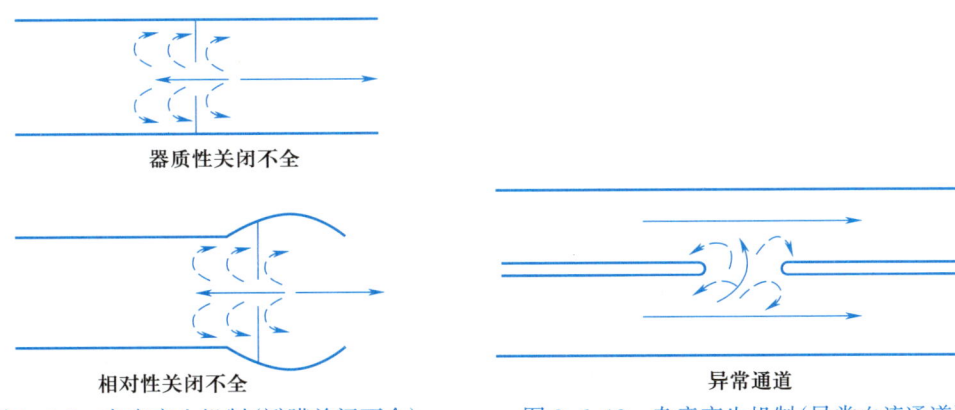

图 2-6-9 杂音产生机制(瓣膜关闭不全)　　图 2-6-10 杂音产生机制(异常血流通道)

5) 心腔内漂浮物:心室内乳头肌、腱索断裂的断端漂浮,可扰乱血液层流进产生湍流而出现杂音(图 2-6-11)。

6) 大血管瘤样扩张:血液流经血管瘤(主要是动脉瘤)时会形成涡流而出现杂音。

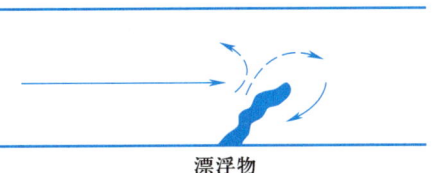

图 2-6-11 杂音产生机制(心腔内漂浮物)

(2) 杂音听诊要点

1) 最响部位和传导方向:杂音最响部位常与病变部位有关,因此杂音最响的瓣膜听诊区常提示该区相应瓣膜有病变,如杂音在心尖部最响,提示二尖瓣病变;在主动脉瓣区最响,提示主动脉瓣病变;在肺动脉瓣区最响,提示肺动脉瓣病变;在三尖瓣区最响,提示三尖瓣病变;如在胸骨左缘第 3、4 肋间闻及响亮而粗糙的收缩期杂音,则考虑室间隔缺损。杂音常沿血流方向传导,亦可借周围组织向外扩散。杂音的传导方向有一定规律性,如二尖瓣关闭不全的收缩期杂音向左腋下传导,主动脉瓣狭窄的收缩期杂音向颈部传导,主动脉瓣关闭不全的舒张期杂音自动脉瓣第二听诊区沿胸骨左缘下传并可达心尖。而二尖瓣狭窄的舒张期隆隆样杂音则局限于心尖区。根据杂音最响部位及传导方向,可判断杂音来源及其病理性质。在心脏任何听诊区听到的杂音除考虑相应的瓣膜病变外,尚应考虑是否由其他部位传导所致。一般杂音传导得越远,则其声音将变得越弱,但性质仍保持不变,可将听诊器自某一听诊区逐渐移向另一听诊区,若杂音逐渐减弱,只在某一听诊区杂音最响,则可能杂音最响处的瓣膜有病变,其他听诊区的杂音是传导而来的。若移动时,杂音先逐渐减弱,而移近另一听诊区时杂音又增强且性质不相同,应考虑两个瓣膜均有病变。

2) 时期:可分收缩期杂音(出现在 S_1、S_2 之间的杂音)、舒张期杂音(出现在 S_2 下一心动周期的 S_1 之间的杂音)、连续性杂音(收缩期与舒张期均连续出现的杂音)和双期杂音(收缩期与舒张期均出现但不连续的杂音)。还可根据杂音在收缩期或舒张期出现的早晚而进一步分为早期、中期、晚期或全期杂音。不同时期的杂音反映不同的病变。一般认为,收缩期杂音可能系器质性或功能性,而舒张期杂音和连续性杂音均为器质性杂音。

3) 性质:指由于杂音的不同频率而表现出的音调与音色。临床上常用于形容杂音音调的词为柔和、粗糙。杂音的音色可形容为吹风样、隆隆样(雷鸣样)、喷射样、叹气样(哈气样)、机器声样、乐音样等。不同性质的杂音反映不同的病变。如心尖部舒张期隆隆样杂音是二尖瓣狭窄的特征;二尖瓣区粗糙的吹风样全收缩期杂音,常提示二尖瓣关闭不全;心尖区柔和而高调的吹风样杂音常为功能性杂音;主动脉瓣区舒张期叹气样杂音为主动脉瓣关闭不全的特征性杂音;主动脉瓣区喷射样收缩期杂音,见于主动脉瓣狭窄;机器样杂音见于动脉导管未闭;乐音样杂音见于感染性心内膜炎、梅毒性主动脉瓣疾病等。一般功能性杂音多较柔和,器质性杂音多较粗糙。

4) 强度与形态:杂音强度即杂音的响度,与狭窄程度、血流速度、病变部两侧的压力差、心肌收缩力成正比,但极度狭窄以致通过的血流极少时,杂音反而减弱或消失。收缩期杂音的强度一般采用 Levine 6 级分级法(表 2-6-7),对舒张期杂音的分级也可参照此标准,但亦有只分为轻、中、重度三级。

表 2-6-7 收缩期杂音强度分级

级别	特点
1 级	很弱,易被初学者或缺少心脏听诊经验者所忽视
2 级	能被初学者或缺少心脏听诊经验者听到的弱杂音
3 级	呈中等强度,明显的杂音
4 级	呈中等强度,明显的杂音。触诊时可同时触及震颤
5 级	杂音很响亮,听诊器体件边缘接触胸壁即可听到。触诊时可同时触及明显震颤
6 级	杂音极响亮,听诊器稍离开胸壁也能听到。触诊时可同时触及强震颤

杂音强度的记录方法:杂音级别为分子,6 为分母;如响度为 3 级的杂音则记为 3/6 级杂音。一般 1/6 级和 2/6 级收缩期杂音多为功能性,舒张期杂音及 3/6 级和 3/6 级以上收缩期杂音多见于器质性病变。

杂音形态是指在心动周期中杂音强度的变化规律,用心音图记录,构成一定的形态。常见的杂音形态有五种。① 递增型:杂音由弱逐渐增强,如二尖瓣狭窄的舒张期隆隆样杂音;② 递减型:杂音由较强逐渐减弱,如主动脉瓣关闭不全时的舒张期叹气样杂音;③ 递增递减型:又称菱形杂音,即杂音由弱转强,再由强转弱,如主动脉瓣狭窄的收缩期喷射样杂音;④ 连续型:杂音由收缩期开始,逐渐增强,高峰在 S_2 处,舒张期开始渐减,直到下一心动的 S_1 前消失,如动脉导管未闭的连续性杂音;⑤ 一贯型:强度大体保持一致,如二尖瓣关闭不全的全收缩期杂音图(图 2-6-12)。

5) 体位、呼吸和运动对杂音的影响:采取某一特定的体位或体位改变、运动后、深吸气或呼气、屏气等动作可使某些杂音增强或减弱,有助于杂音的判别。① 体位:左侧卧位可使二尖瓣狭窄的舒张期隆隆样杂音更明显;前倾坐位时主动脉瓣关闭不全的叹气样杂音更易闻及;仰卧位则二尖瓣、三尖瓣与肺动脉瓣关闭不全的杂音更明显。此外,迅速改变体位时,由于血流分布和回心血量的改变也可影响杂音的强度,如从卧位或下蹲位迅速站立,使回心血量瞬间减少,从而使二尖瓣、三尖瓣、主动脉瓣关闭不全及肺动脉瓣狭窄与关闭不全的杂音均减弱,而肥厚性梗阻型心肌病的杂音则增强。② 呼吸:深吸气时,胸腔负压增加,回心血量增多和右心室排血量增加;同时心脏沿长轴顺钟向转位,使三尖瓣更接近胸壁,从而使起源于右心的杂音如三尖瓣关闭不全或狭窄、肺动脉瓣关闭不全或狭窄等的杂音增强。深呼气时,胸腔内压升高,经肺静脉回左心血量增多,使左心排血量增加;同时心脏逆钟向转位,使二尖瓣更接近胸壁,从而使起源于左心的杂音如二尖瓣关闭不全或狭窄、主动脉瓣关闭不全或狭窄等杂音增强。紧闭声门,用力做呼气动作(Valsalva 动作)时,持续的胸腔内压增高使回心血量减少,心排血量降低,结果左、右心产生的杂音一般均减弱,而肥厚性梗阻型心肌病的杂音则增强。③ 运动:使心率增快,心肌收缩力增强,血流加速,心搏增强,可使器质性杂音增强。

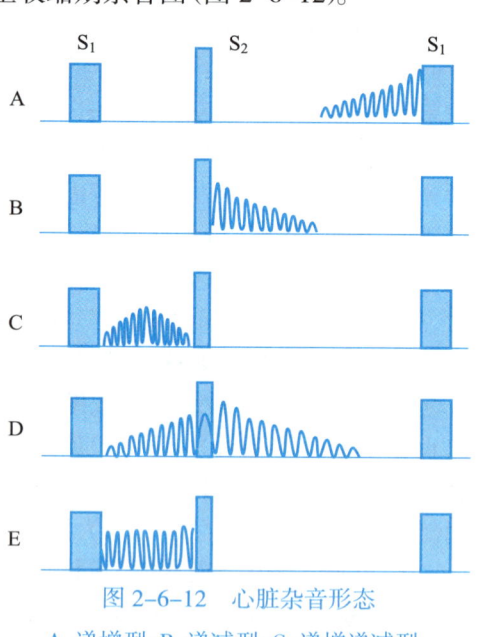

图 2-6-12　心脏杂音形态

A. 递增型;B. 递减型;C. 递增递减型;
D. 连续型;E. 一贯型。

6. 心包摩擦音　指脏层与壁层心包由于生物性或理化因素致纤维蛋白沉积而粗糙,以致在心脏搏动时两层心包产生摩擦而出现的声音。音质粗糙、音调高、搔抓样,类似纸张摩擦的声音。收缩期与舒张期均可闻及。可在整个心前区听到,但以胸骨左缘第3、4肋间最响亮,坐位前倾及呼气末更明显。与胸膜摩擦音主要的区别是心包摩擦音与心搏一致,屏气时摩擦音仍存在。

[检查方法]

1. 环境温暖、安静,光线充足;医生穿戴整齐,备好听诊器、手表。
2. 医患沟通,向患者交代检查目的,取得配合。
3. 患者取坐位或仰卧位,充分暴露前胸部,医生站在患者前面或右侧。
4. 对疑有二尖瓣狭窄者,宜嘱患者取左侧卧位;对疑有主动脉瓣关闭不全者宜嘱患者取坐位且上半身前倾。膜型体件需紧贴皮肤,适合于听高音调声音,如主动脉瓣舒张期叹气样杂音;钟型体件则需轻放在胸前皮肤,适合于听低音调声音,如二尖瓣舒张期隆隆样杂音。注意不能隔着衣服进行心脏听诊。
5. 听诊顺序通常从心尖区(二尖瓣区)开始,沿逆时针方向依次听诊,即二尖瓣区、肺动脉瓣区、主动脉瓣区、主动脉瓣第二听诊区、三尖瓣区。
6. 心尖区听诊时间不少于30秒。
7. 听诊内容包括心率、心律、心音、额外心音、心脏杂音和心包摩擦音。
8. 检查结束,帮患者整理衣物。向患者说明检查结果。

[临床意义]

一、心率

凡成人心率超过100次/分,婴幼儿心率超过150次/分称为心动过速。心率低于60次/分称为心动过缓。心动过速与过缓可有短暂性或持续性,可由多种生理性、病理性或药物性因素引起。

二、心律

听诊所能发现的心律失常最常见的有期前收缩和心房颤动。

期前收缩:又称过早搏动(简称早搏),是由于异位起搏点发出的过早冲动引起的心脏提前搏动。听诊的主要特点:① 在规则心律基础上,突然提前出现一次心搏,其后有一较长间歇(代偿间歇);② 提前出现的心搏第一心音增强,第二心音减弱或难以听到;③ 期前收缩规律出现,可形成联律,如连续每一次窦性搏动后出现一次期前收缩,称二联律。每两次窦性搏动后出现一次期前收缩则称为三联律。以此类推。

心房颤动:简称房颤,是由于心房异位节律点发出的冲动产生的多部位折返所致。心房颤动的常见原因有二尖瓣狭窄、高血压病、冠心病和甲状腺功能亢进等,少数原因不明者称为特发性。听诊特点:① 心律绝对不规则;② 第一心音强弱不等;③ 脉率少于心率,这种脉搏脱漏的现象称脉搏短绌,产生的机制是过早的心室收缩不能将足够的血液输送到周围血管所致。

三、心音

1. 心音强度改变

(1)第一心音强度的改变:影响因素有心肌收缩力与心室充盈程度(影响心室内压增加的速率);瓣膜位置的高低;瓣膜的结构、活动性;心外因素,如心包积液、肺气肿、胸壁或胸腔病变等。

1) S_1 增强：常见于二尖瓣狭窄。由于心室充盈减慢减少，使心室收缩时二尖瓣位置低垂，左室内压上升加速，造成二尖瓣关闭振动幅度大，S_1 亢进。但瓣叶显著纤维化或钙化、增厚、僵硬，瓣膜活动明显受限，则 S_1 反而减弱；心肌收缩力增强和心动过速时，如高热、贫血、甲状腺功能亢进等均可使 S_1 增强。

2) S_1 减弱：常见于二尖瓣关闭不全。由于左心室舒张期过度充盈，以致在心室收缩前二尖瓣位置较高，关闭时振幅小，因而 S_1 减弱；心肌收缩力减弱，如心肌炎、心肌病、心肌梗死或心力衰竭等均可致 S_1 减弱；其他原因如心电图 P–R 间期延长、主动脉瓣关闭不全等使心室充盈过度和二尖瓣位置较高也可致 S_1 减弱。

3) S_1 强弱不等：常见于心房颤动和完全性房室传导阻滞。前者当两次心搏相近时 S_1 增强，相距远时则 S_1 减弱；后者当心房心室几乎同时收缩时 S_1 增强，又称"大炮音"。

(2) 第二心音强度的改变：影响因素有体循环或肺循环阻力的大小；半月瓣的病理改变；心外因素等。S_2 有两个主要部分即主动脉瓣部分（A_2）和肺动脉瓣部分（P_2），通常 A_2 在主动脉瓣区最清楚，P_2 在肺动脉瓣区最清晰。一般情况下，青少年 $P_2 > A_2$，成年人 $P_2 = A_2$，而老年人 $P_2 < A_2$。

1) S_2 增强：主动脉瓣区 S_2（A_2）增强是由于主动脉压增高所致，如高血压、动脉粥样硬化等；肺动脉瓣区 S_2（P_2）增强是由于肺动脉压力增高所致，如肺源性心脏病、左向右分流的先天性心脏病（如房间隔缺损、室间隔缺损、动脉导管未闭等）、二尖瓣狭窄伴肺动脉高压等。

2) S_2 减弱：由于体循环或肺循环阻力降低、血流减少、半月瓣钙化或严重纤维化时均可分别导致第二心音的 A_2 或 P_2 减弱，如低血压、主动脉瓣或肺动脉瓣狭窄等。

(3) 第一心音、第二心音强度同时改变：主要取决于心室肌收缩力、心排血量、声源至胸壁的距离及声音传导介质的改变。

1) S_1、S_2 同时增强：见于心脏活动增强时，如体力活动、情绪激动、贫血、甲状腺功能亢进等。亦见于胸壁薄者。

2) S_1、S_2 同时减弱：见于心肌炎、心肌病、心肌梗死、休克等心肌严重受损和心搏量降低时。心包积液、左侧胸腔大量积液、慢性阻塞性肺疾病、肥胖等使声音传导受阻，听诊时 S_1、S_2 均减弱。

2. 心音性质改变　心肌严重病变时，第一心音失去原有性质而与第二心音相似，可形成"单音律"。当心率增快，收缩期与舒张期时限几乎相等时，听诊类似钟摆声，又称"钟摆律"或"胎心律"，提示病情严重，如大面积急性心肌梗死和重症心肌炎等。

3. 心音分裂　正常情况下，心室收缩与舒张时两个房室瓣与两个半月瓣的关闭并不完全同步，三尖瓣关闭较二尖瓣略延迟 0.02~0.03 秒，肺动脉瓣关闭较主动脉瓣延迟约 0.03 秒，由于上述非同步的时间差很小，不能被人耳分辨，听诊时 S_1、S_2 分别呈单一声音。当非同步的时距延长，导致听诊时一个心音分成两个部分即称心音分裂。

(1) 第一心音分裂：二尖瓣、三尖瓣关闭时间明显不同步（>0.03 秒），可出现 S_1 分裂，在心尖或胸骨左下缘可闻及。常见于完全性右束支传导阻滞、肺动脉高压等。

(2) 第二心音分裂：较 S_1 分裂常见，是由于主动脉瓣和肺动脉瓣关闭时间明显不同步（>0.035 秒）所致，以肺动脉瓣听诊区明显。见于以下情况。

1) 生理性分裂：常见于健康儿童和青少年，在深吸气末出现。生理性分裂是由于深吸气时胸腔负压增加，右心回心血流增加，右心室排血时间延长，使肺动脉瓣关闭明显迟于主动脉瓣关闭所致。

2) 通常分裂：是临床上最为常见的 S_2 分裂，也受呼吸影响。见于某些疾病使右室排血时间延长（如二尖瓣狭窄伴肺动脉高压、肺动脉瓣狭窄、完全性右束支传导阻滞等），或左心室射血时间缩短，使主动脉瓣关闭时间提前（如二尖瓣关闭不全、室间隔缺损等）。

3) 固定分裂：指 S_2 分裂不受吸气、呼气的影响，S_2 分裂的两个成分时距保持固定，见于先天性心脏病如房间隔缺损。房间隔缺损患者呼气时右心房回心血量有所减少，但由于存在左房向右房的血液分流,右心血流仍然增加,排血时间延长,肺动脉瓣关闭明显延迟,致 S_2 分裂;当吸气时,回心血流增加,但右房压力暂时性增高同时造成左向右分流稍减,抵消了吸气导致的右心血流增加的改变,因此其 S_2 分裂的时距较固定。

4)反常分裂:又称逆分裂,是病理性体征,指主动脉瓣关闭迟于肺动脉瓣,吸气时分裂变窄,呼气时变宽。见于完全性左束支传导阻滞、动脉瓣狭窄或重度高血压(图 2-6-13)。

四、额外心音

1. 舒张期额外心音

(1) 奔马律:发生在 S_2 之后的病理性 S_3 或 S_4 与原有的 S_1、S_2 共同组成的韵律,类似马奔跑时的蹄声,称奔马律。奔马律是心肌严重损害的体征。按其出现的时间可分为三种。

1)舒张早期奔马律:又称室性奔马律,是奔马律中最常见的一种,实为病理性 S_3。其发生机制一般认为是由于心室舒张期负荷过重,心肌张力减低与顺应性减退,以致心室舒张时血液充盈引起室壁振动。舒张早期奔马律的出现提示有严重器质性心脏病,常见于心力衰竭、急性心肌梗死、重症心肌炎与扩张性心肌病等。根据舒张早期奔马律不同来源又可分为左室奔马律与右室奔马律,以左室占多数。听诊特点:出现在 S_2 之后;音调低钝;左室奔马律听诊最清楚的部位为心尖区稍内侧,呼气时较清楚;右室奔马律听诊最清楚的部位为剑突下或胸骨左缘第 5 肋

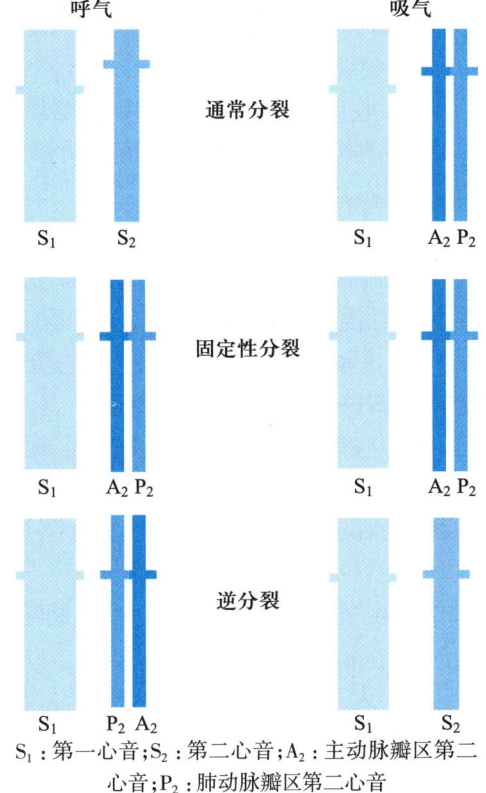

S_1:第一心音;S_2:第二心音;A_2:主动脉瓣区第二心音;P_2:肺动脉瓣区第二心音

图 2-6-13 S_2 分裂

间,吸气时较清楚。舒张早期奔马律与生理性 S_3 的主要区别是:舒张早期奔马律出现在有严重器质性心脏病的患者,而生理性 S_3 则见于健康人,尤其是儿童及青少年;有舒张早期奔马律者心率多较快,常在 100 次 / 分以上,而生理性 S_3 者心率多正常;舒张早期奔马律不受体位的影响,生理性 S_3 坐位或立位时可消失;S_3 距 S_2 近,而舒张早期奔马律的额外心音距 S_2 较远,当心率较快时,三个心音间距大致相等。

2)舒张晚期奔马律:又称收缩期前奔马律或房性奔马律,实为病理性增强的 S_4,是由于心室舒张末期压力增高或顺应性减退,以致心房为克服心室的充盈阻力而加强收缩所产生的异常心房音。舒张晚期奔马律多见于阻力负荷过重引起心室肥厚的心脏病,如高血压心脏病、肥厚型心肌病、主动脉瓣狭窄等。听诊特点为音调较低,强度较弱,较接近 S_1(在 S_1 前约 0.1 秒),在心尖部稍内侧听诊最清楚。

3)重叠型奔马律:为舒张早期和晚期奔马律在快速性心率或房室传导时间延长同时存在,可在舒张中期重叠出现,使其额外音明显增强;也可没有重叠,与 S_1、S_2 共同构成四音律,常见于心肌病或心力衰竭。

(2) 开瓣音:又称二尖瓣开放拍击音,是出现在第二心音后 0.05~0.06 秒的一个附加音,是由于心室舒张早期血液自高压力的左房迅速流入左室,导致弹性尚好的瓣叶迅速开放后又突然停止,使瓣叶振动引起的。听诊特点:音调高、清脆、历时短促的拍击样声音,在心尖内侧较清楚。开瓣音的存在可作为二尖瓣瓣叶弹性及活动尚好的间接指标,是二尖瓣分离术适应证的重要参考条件。

(3) 心包叩击音:见于缩窄性心包炎,该音出现在 S_2 后 0.09~0.12 秒,为舒张早期心室快速充盈时,缩窄的心包阻碍心室舒张,以致心室在舒张过程中被迫骤然停止,导致室壁振动而产生的声音。

听诊特点：中频、较响而短促，在胸骨左缘最易闻及。

（4）肿瘤扑落音：出现在 S_2 后 0.08~0.12 秒，出现时间较开瓣音晚，声音类似，但音调较低，且随体位改变。在心尖或其内侧胸骨左缘第 3、4 肋间可闻及。肿瘤扑落音见于心房黏液瘤患者，为黏液瘤在舒张期随血流进入左室，撞碰心房、心室壁和瓣膜，以及瘤蒂柄突然紧张产生振动所致。

2. 收缩期额外心音

（1）收缩早期喷射音：又称收缩早期喀喇音，紧接于 S_1 后 0.05~0.07 秒出现的高频爆裂样声音，高调而清脆，时间短促，在心底部听诊最清楚。其产生机制为扩张的主动脉或肺动脉在心室射血时动脉壁振动，以及在主、肺动脉阻力增高的情况下半月瓣瓣叶用力开启，或狭窄的瓣叶在开启时突然受限产生振动所致。根据发生部位可分为肺动脉收缩期喷射音和主动脉收缩期喷射音。

1）肺动脉收缩期喷射音：在肺动脉瓣区最响，呼气时增强，吸气时减弱，见于肺动脉高压、轻中度肺动脉瓣狭窄、房间隔缺损、室间隔缺损、原发性肺动脉扩张等疾病。

2）主动脉收缩期喷射音：在主动脉瓣区听诊最响，可向心尖传导，不受呼吸影响，见于高血压、主动脉瓣狭窄、主动脉瓣关闭不全、主动脉瘤与主动脉缩窄等。

（2）收缩中、晚期喀喇音：高调、短促、清脆，如关门落锁的"ka-ta"样声音，出现在 S_1 后 0.08 秒者称收缩中期喀喇音，0.08 秒以上者为收缩晚期喀喇音。在心尖区及其稍内侧最清楚。见于各种原因所致的二尖瓣脱垂，其发生机制是由于二尖瓣在收缩中、晚期脱入左房，瓣叶突然紧张或其腱索的突然拉紧产生震动所致。由于二尖瓣脱垂可造成二尖瓣关闭不全，因而二尖瓣脱垂患者可同时伴有收缩晚期杂音。收缩中、晚期喀喇音合并收缩晚期杂音也称二尖瓣脱垂综合征。

3. 医源性额外心音

（1）人工起搏音：安置起搏器后，起搏电极发放的脉冲电流刺激心内膜或心外膜电极附近的神经组织，使局部肌肉收缩和起搏电极导管在心腔内摆动引起的振动所致。发生于 S_1 前 0.08~0.12 秒处，高频、短促、带喀喇音性质。在心尖内侧或胸骨左下缘最清楚。

（2）人工瓣膜音：在置换人工金属瓣后均可产生瓣膜开关时撞击金属支架所致的金属乐音，音调高、响亮、短促。人工二尖瓣关瓣音在心尖部最响而开瓣音在胸骨左下缘最明显。人工主动脉瓣开瓣音在心底及心尖部均可听到，而关瓣音则仅在心底部闻及。

五、心脏杂音

有杂音不一定有心脏病，有心脏病也可无杂音。根据产生杂音的心脏部位有无器质性病变可区分为器质性杂音与功能性杂音。器质性杂音是指杂音产生部位有器质性病变存在，功能性杂音指心脏局部无器质性病变。由于功能性杂音一般为收缩期杂音，故收缩期功能性杂音与器质性杂音的鉴别具有重要临床意义（表 2-6-8）。

表 2-6-8　收缩期功能性杂音与器质性杂音的鉴别

鉴别点	功能性	器质性
年龄	儿童、青少年多见	不定
部位	肺动脉瓣区和/或心尖区	不定
性质	柔和、吹风样	粗糙、吹风样、常呈高调
持续时间	短促	较长、常为全收缩期
强度	≤ 2/6 级	常 ≥ 3/6 级
震颤	无	3/6 级以上可伴有震颤
传导	局限	沿血流方向传导较远而广

各瓣膜区杂音的特点和临床意义分述如下。

1. 收缩期杂音

（1）二尖瓣区。① 功能性：常见于运动、妊娠、发热、贫血与甲状腺功能亢进等。杂音呈吹风样，柔和，强度（1~2）/6 级，时限短，较局限。具有心脏病理意义的功能性杂音有左心增大引起的二尖瓣相对性关闭不全，如高血压心脏病、贫血性心脏病、冠心病和扩张性心肌病等，杂音性质较粗糙、吹风样、强度（2~3）/6 级，时限较长，可有一定的传导。② 器质性：主要见于风湿性心瓣膜病二尖瓣关闭不全等，杂音性质粗糙、吹风样、高调，强度 ≥ 3/6 级，可占全收缩期，持续时间长，甚至遮盖 S_1，并向左腋下传导。

（2）主动脉瓣区。① 功能性：见于升主动脉扩张，如高血压和主动脉粥样硬化。杂音呈喷射样，较柔和，常有 A_2 亢进；② 器质性：多见于主动脉瓣狭窄。杂音为典型的收缩中期喷射样杂音，响亮而粗糙，递增递减型，向颈部传导，常伴有震颤，且 A_2 减弱。

（3）肺动脉瓣区。① 功能性：其中生理性杂音在青少年及儿童中多见，呈吹风样，柔和，强度在（1~2）/6 级，时限较短。心脏病理情况下的功能性杂音，为肺淤血及肺动脉高压导致肺动脉扩张产生的肺动脉瓣相对性狭窄，见于二尖瓣狭窄、先天性心脏病的房间隔缺损等。听诊特点与生理性类似，较响，P_2 亢进；② 器质性：见于肺动脉瓣狭窄，呈典型的收缩中期喷射性杂音，粗糙，强度 ≥ 3/6 级，常伴有震颤且 P_2 减弱。

（4）三尖瓣区。① 功能性：多见于二尖瓣狭窄、肺源性心脏病等引起右心室扩大导致三尖瓣相对性关闭不全所致。杂音为吹风样、柔和，吸气时增强，一般在 3/6 级以下，可随病情好转、心腔缩小而减弱或消失；② 器质性：极少见，杂音特点与器质性二尖瓣关闭不全类似，但不传至腋下，可伴颈静脉和肝收缩期搏动。

（5）其他部位。① 功能性：部分青少年左心室或右心室将血液排入主动脉或肺动脉时产生血流紊乱，在胸骨左缘第 2、3、4 肋间可闻及（1~2）/6 级生理性杂音，柔和、无传导，平卧位吸气时杂音易闻及，坐位时杂音减轻或消失；② 器质性：室间隔缺损时在胸骨左缘第 3、4 肋间可闻及响亮而粗糙的收缩期杂音伴震颤，有时呈喷射性。

2. 舒张期杂音

（1）二尖瓣区：① 功能性，主要见于中重度主动脉瓣关闭不全，导致左室舒张期容量负荷过高，使二尖瓣基本处于半关闭状态，呈现相对狭窄而产生杂音，称奥斯汀·弗林特（Austin Flint）杂音；② 器质性，主要见于风湿性心瓣膜病的二尖瓣狭窄。为心尖区的舒张中晚期隆隆样、递增型杂音，不向远处传导，平卧或左侧卧位易闻及，常伴 S_1 亢进和震颤，可有开瓣音。

（2）主动脉瓣区：常见原因为风湿性心瓣膜病或先天性心脏病的主动脉瓣关闭不全、特发性主动脉瓣脱垂、梅毒性主动脉炎和马方综合征所致主动脉瓣关闭不全。杂音出现于舒张早期，呈递减型，柔和叹气样，常向胸骨左缘及心尖传导，于主动脉瓣第二听诊区、前倾坐位、深呼气末屏住更易闻及。

（3）肺动脉瓣区：常见于二尖瓣狭窄伴明显肺动脉高压引起肺动脉扩张导致相对性关闭不全所致。杂音在肺动脉瓣区最响，呈舒张期递减型、吹风样，于平卧及吸气末增强，常伴 P_2 亢进，称格雷厄姆·斯蒂尔（Graham Steell）杂音。

（4）三尖瓣区：三尖瓣狭窄时，可在胸骨左缘第 4、5 肋间闻及低调隆隆样杂音，深吸气末增强，但临床上极少见。

3. 连续性杂音

常见于先天性心脏病动脉导管未闭，主动脉内压力在收缩期和舒张期均高于肺动脉压，使血流连续从主动脉经未闭的动脉导管分流入肺动脉而产生。杂音粗糙、响亮似机器转动时的噪声，又称机器样杂音，持续于整个收缩期与舒张期，其间不中断，掩盖 S_2。在胸骨左缘第 2 肋间稍外侧闻及，常伴有震颤。冠状动静脉瘘、冠状动脉窦瘤破裂也可出现连续性杂音。

六、心包摩擦音

心包摩擦音常见于各种感染性心包炎，也可见于急性心肌梗死、尿毒症、心脏损伤后综合征和系统性红斑狼疮等非感染性疾病。当心包腔有一定积液量后，摩擦音可消失。

[思维导图]

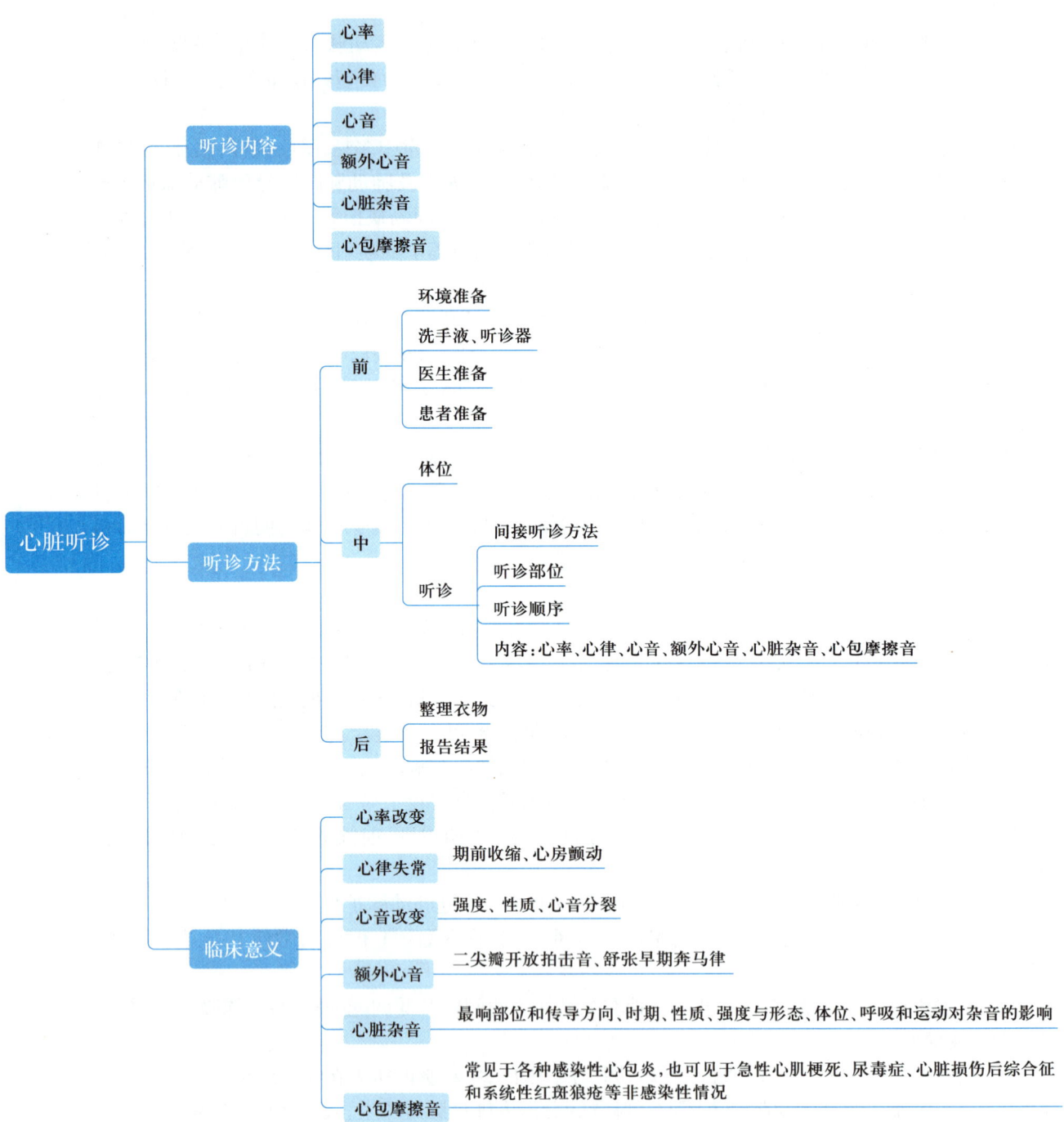

[考点练习]

项目七 腹部检查

腹部主要由腹壁、腹腔和腹腔内脏器组成。腹部范围上起横膈,下至骨盆。腹部体表上以两侧肋弓下缘和胸骨剑突为界,下至两侧腹股沟韧带和耻骨联合,前面和侧面由腹壁组成,后面为脊柱和腰肌。

腹部检查有视诊、触诊、叩诊、听诊四种方法,尤以触诊最为重要。为了避免触诊引起胃肠蠕动增加,使肠鸣音发生变化,腹部检查的顺序应为视、听、叩、触。

任务 1 腹部体表标志及分区

临床情景

患儿男,12 岁。因腹痛、腹泻 1 天就诊。患者自述左下腹部阵发性疼痛,便后稍缓解。大便 3~4 次,开始为水样便,后来呈脓血便,量少。该患者左下腹疼痛可考虑哪些脏器的病变?

[检查内容]

一、体表标志

腹部体表标志及部位见表 2-7-1。

表 2-7-1 腹部体表标志及部位

体表标志	部位
肋弓下缘	由第 8~10 肋软骨连接形成的肋缘和第 11、12 浮肋构成
剑突	为胸骨下端的软骨
腹上角	两侧肋弓至剑突根部的交角
脐	位于腹部中心,向后投影相当于第 3、4 腰椎之间
髂前上棘	髂嵴前方凸出点
腹直肌外缘	相当于锁骨中线的延续
腹中线	为胸骨中线(前正中线)的延续
腹股沟韧带	与耻骨联合上缘共同构成腹部体表的下界(图 2-7-1)
耻骨联合	为两耻骨间的纤维软骨连接
肋脊角	背部两侧第 12 肋骨与脊柱的交角

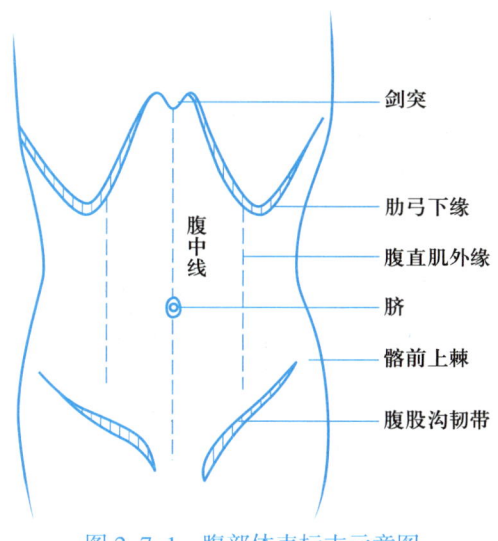

图 2-7-1 腹部体表标志示意图

剑突
肋弓下缘
腹直肌外缘
脐
髂前上棘
腹股沟韧带

腹中线

二、腹部分区

1. 四区分法　通过脐划一水平线与一垂直线,两线相交将腹部分为四区,即左、右上腹部和左、右下腹部(图 2-7-2)。

2. 九区分法　两侧肋弓下缘连线和两侧髂前上棘连线为两条水平线,过左、右髂前上棘至腹中线连线的中点作两条垂直线,四线相交将腹部划分为"井"字形九区。即左、右上腹部(季肋部),左、右侧腹部(腰部),左、右下腹部(髂部)及上腹部、中腹部(脐部)和下腹部(耻骨上部)(图 2-7-3)。

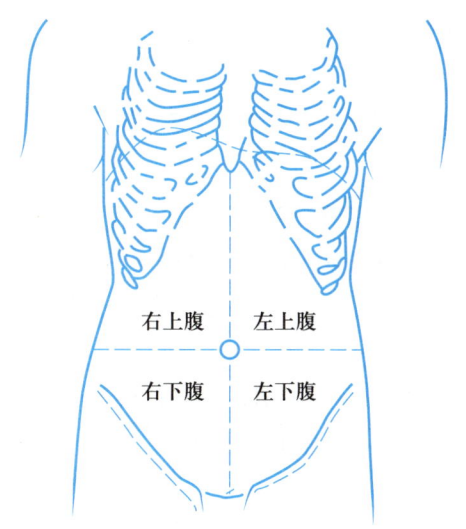

图 2-7-2 腹部体表分区示意图(四区分法)

右上腹　左上腹
右下腹　左下腹

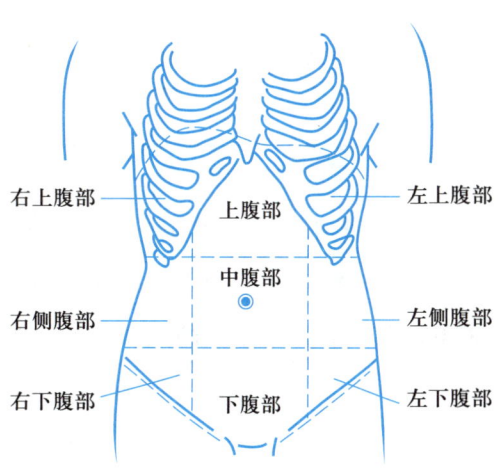

图 2-7-3 腹部体表分区示意图(九区分法)

右上腹部　上腹部　左上腹部
右侧腹部　中腹部　左侧腹部
右下腹部　下腹部　左下腹部

[临床意义]

　　临床上常借助腹部的天然体表标志描述和记录腹内脏器病变的部位及范围(表 2-7-2),并人为地将腹部划分为四个区或九个区,以便熟悉脏器的位置和其在体表的投影(表 2-7-3,表 2-7-4)。

表 2-7-2　腹部体表标志的临床意义

体表标志	临床意义
肋弓下缘	常用于腹部分区,肝、脾的测量和胆囊的定位
剑突	是腹部体表的上界,常作为肝测量的标志
腹上角	常用于判断体型及肝的测量
脐	为腹部四区分法、腰椎穿刺及阑尾压痛点的定位标志
髂前上棘	是腹部九区分法的标志和常用的骨髓穿刺部位
腹直肌外缘	常为手术切口和胆囊点的定位
腹中线	是腹部四区分法的垂直线
腹股沟韧带	是寻找股动脉、股静脉的标志,也是腹股沟疝的通过部位
耻骨联合	与耻骨共同组成腹部体表下界
肋脊角	为检查肾区叩击痛的位置

表 2-7-3　腹部四区脏器分布

分区	脏器分布
右上腹部	肝、胆囊、幽门、十二指肠、小肠、胰头、右肾上腺、右肾、结肠肝曲、部分横结肠、腹主动脉、大网膜
右下腹部	盲肠、阑尾、部分升结肠、小肠、右输尿管、胀大的膀胱、淋巴结,女性右侧卵巢和输卵管、增大的子宫,男性右侧精索
左上腹部	肝左叶、脾、胃、小肠、胰体、胰尾、左肾上腺、左肾、结肠脾曲、部分横结肠、腹主动脉、大网膜
左下腹部	乙状结肠、部分降结肠、小肠、左输尿管、胀大的膀胱、淋巴结,女性左侧卵巢和输卵管、增大的子宫,男性左侧精索

表 2-7-4　腹部九区脏器分布

分区	脏器分布
右上腹部(右季肋部)	肝右叶、胆囊、结肠肝曲、右肾、右肾上腺
右侧腹部(右腰部)	升结肠、空肠、右肾
右下腹部(右髂部)	盲肠、阑尾、回肠末端、淋巴结,女性右侧卵巢和输卵管,男性右侧精索
上腹部	胃、肝左叶、十二指肠、胰头、胰体、横结肠、腹主动脉、大网膜
中腹部(脐部)	十二指肠、空肠、回肠、下垂的胃或横结肠、肠系膜及淋巴结、输尿管、腹主动脉、大网膜
下腹部(耻骨上部)	回肠、乙状结肠、输尿管、胀大的膀胱、女性增大的子宫
左上腹部(左季肋部)	脾、胃、结肠脾曲、胰尾、左肾、左肾上腺
左侧腹部(左腰部)	降结肠、空肠、回肠、左肾
左下腹部(左季肋部)	乙状结肠、淋巴结,女性左侧卵巢和输卵管,男性左侧精索

[思维导图]

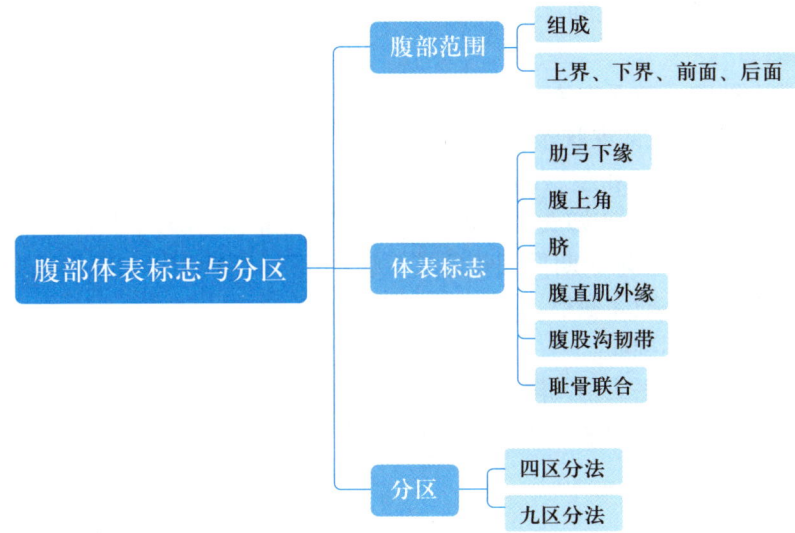

[考点练习]

任务 2　腹部视诊检查

临床情景

　　某肝硬化患者,因腹胀、少尿、下肢水肿 3 天入院。患者既往有乙型肝炎病史 18 年,反复出现腹水 3 年,曾多次住院治疗,缓解后出院。该患者腹部视诊可能会出现哪些阳性体征?

[检查内容]

　　1. **腹部外形**　观察腹部外形是否对称,有无全腹或局部的膨隆或凹陷。健康正常成年人平卧时,前腹壁大致处于肋缘与耻骨联合同一平面或略为低凹,称为腹部平坦;坐起时脐以下部分稍前凸。肥胖者或小儿(尤其餐后)腹部外形较饱满,前腹壁稍高于肋缘与耻骨联合的平面,称为腹部饱满。消瘦者及老年人,因腹壁皮下脂肪较少,腹部下陷,前腹壁稍低于肋缘与耻骨联合的平面,称为腹部低平。这些都属于正常腹部外形。

　　2. **呼吸运动**　正常人可以见到呼吸时腹壁上下起伏,吸气时上抬,呼气时下陷,即为腹式呼吸运动。男性及小儿以腹式呼吸为主,而成年女性则以胸式呼吸为主,腹壁起伏不明显。

3. **腹壁静脉**　正常人腹壁皮下静脉一般不显露,在较瘦或皮肤白皙的人才隐约可见,皮肤较薄而松弛的老年人可见静脉显露于皮肤,但常为较直条纹,并不迂曲。

4. **胃肠型和蠕动波**　正常人腹部一般看不到胃和肠的轮廓及蠕动波形,腹壁菲薄或松弛的老年人、经产妇或极度消瘦者可能见到。

5. **腹壁其他情况**

（1）皮疹:正常人腹壁一般无皮疹。

（2）色素:正常情况下,腹部皮肤颜色较暴露部位稍淡。

（3）腹纹:多分布于下腹部和左、右下腹部,白纹为腹壁真皮结缔组织因张力增高断裂所致,呈银白色条纹,可见于肥胖者或经产妇女。妊娠纹出现于下腹部和髂部,下腹部者多以耻骨为中心略呈放射状,条纹处皮肤较薄,在妊娠期呈淡蓝色或粉红色,产后则转为银白色而长期存在。

（4）瘢痕:正常人腹壁一般无瘢痕。

（5）疝:正常人腹壁看不到疝。

（6）脐:正常脐与腹壁相平或稍凹陷。

（7）上腹部搏动:正常人安静情况下,上腹部搏动不易观察到。身体较瘦者,可在上腹部看到搏动,多由腹主动脉搏动传导而来。

［检查方法］

1. 环境温暖、光线充足而柔和;医生穿戴整齐。

2. 医患沟通,向患者交代检查目的,取得配合。

3. 嘱患者排空膀胱,取低枕仰卧位,两手自然置于身体两侧,充分暴露全腹,上自剑突,下至耻骨联合,躯体其他部分应遮盖,注意保暖。

4. 医生站在患者右侧,首先俯视,自上腹部至下腹部视诊全腹,然后将视线降低至腹平面,从侧面呈切线方向进行观察。

5. 检查结束后,帮患者整理衣物。向患者说明检查结果。

［临床意义］

一、腹部外形

1. **腹部膨隆**　平卧时前腹壁明显高于肋缘与耻骨联合的平面,外观呈凸起状。

（1）全腹部膨隆:可见于肥胖、妊娠等生理情况及以下病理情况（表 2-7-5）。

表 2-7-5　全腹膨隆病理情况

腹腔内容物	腹部外形	常见疾病
腹水	蛙腹:平卧位时腹壁松弛,液体下沉于腹腔两侧致侧腹壁明显膨出,腹部外形呈扁而宽,称为蛙腹。侧卧或坐位时,因液体向下移动而使腹下部膨出	常见于肝硬化门静脉高压症、心力衰竭、缩窄性心包炎、腹膜癌转移(肝癌、卵巢癌多见)、肾病综合征、胰源性腹水或结核性腹膜炎等
腹腔积气	球形:腹部呈球形,两侧腰部膨出不明显,移动体位时其形状无明显改变	胃肠道积气:见于各种原因引起的肠梗阻或肠麻痹 气腹:积气在腹腔内。见于胃肠穿孔或治疗性人工气腹
腹内巨大肿块	尖腹:腹中央部隆起,呈高尖腹	常见于巨大卵巢囊肿、畸胎瘤等

（2）局部膨隆：常见于腹内脏器肿大、较局限的肿瘤、炎性包块及腹壁上的肿物和疝等。右上腹局限性膨隆可见于肝肿瘤、肝脓肿、淤血性肝大和胆囊肿大等；上腹部局限性隆起多为肝左叶肿大、胃癌等；左上腹部膨隆考虑脾大；腹部局限性隆起如呈圆形者，多为囊肿、肿瘤或炎性包块；如为长条索状者，多为肠道病变；局部隆起见有搏动者，可能为动脉瘤或包块压在动脉上引起传导性搏动。

有时局部膨隆是由于腹壁上的肿块（如皮下脂肪瘤、纤维瘤、结核性脓肿等）而非腹腔内病变所致。其鉴别方法是嘱患者仰卧位作屈颈抬肩动作，使腹壁肌肉紧张，如肿块更加明显，说明肿块位于腹壁上。反之如变得不明显或消失，说明肿块位于腹腔内，被收缩变硬的腹肌所掩盖。

2. 腹部凹陷　仰卧时前腹壁明显低于肋缘与耻骨联合的平面。

（1）全腹部凹陷：见于消瘦和脱水者。严重时前腹壁凹陷几乎贴近脊柱，肋弓、髂嵴和耻骨联合显露，使腹外形如舟状，称舟状腹，见于恶病质，如结核病、恶性肿瘤等慢性消耗性疾病。

（2）局部凹陷：多由于手术后腹壁瘢痕挛缩引起。

二、呼吸运动

腹式呼吸减弱常见于腹膜炎症、腹水、急性腹痛、腹腔内巨大肿物或妊娠等。腹式呼吸消失常见于胃肠穿孔所致急性腹膜炎或膈肌麻痹等。

腹式呼吸增强不多见，常为癔症性呼吸或胸腔疾病（如大量积液等）所致。

三、腹壁静脉

腹壁静脉显而易见或迂曲变粗，称腹壁静脉曲张，见于门静脉高压或上、下腔静脉阻塞。

四、胃肠型和蠕动波

胃肠道发生梗阻时，梗阻近端的胃或肠段饱满而隆起，可显出各自的轮廓，称为胃型或肠型，当伴有该部位的蠕动加强时，可以看到蠕动波。

幽门梗阻时，胃内胀气膨隆，可在上腹部看到胃型，当伴有蠕动增强时，可看到腹部自左上向右下缓慢推进的胃段，为胃的蠕动波，有时也可看到胃的逆蠕动波（自右向左）。机械性肠梗阻时可见肠蠕动波，运行方向不一致，此起彼伏。肠蠕动波在脐部者，考虑小肠梗阻。梗阻严重时，肠袢胀大，肠管隆起形成多层梯形的肠型，结肠远端梗阻时，在右侧腹部可见宽大或呈球形的盲肠，并随每次蠕动波的到来肠型会更加明显。

五、腹壁其他情况

1. 皮疹　不同种类的皮疹提示不同的疾病：充血性或出血性皮疹常出现于发疹性高热疾病或某些传染病（如麻疹、猩红热、伤寒、斑疹伤寒）及药物过敏等；紫癜或荨麻疹可能是过敏性疾病全身表现的一部分；一侧腹部或腰部的疱疹（沿脊神经走行分布）提示带状疱疹。

2. 色素　肾上腺皮质功能减退患者皮肤皱褶处（如腹股沟及系腰带部位）可有褐色素沉着；重症急性胰腺炎和肠绞窄患者可出现格雷·特纳征（Grey-Turner sign），表现为腰部、季肋部和下腹部皮肤呈蓝色，为血液自腹膜后间隙渗到侧腹壁的皮下所致；重症急性胰腺炎或异位妊娠破裂等患者可出现卡伦征（Cullen sign），表现为脐周围或下腹壁皮肤发蓝，为腹腔内大量出血的征象；多发性神经纤维瘤患者腹部和腰部可有不规则的斑片状色素沉着。

3. 腹纹　紫纹是皮质醇增多症的常见征象，出现部位除下腹部和臀部外，还可见于股外侧和肩背部。由于糖皮质激素引起蛋白质分解增强和被迅速沉积的皮下脂肪膨胀，真皮层中结缔组织胀裂，以致紫纹处的真皮萎缩变薄，上面覆盖一层薄薄的表皮，而此时因皮下毛细血管网丰富，红细胞偏多，故条纹呈紫色。

4. 瘢痕　腹部瘢痕多为外伤、手术或皮肤感染的遗迹，特别是某些特定部位的手术瘢痕，常提示患者的手术史。如右下腹 McBurney 点处切口瘢痕标志曾行阑尾手术,右上腹直肌旁切口瘢痕标志曾行胆囊手术,左上腹弧形切口瘢痕标志曾行脾切除术等。

5. 疝 为腹腔内容物经腹壁或骨盆壁的间隙或薄弱部分向体表凸出而形成。腹部疝可分为腹内疝和腹外疝两大类,前者少见,后者较多见。脐疝多见于婴幼儿,成人则可见于经产妇或有大量腹水的患者;先天性腹直肌两侧闭合不良者可有白线疝;手术瘢痕愈合不良处可有切口疝;股疝位于腹股沟韧带中部,多见于女性;腹股沟疝则偏于内侧。男性腹股沟斜疝可下降至阴囊,该疝在直立位或咳嗽用力时明显,至卧位时可缩小或消失,亦可以手法还纳,如有嵌顿则可引起急性腹痛。

6. 脐部 脐部出现浆液性或脓性分泌物,有臭味,多为炎症所致;出现水样分泌物,有尿味,为脐尿管未闭的征象。脐部溃烂,可能为化脓性或结核性炎症。脐部溃疡坚硬、固定而凸出,多为癌肿所致。

7. 上腹部搏动 腹主动脉瘤和肝血管瘤时,上腹部搏动明显。二尖瓣狭窄或三尖瓣关闭不全引起右心室增大,亦可见明显的上腹部搏动。

[**思维导图**]

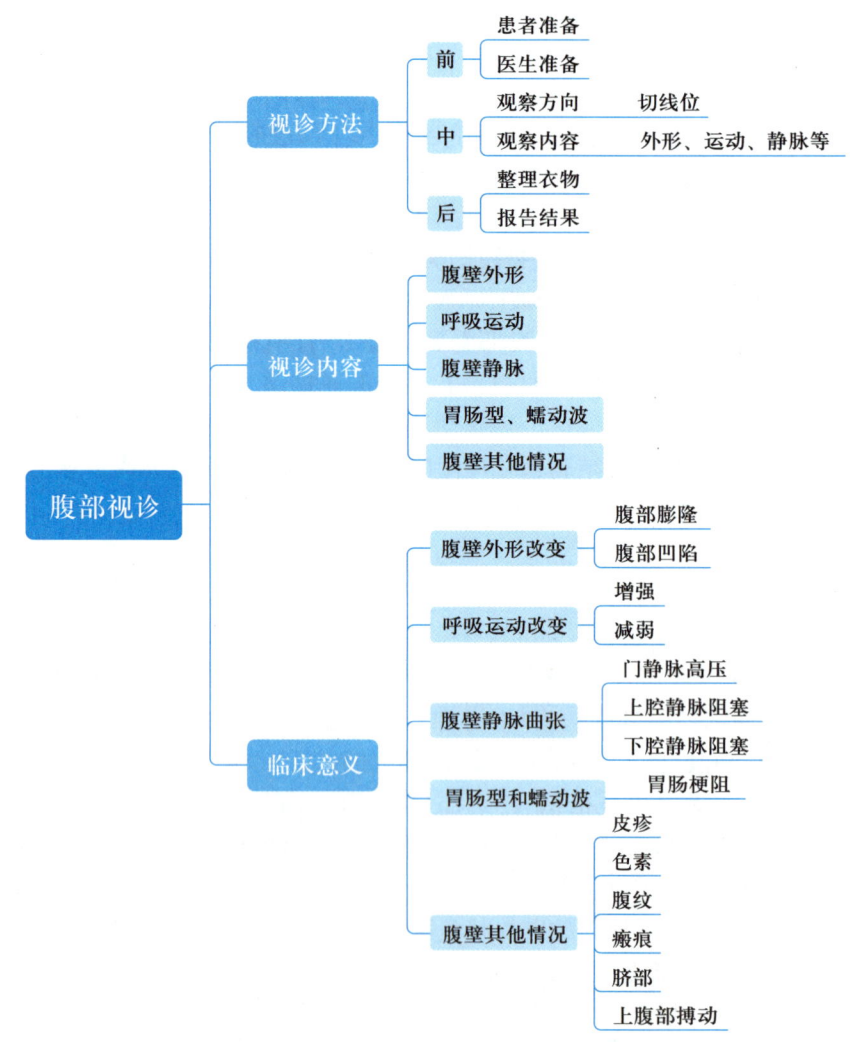

[考点练习]

任务 3 腹 围 测 量

临床情景

　　肝硬化、腹水患者,入院治疗,使用利尿剂后,可以从哪些方面评估其疗效?

[检查内容]

当全腹膨隆时,为观察腹腔内容物(如腹水)的程度和变化,常需测量腹围。

[检查方法]

1. 环境温暖、光线充足;医生穿戴整齐,备好软尺。
2. 医患沟通,向患者交代检查目的,取得配合。
3. 嘱患者排尿后取仰卧位,暴露腹部。医生立于患者右侧。
4. 用软尺经脐绕腹一周,测得的周长即为腹围(脐周腹围),以厘米为单位。
5. 检查结束,帮患者整理衣物。向患者说明检查结果。

[临床意义]

临床上常通过测量腹围观察患者腹水的情况,了解利尿等治疗效果,为下一步治疗提供依据。

[思维导图]

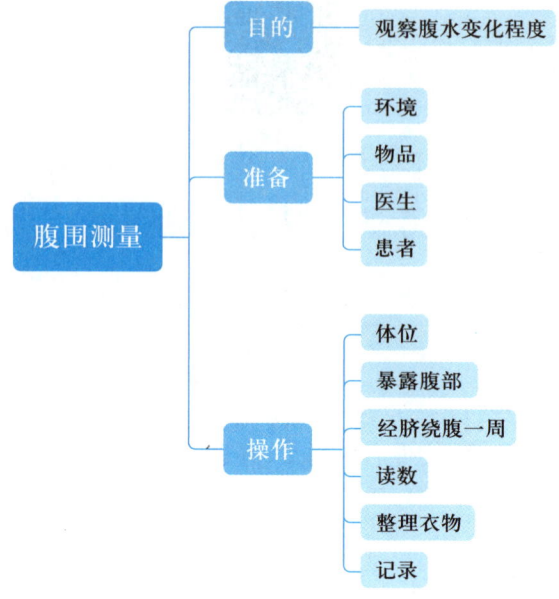

[考点练习]

任务 4   辨别腹壁曲张静脉的血流方向

临床情景

　　某患者查体发现腹壁静脉迂曲扩张,应考虑哪些疾病? 如何判断曲张静脉的血流方向?

[检查内容]

　　腹壁静脉曲张常见于门静脉高压或上、下腔静脉阻塞。为辨别腹壁静脉曲张的来源,需要检查其血流方向。

[检查方法]

　　1. 环境温暖、光线充足;医生穿戴整齐,规范洗手。

2. 医患沟通,向患者交代检查目的,取得配合。

3. 患者取仰卧位,双下肢屈曲,使腹部放松,暴露腹部。医生位于患者右侧。

4. 选择一段没有分支的腹壁静脉,医生将右手示指和中指并拢压在静脉上,然后一只手指紧压静脉向外滑动,挤出该段静脉内血液,至一定距离后(7.5~10 cm)放松该手指,另一手指紧压不动,看静脉是否充盈,如迅速充盈,则血流方向是从放松的一端流向紧压手指的一端。再同法放松另一手指,观察静脉充盈速度,若无明显充盈,则确定上述血流方向判断(图 2-7-4)。

5. 检查完毕,帮患者整理衣物。

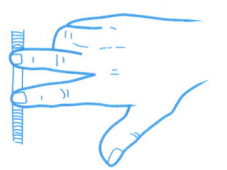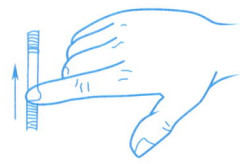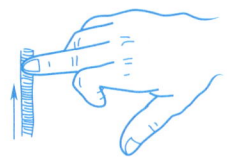

图 2-7-4　血流方向检查

[临床意义]

1. 正常时脐水平线以上的腹壁静脉血流自下而上经胸壁静脉和腋静脉而进入上腔静脉,脐水平线以下的腹壁静脉血流自上而下经大隐静脉而流入下腔静脉。

2. 门静脉高压时,腹壁曲张静脉常以脐为中心向四周伸展,形如水母头,常在此处听到静脉血管杂音,曲张浅静脉的血流方向以脐为中心,流向四方(图 2-7-5)。

3. 下腔静脉阻塞时,曲张的静脉大多分布在腹壁两侧,有时在臀部及股部外侧,脐以下的腹壁浅静脉血流方向也转流向上(图 2-7-6)。

4. 上腔静脉阻塞时,上腹壁或胸壁的浅静脉曲张血流方向均转流向下(图 2-7-7)。

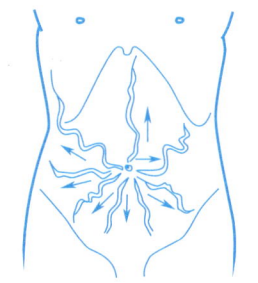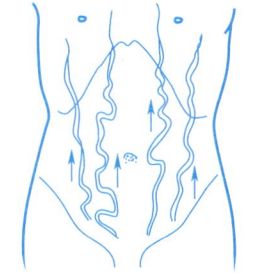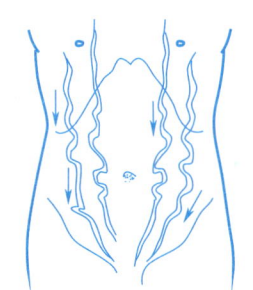

图 2-7-5　门静脉高压时腹壁曲张静脉血流方向

图 2-7-6　下腔静脉阻塞时腹壁曲张静脉血流方向

图 2-7-7　上腔静脉阻塞时上腹壁或胸壁静脉曲张血流方向

[思维导图]

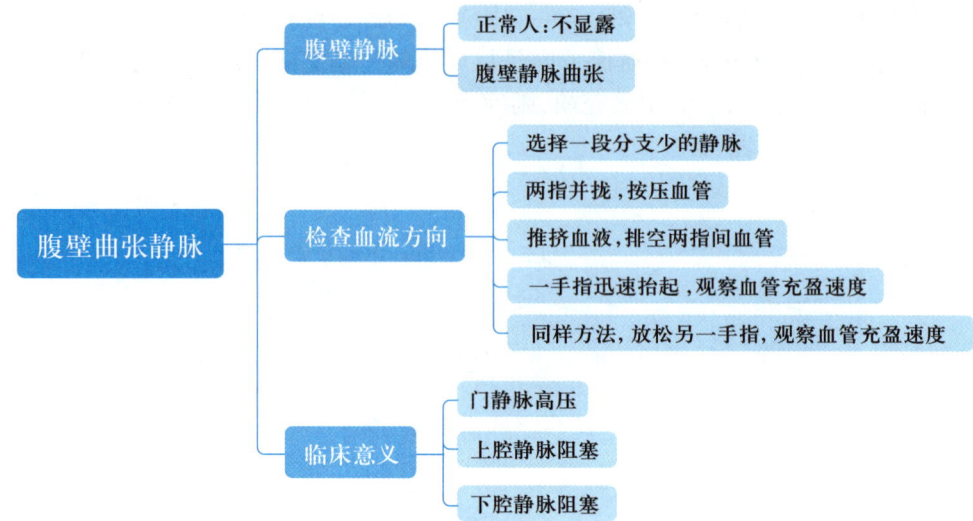

[考点练习]

任务 5　腹壁紧张度检查

临床情景

患者男,36 岁。上腹部规律性疼痛 5 年,多于秋季出现,饥饿时加重,进食后可减轻,3 小时前患者突发持续性上腹痛,继而蔓延至全腹。腹部查体:板状腹,全腹压痛(+),反跳痛(+),肝浊音界消失,肠鸣音减弱。最可能的诊断是什么?

[检查内容]

腹壁紧张度:正常人腹壁有一定张力,但触之柔软,较易压陷,称腹壁柔软。有些人(尤其儿童)因不习惯触摸或怕痒而发笑致腹肌自主性痉挛,称肌卫增强,转移注意力后可消失。

[检查方法]

1. 环境温暖、光线充足;医生穿戴整齐,指甲剪短,规范洗手。
2. 医患沟通,向患者交代检查目的,取得配合。

3. 嘱患者排尿后取低枕仰卧位,两手自然置于躯干两侧,双下肢屈曲并稍分开,以使腹肌尽量松弛,充分暴露腹部。

4. 医生站立于患者右侧,面对患者,前臂尽量与患者腹部表面处在同一水平,检查时手要温暖,先以全手掌放于患者腹壁上,使患者适应片刻,此时可感受患者腹壁紧张度程度,然后以轻柔动作按顺序触诊(使腹壁压陷约 1 cm),检查完一个区域后,医生的手应抬起并离开腹壁,再检查下一区域。一般自左下腹开始逆时针方向至右下腹,再至脐部,依次检查腹部各区。原则是先触诊健康部位,逐渐移向病变区域,以免造成患者感受的错觉。边触诊边观察患者的反应与表情,对精神紧张或有痛苦表情者给予安慰和解释。亦可边触诊边与患者交谈,可转移其注意力而减少腹肌紧张。

5. 检查完毕,帮患者整理衣物。向患者说明检查结果。

[临床意义]

一、腹壁紧张度增加

1. 全腹壁紧张　① 气腹、肠胀气或大量腹水患者,腹部张力可增大,但无腹肌痉挛及压痛;② 急性胃肠穿孔或脏器破裂所致急性弥漫性腹膜炎,腹膜因受刺激导致腹肌痉挛,腹壁明显紧张,甚至强直硬如木板,称板状腹;③ 结核性腹膜炎、癌性腹膜炎或其他慢性病变时,炎症发展缓慢,对腹膜的刺激较缓和,且有腹膜增厚和肠管、肠系膜粘连,触诊时腹壁柔韧而具抵抗力,不易压陷,如揉面团一样,称揉面感或柔韧感。

2. 局部腹壁紧张　常由于腹内脏器炎症波及胸膜而引起,如急性胆囊炎患者可出现右上腹肌紧张;急性胰腺炎患者可出现上腹或左上腹肌紧张;急性阑尾炎患者可出现右下腹肌紧张;胃穿孔时也可出现右下腹肌紧张,考虑为胃穿孔时胃内容物顺肠系膜右侧流至右下腹所致。

二、腹壁紧张度减低

1. 全腹紧张度减低　见于慢性消耗性疾病或大量放腹水后,亦见于经产妇或年老体弱、脱水患者。脊髓损伤所致腹肌瘫痪和重症肌无力可使腹壁张力消失。

2. 局部紧张度减低　见于局部的腹肌瘫痪或缺陷(如腹壁疝等)。

[思维导图]

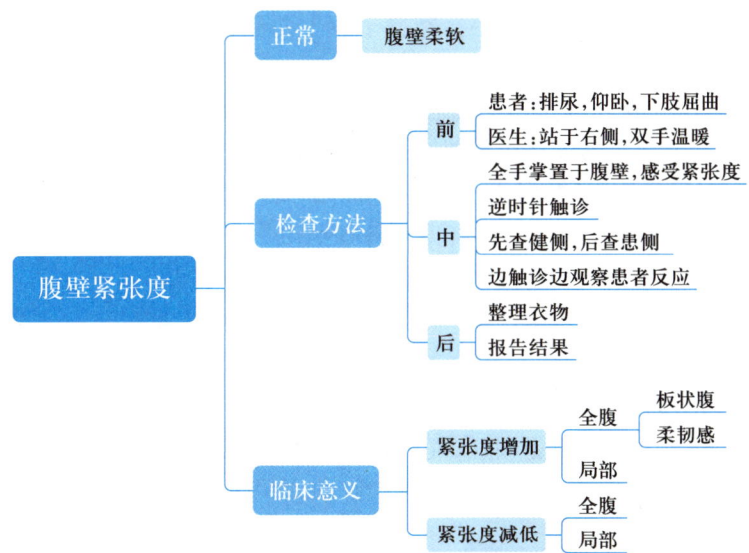

[考点练习]

任务 6 腹部压痛、反跳痛检查

临床情景

患者男,36 岁,转移性右下腹痛 2 天。患者于 2 天前无明显诱因突然出现脐周阵发性疼痛,数小时后转移为右下腹疼痛,呈持续性疼痛,阵发性加剧,伴恶心、乏力,无呕吐、腹泻。查体:体温 38.4℃,右下腹压痛、反跳痛、肌紧张,结肠充气试验阳性。最可能的诊断是什么?

[检查内容]

1. 压痛 正常腹部触诊时不会引起疼痛,重按时仅有一种压迫感。触诊时,用一个或两个并拢的手指逐渐深压腹壁被检查部位而发生疼痛,称为压痛。

2. 反跳痛 出现压痛后,在手指深压的基础上稍停片刻,2~3 秒,然后迅速将手抬起,如此时患者感觉腹痛骤然加重,并常伴有痛苦表情或呻吟,称为反跳痛。

[检查方法]

1. 环境温暖、光线充足;医生穿戴整齐,指甲剪短,规范洗手。

2. 医患沟通,向患者交代检查目的,取得配合。

3. 嘱患者排尿后取低枕仰卧位,两手自然置于躯干两侧,双下肢屈曲并稍分开,以使腹肌尽量松弛,充分暴露腹部。

4. 医生站立于患者右侧,检查时手要温暖,先以全手掌放于患者腹壁上,使患者适应片刻,然后用一个或两个并拢的手指逐渐深压腹壁被检查部位,观察患者有无疼痛反应。当出现疼痛时,手指在原处停留片刻,然后迅速将手指抬起,观察患者疼痛有无骤然加重。

5. 检查完毕,帮患者整理衣物。向患者说明检查结果。

[临床意义]

1. 压痛 压痛提示腹壁病变或腹腔内病变。腹壁病变比较表浅,可借抓捏腹壁或仰卧位作屈颈抬肩动作使腹壁肌肉紧张时触痛更明显,而有别于腹腔内病变引起者。腹腔内病变,如脏器的炎症、淤血、肿瘤、破裂、扭转及腹膜的刺激(炎症、出血等)均可引起压痛。出现压痛的部位常为病变所在的部位(图 2-7-8)。

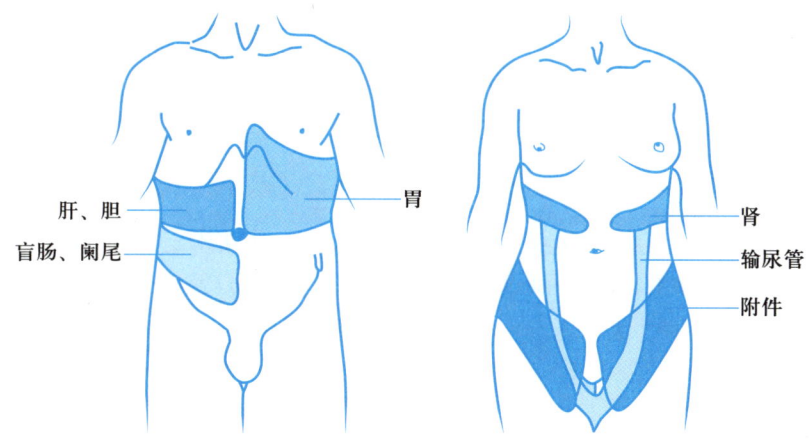

肝、胆
盲肠、阑尾
胃
肾
输尿管
附件

图 2-7-8 腹部常见疾病的压痛部位

压痛局限于一点时,称压痛点,具有定位诊断价值,例如,① 溃疡病压痛点:在上腹部剑突下正中线偏左或偏右处;② 胆囊压痛点:在右侧腹直肌外缘与肋缘相交处;③ 阑尾压痛点:位于右髂前上棘与脐的连线中、外 1/3 交界处,又称麦克伯尼(McBurney)点。

2. 反跳痛　反跳痛是腹膜壁层已受炎症累及的征象,当突然抬手时腹膜被激惹所致。当腹内脏器炎症尚未累及壁层腹膜时,可仅有压痛而无反跳痛。腹膜炎患者常有腹肌紧张、压痛与反跳痛,称腹膜刺激征,亦称腹膜炎三联征。

[思维导图]

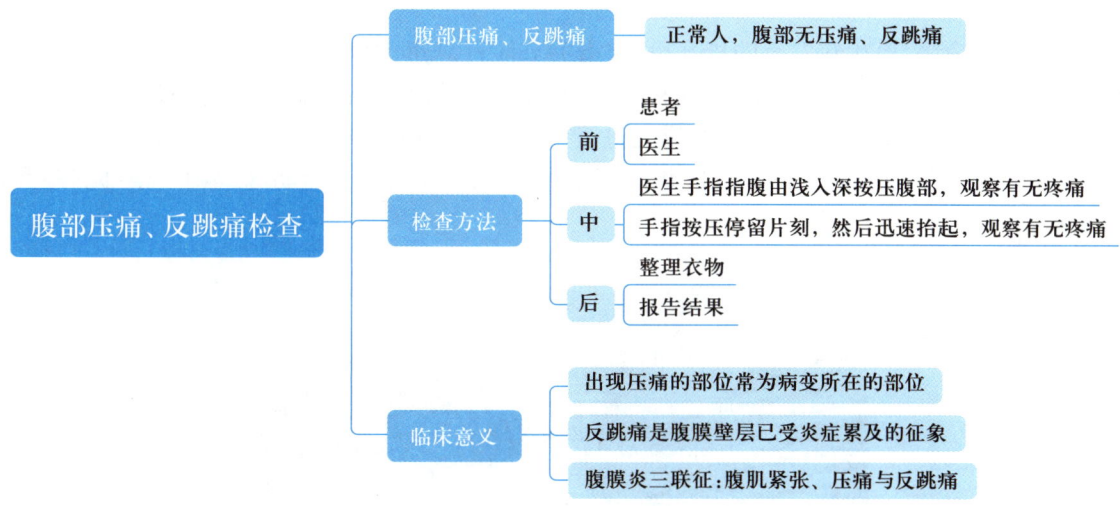

腹部压痛、反跳痛检查
- 腹部压痛、反跳痛 —— 正常人,腹部无压痛、反跳痛
- 检查方法
  - 前 —— 患者 / 医生
  - 中 —— 医生手指指腹由浅入深按压腹部,观察有无疼痛 / 手指按压停留片刻,然后迅速抬起,观察有无疼痛
  - 后 —— 整理衣物 / 报告结果
- 临床意义
  - 出现压痛的部位常为病变所在的部位
  - 反跳痛是腹膜壁层已受炎症累及的征象
  - 腹膜炎三联征:腹肌紧张、压痛与反跳痛

[考点练习]

任务 7　肝脏触诊检查

临床情景

　　患者男,25 岁。因右上腹隐痛、发热、厌油 7 天入院。患者自述 7 天前开始出现右上腹隐痛、发热、厌油,体温达 38℃,伴肝区不适、头痛、咽痛、乏力、恶心、食欲减退。该患者肝脏触诊可出现哪些阳性体征?

[检查内容]

　　肝脏触诊的内容有:肝脏下缘的位置(肝脏的大小)、肝脏的质地、边缘和表面状态、压痛、搏动、肝区摩擦感等。

肝脏触诊

[检查方法]

　　1. 环境温暖、光线充足;医生穿戴整齐,指甲剪短,规范洗手,备好直尺。

　　2. 医患沟通,向患者交代检查目的,取得配合。

　　3. 患者取仰卧位,两手自然置于躯干两侧,双下肢屈曲并稍分开,使腹壁放松,充分暴露腹部。嘱患者作较深腹式呼吸动作以使肝脏在膈下上下移动。医生立于患者右侧,用单手或双手触诊,手要温暖。

　　(1) 单手触诊法:医生将右手四指并拢,掌指关节伸直,与肋缘大致平行地放在右侧腹部估计肝下缘的下方,用示指、中指末端桡侧进行触诊,随患者呼气时,手指压向腹壁深部,吸气时,手指缓慢抬起朝肋缘向上迎触下移的肝缘,如此反复进行,手指逐渐向肋缘移动,直到触到肝缘或肋缘为止(图 2-7-9)。需在右锁骨中线及前正中线上分别触诊肝缘,并测量其与肋缘或剑突根部的距离,以厘米表示。

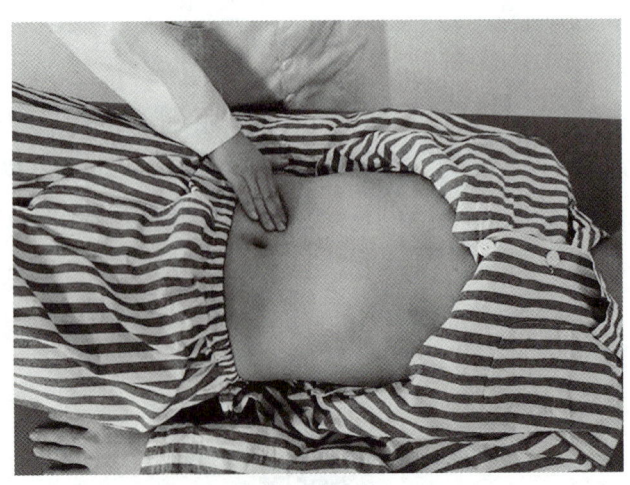

图 2-7-9　肝脏单手触诊法

（2）双手触诊法：医生右手同单手触诊法，左手托住患者右腰部，拇指张开置于右季肋部，触诊时左手向上推，使肝下缘紧贴前腹壁，并限制右下胸扩张，以增加膈下移的幅度，这样吸气时下移的肝脏就更易碰到右手指，可提高触诊的效果（图2-7-10）。

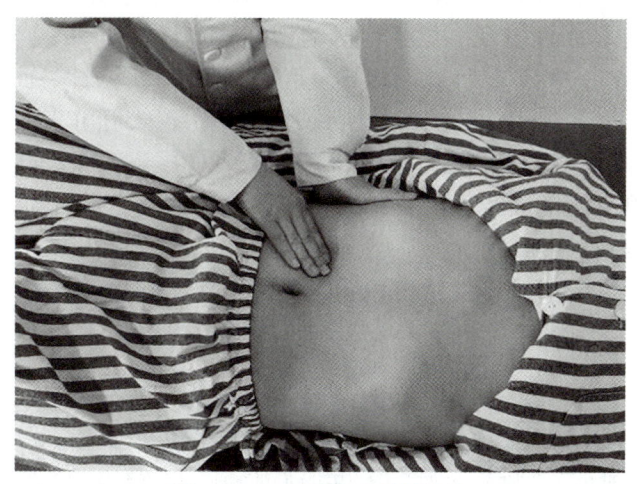

图2-7-10　肝脏双手触诊法

4. 检查完毕，帮患者整理衣物。向患者说明检查结果。

肝脏触诊时需注意：① 触诊时应以示指、中指末端桡侧接触肝脏，而非指尖端；② 患者腹肌发达时，医生右手宜置于腹直肌外缘稍外处向上触诊，否则肝缘易被掩盖或将腹直肌腱误认为肝缘；③ 触诊肝脏需密切配合呼吸动作，于吸气时手指上抬速度一定要落后于腹壁地抬起，而呼气时手指应在腹壁下陷前提前下压，这样就可能有两次机会触到肝缘；④ 当右手示指上移到肋缘仍未触到肝脏时，如右腹部较饱满，应考虑巨大肝脏，手指可能自始至终都在肝脏上面，故触诊的开始部位应下移，自髂前上棘或更低的平面开始触诊；⑤ 如遇腹水患者，深触诊法不能触及肝脏时，可应用浮沉触诊法（见项目一　任务2）。

[临床意义]

1. 大小　正常成人的肝脏，一般在肋缘下触不到，但腹壁松软的瘦长体型，于深吸气时可于肋弓下触及肝下缘，在1 cm以内。在剑突下可触及肝下缘，多在3 cm以内，在腹上角较锐的瘦高者剑突根部下可达5 cm，但不超过剑突根部至脐距离的中、上1/3交界处。如超出上述标准，则可能为肝脏下移或肝大，应用叩诊法叩出肝上界：如肝上界也相应降低，肝上下径正常，则考虑肝脏下移，常见于内脏下垂、肺气肿、右侧胸腔大量积液导致膈肌下降；如肝上界正常或升高，则提示肝大。

（1）肝脏增大：弥漫性增大见于病毒性肝炎、肝淤血、脂肪肝、早期肝硬化、巴德－基亚里综合征、白血病、血吸虫病、华支睾吸虫病等；局限性肝大见于肝脓肿、肝肿瘤及肝囊肿等。

（2）肝脏缩小：见于急性和亚急性重型肝炎，门脉性肝硬化晚期，病情极为严重。

2. 质地　肝脏质地分为三级：质软、质韧和质硬。质软如触口唇，见于正常肝脏；质韧如触鼻尖，见于病毒性肝炎、脂肪肝、肝淤血等；质硬如触前额，见于肝硬化、肝癌等。肝脓肿或囊肿有液体时呈囊性感，大而表浅者可能触到波动感。

3. 边缘和表面状态　正常肝脏边缘整齐、厚薄一致、表面光滑。肝边缘圆钝常见于脂肪肝或肝淤血。肝边缘锐利，表面扪及细小结节，多见于肝硬化。肝边缘不规则，表面不光滑，呈不均匀的结节状，见于肝癌、多囊肝和肝包虫病。肝表面呈大块状隆起者，见于巨块型肝癌或肝脓肿。肝呈明显分叶状者，见于肝梅毒。

4. 压痛　正常肝脏无压痛,如果肝被膜有炎性反应或因肝大受到牵拉,则有压痛,轻度弥漫性压痛见于肝炎、肝淤血等;局限性剧烈压痛见于较表浅的肝脓肿(常在右侧肋间隙处),叩击时可有叩击痛。

5. 搏动　正常肝脏及因炎症、肿瘤等原因引起的肿大并不伴有搏动。如果触到肝脏搏动,应注意其为单向性还是扩张性。将两手掌置于肝脏左右叶或将两手掌分放于肝脏前后两面,如两手有被推向两侧的感觉,则为扩张性搏动。扩张性搏动为肝脏本身的搏动,见于三尖瓣关闭不全,由于右心室的收缩搏动通过右心房、下腔静脉而传导至肝脏,使其呈扩张性。而单向性搏动则为传导性搏动,系因肝脏传导了下面的腹主动脉的搏动所致,故两手掌置于肝脏表面有被推向上的感觉。

6. 肝区摩擦感　医生将右手掌面轻贴于肝区,让患者作腹式呼吸动作,正常时掌下无摩擦感。当肝周围炎时,肝表面和邻近的腹膜可因有纤维蛋白性渗出物而变得粗糙,两者的相互摩擦可用手感知,故能触及肝区摩擦感。

由于肝脏病变的性质不同,物理性状也各异,故触诊时必须逐项仔细检查,认真体验,综合判断及临床意义(表 2-7-6)。

表 2-7-6　不同肝脏病变时肝脏触诊特点

肝脏病变	特点
急性病毒性肝炎	肝脏可轻度肿大,表面光滑,边缘钝,质稍韧,但有充实感及压痛
肝淤血	肝脏可明显增大,且大小随淤血程度变化较大,表面光滑,边缘圆钝,质韧,也有压痛,肝颈静脉回流征阳性为其特征
脂肪肝	肝大,表面光滑,质软或稍韧,但无压痛
肝硬化	早期肝脏常增大,晚期则缩小,质较硬,边缘锐利,表面可能触到小结节,无压痛
肝癌	肝脏逐渐增大,质地坚硬如石,边缘不整,表面高低不平,可有大小不等的结节或巨块,压痛明显

[知识拓展]

肝颈静脉回流征

定义:右心衰竭患者,因体循环静脉回心受阻,可出现颈静脉怒张和肝脏淤血增大,若用手按压其增大的肝脏时,则颈静脉怒张更为明显,称肝颈静脉回流征阳性。

机制:按压淤血的肝脏使回心血量增加,已充血的右心房不能接受回心血液而使颈静脉压被迫上升。

检查方法:嘱患者卧床,头垫一枕,张口平静呼吸,避免瓦尔萨尔瓦(Valsalva)动作。如有颈静脉怒张者,将床头抬高 30°~45°,使颈静脉怒张水平位于颈根部。医生右手掌紧贴于右上腹肝区,逐渐加压持续 10 秒,同时观察颈静脉怒张程度(图 2-7-11)。

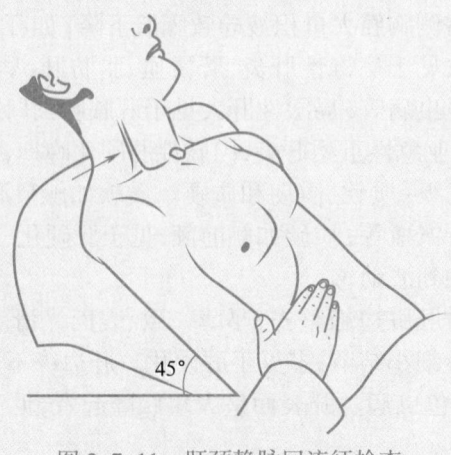

图 2-7-11　肝颈静脉回流征检查

[思维导图]

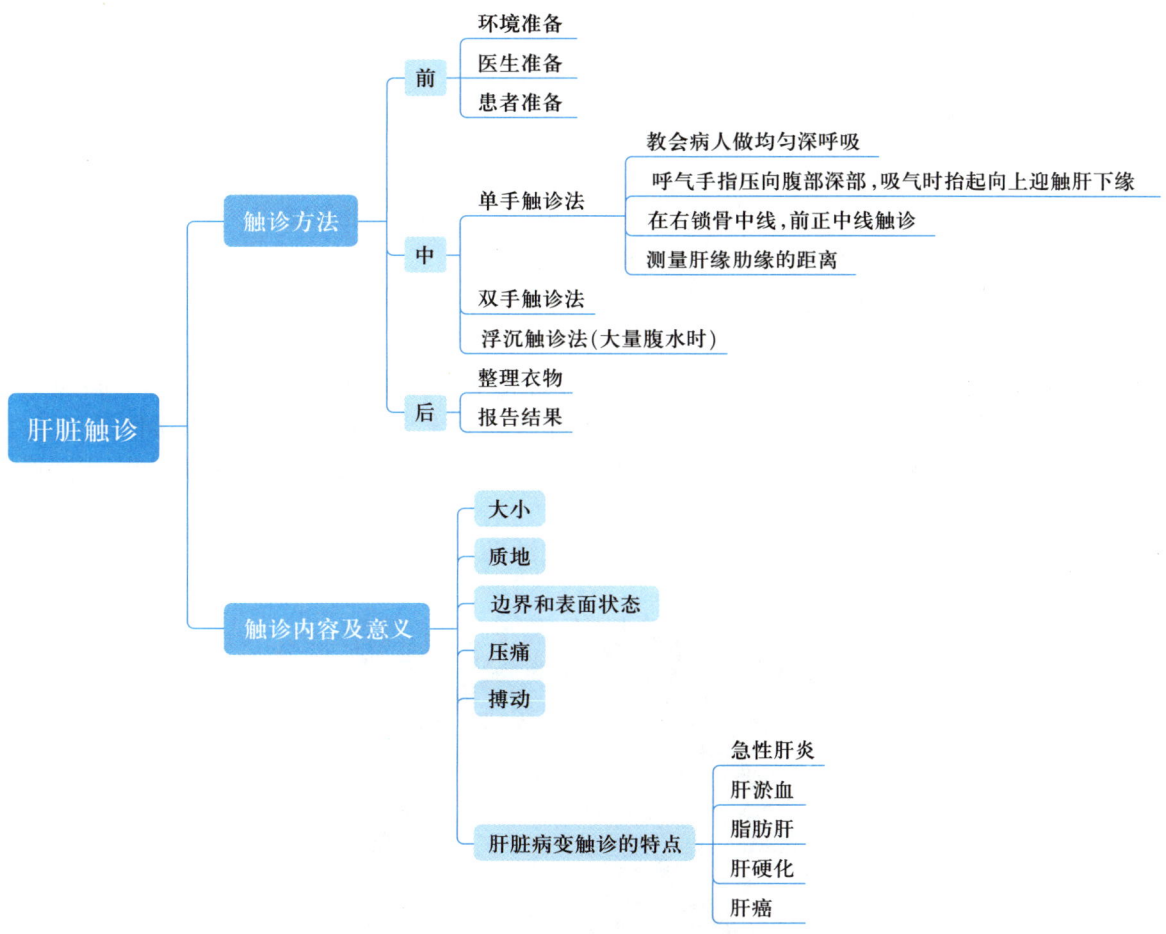

肝脏触诊
- 触诊方法
  - 前
    - 环境准备
    - 医生准备
    - 患者准备
  - 中
    - 单手触诊法
      - 教会病人做均匀深呼吸
      - 呼气手指压向腹部深部,吸气时抬起向上迎触肝下缘
      - 在右锁骨中线、前正中线触诊
      - 测量肝缘肋缘的距离
    - 双手触诊法
    - 浮沉触诊法(大量腹水时)
  - 后
    - 整理衣物
    - 报告结果
- 触诊内容及意义
  - 大小
  - 质地
  - 边界和表面状态
  - 压痛
  - 搏动
  - 肝脏病变触诊的特点
    - 急性肝炎
    - 肝淤血
    - 脂肪肝
    - 肝硬化
    - 肝癌

[考点练习]

任务8 墨菲征检查

临床情景

患者女,46岁。因右上腹持续性疼痛10小时入院。患者10小时前进食油腻饮食后开始出现右上腹持续性绞痛,放射到右肩背部,感恶心,无发热、腹泻、呕血不适,如何为患者进行胆囊墨菲征检查?

[检查内容]

墨菲(Murphy)征检查是一种常用的胆囊触诊方法,被认为是诊断急性胆囊炎最有帮助的体格检查。

[检查方法]

1. 环境温暖、光线充足;医生穿戴整齐,指甲剪短,规范洗手,手要温暖。

2. 医患沟通,向患者交代检查目的,取得配合。

3. 患者取仰卧位,两手自然置于躯干两侧,双下肢屈曲并稍分开,使腹壁放松,充分暴露腹部,嘱患者作腹式呼吸。

4. 医师站立于患者右侧,左手掌平放于患者右胸下部,拇指指腹勾压于右肋下胆囊点处(图 2-7-12),即腹直肌外缘和肋缘交界处或右锁骨中线与肋缘交界处,然后嘱患者缓慢深吸气,在吸气过程中发炎的胆囊下移时碰到用力按压的拇指,即可引起疼痛,此为胆囊触痛,如因剧烈疼痛而致吸气中止称墨菲征阳性。

5. 检查完毕,帮患者整理衣物。向患者说明检查结果。

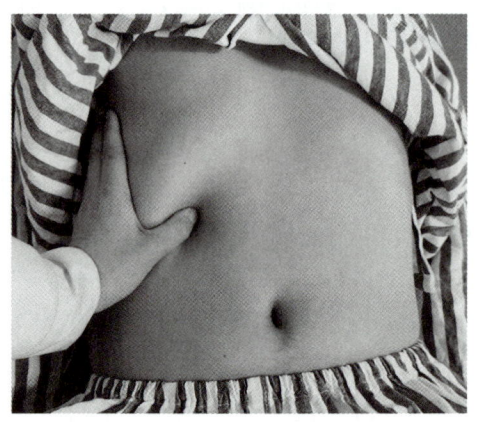

图 2-7-12　墨菲征检查法

[临床意义]

正常胆囊隐存于肝脏之后,不能触及。墨菲征阳性常见于急性胆囊炎。注意,胰头癌患者,因胆总管被压迫导致胆道阻塞,黄疸进行性加深,胆囊也显著肿大,但无压痛,称为库瓦西耶(Courvoisier)征阳性。

[思维导图]

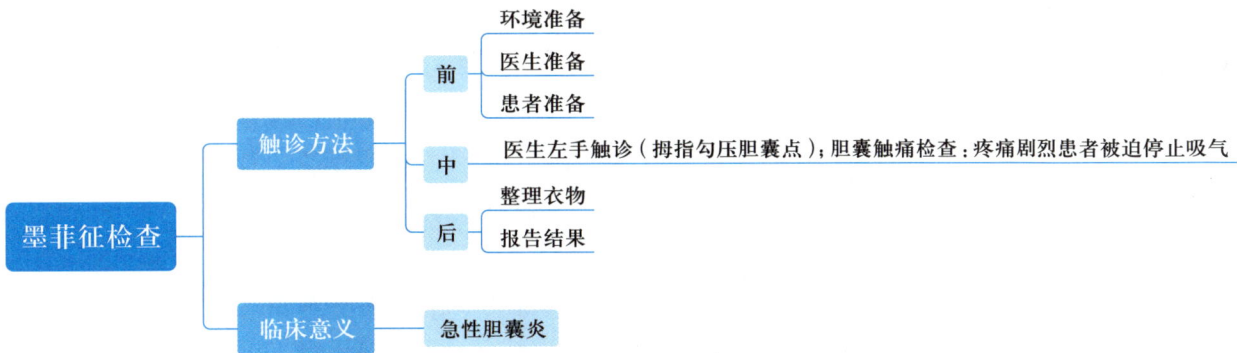

[考点练习]

任务9　脾脏触诊检查

临床情景

　　患者男,45岁。腹壁静脉迂曲、扩张,腹胀3年,加重1周入院。患者3年前开始发现腹壁静脉迂曲、扩张,腹胀,曾在外院住院治疗,诊断为"肝硬化、门静脉高压",近一周上述症状加重,感纳差、乏力,无明显发热、腹痛、咳嗽不适。该患者脾脏触诊可出现哪些阳性体征?

[检查内容]

　　正常情况下脾脏不能触及。触到脾脏后要注意其大小、质地、边缘和表面情况,有无压痛及摩擦感等,并进行测量。

[检查方法]

　　1. 环境温暖、光线充足;医生穿戴整齐,指甲剪短,规范洗手,备好直尺。
　　2. 医患沟通,向患者交代检查目的,取得配合。
　　3. 患者取仰卧位,两手自然置于躯干两侧,双下肢屈曲并稍分开,使腹壁放松,充分暴露腹部,嘱患者作较深腹式呼吸。
　　4. 医生立于患者右侧,用双手触诊,手要温暖。

5. 医生左手绕过患者腹前方,手掌置于其左胸下部第9~11肋处,试将其脾脏从后向前托起,并限制胸廓运动,右手掌平放于脐部,手指并拢,与左肋弓大致成垂直方向,自脐平面开始,随患者呼气时,手指压向腹壁深部,吸气时,手指缓慢抬起迎触下移的脾尖,如此反复进行,手指逐渐向左肋缘移动,直至触及脾缘或左肋缘为止(图2-7-13)。

6. 在脾脏轻度增大而仰卧位不易触及时,可嘱患者取右侧卧位,右下肢伸直,左下肢屈曲,此时用双手触诊则容易触及(图2-7-14)。

脾脏触诊

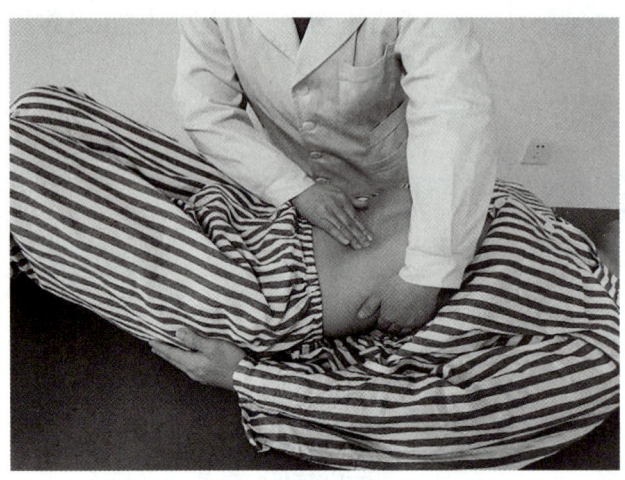

图 2-7-13　脾脏触诊法(仰卧位)

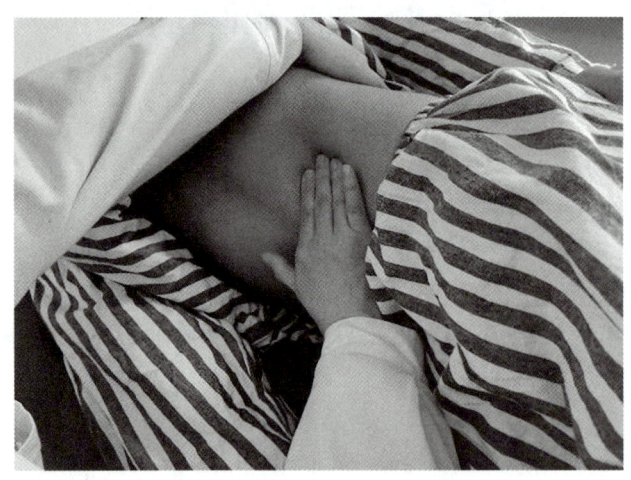

图 2-7-14　脾脏触诊法(右侧卧位)

7. 一般用三条线来测量脾脏大小(图2-7-15),以厘米为单位。① Ⅰ线:指左锁骨中线与左肋缘交点至脾下缘的距离;② Ⅱ线:指左锁骨中线与左肋缘交点至脾最远点的距离(应大于第Ⅰ线测量);③ Ⅲ线:指脾右缘与前正中线的距离。如脾脏高度增大向右越过前正中线,则测量脾右缘至前正中线的最大距离,以"+"表示;未超过前正中线则测量脾右缘与前正中线的最短距离,以"−"表示。注意:脾轻度增大时只作第Ⅰ线测量,脾脏明显增大时,应加测第Ⅱ线和第Ⅲ线。

8. 检查完毕,帮患者整理衣物。向患者说明检查结果。

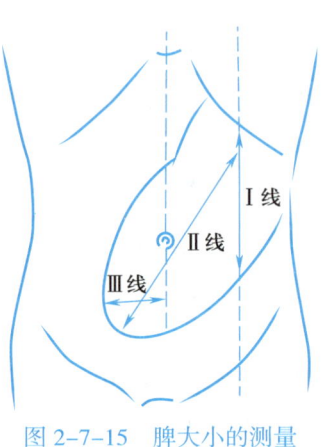

图 2-7-15　脾大小的测量

[临床意义]

1. **大小、质地、边缘和表面情况**　临床上,常将脾增大分为轻、中、重三度。

(1) 轻度:脾缘不超过肋下 2 cm 为轻度增大,脾脏轻度增大常见于急慢性肝炎、伤寒、粟粒型结核、急性疟疾、感染性心内膜炎及败血症等,一般质地柔软。

(2) 中度:超过肋下 2 cm,在脐水平线以上为中度增大,脾脏中度增大常见于肝硬化、疟疾后遗症、慢性淋巴细胞白血病、慢性溶血性黄疸、淋巴瘤、系统性红斑狼疮等,质地一般较硬。

(3) 重度:超过脐水平线或前正中线则为重度增大(巨脾),脾脏重度增大,表面光滑者见于慢性髓细胞性白血病、黑热病、慢性疟疾和骨髓纤维化等,表面不平滑而有结节者见于淋巴瘤和恶性组织细胞病。

2. **压痛**　脾脏压痛见于脾脓肿、脾梗死等。

3. **摩擦感**　脾周围炎或脾梗死时,由于脾被膜有纤维蛋白性渗出,并累及壁层腹膜,故脾脏触诊时有摩擦感。

[思维导图]

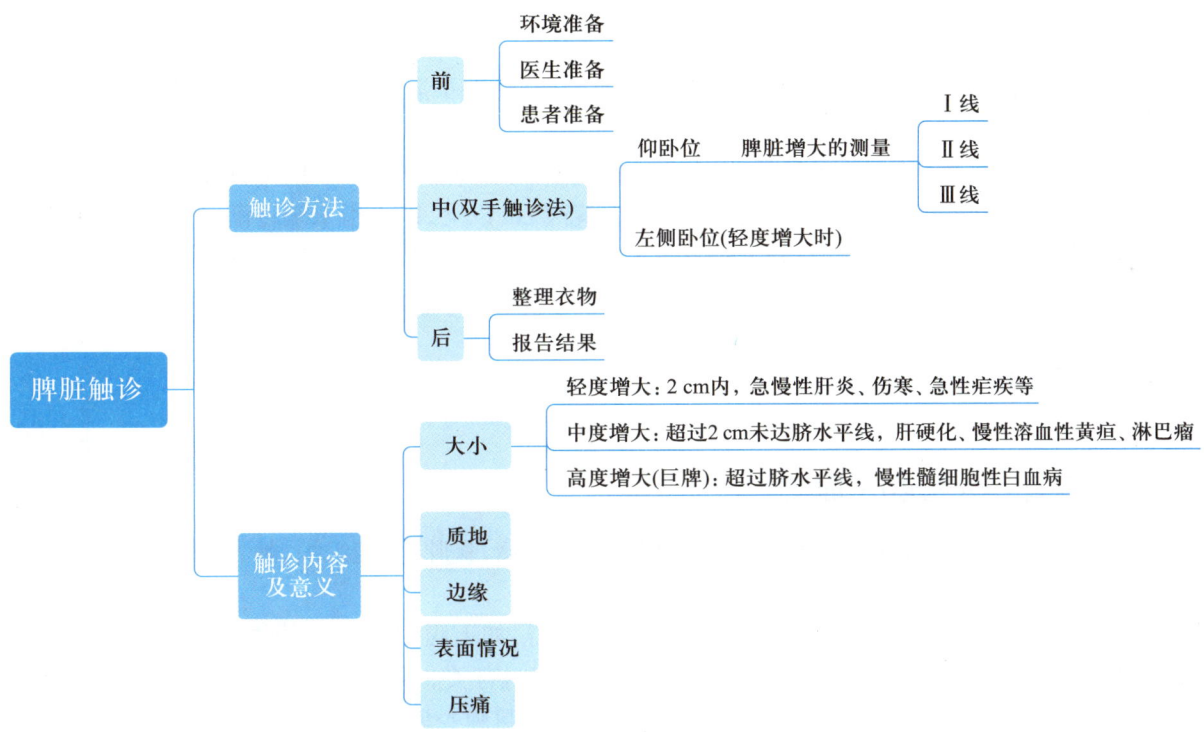

[考点练习]

任务 10　腹部包块检查

临床情景

　　患者女,38 岁。因腹部包块 3 个月入院. 患者 3 个月前无意中发现下腹部包块,无明显腹痛、发热、腹胀不适,一个月来包块缓慢增大,如何为患者进行腹部包块触诊检查?

［检查内容］

　　腹部包块的触诊内容包括部位、大小、形态、质地、压痛、搏动、移动度及与腹壁的关系。

［检查方法］

　　1. 环境温暖、光线充足;医生穿戴整齐,指甲剪短,规范洗手。

　　2. 医患沟通,向患者交代检查目的,取得配合。

　　3. 患者取仰卧位,暴露腹部,两手自然置于躯干两侧,双下肢屈曲并稍分开,嘱患者张口平静呼吸,或与患者谈话以转移其注意力,尽量使腹肌松弛。

　　4. 医生立于患者右侧,手要温暖,用右手并拢的示、中、环指平放在腹壁上,从患者正常部位开始,逆时针方向,做深部滑行触诊,力度要使腹壁压陷 2 cm 以上,以手指末端逐渐触向包块,在被触及的包块上做上下左右滑动触摸,如为肠管或索条状包块,滑动方向应与包块长轴垂直。

　　5. 检查完毕,帮患者整理衣物。向患者说明检查结果。

［临床意义］

一、腹部包块检查的临床意义

　　当腹腔内有实质性脏器的增大、空腔脏器的扩张、肿瘤、囊肿、炎症组织、肿大的淋巴结时,均可在腹部形成肿块。

　　1. 部位　某些部位的肿块常来源于该部位的脏器,如上腹中部触到肿块常为胃或胰腺的肿瘤、囊肿或胃内结石(可以移动)。右肋下肿块常与肝和胆有关。两侧腹部的肿块常为结肠和肾的肿瘤。脐周或右下腹不规则、有压痛的肿块常为结核性腹膜炎所致的肠粘连。下腹两侧类圆形、可活动、具有压痛的肿块可能是腹腔淋巴结肿大,如位置深、坚硬不规则的肿块则可能是腹膜后肿瘤。卵巢囊肿多有蒂,故可在腹腔内游走。腹股沟韧带上方的肿块可能来自卵巢及其他盆腔器官。

　　2. 大小　凡触及的肿块均应测量其上下(纵长)、左右(横宽)和前后径(深厚)。前后径难以测出时,可大概估计,明确大小以便于动态观察。为了形象化,也可以用公认大小的实物做比喻,如拳头、鸡蛋、核桃等。巨大肿块多发生于卵巢、肾、肝、胰和子宫等实质性脏器,且以囊肿居多。腹膜后淋巴结结核和肿瘤也可达到很大的程度。胃、肠肿物很少超过其内腔横径,因为未达横径长度就已经出现梗阻。如肿块大小变异不定,甚至自行消失,则可能是痉挛、充气的肠祥所引起。

3. **形态**　触到肿块应注意其形状、轮廓、边缘和表面情况。圆形且表面光滑的肿块多为良性，以囊肿或淋巴结居多。形态不规则，表面凸凹不平且坚硬者，应多考虑恶性肿瘤、炎性肿物或结核性肿块。索条状或管状肿物，短时间内形态多变者，多为蛔虫团或肠套叠。如在右上腹触到边缘光滑的卵圆形肿物，应疑为胆囊积液。左上腹肿块有明显切迹多为脾。

4. **质地**　肿块若为实质性的，其质地可能柔韧、中等硬或坚硬，见于肿瘤、炎性或结核浸润块，如胃癌、肝癌、回盲部结核等。肿块若为囊性，质地柔软，见于囊肿、脓肿，如卵巢囊肿、多囊肾等。

5. **压痛**　炎性肿块有明显压痛。如位于右下腹的肿块压痛明显，常为阑尾脓肿、肠结核或克罗恩病等。与脏器有关的肿瘤压痛可轻重不等。

6. **搏动**　消瘦者可以在腹部见到或触到动脉的搏动。如在腹中线附近触到明显的膨胀性搏动，则应考虑腹主动脉或其分支的动脉瘤，有时尚可触及震颤。

7. **移动度**　如果肿块随呼吸而上下移动，多为肝、脾、胃、肾或其肿物，胆囊因附在肝下，横结肠因借胃结肠韧带与胃相连，故其肿物亦随呼吸而上下移动。肝和胆囊的移动度大，不易用手固定。用手能推动的肿块可能来自胃、肠或肠系膜。移动度大的多为带蒂的肿物或游走的脏器。局部炎性肿块或脓肿及腹腔后壁的肿瘤，一般不能移动。

8. **与腹壁的关系**　应注意肿块与腹壁的关系，以区别腹腔内外的病变。嘱患者仰卧位作屈颈抬肩动作，使腹壁肌肉紧张，如肿块更加明显，说明肿块位于腹壁上。反之如变得不明显，说明肿块位于腹腔内。

二、腹壁的正常结构

正常人（除肥胖且腹壁特厚者外）腹部触诊往往可触及下列结构，应注意与病理性肿块相鉴别。

1. **腹直肌肌腹及腱划**　在腹肌发达者或运动员的腹壁中上部，可触到腹直肌肌腹，隆起略呈圆形或方块，较硬，其间横行凹沟为腱划，在中线两侧对称出现，较浅表，于屈颈抬肩腹肌紧张时更明显，可与肝及腹腔内肿物区别。

2. **腰椎椎体及骶骨岬**　形体消瘦及腹壁薄软者，在脐附近中线位常可触到骨样硬度的肿块，自腹后壁向前突出，有时可触到其左前方有搏动，此即腰椎（$L_4 \sim L_5$）椎体或骶骨岬（S_1向前突出处），初学者易将其误为后腹壁肿瘤。

3. **乙状结肠粪块**　正常乙状结肠用滑行触诊法常可触到，内存粪便时明显，为光滑索条状而无压痛，可被手指推动。当有干结粪块潴留于内时，可触到类圆形肿块或较粗索条，可有轻压痛，易误认为肿瘤。为鉴别可于肿块部位皮肤上做标记，隔日复查，如于排便或洗肠后肿块移位或消失，即可明确。

4. **横结肠**　正常较瘦的人，于上腹部可触到一中间下垂的横行索条，腊肠样粗细，光滑柔软，滑行触诊时可推动，即为横结肠。有时横结肠可下垂达脐部或以下，呈"U"字形，因其上、下缘均可触知，故仔细检查不难与肝缘区别。

5. **盲肠**　大多数人在右下腹麦克伯尼（McBurney）点稍上内部位可触到盲肠。正常时触之如圆柱状，其下部为梨状扩大的盲端，稍能移动，表面光滑，无压痛。

[思维导图]

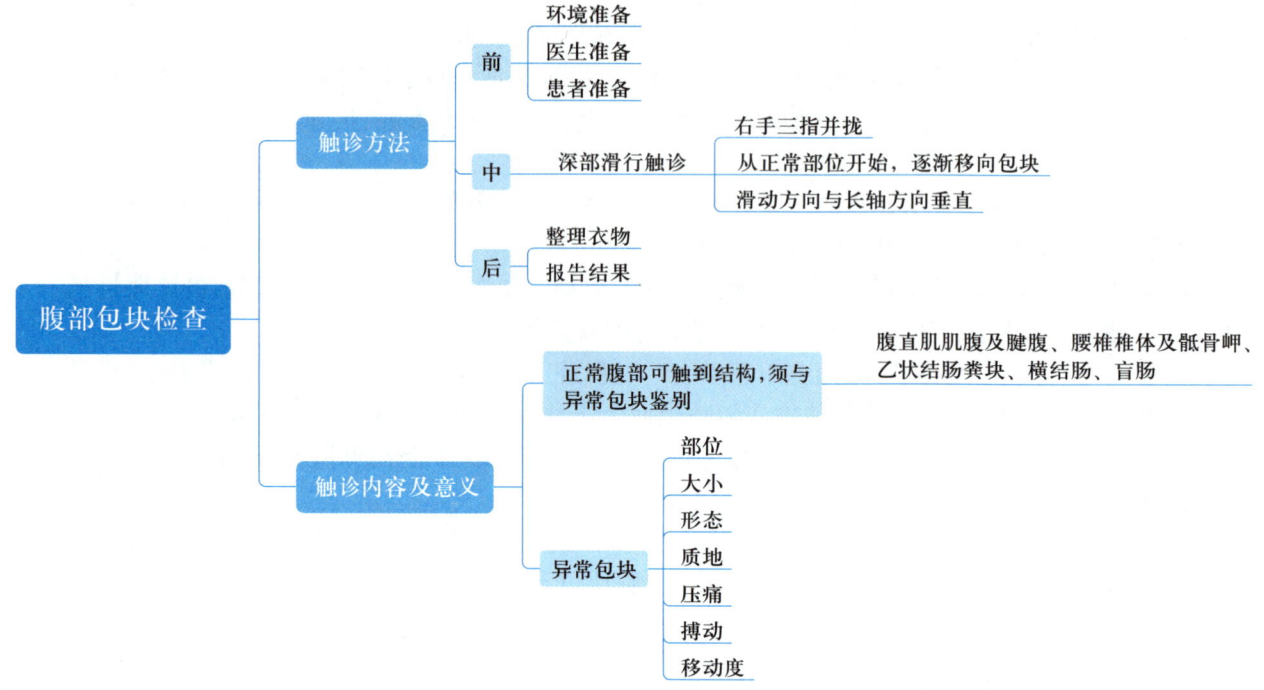

[考点练习]

任务 11 液波震颤检查

临床情景

患者男,55 岁。因腹胀半年、双下肢浮肿 6 天入院。患者半年前无明显诱因开始出现腹胀感,恶心、纳差、乏力,6 天前开始出现双下肢水肿,尿量减少,无发热、呕血、腹痛不适。既往有酗酒病史。如何为该患者进行液波震颤检查?

[检查内容]

液波震颤:腹腔内有大量游离液体时,如用手指叩击腹部,可有波动感。

[检查方法]

1. 环境温暖、光线充足；医生穿戴整齐，规范洗手。

2. 进行医患沟通，向患者交代检查目的，取得患者的同意与配合。

3. 患者取仰卧位，暴露腹部，双下肢屈曲，使腹部放松。

4. 医生站在患者右侧，一手掌掌面贴于患者一侧腹壁，另一手四指并拢屈曲，用指端叩击对侧腹壁或指端冲击对侧腹壁，如患者腹腔内有大量液体存在，则贴于腹壁的手掌有被液体波动冲击的感觉。为防止腹壁本身的震动传至对侧，可让患者将手掌尺侧缘压于脐部腹中线上协助检查（图 2-7-16）。

5. 检查完毕，帮患者整理衣物，向患者说明检查结果。

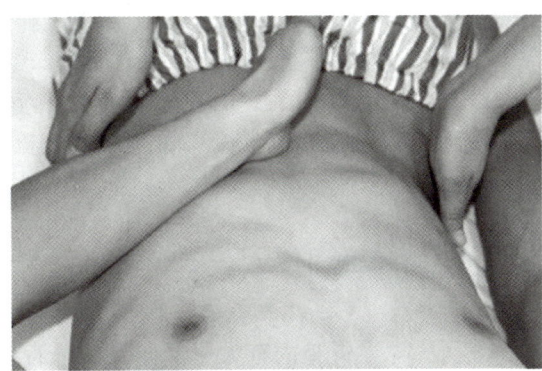

图 2-7-16 液波震颤检查

[临床意义]

液波震颤阳性，提示患者腹腔内有 3 000 ml 以上游离液体。

[思维导图]

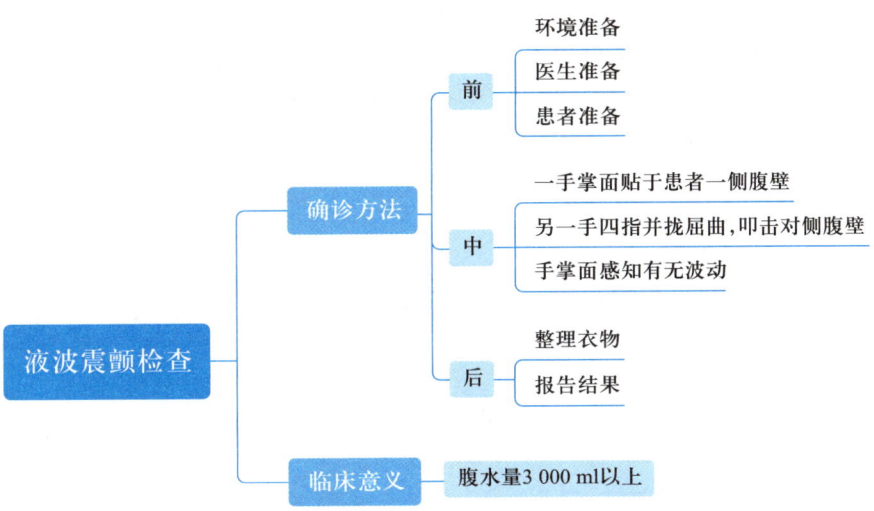

[考点练习]

任务 12　振水音检查

临床情景

　　患者女,22 岁。因反复腹胀、腹痛、恶心、呕吐 1 年,加重 2 月入院。患者约 1 年前反复出现腹胀、腹痛、恶心、呕吐,呕吐物为胃内宿食,近 2 个月来上述症状加重,伴食欲减退,无呕血、黑便、发热不适,如何为该患者进行振水音检查?

[检查内容]

　　振水音:当胃腔内有大量液体及气体存留时,用冲击触诊法振动胃部可听到气体和液体撞击的声音。

[检查方法]

　　1. 环境温暖、光线充足;医生穿戴整齐,规范洗手,备好听诊器。
　　2. 进行医患沟通,向患者交代检查目的,取得患者的同意与配合。
　　3. 患者取仰卧位,暴露腹部,双下肢屈曲,使腹部放松。
　　4. 医生站在患者右侧,以耳凑近患者上腹部或将听诊器体件置于患者上腹部,同时右手四指并拢,于左上腹部(胃部)腹壁向下冲击振动,听诊有无气、液相撞的声音(图 2-7-17)。
　　5. 检查完毕,帮患者整理衣物。向患者说明检查结果。

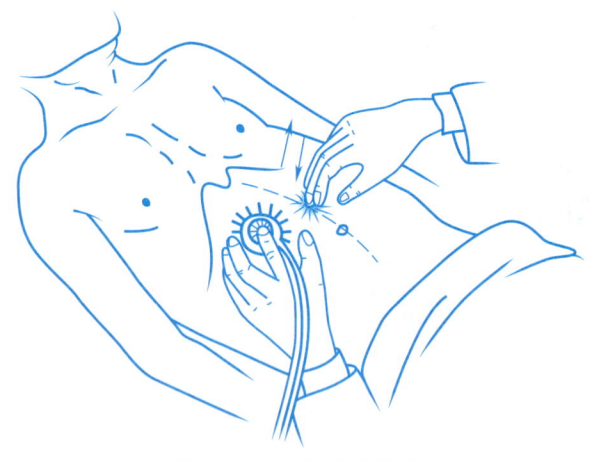

图 2-7-17　振水音检查

[临床意义]

　　正常人在餐后或饮用大量液体时可有上腹部振水音,但若在清晨空腹或餐后 6~8 小时以上仍可检查出振水音,则提示幽门梗阻或胃扩张。

[思维导图]

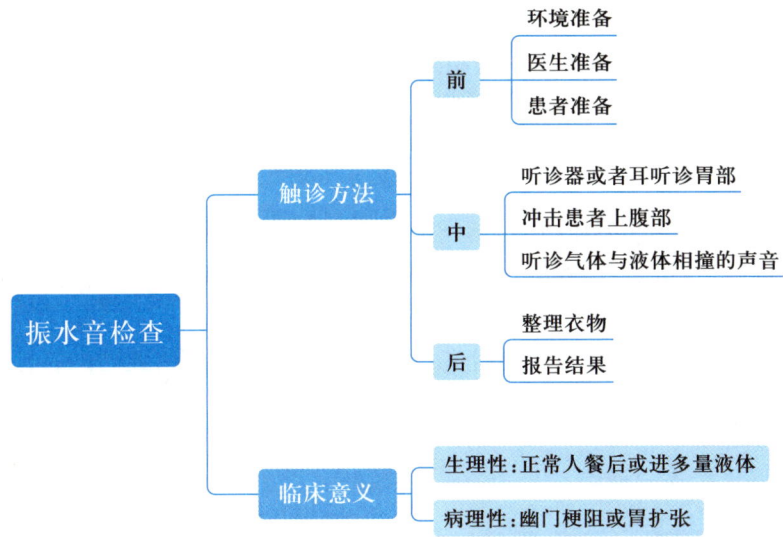

[考点练习]

任务 13　腹部叩诊音检查

临床情景

患者女,48 岁。因腹痛、腹胀、呕吐伴停止排便排气 2 天入院。患者 2 天前无明显诱因突发中下腹痛,为阵发性,逐渐加重,伴腹胀、恶性、呕吐和停止排便排气。1 天前腹痛加重,呈持续性。该患者腹部叩诊可出现哪些阳性体征?

[检查内容]

腹部叩诊音:正常情况下,腹部叩诊大部分区域均为鼓音,只有肝、脾所在部位,增大的膀胱和子宫占据的部位,以及两侧腹部近腰肌处叩诊为浊音。

[检查方法]

1. 环境温暖、安静,光线充足;医生穿戴整齐,规范洗手。

2. 进行医患沟通,向患者交代检查目的,取得患者的同意与配合。

3. 患者取仰卧位,双下肢屈曲,使腹部放松,充分暴露腹部。

4. 医生站在患者右侧,搓热双手。

5. 采用间接叩诊法,从左下腹开始逆时针方向至右下腹部,再至脐部。

6. 检查完毕,帮患者整理衣物。向患者说明检查结果。

[临床意义]

在某些情况下,腹部鼓音区的范围会发生改变。

1. 腹部鼓音范围缩小　见于大量腹水、腹腔内肿瘤、肝脾或其他脏器极度增大等,此时病变部位可出现浊音或实音,导致腹部鼓音范围变小。

2. 腹部鼓音范围增大　见于人工气腹、胃肠道穿孔、胃肠高度胀气等情况,此时鼓音范围明显增大或出现于不应有鼓音的部位(如肝浊音界内)。

[思维导图]

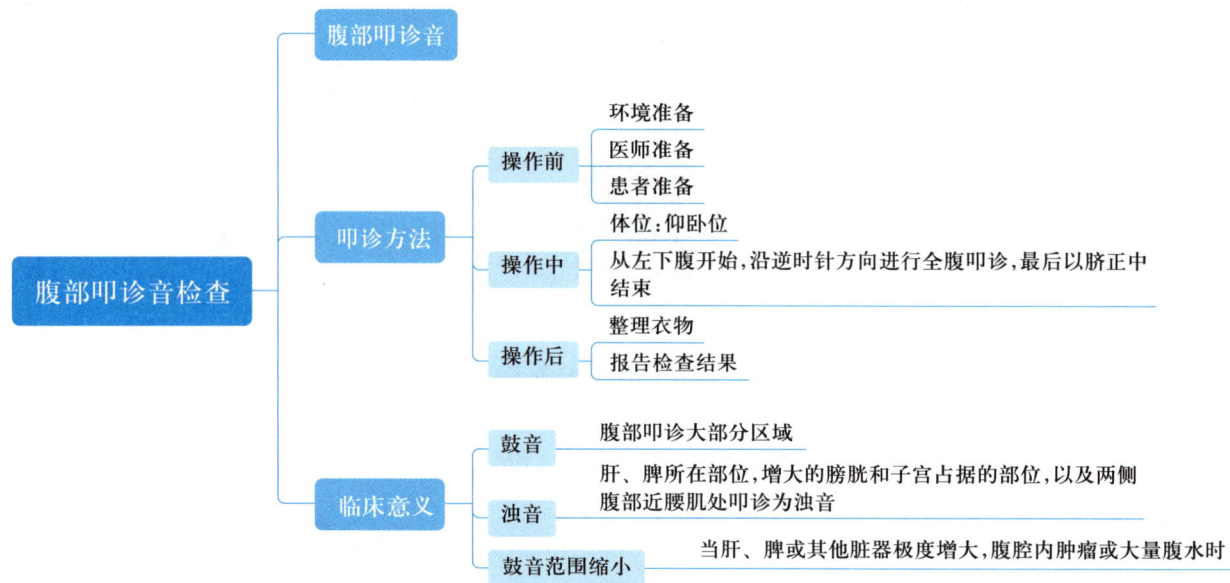

[考点练习]

任务 14　肝脏叩诊检查

临床情景

患者男,45 岁。乏力、腹胀 3 个月,加重伴发热 1 周。患者 3 个月前无明显诱因感乏力、腹胀伴食欲下降,无恶心、呕吐,未就诊。1 周前上述症状加重,伴腹痛及发热,体温最高达 38.5℃,遂来就诊。该患者肝脏叩诊可出现哪些阳性体征?

[检查内容]

1. 肝上界　匀称体型者的肝上界位于右锁骨中线第 5 肋间,右腋中线第 7 肋间,右肩胛线第 10 肋间。矮胖体型者肝上界可高一个肋间,瘦长体型者肝上界可低一个肋间。

2. 肝下界　匀称体型者的肝下界在右锁骨中线上位于右季肋下缘,在右腋中线上相当于第 10 肋骨水平。矮胖体型者肝下界可高一个肋间,瘦长体型者肝下界可低一个肋间。

3. 肝上下径　在右锁骨中线上,肝上界与肝下界之间的距离为肝上下径,为 9~11 cm。

4. 肝区叩击痛　对肝脏疾病的诊断有一定的帮助。

[检查方法]

1. 环境温暖、安静,光线充足;医生穿戴整齐,规范洗手,备好标记笔、直尺。

2. 进行医患沟通,向患者交代检查目的,取得患者的同意与配合。

3. 患者取仰卧位,双下肢屈曲,使腹部放松,暴露胸部和腹部,平静呼吸。

4. 医生站在患者右侧,搓热双手。

5. 肝上界叩诊　分别沿右锁骨中线、右腋中线和右肩胛线,自上而下逐个肋间进行叩诊,当叩诊音由清音转为浊音时,即为肝上界,做标记。

6. 肝下界叩诊　由腹部鼓音区沿右锁骨中线或前正中线向上叩,由鼓音转为浊音时,即为肝下界,做标记。

7. 肝上下径测量　用尺测量肝上界至肝下界的垂直距离即为肝上下径。

8. 肝区叩击痛　医生左手掌平放于肝区,紧贴皮肤,右手握空心拳,以其尺侧叩击左手背部,力量适中,询问患者有无疼痛感。

9. 检查完毕,帮患者整理衣物。向患者说明检查结果。

[临床意义]

1. 肝浊音界扩大　见于肝癌、肝脓肿、病毒性肝炎、肝淤血和多囊肝等。

2. 肝浊音界缩小　见于急性重型病毒性肝炎、肝硬化和胃肠胀气等。肝浊音界消失代之以鼓音者,多由于肝表面覆有气体所致,是急性胃肠穿孔的一个重要征象。

3. 肝浊音界向上移位　见于右肺纤维化、右下肺不张、气腹、鼓肠等。

4. 肝浊音界向下移位　见于肺气肿、右侧张力性气胸等。

5. 肝区叩击痛 对于诊断病毒性肝炎、肝脓肿或肝癌有一定的意义。

[思维导图]

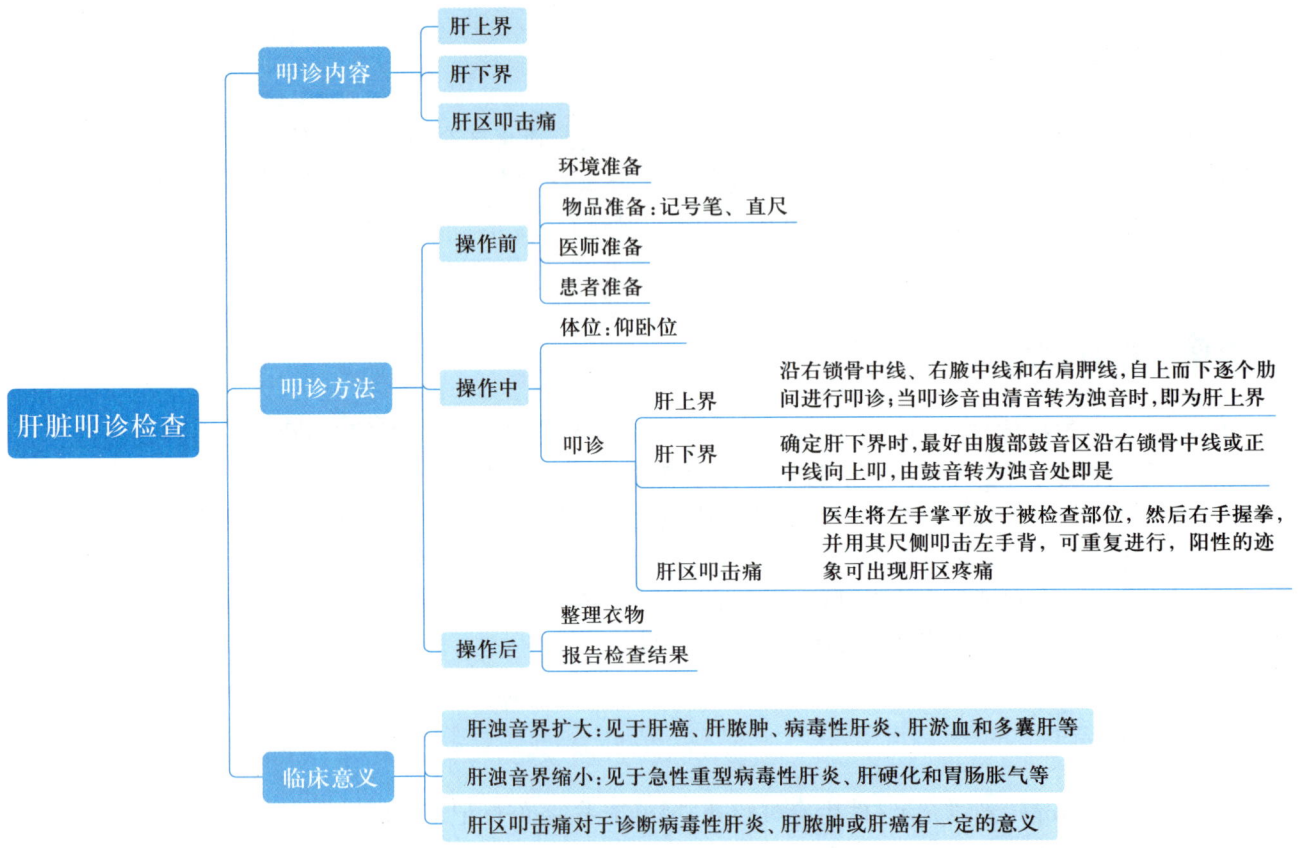

[考点练习]

任务 15 移动性浊音检查

临床情景

患者男,46 岁。腹胀半年,加重伴双下肢水肿 1 个月入院,患者半年前开始出现腹胀,劳累后明显,偶有心悸、胸闷、乏力,未诊治。近 1 个月上述症状加重,并出现双下肢水肿,于门诊就诊。发病以来食欲减退,大便不成形,尿色黄,近 3 天尿量为 500 ml/d,体重无明显变化。否认传染性疾病史。无手术外伤史,大量饮酒 25 年。该患者腹部移动性浊音检查可发现哪些阳性体征?

[检查内容]

移动性浊音：腹腔内有较多的液体存留时,因重力作用,液体多潴积于腹腔的低处,故在此处叩诊呈浊音。当患者仰卧时,腹中部由于含气的肠管在液面浮起,叩诊呈鼓音,两侧腹部因腹水积聚叩诊呈浊音。当患者侧卧位时,液体积聚于下侧腹部,含气肠管漂浮于上,故下侧腹部叩诊呈浊音,上侧腹部叩诊呈鼓音(图2-7-18)。这种因体位不同而出现浊音区变动的现象,称移动性浊音。

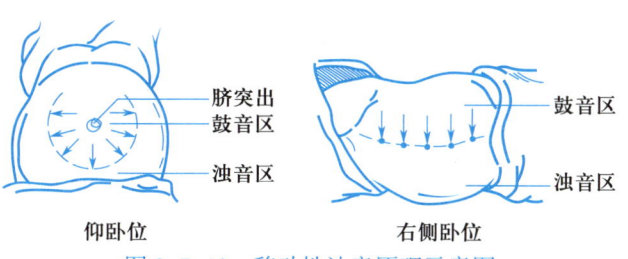

腹部移动
性浊音
检查

图 2-7-18　移动性浊音原理示意图

[检查方法]

1. 环境温暖、光线充足,医生穿戴整齐,规范洗手。
2. 医患沟通,向患者交代检查目的,取得配合。
3. 患者取仰卧位,暴露腹部,双下肢屈曲,使腹部放松。
4. 医生位于患者右侧,自患者腹中部脐水平向左侧腹部叩诊,直至出现浊音,板指固定不动,嘱患者右侧卧位,于原处再继续叩诊,若叩诊音为鼓音,则为移动性浊音阳性。自该处继续向右侧腹叩诊,直至再度出现浊音。再请患者左侧卧位,同样方法叩诊,以核实浊音是否移动。
5. 检查完毕,帮患者整理衣物。向患者说明检查结果。

[临床意义]

移动性浊音阳性提示腹腔内游离腹水 >1 000 ml。腹水的常见病因如下。

1. 肝硬化　肝硬化出现腹水时,提示失代偿期。患者面色灰暗黧黑,可见蜘蛛痣和肝掌,腹壁和脐周静脉曲张。体检时肝硬度增加,脾大。

2. 结核性腹膜炎　除有腹水外,多有发热、腹痛,腹部检查可有不同程度的柔韧感、压痛及反跳痛,移动性浊音可不明显。

3. 心力衰竭　亦可出现腹水,此外尚有呼吸困难、下肢水肿、口唇发绀、颈静脉怒张、肝大等心力衰竭的其他表现,并有器质性心脏病病史。

4. 肾病综合征　肾病综合征如有腹水,常伴有全身(颜面、躯干、四肢)高度水肿,并有大量蛋白尿。

5. 腹膜癌　腹膜癌的腹水多由于腹腔内或其他部位肿瘤转移所致,可触及质地较硬的原发肿瘤,但在高度腹水、腹壁紧张等触诊困难的情况下,应先腹腔穿刺放液,腹水减少后再行触诊,可帮助诊断。

[思维导图]

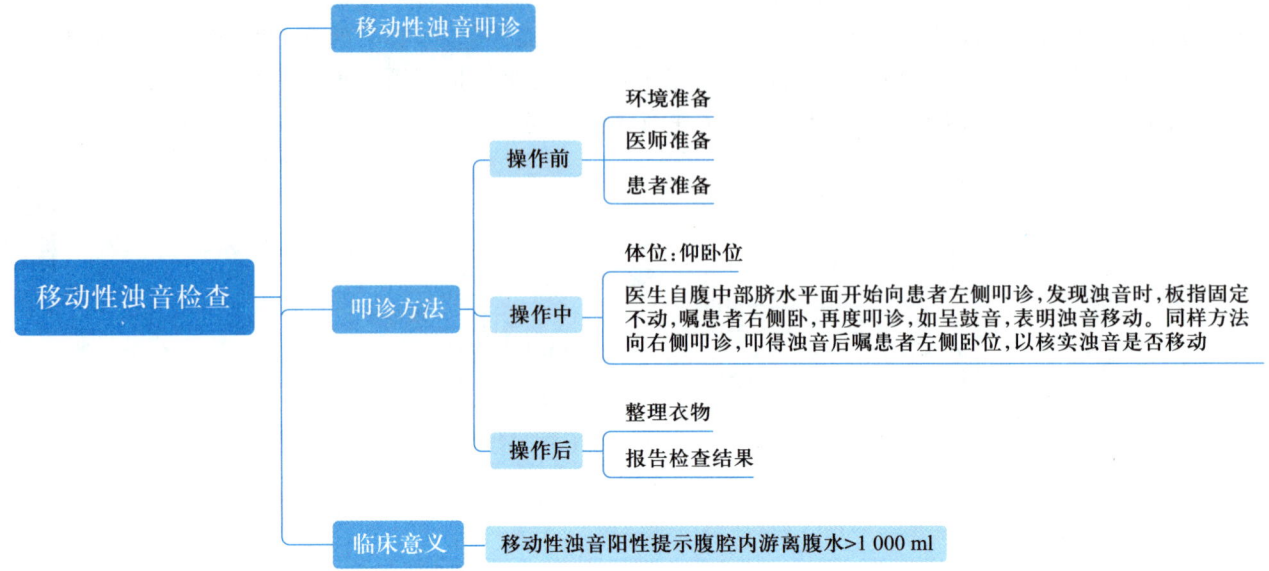

[考点练习]

任务 16　肋脊角叩击痛检查

临床情景

　　患者女,48 岁。发热伴腰痛、尿频、尿急、尿痛 3 天入院。患者 3 天前劳累后突起畏寒、发热,体温最高 39.2℃,同时伴右侧腰部胀痛及尿频、尿急、尿痛,无肉眼血尿及排尿困难,伴恶心,无呕吐。自服"左氧氟沙星",症状无缓解,体温波动于 37.8~38.8℃。该患者腰部检查可出现哪些阳性体征?

[检查内容]

　　肋脊角叩击痛:肋脊角指两侧背部第 12 肋骨与脊柱之间的夹角,肋脊角的深面有肾脏存在,因此,肋脊角叩击痛主要用于检查肾脏病变。

[检查方法]

1. 环境温暖、光线充足；医生穿戴整齐，规范洗手。
2. 进行医患沟通，向患者交代检查目的，取得患者的同意与配合。
3. 患者取坐位或侧卧位，暴露腰背部。
4. 医生站在患者后面或者右侧，左手掌平放在患者肋脊角处，即第 12 肋与脊柱之间的夹角处，右手握拳，用由轻到中等的力量叩击左手背，每叩 1~2 下，停一停，重复 2~3 次，同时询问患者的感觉。两侧进行对比叩击。
5. 检查完毕，帮患者整理衣物，向患者说明检查结果。

[临床意义]

正常时肋脊角处无叩击痛，当有肾小球肾炎、肾盂肾炎、肾结石、肾结核及肾周围炎时，肾区有不同程度的叩击痛。

[思维导图]

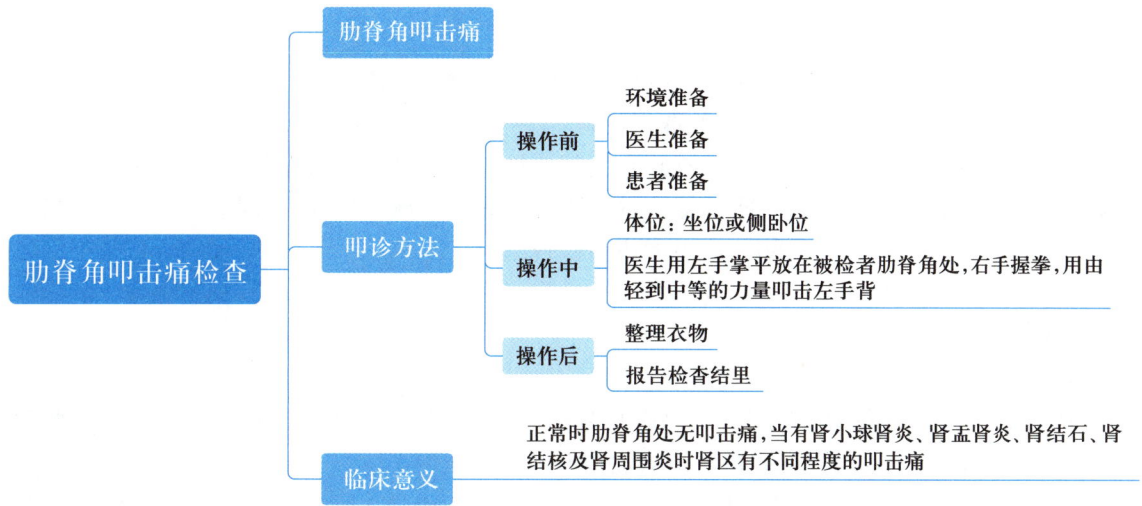

[考点练习]

任务 17　肠鸣音听诊检查

临床情景

　　患者男,7 岁。高热、抽搐伴腹泻 2 天。患者 2 天前突发高热,体温最高达 40℃,伴畏寒、寒战、抽搐、呕吐,呕吐呈喷射性,呕吐物为胃内容物,出现腹泻,每日 4~8 次,含黏液和血丝,轻微腹痛,无咳嗽、咳痰。无疫区、疫水接触史。该患者腹部听诊可出现哪些阳性体征?

［检查内容］

　　肠鸣音:肠蠕动时,肠管内气体和液体随之流动,产生一种断断续续的咕噜声(或气过水声)称为肠鸣音。在正常情况下,肠鸣音一般为每分钟 4~5 次,其频率声响和音调变异较大,餐后频繁而明显,休息时稀疏而微弱。

［检查方法］

　　1. 环境温暖、安静,光线充足,医生穿戴整齐,备好计时器、听诊器。
　　2. 医患沟通,向患者交代检查目的,取得配合。
　　3. 患者取仰卧位,暴露腹部,双下肢屈曲,腹部放松。医生站在患者右侧。
　　4. 医生捂热听诊器体件后,将听诊器体件置于患者右下腹或脐周,听诊时间不少于 1 分钟。
　　5. 检查完毕,帮患者整理衣物。向患者说明检查结果。

［临床意义］

　　1. 肠鸣音活跃　肠蠕动增强时,肠鸣音每分钟可达 10 次以上,但音调不特别高亢,称肠鸣音活跃,见于急性胃肠炎、服泻药后或胃肠道大出血时。

　　2. 肠鸣音亢进　肠蠕动增强时,肠鸣音每分钟可达 10 次以上,如次数多且肠鸣音响亮、高亢,甚至呈叮当声或金属音,称肠鸣音亢进,见于机械性肠梗阻,此类患者肠腔扩大,积气增多,肠壁胀大变薄,且极度紧张,与亢进的肠鸣音可产生共鸣,因而在腹部可听到高亢的金属性音调。

　　3. 肠鸣音减弱　肠鸣音在数分钟才听到一次者,称肠鸣音减弱,见于老年性便秘、腹膜炎、电解质紊乱(低血钾)及胃肠动力低下等。

　　4. 肠鸣音消失　如持续听诊 2 分钟以上未听到肠鸣音,用手指轻叩或搔弹腹部仍未听到肠鸣音,称为肠鸣音消失,见于急性腹膜炎或麻痹性肠梗阻。

[思维导图]

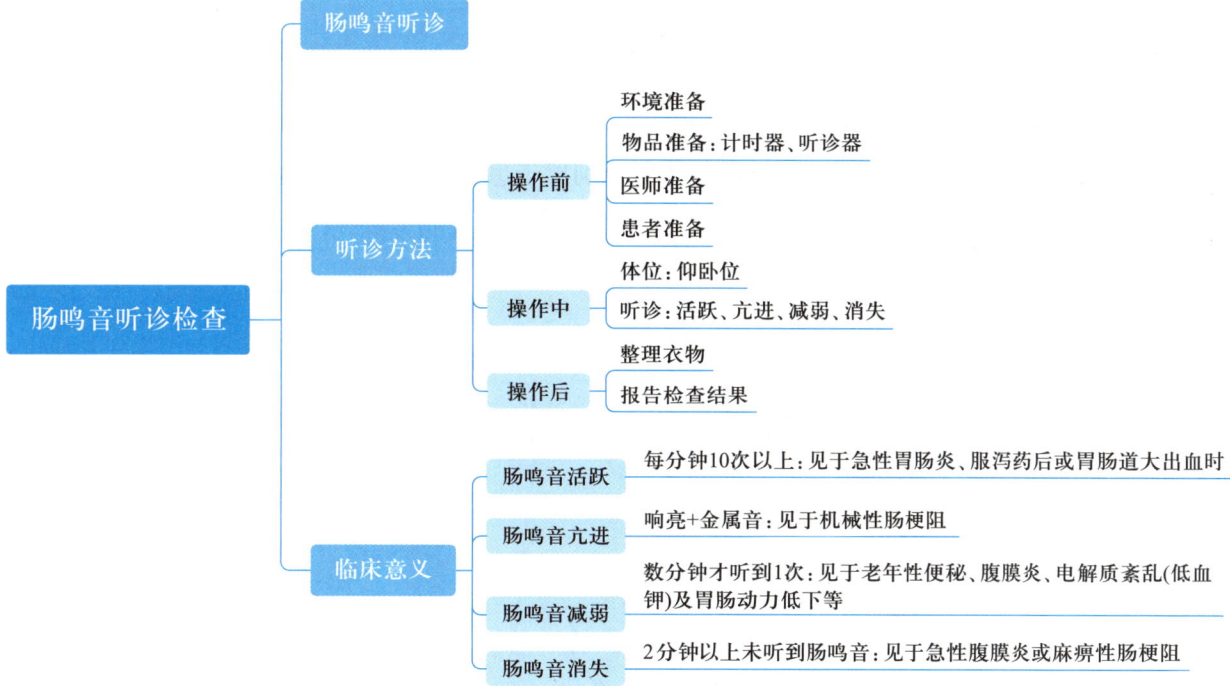

[考点练习]

任务 18 腹部血管杂音听诊检查

临床情景

患者女,66 岁。因发现血压升高 1 月余,加重伴头痛 15 天入院。患者 1 月前因头晕测血压 180/100 mmHg,未诊治,此后又出现搏动性头痛,门诊测血压 210/120 mmHg,发病以来无眩晕,视物不清,无恶心、呕吐,无意识丧失,无水肿,无血尿。该患者腹部血管听诊可出现哪些阳性体征?

[检查内容]

腹部血管杂音:包括动脉性杂音和静脉性杂音。动脉性杂音常出现于腹中部和腹部两侧,静脉性杂音常出现于脐周或上腹部。

[检查方法]

1. 环境温暖、安静,光线充足,医生穿戴整齐,备好听诊器。

2. 医患沟通,向患者交代检查目的,取得配合。

3. 患者取仰卧位,暴露腹部,双下肢屈曲,腹部放松。

4. 医生站在患者右侧,将听诊器体件握热。

5. 动脉血管杂音听诊,医生将听诊器体件分别置于患者左右上腹部、腹中部及下腹两侧进行听诊(图 2-7-19)。

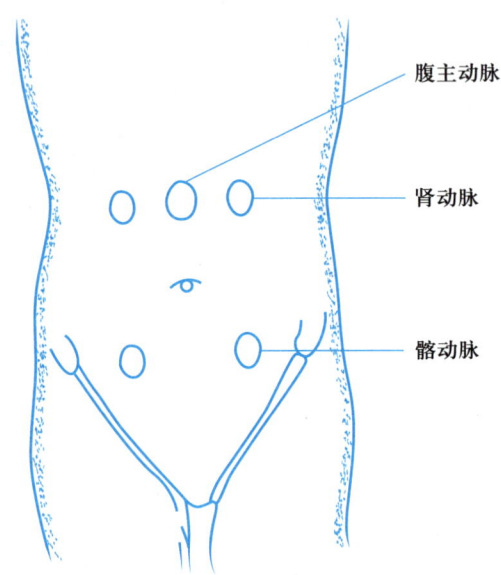

腹主动脉

肾动脉

髂动脉

图 2-7-19　腹部动脉性杂音听诊部位示意图

6. 静脉血管杂音听诊,医生将听诊器体件置于患者脐周部和上腹部进行听诊。

7. 检查完毕,帮患者整理衣物。向患者说明检查结果。

[临床意义]

1. 腹部动脉血管杂音

(1) 在腹中部听到收缩期血管杂音(喷射性杂音),常提示腹主动脉瘤或腹主动脉狭窄,鉴别点:腹主动脉瘤患者可触到该部搏动的肿块,腹主动脉狭窄患者则搏动减弱,下肢血压低于上肢,严重者触不到足背动脉搏动。

(2) 在左右上腹部听到收缩期血管杂音,常提示肾动脉狭窄,可见于年轻的高血压患者。

(3) 在下腹两侧听到收缩期血管杂音,常提示髂动脉狭窄。

(4) 左叶肝癌压迫肝动脉或腹主动脉时,也可在肿块部位听到吹风样杂音或在肿瘤部位(较表浅时)听到轻微的连续性杂音。

2. 腹部静脉血管杂音　门静脉高压患者,在腹壁静脉曲张严重处,可听到连续性潺潺声,无收缩期与舒张期性质。

[思维导图]

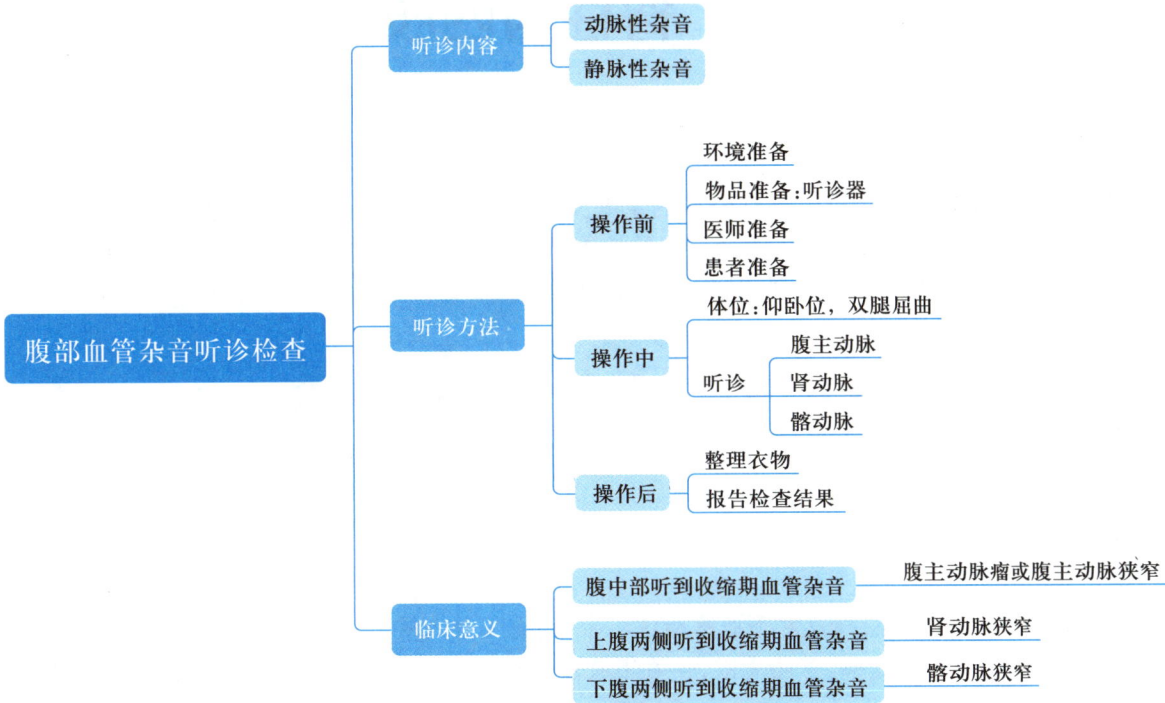

[考点练习]

项目八　脊柱与四肢检查

脊柱是支撑体重,维持躯体各种姿势的重要支柱,并作为躯体活动的枢纽,由7个颈椎、12个胸椎、5个腰椎、5个骶椎、4个尾椎组成。脊柱检查基本方法是视诊和触诊,必要时配合叩诊。

四肢检查除大体形态和长度外,应以关节检查为主。

任务1　脊柱弯曲度、压痛、叩击痛检查

临床情景

患者男,46岁。因腰痛及右下肢疼痛3年余,加重1月入院。3年前,患者无明显诱因出现腰痛,疼痛呈持续性酸胀痛,弯腰受限,伴右下肢放射痛、麻木、跛行。无心慌胸闷、大小便异常,上述症状于白天活动后加重,卧床休息后减轻。1月前因便秘后用力排便上述症状加重。该患者脊柱检查可出现哪些阳性体征?

[检查内容]

1. 脊柱弯曲度　正常人直立时,脊柱从侧面观察有四个生理弯曲,即颈段稍向前凸,胸段稍向后凸,腰椎明显向前凸,骶椎则明显向后凸,近似"S"形,称为生理性弯曲或"S"状弯曲(图2-8-1)。

2. 脊柱压痛
3. 脊柱叩击痛

[检查方法]

1. 环境准备　环境温暖、光线充足;医生穿戴整齐,准备好叩诊锤,规范洗手。

2. 医患沟通　向患者交代检查目的,取得患者的同意与配合。

3. 患者准备　患者取坐位或站立位,充分暴露躯干。

4. 脊柱弯曲度检查　医生站在患者后面,用示指、中指或拇指沿脊椎的棘突尖以适当的压力自上向下划压,划压后皮肤出现一条红色充血痕,以此痕为标准,观察脊柱有无侧弯。医生站在患者侧面,观察脊柱有无病理性前凸和后凸畸形。

5. 脊柱压痛检查　患者取端坐位,躯干稍向前倾。医生站在患者后面,以右手拇指从枕骨粗隆开始自上而下逐个按压脊椎棘突及椎旁肌肉(图2-8-2),观察患者有无压痛,发现压痛点时须重

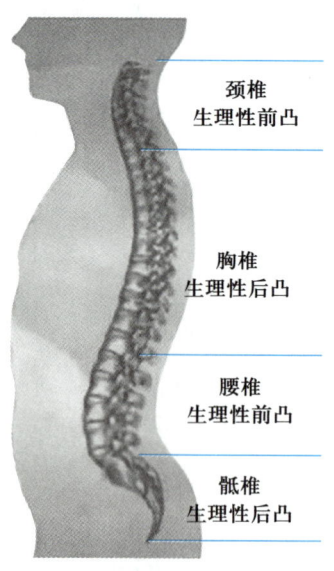

颈椎
生理性前凸

胸椎
生理性后凸

腰椎
生理性前凸

骶椎
生理性后凸

图2-8-1　脊柱的生理性弯曲

复检查确认。

6. 脊柱叩击痛检查 医生站在患者后面,可采用直接叩击法和间接叩击法。

(1)直接叩击法:医生用中指或叩诊锤依次轻叩各个椎体棘突,了解各部位有无疼痛。

(2)间接叩击法:患者取坐位,医师将左手掌置于患者头顶部,右手半握拳以小鱼际部位叩击左手背(图2-8-3),了解患者脊柱各部位有无疼痛。

7. 检查完毕 帮患者整理衣物,向患者说明检查结果。

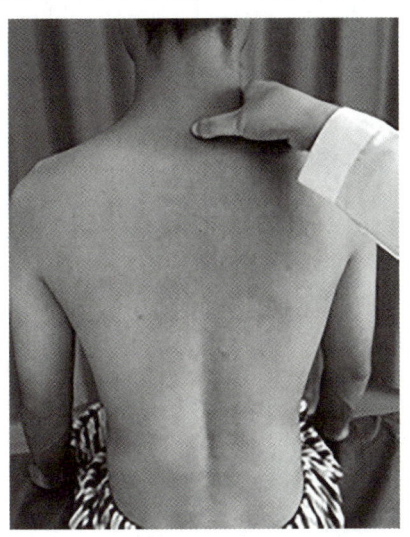

图 2-8-2 脊柱压痛检查

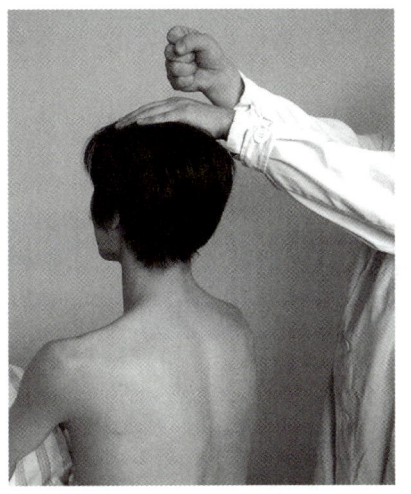

图 2-8-3 脊柱叩击痛检查

脊椎检查

[临床意义]

1. 脊柱病理性变形

(1)脊柱后凸:脊柱过度后弯称脊柱后凸,俗称驼背,多发生于胸段,儿童脊柱后凸多为佝偻病引起;青少年脊柱后凸多为胸椎结核,病变常在胸椎下段及腰段,由于椎体被破坏、压缩,棘突明显向后凸出,形成特征性的成角畸形;成年人脊柱胸段呈弧形后凸,常有脊柱强直性固定,仰卧位时亦不能伸直,多见于强直性脊柱炎;老年人椎间盘退行性萎缩,骨质退行性变,胸腰椎后凸曲线增大,造成胸椎明显后凸,多见于脊椎退行性变。此外,外伤所致脊椎压缩性骨折,也是脊柱后凸的原因。

(2)脊柱前凸:脊柱过度向前弯曲称为脊柱前凸,多发生在腰椎。患者腹部明显向前突出,臀部明显向后突出,多由于晚期妊娠、大量腹水、腹腔巨大肿瘤、患者髋关节结核及先天性髋关节后脱位等所致。

(3)脊柱侧凸:脊柱离开后正中线向左或右偏移称为脊柱侧凸,分为姿势性和器质性两种:姿势性侧凸见于儿童发育期坐姿或立姿不良、椎间盘突出症、脊髓灰质炎后遗症等;器质性侧凸见于脊髓损伤、佝偻病、慢性胸膜肥厚粘连、肩部畸形等。

2. 脊柱压痛 如有压痛,提示压痛部位的脊柱或肌肉可能有病变或劳损。常见的病变有脊柱结核、腰椎间盘突出症及外伤或骨折,若椎旁肌肉有压痛,常为腰背肌纤维炎或劳损。

3. 脊柱叩击痛 正常人脊柱无叩击痛,叩击痛的部位多为病变部位,常见于脊柱结核、骨折、椎间盘突出症及肿瘤等。

[思维导图]

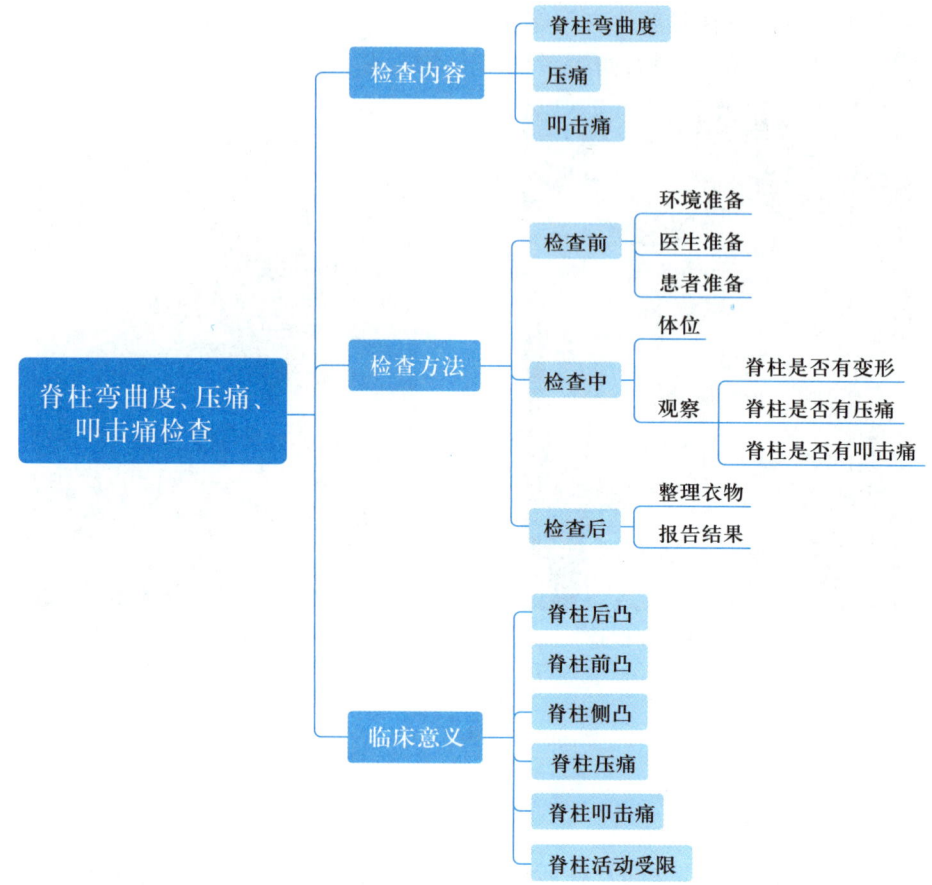

[考点练习]

任务2 手部及其关节视诊检查

临床情景

患者女,58岁。因"多关节肿痛半年"来诊。患者半年来出现右手环指和小指近端指间关节、掌指关节肿痛,晨僵10分钟。此后右膝关节肿痛,逐渐加重,活动明显受限,局部皮温增高,抗感染治疗无效。该患者手部视诊可发现哪些阳性体征或畸形?

[检查内容]

1. 双手有无皮肤破损、皮下出血、肌肉萎缩、红肿等。
2. 手指末端有无发绀、苍白,有无杵状指,匙状甲(反甲)。
3. 双手指关节有无畸形、肿块、活动受限等。

[检查方法]

1. 环境温暖、光线充足;医生穿戴整齐。
2. 医患沟通,向患者交代检查目的,取得配合。
3. 患者取站立位、坐位或仰卧位,双手自然放松并充分暴露。
4. 医生位于患者前面或右侧,视诊患者双手有无红肿、皮肤破损、皮下出血、肌萎缩等;手指末端有无发绀、苍白,有无杵状指、匙状甲;双手指关节有无畸形、肿胀、活动受限等。
5. 检查完毕,向患者说明检查结果。

[临床意义]

1. 匙状甲　又称反甲,其特点为指甲中央凹陷,边缘翘起,指甲变薄,表面粗糙、干脆、有条纹,似匙状(图2-8-4)。常为组织缺铁或某些氨基酸代谢紊乱导致的营养障碍所引起。多见于缺铁性贫血、高原疾病,偶见于风湿热及甲癣等。

2. 杵状指　手指末端增生、肥厚,指甲从根部到末端拱形隆起呈杵状(图2-8-5),可能与肢体末端的慢性缺氧、代谢障碍及中毒性损害有关,缺氧时末端肢体毛细血管增生扩张,因血流丰富软组织增生,末端膨大。临床常见于呼吸系统疾病(如支气管扩张症、慢性肺脓肿、支气管肺癌等)、某些心血管疾病(如发绀型先天性心脏病、亚急性感染性心内膜炎等)及营养障碍性疾病(如肝硬化等)。

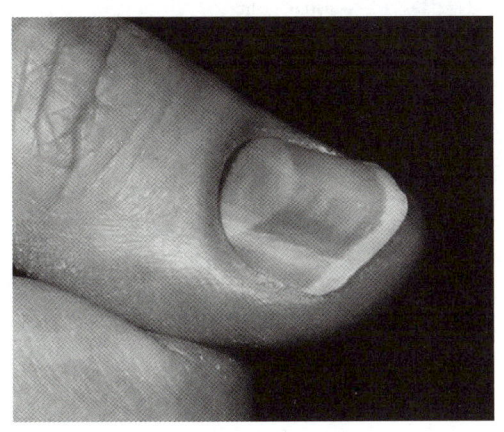

图 2-8-4　匙状甲

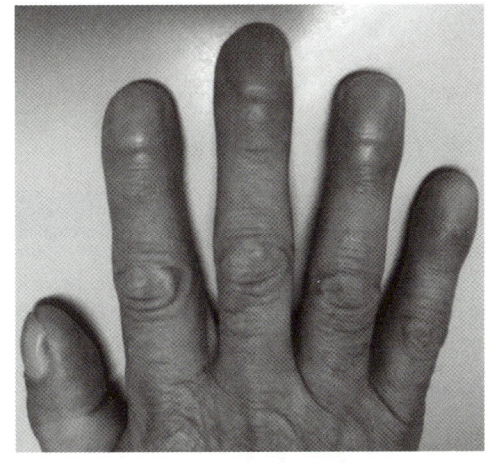

图 2-8-5　杵状指

3. 指关节变形

(1) 梭形关节:指间关节增生、肿胀呈梭状畸形,常为双侧对称病变。早期局部有红肿及疼痛,晚期明显强直,活动受限,手腕及手指向尺侧偏斜(图2-8-6),见于类风湿关节炎。

（2）爪形手：手掌的骨间肌和小鱼际肌明显萎缩，致使手指关节呈鸟爪样（图2-8-7），见于尺神经损伤、进行性肌萎缩、脊髓空洞症和麻风等。

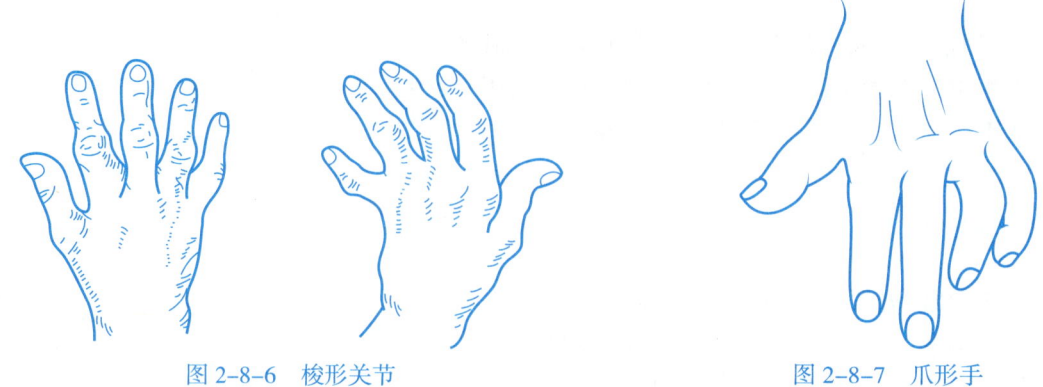

图 2-8-6　梭形关节　　　　　　　　　　　　　　　　图 2-8-7　爪形手

[思维导图]

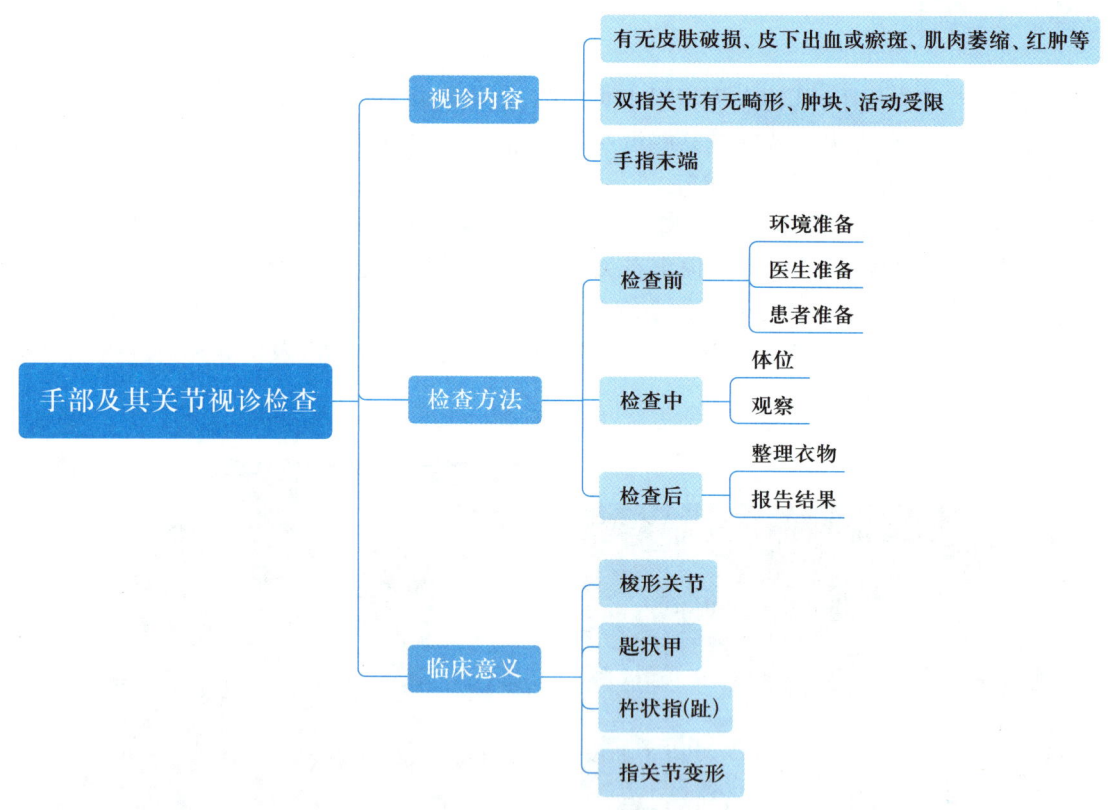

[考点练习]

任务3 小腿和膝关节检查

临床情景

患者男,61岁。活动后呼吸困难3年,加重伴下肢水肿1月。3年前,因活动后感心悸、气短、胸闷,休息约1小时稍有缓解。以后自觉体力日渐下降,稍微活动即感气短、胸闷,夜间时有憋醒,无心前区痛。1月前感冒后咳嗽,咳白色黏痰,气短明显,不能平卧,尿少,颜面及两下肢水肿,腹胀加重而就医。该患者下肢水肿的特点可能有哪些?

[检查内容]

1. 双侧小腿和膝关节视诊。
2. 双侧小腿和膝关节触诊。
3. 膝关节屈伸活动度　正常情况下,膝关节屈曲时小腿腓肠肌可与股后部相贴;膝关节伸直可达180°;膝关节在半屈位时,小腿可作小幅度旋转动作。

[检查方法]

1. **环境准备**　环境温暖、光线充足;医生穿戴整齐。
2. **医患沟通**　向患者交代检查目的,取得配合。
3. **患者准备**　患者取坐位或仰卧位,双侧下肢自然放松并充分暴露。医生位于患者前面或右侧。
4. **双侧小腿和膝关节视诊**
(1) 观察双侧小腿有无皮损或溃烂、皮下出血、表浅静脉曲张、水肿,有无粗细不等、隆起等。
(2) 观察双侧膝关节有无畸形、肿胀、活动受限等。
5. **双侧小腿和膝关节触诊**
(1) 按压患者胫前皮肤,观察有无凹陷。
(2) 按压膝关节,观察膝关节有无压痛,周围有无包块。
(3) 浮髌试验:嘱患者取仰卧位,医生左手拇指和其余手指分别固定在患者膝关节上方两侧,右手拇指和其余手指分别固定在患者膝关节下方两侧,以一手示指按压髌骨,手指不能离开髌骨表面,了解髌骨有无浮动感(图2-8-8)。髌骨若有浮动感,则为浮髌试验阳性。同样方法检查另外一侧。
6. **膝关节屈伸活动度检查**
(1) 嘱患者屈曲膝关节,观察小腿后部与大腿后部能否相贴。
(2) 检查患者膝关节能否伸直。
7. **检查完毕**　帮患者整理衣物。向患者说明检查结果。

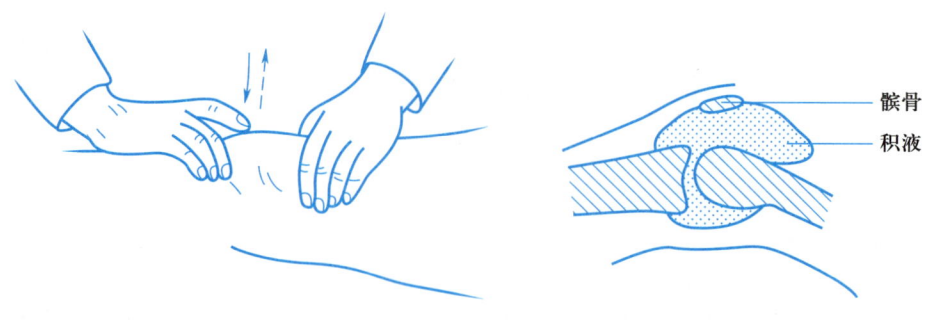

髌骨
积液

图 2-8-8　浮髌试验

[临床意义]

1. **下肢静脉曲张**　多见于小腿,主要是下肢的浅静脉(大、小隐静脉)血液回流受阻所致。其特点为静脉如蚯蚓状怒张、弯曲,长久站立者更明显,严重者有小腿肿胀感,局部皮肤颜色暗紫或有色素沉着,甚或形成溃疡经久不愈或遗留棕褐色瘢痕。

2. **水肿**　全身性水肿时双下肢水肿,且下肢较上肢明显,常为凹陷性。双下肢非凹陷性水肿见于甲状腺功能减退。单侧肢体水肿见于局部静脉或淋巴回流障碍,如血栓性静脉炎、静脉外伤受压。指压后无凹陷,局部纤维组织增生,皮肤增厚变粗,称为象皮肿,见于丝虫病。

3. **膝关节**

(1)炎症:膝关节如有两侧形态不对称,红、肿、热、痛或影响运动,多为炎症所致,见于风湿性关节炎发作期。

(2)出血:受轻伤后引起关节的肌肉或皮下出血,关节增生、肿胀,见于血友病。

(3)浮髌试验:浮髌试验阳性提示膝关节腔内有中等量以上的积液(50 ml)。

(4)膝内翻和膝外翻(图 2-8-9):正常人双下肢并拢直立时,两膝及双踝均能靠拢,如双足的内踝部靠拢时两膝部因双侧腿骨向外侧弯曲而呈"O"形,称膝内翻或"O"形腿畸形。当两膝关节靠近时,两小腿斜向外方呈"X"形弯曲,使双足的内踝分离,称为膝外翻或"X"形腿畸形。膝内翻和膝外翻畸形可见于佝偻病和大骨节病等。

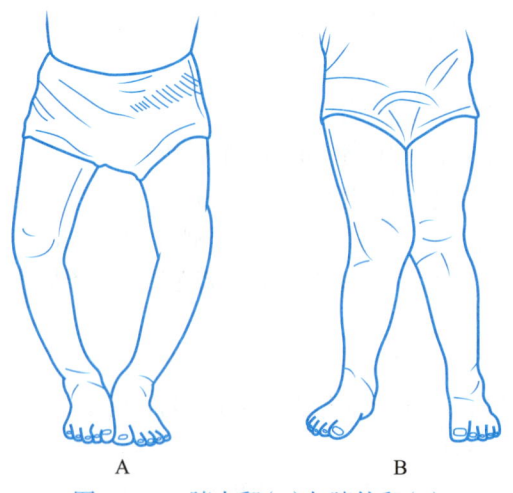

A　　　　　　　　B

图 2-8-9　膝内翻(A)与膝外翻(B)

[思维导图]

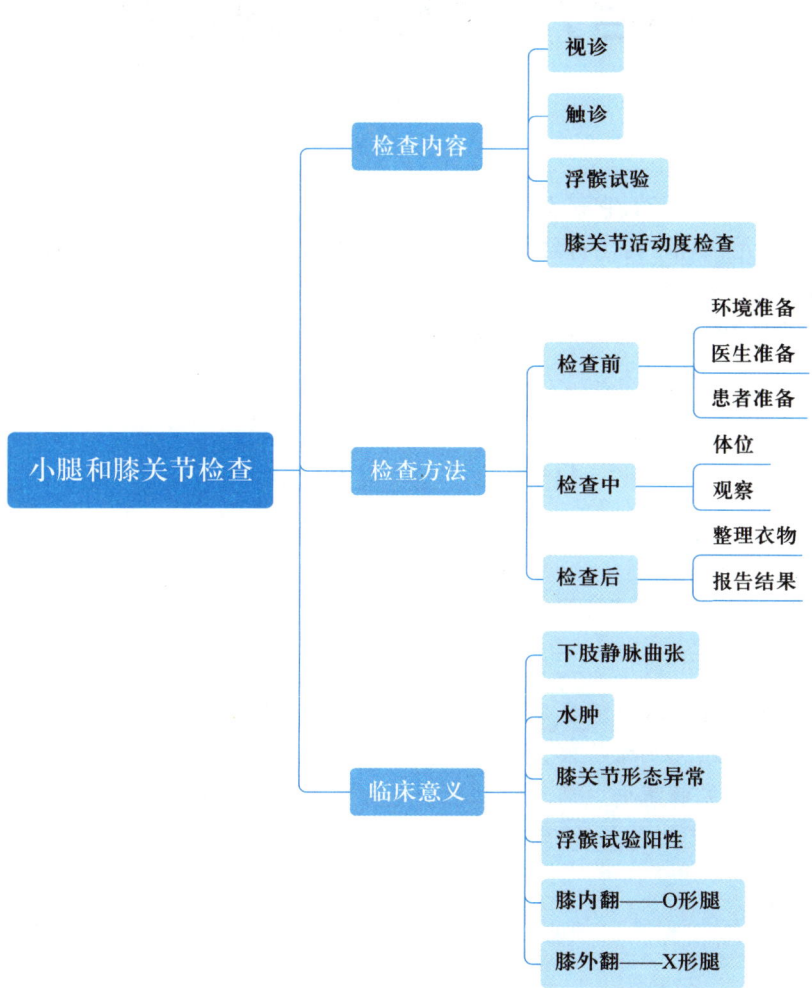

[考点练习]

项目九　神经反射检查

反射是最基本的神经活动,它是对刺激的非自主性反应。反射是通过反射弧完成的,反射弧包括感受器、传入神经元、中枢、传出神经元和效应器等,受高级中枢控制。反射弧的任何部分及高级中枢的病变,均可导致反射异常。

反射包括生理反射和病理反射。根据刺激的部位,又将生理反射分为浅反射和深反射两部分。

任务 1　浅反射检查

临床情景

患者男,70 岁。因意识不清 8 小时入院。8 小时前患者无明显诱因出现恶心呕吐,呕吐咖啡色样物一次,量不多,无头晕头痛,后出现意识不清,呼之不应,无肢体抽搐及二便失禁。既往有高血压、脑梗死、糖尿病病史。通过浅反射检查如何判断患者的昏迷程度?

[检查内容]

浅反射是刺激皮肤、黏膜、角膜等引起的反射,包括:① 角膜反射(corneal reflex);② 腹壁反射(abdominal reflex);③ 提睾反射(cremasteric reflex);④ 跖反射(plantar reflex);⑤ 肛门反射(anal reflex)。

[检查方法]

1. 环境准备　环境温暖、光线充足;医生穿戴整齐,备好棉签、钝头竹签。
2. 医患沟通　向患者交代检查目的,取得配合。
3. 角膜反射

(1) 患者取坐位或仰卧位。患者坐位时,医生站在患者前面;患者仰卧位时,医生站在患者右侧。

(2) 嘱患者睁眼向内侧注视,用捻成细束的棉絮从患者视野外接近并轻触外侧角膜,避免触及睫毛,正常反应为被刺激侧迅速闭眼和对侧也出现眼睑闭合反应,前者称为直接角膜反射,而后者称为间接角膜反射。须检查双侧角膜反射。

4. 腹壁反射

(1) 患者取仰卧位,充分暴露腹部,双上肢自然伸直置于躯干两旁,双下肢稍屈曲使腹壁放松。

（2）医生立于患者右侧,用钝头竹签沿左、右肋缘下由外向内轻划患者腹壁皮肤,此为上腹壁反射;沿左、右脐水平由外向内轻划患者腹壁皮肤,此为中腹壁反射;沿左、右腹股沟上方由外向内轻划患者腹壁皮肤,此为下腹壁反射（图 2-9-1）。正常反应是局部腹肌收缩。

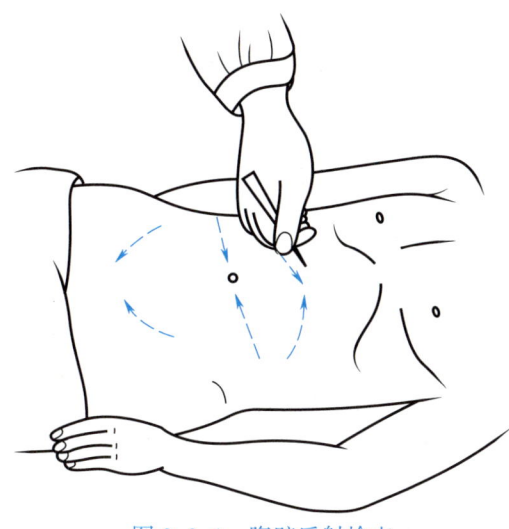

图 2-9-1　腹壁反射检查

5. 提睾反射

（1）患者取仰卧位,双下肢伸直。

（2）医生立于患者右侧,用钝头竹签由下而上轻划男性患者股内侧上方皮肤（图 2-9-2）,可引起同侧提睾肌收缩,睾丸上提。须检查双侧提睾反射。

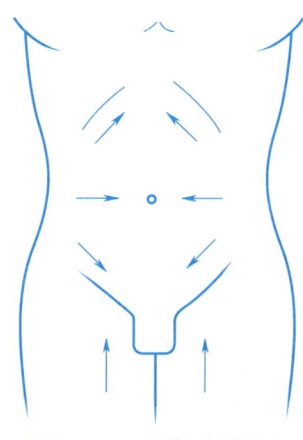

图 2-9-2　提睾反射检查

6. 跖反射

（1）患者仰卧,下肢伸直。

（2）医生立于患者右侧,左手扶持患者踝关节,右手用钝头竹签轻划患者足底外侧,由足跟向前至近小趾跖关节处转向踇趾侧（图 2-9-3）,正常反应为趾跖屈。

7. 肛门反射

（1）患者取俯卧位或左侧卧位。

（2）医生立于患者右侧,轻拉患者一侧臀肌,用钝头竹签轻划肛门周围皮肤,可见肛门外括约肌收缩（图 2-9-4）。

8. 检查完毕　帮患者整理衣物。向患者说明检查结果。

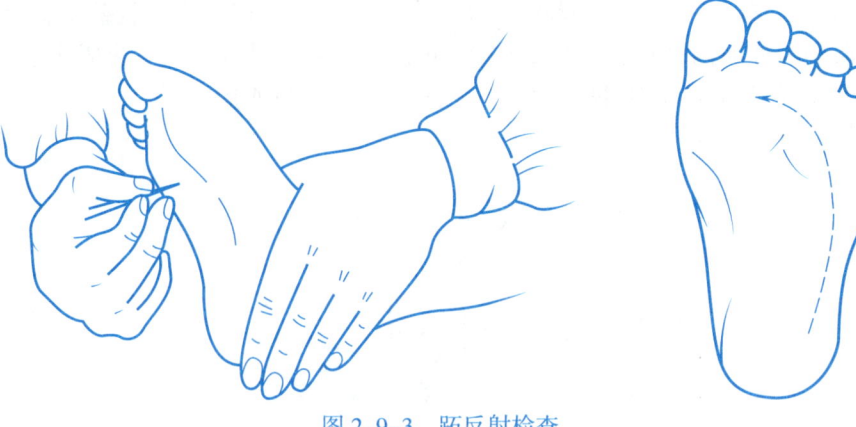

图 2-9-3　跖反射检查

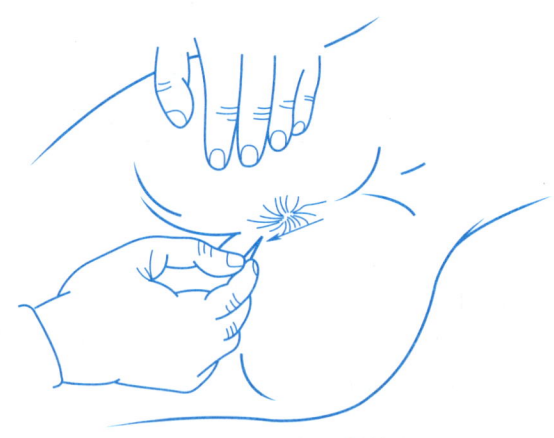

图 2-9-4　肛门反射检查

[临床意义]

　　1. 角膜反射　　直接与间接角膜反射均消失见于三叉神经病变(传入障碍);直接反射消失,间接反射存在,见于患侧面神经瘫痪(传出障碍)。

　　2. 腹壁反射　　上腹壁反射消失见于胸髓 7~8 节病损,中腹壁反射消失见于胸髓 9~10 节病损,下腹壁反射消失见于胸髓 11~12 节病损。双侧上、中、下腹壁反射均消失见于昏迷和急性腹膜炎患者;一侧上、中、下腹壁反射消失见于同侧锥体束病变。另外,肥胖者、老年人及经产妇的腹壁过于松弛也会出现腹壁反射减弱或消失,应予以注意。

　　3. 提睾反射　　双侧提睾反射消失为腰髓 1~2 节病损;一侧提睾反射减弱或消失见于锥体束损害。腹股沟疝、阴囊水肿等局部病变也可影响提睾反射。

　　4. 跖反射　　跖反射消失为骶髓 1~2 节病损。

　　5. 肛门反射　　肛门反射障碍为骶髓 4~5 节或肛尾神经病损。

[思维导图]

浅反射
├─ 检查内容
│   ├─ 角膜反射
│   ├─ 腹壁反射
│   ├─ 提睾反射
│   ├─ 跖反射
│   └─ 肛门反射
├─ 检查方法
│   ├─ 前
│   │   ├─ 环境准备
│   │   ├─ 物品准备:棉签
│   │   ├─ 医生准备
│   │   └─ 患者准备:安静放松
│   ├─ 中
│   │   ├─ 体位
│   │   └─ 注意事项
│   │   ├─ 检查部位准确
│   │   ├─ 注意双侧对比
│   │   └─ 保护患者隐私
│   └─ 后
│   ├─ 整理衣物
│   └─ 报告结果
└─ 临床意义
    ├─ 反射中枢
    │   ├─ 角膜反射
    │   │   ├─ 三叉神经:直接和间接反射均消失
    │   │   └─ 面神经:直接反射消失,间接反射存在
    │   ├─ 双侧消失:昏迷、急性腹膜炎;一侧消失:同侧椎体束病变
    │   ├─ 腹壁反射
    │   │   ├─ 上:胸椎7~8节
    │   │   ├─ 中:胸椎9~10节
    │   │   └─ 下:胸椎11~12节
    │   ├─ 提睾反射:腰椎1~2节
    │   ├─ 跖反射:骶椎1~2节
    │   └─ 肛门反射:骶椎4~5节
    └─ 反射消失或减弱
        ├─ 反射弧受损的周围神经病
        └─ 锥体束受损

[考点练习]

任务 2　深反射检查

临床情景

　　患者男,26 岁。因双下肢瘫痪、排尿及排便障碍 2 天入院。2 天前,患者突然出现双下肢瘫痪,排尿及排便障碍,自诉在 2 周前曾患呼吸道感染,经治疗已痊愈。入院查体:神志清楚,T4 平面以下深、浅感觉丧失,双下肢肌张力减退,病理征未引出,膀胱充盈,双上肢无异常。脑脊液检查蛋白质、细胞计数轻度增高。该患者深反射检查会出现什么反应?

[检查内容]

　　深反射是刺激骨膜、肌腱经深部感受器完成的反射,又称腱反射,临床上常检查的深反射有:① 肱二头肌反射;② 肱三头肌反射;③ 桡骨膜反射;④ 膝反射;⑤ 跟腱反射等。锥体束以上病变导致深反射亢进时,用力使相关肌肉处于持续性紧张状态,该组肌肉则发生节律性收缩,称为阵挛。常见的有:① 髌阵挛;② 踝阵挛。

[检查方法]

　　1. 环境准备　环境温暖、光线充足;医生穿戴整齐,备好叩诊锤。
　　2. 医患沟通　向患者交代检查目的,取得配合。
　　3. 患者准备　患者取坐位或仰卧位,充分暴露被检查部位。患者坐位时,医生站在患者前面;患者仰卧位时,医生站在患者右侧。
　　4. 肱二头肌反射　医生左手托起患者肘部,使其屈肘,患者前臂置于医生前臂上,嘱患者肌肉放松。医生将左手拇指置于患者肱二头肌肌腱上,右手持叩诊锤叩击置于患者肱二头肌肌腱上的左手拇指,正常反应为患者肱二头肌收缩,前臂快速屈曲(图 2-9-5)。反射中枢为颈髓 5~6 节。注意两侧对比,医生叩击力量要均等。
　　5. 肱三头肌反射　患者外展上臂,半屈肘关节。医生以左手托起患者前臂,嘱患者肌肉放松,右手用叩诊锤直接叩击患者尺骨鹰嘴上方的肱三头肌肌腱,正常反应为患者肱三头肌收缩,前臂稍伸展(图 2-9-6)。反射中枢为颈髓 6~7 节。注意两侧对比,医生叩击力量要均等。

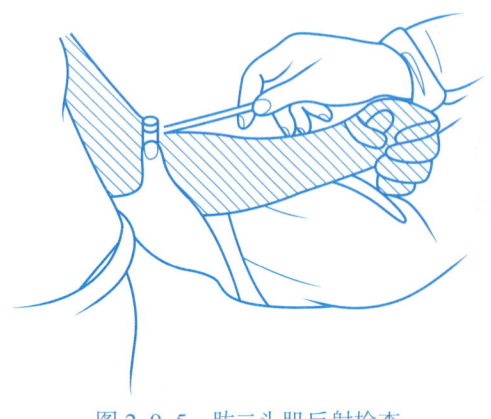

图 2-9-5　肱二头肌反射检查

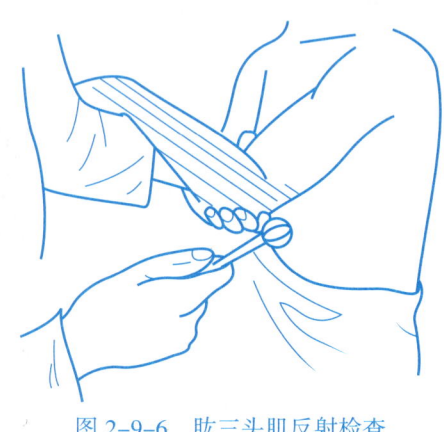

图 2-9-6　肱三头肌反射检查

6. **桡骨膜反射** 患者前臂置于半屈半旋前位,医生以左手轻托其腕部,并使腕关节自然下垂,然后以叩诊锤叩击其桡骨茎突或桡骨下 1/3 处,正常反应为患者肱桡肌收缩,发生屈肘和前臂旋前动作(图 2-9-7)。反射中枢为颈髓 5~6 节。注意两侧对比,医生叩击力量要均等。

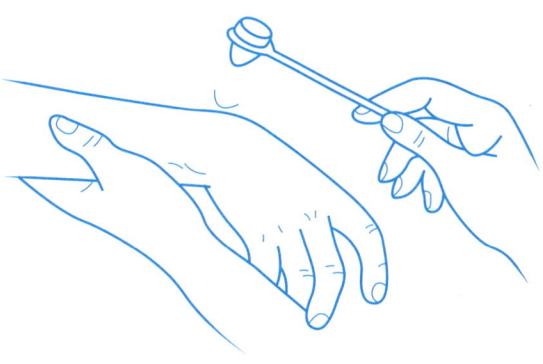

图 2-9-7 桡骨膜反射检查

7. **膝反射** 患者取坐位检查时,其小腿应完全松弛下垂与大腿成直角;患者仰卧位检查时,医生以左手托起其膝关节使之屈曲约 120°,用右手持叩诊锤叩击膝盖髌骨下方股四头肌肌腱,正常反应为患者小腿伸展(图 2-9-8)。反射中枢为腰髓 2~4 节。注意两侧对比,医生叩击力量要均等。

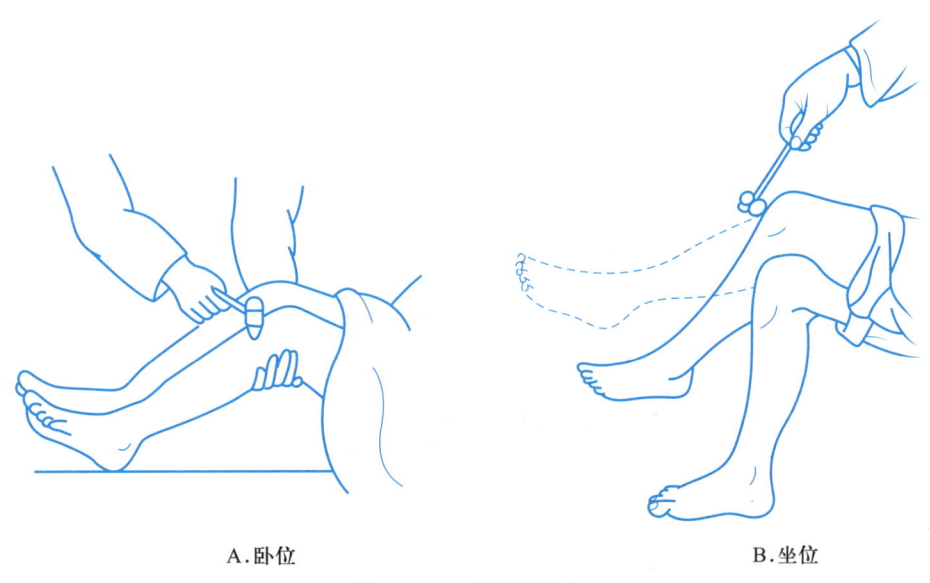

A. 卧位   B. 坐位

图 2-9-8 膝反射检查

8. **跟腱反射** 患者取仰卧位,髋及膝关节稍屈曲,下肢取外旋外展位。医生左手将患者足部背屈成直角,右手持叩诊锤叩击跟腱(图 2-9-9),正常反应为患者腓肠肌收缩,足向跖面屈曲。反射中枢为骶髓 1~2 节。注意两侧对比,医生叩击力量要均等。

9. **阵挛**

(1)髌阵挛:患者仰卧位,下肢伸直,医生以拇指与示指控住其髌骨上缘,用力向远端快速连续推动数次后维持推力(图 2-9-10)。阳性反应为股四头肌发生节律性收缩使髌骨上下移动,系腱反射极度亢进所致。注意两侧对比。

(2)踝阵挛:患者仰卧位,髋与膝关节稍屈,医生一手持患者小腿,一手持患者足掌前端,突然用力使踝关节背屈并维持之(图 2-9-11)。阳性表现为腓肠肌与比目鱼肌发生连续性节律性收缩,致足部呈现交替性屈伸动作,系腱反射极度亢进所致。注意两侧对比。

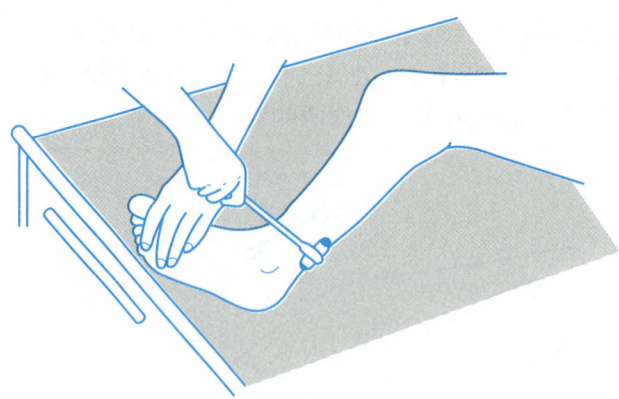

图 2-9-9　跟腱反射检查

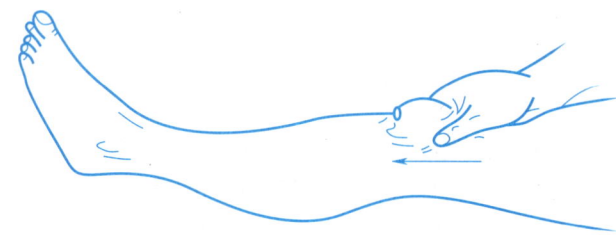

图 2-9-10　髌阵挛检查

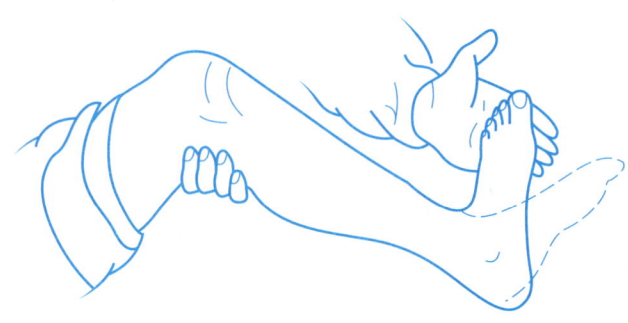

图 2-9-11　踝阵挛检查

10. 检查完毕　帮患者整理衣物。向患者说明检查结果。

[临床意义]

1. 反射强度通常分为以下几级

－：反射消失。

＋：肌肉收缩存在，但无相应关节活动，为反射减弱。

＋＋：肌肉收缩并导致关节活动，为正常反射。

＋＋＋：反射增强，可为正常或病理情况。

＋＋＋＋：反射亢进并伴有阵挛，为病理情况。

2. 深反射减弱或消失　多见于使反射弧遭受损害的病变，如末梢神经炎、神经根炎、脊髓前角灰质炎等，神经肌肉接头处或肌肉疾患也可使深反射减弱或消失；当脑、脊髓急性病变时，处于休克状态，也可见到深反射减弱或消失，见于脑血管病和脊髓炎的急性期等。

3. 深反射亢进　见于反射弧完好，高级神经中枢受损时，对反射弧的抑制解除，一般临床上多认为是锥体束受损的结果，如脑血管病后遗症、高位脊髓病损恢复期等。

4. 阵挛与病理反射　同时存在或仅出现于单侧时，见于锥体束受损伤。

220

[思维导图]

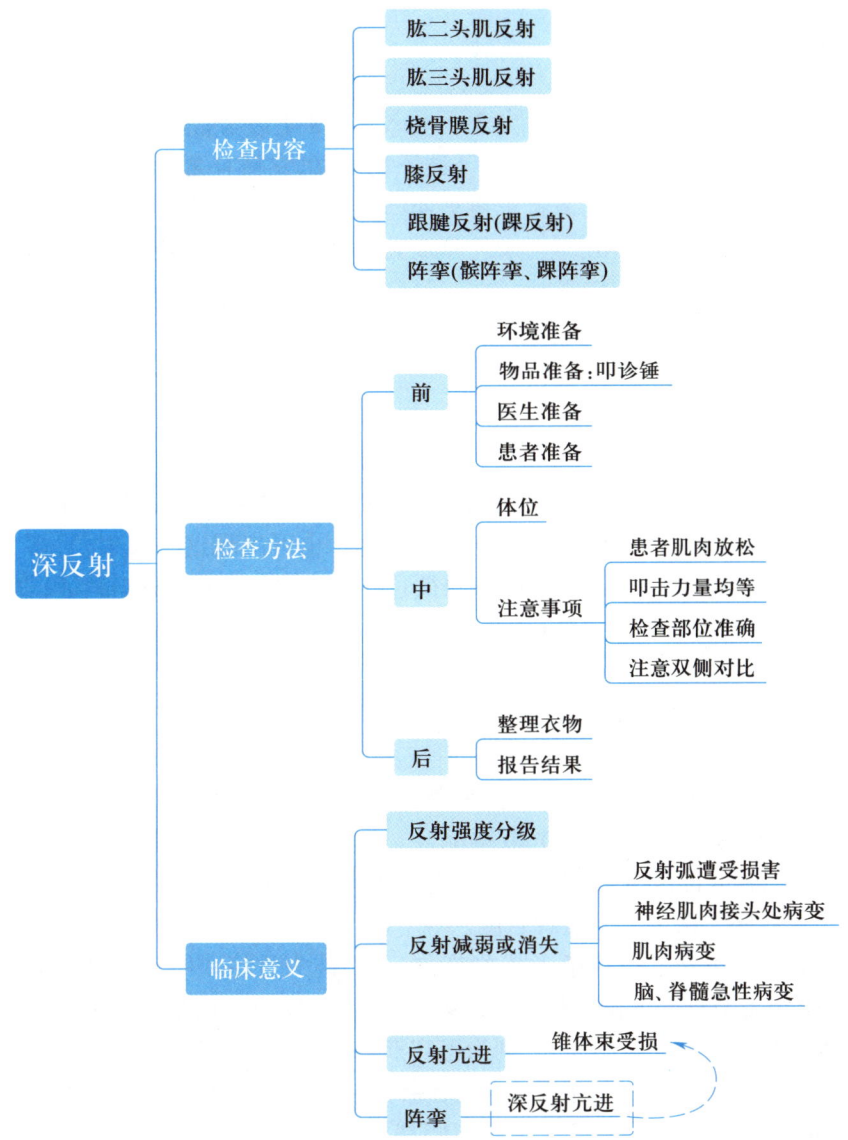

[考点练习]

任务 3 病理反射检查

临床情景

患者男,72岁。因突发左侧肢体无力3小时入院。3小时前,患者在晨练时突发左侧肢体无力,跌倒在地,当时左上肢不能抬举,左侧下肢不能站立,左侧口角流涎。无意识丧失、四肢抽搐、恶心、呕吐及二便失禁。既往有高血压病史40余年,最高血压达170/100 mmHg,规律服药,平时血压正常。有心房颤动史10余年,未规律服药。该患者进行神经系统检查时是否会出现病理反射? 具体包括哪些?

[检查内容]

病理反射
检查

病理反射是指锥体束病损时,大脑失去了对脑干和脊髓的抑制作用而出现的异常反射,又称锥体束征。1岁半以内的婴幼儿由于锥体束尚未发育完善,也可出现这种反射,且多为双侧,不属于病理性。病理反射包括:① 巴宾斯基(Babinski)征;② 奥本海姆(Oppenheim)征;③ 戈登(Gordon)征;④ 查多克(Chaddock)征;⑤ 霍夫曼(Hoffmann)征。

[检查方法]

1. **环境准备** 环境温暖、光线充足;医生穿戴整齐,备好钝头竹签、叩诊锤。
2. **医患沟通** 向患者交代检查目的,取得配合。
3. **患者准备** 患者取仰卧位,双上肢自然伸直置于躯干两旁,双下肢自然伸直,充分暴露被检查部位,嘱患者全身放松。医生立于患者右侧。
4. **巴宾斯基征** 医生左手扶持患者踝关节,右手用钝头竹签或叩诊锤柄划患者足底外侧,由足跟向前至近小趾跖关节处转向鉧趾侧(图2-9-12)。正常反应为鉧趾及其他四趾跖屈,称为正常跖反射。若鉧趾背伸,余四趾呈扇形展开,则为巴宾斯基征阳性。注意双侧都要检查。
5. **奥本海姆征** 医生用弯曲示指及中指,沿患者胫骨前缘用力由上向下滑压(图2-9-13),阳性表现为鉧趾背伸,余四趾呈扇形展开。注意双侧都要检查。

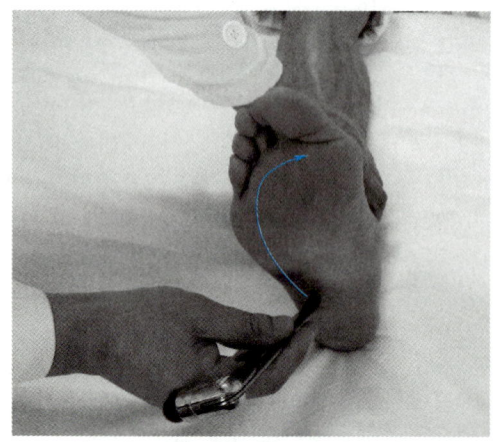

图 2-9-12 巴宾斯基征检查

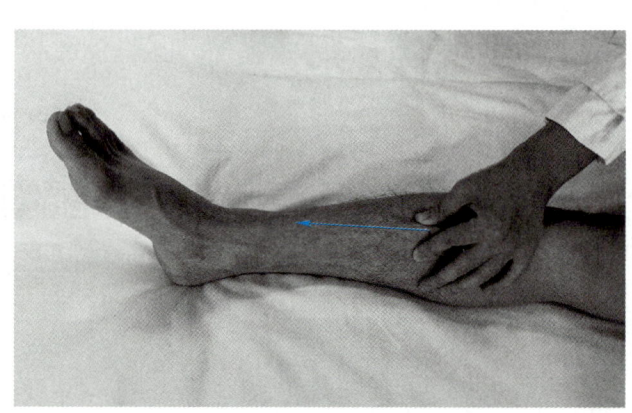

图 2-9-13 奥本海姆征检查

6. 戈登征　医生左手稍抬起患者膝关节,右手用拇指和其他四指分别置于患者腓肠肌两侧,以适当的力量捏压腓肠肌(图 2-9-14),阳性表现为踇趾背伸,余四趾呈扇形展开。注意双侧都要检查。

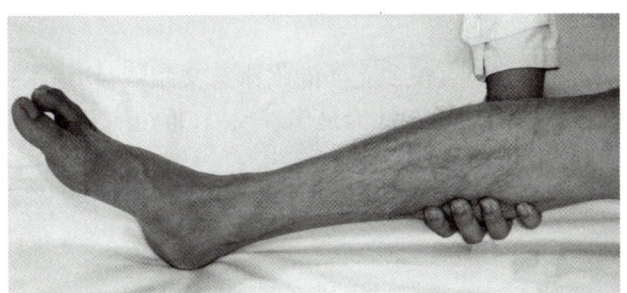

图 2-9-14　戈登征检查

7. 查多克征　医生用钝头竹签或叩诊锤柄划患者外踝下方及足背边缘(图 2-9-15),阳性表现为踇趾背伸,余四趾呈扇形展开。注意双侧都要检查。

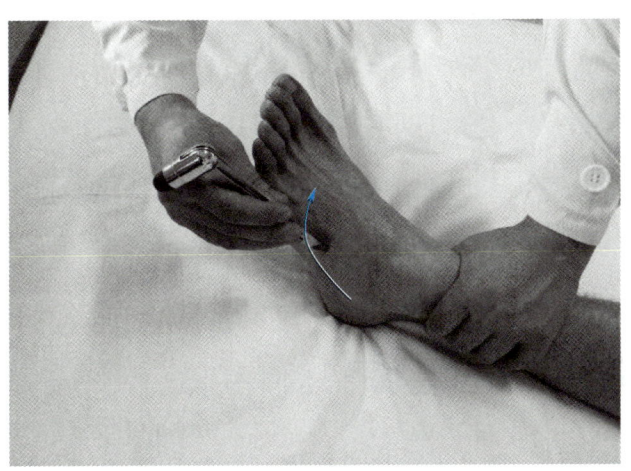

图 2-9-15　查多克征检查

8. 霍夫曼征　医生用左手持患者腕关节上方,使其腕关节稍背屈,右手以中指及示指挟持患者中指第二节,稍向上提,并用拇指向下弹刮其中指指甲(图 2-9-16),阳性表现为拇指及其他四指屈曲。注意双侧都要检查。

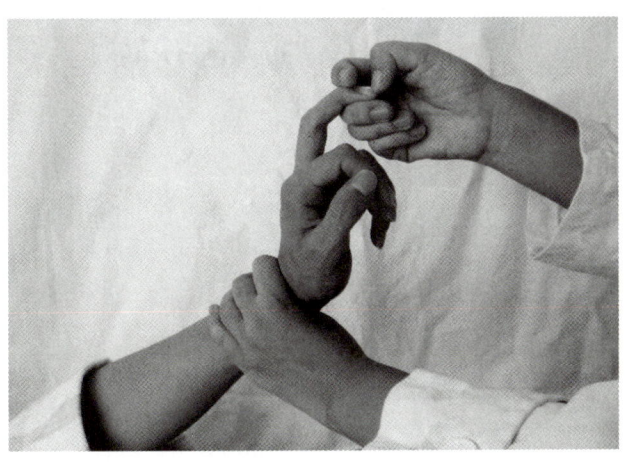

图 2-9-16　霍夫曼征检查

9. 检查完毕　帮患者整理衣物。向患者说明检查结果。

[临床意义]

　　巴宾斯基征、奥本海姆征、戈登征、查多克征的临床意义相同,均提示锥体束受损,其中巴宾斯基征为最典型的病理反射。霍夫曼征通常认为是病理反射,但也有认为是深反射亢进的表现,反射中枢为颈髓 7 节至胸髓 1 节,多见于颈髓病变。

[思维导图]

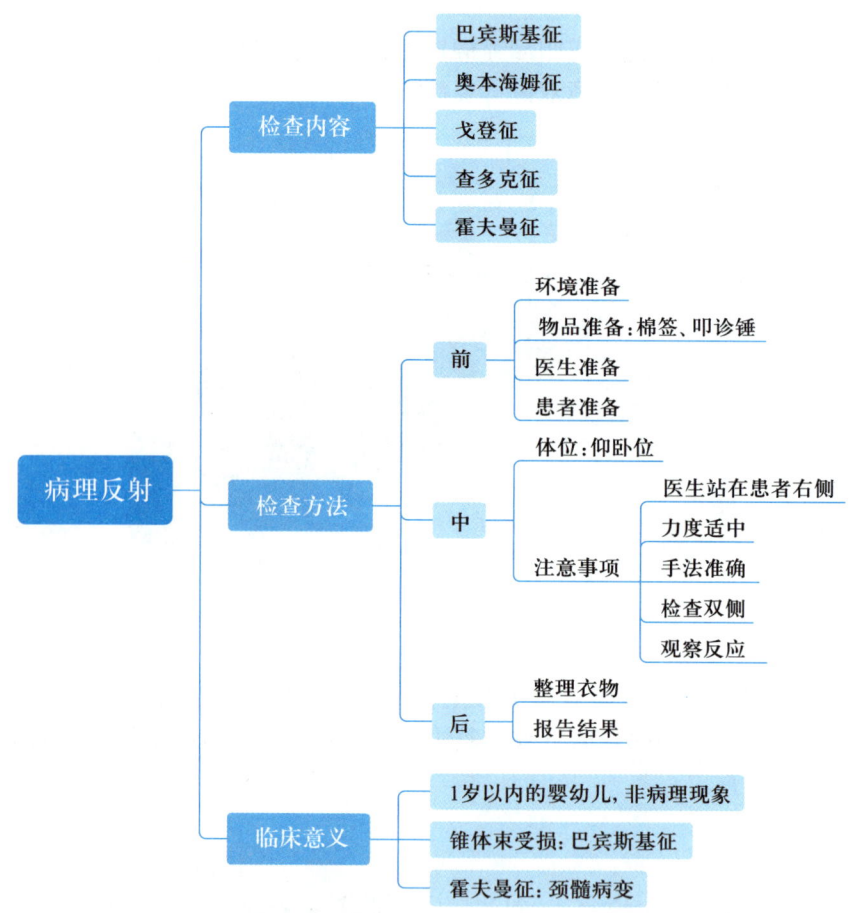

[考点练习]

任务 4　脑膜刺激征检查

临床情景

　　患者女,23 岁。因突发剧烈头痛、呕吐 1 小时入院。患者 1 小时前午餐后看电视时突感枕顶部剧烈牵拉样疼痛,伴恶心、呕吐、面色苍白、全身冷汗,呕吐呈喷射状。家属急送医院,急诊头颅 CT 检查示:环池高密度影。该患者进行神经系统检查时可出现哪些阳性体征?

[检查内容]

　　脑膜刺激征为脑膜受激惹的体征。当脑膜受到炎症、出血或理化内环境改变的刺激时,可影响到脊神经根,导致其支配的肌肉反射性痉挛,而产生一系列体征,包括:① 颈强直;② 克尼格(Kernig)征;③ 布鲁津斯基(Brudzinski)征

[检查方法]

　　1. 环境准备　环境温暖、光线充足;医生穿戴整齐。

　　2. 医患沟通　向患者交代检查目的,取得配合。

　　3. 患者准备　患者取去枕仰卧位,双上肢自然伸直置于躯干两旁,双下肢自然伸直,充分暴露被检查部位,嘱患者全身放松。医生立于患者右侧。

　　4. 颈强直

　　(1) 医生左手置于患者枕部,托扶并左右转动患者头部,观察或感觉被动运动时的阻力和询问有无疼痛,以了解患者是否有颈椎或颈部肌肉局部病变。

　　(2) 医生右手置于患者前胸上部,左手托患者枕部并作屈颈动作,体会患者颈部有无抵抗感及其程度(图 2-9-17)。正常人颈部柔软,活动自如,并可使下颏抵达胸部。若患者下颏不能贴近前胸且有阻力,即为颈部阻力增高或颈强直。在除外颈椎或颈部肌肉局部病变后,即可认为脑膜刺激征阳性。

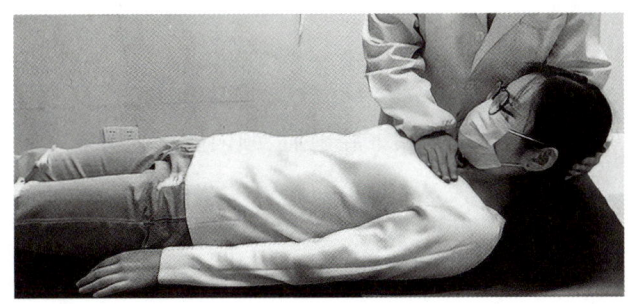

图 2-9-17　颈强直检查

脑膜刺激
征检查

　　5. 克尼格征　医生左手固定患者一侧膝关节,右手托持于患者足跟部,使髋关节、膝关节屈曲成直角,将其小腿抬高伸膝(图 2-9-18)。正常人膝关节可伸达 135° 以上。若伸膝受阻且伴疼痛与屈肌痉挛则为阳性。同样方法检查对侧。

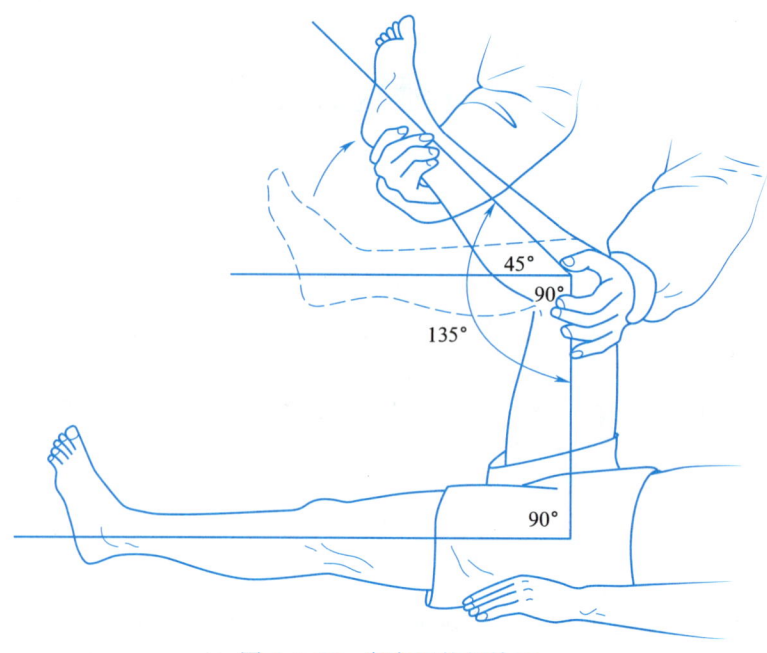

图 2-9-18　凯尔尼格征检查

6. 布鲁津斯基征　医生左手托患者枕部,右手按于患者前胸上部,使其头部被动前屈,观察患者双侧髋关节与膝关节是否同时屈曲。正常人在这种情况下下肢不动,下肢关节不会同时屈曲。若头部被动前屈时,双侧髋关节与膝关节同时屈曲则为阳性(图 2-9-19)。

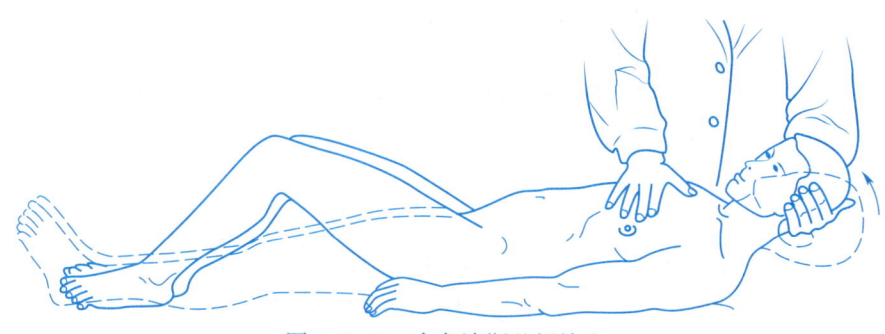

图 2-9-19　布鲁津斯基征检查

7. 检查完毕　帮患者整理衣物。向患者说明检查结果。

[临床意义]

脑膜刺激征阳性常见于脑膜炎、蛛网膜下腔出血、颅内压增高等。

[思维导图]

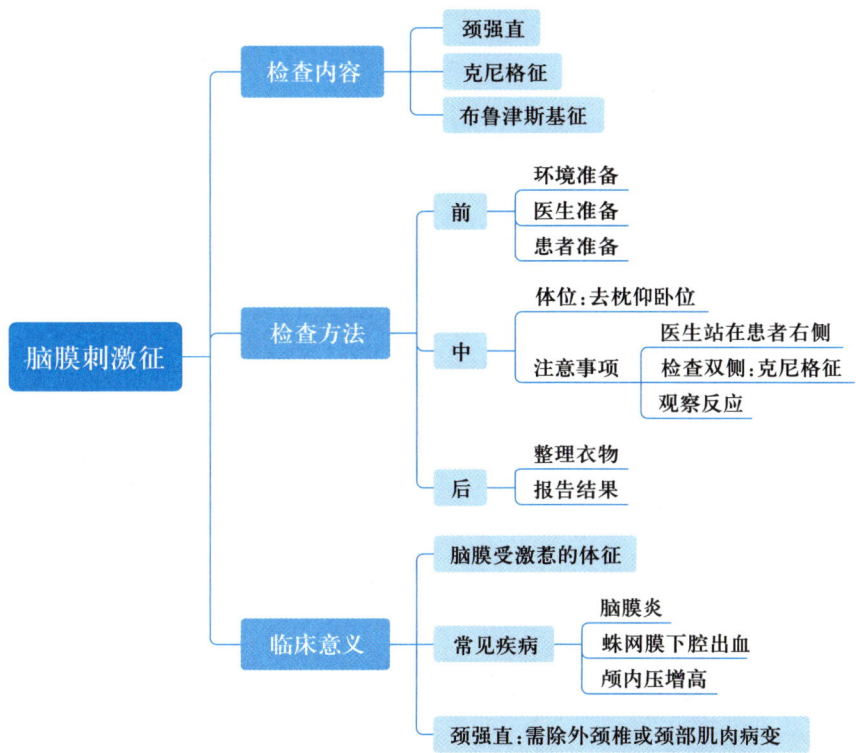

[考点练习]

3

模块三
实验室检查

知识目标：常规实验室检查指标及临床意义。

能力目标：选用恰当的实验室检查，并分析其检查结果及临床意义。

素养目标：综合考虑，目的纯正；知情同意，尽职尽责；综合分析，切忌片面。

项目一　三大常规检查

任务1　血常规检查

临床情景

患者男,30 岁。发热、咳嗽 1 周。查体:体温 38.3℃,脉搏 100 次 / 分,呼吸 24 次 / 分,血压 120/70 mmHg,浅表淋巴结未触及,巩膜不黄,咽红肿,左肺下部可闻及管状呼吸音,心脏无异常,肝脾未触及,下肢无水肿。该患者首先应选择哪项实验室检查? 最主要的异常改变是什么?

[检查指标]

一、红细胞参数

1. 红细胞计数(RBC)和血红蛋白测定(Hb)

(1) 红细胞计数:即测定单位体积外周血中红细胞的数量。

(2) 血红蛋白测定:即测定外周血液中各种血红蛋白的总浓度。

2. 红细胞比容测定　红细胞比容(HCT)又称红细胞压积(PCV),是指一定体积的全血中红细胞所占容积的相对比例。

3. 红细胞平均指数

(1) 红细胞平均体积(MCV):指每个红细胞的平均体积,以飞升(fl)为单位,$1\ L=10^{15}\ fl$。

(2) 红细胞平均血红蛋白含量(MCH):指每个红细胞内血红蛋白平均含量,以皮克(pg)表示,$1\ g=10^{12}\ pg$。

(3) 红细胞平均血红蛋白浓度(MCHC):指每升红细胞平均所含血红蛋白浓度,以 g/L 表示。

二、白细胞参数

1. 白细胞计数(WBC)　白细胞计数是指测定单位体积外周血中各种白细胞的总数。白细胞计数结果仅反映循环池中的细胞数量。

2. 白细胞分类计数(DC)　由于各种白细胞的功能不同,它们的数量及形态变化所引起的临床意义也不同,因此仅对白细胞总数计数是不够的,还必须对各种白细胞分别计数,即白细胞分类计数。白细胞分类计数以各种白细胞所占的比值或百分率表示,或者根据白细胞总数计算出各种白细胞的绝对值。

三、血小板参数

1. **血小板计数（PLT）** 血小板计数是测定单位容积血液中血小板的数量。
2. **血小板平均容积（MPV）** 血小板平均容积即每个血小板的平均体积。
3. **血小板体积分布宽度（PDW）** 血小板体积分布宽度用所测单个血小板容积大小的变异系数（CV%）表示，反映血小板体积大小差异。

四、网织红细胞计数

网织红细胞是介于晚幼红细胞和成熟红细胞之间的过渡阶段细胞。网织红细胞自骨髓释放到外周血后仍具有合成血红蛋白的能力，1~2 天后过渡为成熟红细胞，因此网织红细胞的增减可反映骨髓造血功能的状态。

［参考范围］

一、红细胞参数

1. **红细胞计数和血红蛋白测定参考值** 见表 3-1-1。

表 3-1-1 健康人群红细胞计数与血红蛋白正常参考值

人群	红细胞计数	血红蛋白
成年男性	$(4.0{\sim}5.5)\times10^{12}/L$	120~160 g/L
成年女性	$(3.5{\sim}5.0)\times10^{12}/L$	110~150 g/L
新生儿	$(6.0{\sim}7.0)\times10^{12}/L$	170~200 g/L

2. **红细胞比容参考值** 见表 3-1-2。

表 3-1-2 红细胞比容参考值

人群	温氏法	微量法
成年男性	0.4~0.50 L/L	0.467 ± 0.039 L/L
成年女性	0.37~0.48 L/L	0.421 ± 0.054 L/L

3. **红细胞平均指数参考值** 见表 3-1-3。

表 3-1-3 MCV、MCH、MCHC 参考区间

人群	MCV/fL	MCH/pg	MCHC/$(g\cdot L^{-1})$
成人	82~100	27~34	314~354
1~3 岁	79~104	25~32	280~350
新生儿	86~120	27~36	250~370

二、白细胞参数

1. **白细胞计数参考值** 成人$(4{\sim}10)\times10^{9}/L$；儿童$(5{\sim}12)\times10^{9}/L$；6 个月至 2 岁$(11{\sim}12)\times10^{9}/L$；新生儿$(15{\sim}20)\times10^{9}/L$。
2. **白细胞分类计数参考值** 见表 3-1-4。

表 3-1-4　成人白细胞分类参考值

细胞类型	绝对值	百分率
中性粒细胞（N）		
杆状核（st）	$(0.04{\sim}0.05)\times10^9/L$	0%~5%
分叶核（sg）	$(2{\sim}7)\times10^9/L$	50%~70%
嗜酸性粒细胞（E）	$(0.05{\sim}0.5)\times10^9/L$	0.5%~5%
嗜碱性粒细胞（B）	$(0{\sim}0.1)\times10^9/L$	0%~1%
淋巴细胞（L）	$(0.8{\sim}4)\times10^9/L$	20%~40%
单核细胞（M）	$(0.12{\sim}0.8)\times10^9/L$	3%~8%

三、血小板参数

1. 血小板计数参考值　$(100{\sim}300)\times10^9/L$。
2. 血小板平均容积参考值　7~11 fl。
3. 血小板体积分布宽度参考值　15%~17%。

四、网织红细胞计数

网织红细胞计数参考值见表 3-1-5。

表 3-1-5　网织红细胞计数参考值

年龄阶段	百分数	绝对值
成人	0.005%~0.015%	$(24{\sim}84)\times10^9/L$
新生儿	0.02%~0.06%	$(25{\sim}75)\times10^9/L$

血常规检查的临床意义

[临床意义]

一、红细胞参数

（一）红细胞计数和血红蛋白测定

1. 红细胞计数和血红蛋白增多　见表 3-1-6。

表 3-1-6　红细胞计数和血红蛋白增多的临床意义

类型	临床意义
相对性增多	多由血液浓缩引起,见于严重吐泻、大面积烧伤、大量出汗等
绝对性增多　继发性增多	① 主要见于组织缺氧,红细胞生成素代偿性增加,生理情况下见于高原地区居民;病理性情况下见于慢性心肺疾患,如发绀型先天性心脏病、肺源性心脏病等 ② 红细胞生成素非代偿性增加,与某些肿瘤或肾脏疾病有关,如肾癌、肝癌、卵巢癌、肾盂积水、多囊肾等
原发性增多	见于真性红细胞增多症

2. 红细胞和血红蛋白减少

(1) 生理性减少见于 3 个月至 15 岁以前的儿童、妊娠中晚期的孕妇、老年人等。

(2) 病理性减少见于各种原因引起的贫血,如再生障碍性贫血、缺铁性贫血、溶血性贫血等。

临床上将贫血分为四级。① 轻度贫血:男性血红蛋白 <120 g/L,女性血红蛋白 <110 g/L;② 中度贫血:血红蛋白 <90 g/L;③ 重度贫血:血红蛋白 <60 g/L;④ 极重度贫血:血红蛋白 <30 g/L。

(二)红细胞比容测定

1. 增高 ① 大面积烧伤或其他原因引起的脱水。由于血液浓缩,使红细胞相对增多。② 真性红细胞增多症等红细胞绝对性增多。

2. 降低 见于各种贫血。

(三)红细胞平均指数

红细胞平均指数有助于深入认识红细胞的特征,对贫血进行初步的形态学分类以分析病因(表 3-1-7)。

表 3-1-7　贫血形态学分类及临床意义

贫血形态学分类	MCV	MCH	MCHC	临床意义
正常细胞性贫血	正常	正常	正常	急性失血性贫血、溶血性贫血及再生障碍性贫血等
大细胞性贫血	增高	增高	正常	巨幼红细胞性贫血
单纯小细胞性贫血	降低	降低	正常	慢性炎症、尿毒症等
小细胞低色素性贫血	降低	降低	降低	缺铁性贫血、铁粒幼细胞性贫血、海洋性贫血、慢性失血性贫血等

二、白细胞参数

(一)白细胞总数与中性粒细胞

由于中性粒细胞在白细胞中所占比例最高,因此它的数量增减是影响白细胞总数变化的常见原因。一般情况下,中性粒细胞增多,白细胞总数增多;中性粒细胞减少,白细胞总数也减少。因此,二者的临床意义基本一致。

1. 白细胞总数与中性粒细胞增多

(1) 生理性增多:① 一天之内不同时间外周血白细胞和中性粒细胞数量可不同,一般下午较上午为高;② 饱餐、剧烈运动、情绪激动、严寒、高温;③ 新生儿;④ 妊娠后期及分娩时。

(2) 病理性增多:① 急性化脓性感染是最常见的原因;② 严重外伤、大面积烧伤、急性心肌梗死等造成的严重的组织损伤及大量血细胞破坏;③ 急性大出血,尤其是内出血 1~2 小时内,白细胞总数常达 20×10^9/L;④ 代谢性中毒、急性化学药物中毒、生物性中毒等急性中毒;⑤ 白血病、骨髓增殖性肿瘤及一些恶性实体瘤,特别是消化道的恶性肿瘤。

2. 白细胞总数与中性粒细胞减少 白细胞总数 $<4 \times 10^9$/L 称白细胞减少。中性粒细胞绝对值 $<1.5 \times 10^9$/L 时称粒细胞减少症,$<0.5 \times 10^9$/L 时称粒细胞缺乏症。常见原因:① 某些革兰氏阴性杆菌(伤寒、副伤寒沙门菌等)、病毒(流感病毒、肝炎病毒、冠状病毒等)、原虫(疟原虫、黑热病原虫等)等感染;② 再生障碍性贫血、巨幼细胞贫血及严重缺铁性贫血等血液病;③ 物理因素、化学物质、化学药物等理化因素损伤,如 X 线和 γ 射线等物理因素及苯、铅、汞、氯霉素、抗肿瘤药等化学因素损伤骨髓;④ 单核巨噬细胞系统功能亢进,如脾大或脾功能亢进等;⑤ 自身免疫性疾病,如系统性红斑狼疮。

3. 中性粒细胞的核象变化 正常人外周血经涂片染色后可见中性粒细胞以 2~3 叶核为主,不分叶或分叶过多者均较少。病理情况下,中性粒细胞核象可变化,出现核左移或核右移现象(图 3-1-1)。① 核左移:外周血中不分叶核粒细胞(包括杆状核粒细胞及早、中、晚幼粒细胞等)的百分率增高（超过 5%）时，称为核左移。常见于急性化脓性感染、急性失血、急性溶血及急性中毒等。白血病和类白血病也可出现核左移。② 核右移：外周血中性粒细胞核出现 5 叶或更多分叶，其百分率超过 3% 者，称为核右移。主要见于巨幼细胞贫血及造血功能衰退；也可见于应用抗代谢药物，如阿糖胞苷等；在炎症的恢复期，可出现一过性核右移；在疾病进展期突然出现核右移的变化则表示预后不良。

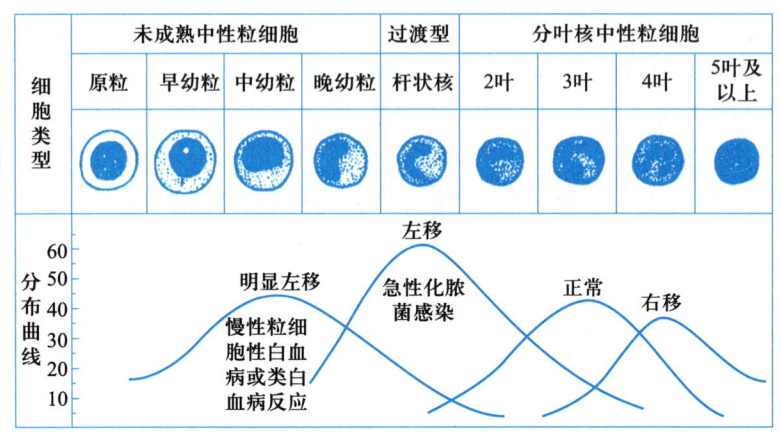

图 3-1-1　中性粒细胞核象变化

（二）淋巴细胞

1. **淋巴细胞增多**　生理性增多见于婴幼儿及儿童；病理性增多主要见于：① 水痘、麻疹、风疹、流行性腮腺炎、病毒性肝炎等病毒感染性疾病；② 淋巴细胞白血病、淋巴瘤等恶性肿瘤；③ 急性传染病的恢复期；④ 移植排斥反应；⑤ 再生障碍性贫血等淋巴细胞比值增高的疾病。

2. **淋巴细胞减少**　主要见于应用肾上腺皮质激素、烷化剂等的治疗，放射线损伤、免疫缺陷性疾病等。

（三）嗜酸性粒细胞

1. **嗜酸性粒细胞增多**　① 变态反应性疾病，如哮喘、食物或药物过敏等；② 寄生虫病，如蛔虫、血吸虫等；③ 皮肤病，如湿疹、银屑病等；④ 血液病，如慢性粒细胞白血病、淋巴瘤等；⑤ 恶性肿瘤，如霍奇金淋巴瘤、肺癌等；⑥ 急性传染病等。

2. **嗜酸性粒细胞减少**　① 伤寒或副伤寒初期；② 应激状态（大手术、烧伤等）；③ 长期应用肾上腺皮质激素后等。

（四）嗜碱性粒细胞

1. **嗜碱性粒细胞增多**　① 过敏性结肠炎、红斑及类风湿关节炎、食物或药物过敏等过敏性疾病；② 慢性粒细胞白血病、嗜碱性粒细胞白血病、骨髓纤维化等血液病；③ 各种恶性肿瘤尤其是转移癌；④ 其他：如糖尿病、天花、水痘、流感、结核等。

2. **嗜碱性粒细胞减少**　无临床意义。

（五）单核细胞

1. **单核细胞增多**　生理性增多见于婴幼儿、儿童；病理性增多见于某些感染、结核病活动期、急性感染的恢复期，以及单核细胞白血病、淋巴瘤等血液病。

2. **单核细胞减少**　无临床意义。

三、血小板参数

（一）血小板计数

1. **生理变化**　正常人血小板午后高于早晨；冬季高于春季；高原居民高于平原居民；运动、饱餐后增高;女性月经前减低,月经后增高;妊娠中晚期增高。

2. 病理变化

(1)血小板减少:指血小板数低于 100×10^9/L。见于:① 生成障碍,如再生障碍性贫血、急性白血病等;② 破坏过多,如特发性血小板减少性紫癜、脾功能亢进等;③ 消耗过多,如弥散性血管内凝血(DIC)等;④ 分布异常,如脾大、血液被稀释等。

当外周血血小板在$(20\sim50)\times 10^9$/L 时,可出现轻度出血或手术后出血;血小板 $<20 \times 10^9$/L 时,就可出现较严重出血;当血小板 $<5 \times 10^9$/L 时,可造成严重自发性出血。

(2)血小板增多:指血小板超过 400×10^9/L。见于:① 原发性增多,如真性红细胞增多症、原发性血小板增多症、骨髓纤维化早期、慢性粒细胞白血病等;② 反应性增多,见于急性感染性疾病、急性溶血等;③ 其他,如外科手术后、脾切除后等。

(二)血小板平均容积

1. 血小板平均容积增高　① 提示血小板破坏增加而骨髓代偿功能良好;② 造血功能抑制解除后血小板平均容积增加是造血功能恢复的首要表现。

2. 血小板平均容积减少　① 提示骨髓造血功能不良,血小板生成减少;② 白血病;③ 血小板平均容积随血小板计数持续降低是骨髓造血功能衰竭表现。

(三)血小板体积分布宽度

1. 血小板体积分布宽度增高　表明血小板大小悬殊,见于急性髓系白血病、巨幼细胞贫血、慢性粒细胞白血病、脾切除、再生障碍性贫血、血栓性疾病等。

2. 血小板体积分布宽度减少　表明血小板均一性高,见于反应性血小板增多症。

四、网织红细胞计数

1. 反映骨髓红系造血功能的敏感指标

(1)网织红细胞计数增多:提示骨髓造血功能旺盛,常见于溶血性贫血、急性失血、缺铁性贫血、巨幼细胞贫血等。

(2)网织红细胞计数减少:提示骨髓造血功能低下,常见于再生障碍性贫血、急性白血病等。

2. 贫血治疗的观察指标　缺铁性贫血给予铁剂、巨幼红细胞性贫血给予维生素 B_{12}、叶酸治疗 3~5 天后,网织红细胞计数开始上升,7~10 天达高峰,治疗 2 周后开始下降,而红细胞和血红蛋白则不断上升。

[思维导图]

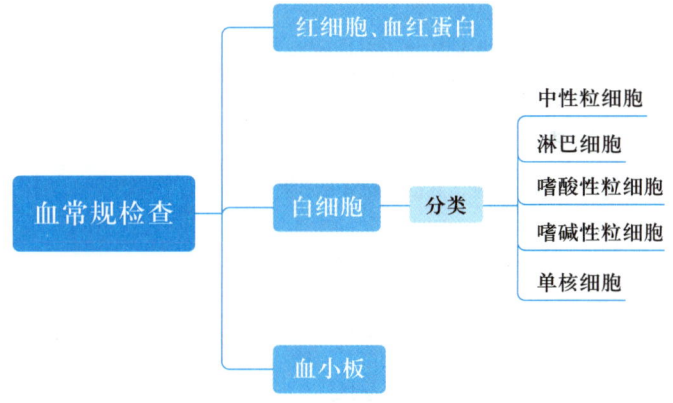

235

任务 2　尿常规检查

临床情景

　　患者女,30 岁,已婚。尿频、尿急、尿痛 3 天。查体:体温 37.3 ℃,脉搏 90 次 / 分,呼吸 20 次 / 分,血压 120/70 mmHg,浅表淋巴结未触及,巩膜不黄,双肺呼吸音清,心脏无异常,肝脾未触及,下肢无水肿。该患者首先应选择哪项实验室检查? 最主要的异常改变是什么?

[检查指标]

　　1. 尿液一般性状检测　包括尿量、尿液外观、气味、酸碱度(pH)、尿比重等指标。
　　2. 尿液化学检测　包括尿蛋白、尿葡萄糖、尿酮体、尿胆红素、尿胆原、尿亚硝酸盐检测等。
　　3. 尿液显微镜检查　主要检查尿液有形成分,如细胞、管型、结晶、细菌等。

[参考范围]

　　1. 尿液一般性状检测参考区间　见表 3–1–8。

表 3–1–8　尿液一般性状检测的参考区间

指标	参考区间
尿量	成人为 1 000~2 000 ml/24 h,平均为 1 500 ml/24 h
尿液外观	新鲜尿液多透明,受食物和药物影响可呈淡黄色至深黄色
气味	新鲜尿液无异味
酸碱度(pH)	成人:随机尿液 pH 4.5~8.0,平均 6.5
尿比重	成人随机尿为 1.015~1.025,晨尿最高,一般大于 1.020,婴幼儿偏低

　　2. 尿液化学检测参考区间　见表 3–1–9。

表 3–1–9　尿液化学检测的指标与参考区间

指标	参考区间
尿蛋白	定性:阴性。定量:0~80 mg/24 h
尿葡萄糖	定性:阴性。定量:0.56~5.0 mmol/24 h
尿酮体	阴性
尿胆红素	定性:阴性。定量:≤ 2 mg/L
尿胆原	定性:阴性或弱阳性。定量:≤ 10 mg/L
尿亚硝酸盐	阴性

3. 尿液显微镜检查参考区间　　见表 3-1-10。

表 3-1-10　尿液显微镜检查的指标与参考区间

指标	参考区间
红细胞	玻片法平均 0~3 个 /HP,定量 0~5 个 /μL
白细胞	玻片法:0~5 个 /HP,定量 0~10 个 /μL
上皮细胞	① 鳞状上皮细胞:男性偶见,女性为 3~5 个 /HP;② 移行上皮细胞:无或偶见;③ 肾小管上皮细胞:无
管型	无管型或偶见透明管型(0~1 个 /HP)
结晶	正常可见磷酸盐、尿酸、草酸钙结晶
细菌	健康人尿液自形成至储存于膀胱,并无细菌生长

尿液的健康密码

[临床意义]

一、尿液一般性状检测

1. 尿量

(1) 多尿:尿量 >2 500 ml/24 h。生理性多尿见于多饮、精神紧张、输液或应用利尿剂后。病理性多尿见于内分泌疾病,如糖尿病、尿崩症等;肾脏疾病,如慢性肾衰竭早期、急性肾衰竭多尿期等。

(2) 少尿或无尿:少尿指尿量 <400 ml/24 h 或 <17 ml/h。无尿指尿量 <100 ml/24 h。生理性少尿见于出汗过多、水分摄入不足等;病理性少尿见于:① 肾前性疾病:各种原因所致有效循环血容量减少,如严重脱水、休克、心功能不全等;② 肾性疾病:各种肾实质受损,如急性肾衰竭少尿期、慢性肾衰竭等;③ 肾后疾病:各种原因所致的尿路梗阻,如尿路结石、肿瘤等。

2. 尿液外观

(1) 血尿:尿液内含有一定量的红细胞时,称为血尿。每升尿液内含血量 ≥ 1 ml 时,尿液呈淡红色云雾状或洗肉水样,称肉眼血尿;若尿液外观变化不明显,每高倍视野平均 ≥ 3 个红细胞,称镜下血尿。血尿常见于:① 泌尿系统疾病,如炎症、结石、肿瘤、结核等;② 出血性疾病,如血小板减少症、血友病等;③ 其他,如系统性红斑狼疮、肾综合征出血热等。某些健康人剧烈运动后也可出现一过性血尿。

(2) 血红蛋白尿:指尿液中含有游离血红蛋白,呈浓茶色、红葡萄酒色或酱油色,常见于血型不合的输血反应、阵发性睡眠性血红蛋白尿、蚕豆病等溶血性疾病。

[知识拓展]

蚕 豆 病

蚕豆病又称为红细胞葡萄糖 -6- 磷酸脱氢酶(G-6-PD)缺乏症,属于遗传性疾病。

G-6-PD 酶是一种存在于人体红细胞膜上的酶,它参与红细胞对葡萄糖的代谢,并在这个过程中生成一种能够保护红细胞免受氧化物破坏的物质。而新鲜蚕豆含有很强的氧化剂。蚕豆病患者 G-6-PD 酶缺乏,在食用新鲜蚕豆时,红细胞会被氧化破坏,产生溶血反应,出现黄疸、发热、腰痛、酱油色尿等表现。

（3）肌红蛋白尿：健康人血浆中肌红蛋白含量很低，尿中含量甚微，当血浆中肌红蛋白增多超过肾阈值时，形成肌红蛋白尿，使尿液呈粉红色或暗红色，见于肌肉组织广泛损伤，如急性心肌梗死、大面积烧伤、创伤等。

（4）胆红素尿：指尿液中含有大量的结合胆红素。尿液呈深黄色豆油样，振荡后泡沫亦呈黄色，常见于胆汁淤积性黄疸和肝细胞性黄疸。

（5）脓尿和菌尿：尿液中含有大量白细胞、细菌等炎症成分，外观呈白色混浊或云雾状，见于泌尿系统化脓性感染，如肾盂肾炎、膀胱炎等。

（6）乳糜尿：尿内含大量乳糜微粒、蛋白质，呈乳白色，常见于丝虫病、肾脏周围淋巴管阻塞等。

3. 气味　正常尿液气味来自挥发性酸性物质。尿液长时间放置后，尿素分解可有氨臭味。新鲜尿液有氨臭味，见于慢性膀胱炎或尿潴留；尿液有烂苹果味，见于糖尿病酮症酸中毒；尿液有蒜臭味，见于有机磷农药中毒。

4. 酸碱度　生理情况下，尿液酸碱度常受饮食影响，肉食者多偏酸，素食者多偏碱。尿液放置过久细菌分解尿素，使尿液偏碱性。病理情况下，尿 pH 降低见于代谢性酸中毒、高热、痛风、糖尿病等，低钾性代谢性碱中毒患者尿液亦呈酸性；尿 pH 升高见于碱中毒、尿潴留、膀胱炎、肾小管酸中毒、应用噻嗪类利尿剂等。

5. 尿比重

（1）尿比重增高：比重大于 1.025 的尿液称高渗尿或高比重尿，见于血容量不足导致的肾前性少尿、糖尿病、急性肾小球肾炎、肾病综合征等。

（2）尿比重降低：比重小于 1.015 的尿液称低渗尿或低比重尿，见于大量饮水、慢性肾小球肾炎、慢性肾衰竭、肾小管间质疾病、尿崩症等。尿比重固定于 1.010 左右，提示肾脏浓缩稀释功能丧失。

二、尿液化学检测

1. 尿蛋白　尿蛋白质含量 >150 mg/24 h（或 >100 mg/L），定性试验为阳性，称蛋白尿。

（1）生理性蛋白尿：见于劳累、寒冷、精神紧张引起的功能性蛋白尿；直立或妊娠压迫引起的体位性蛋白尿；摄入性蛋白尿等。均为轻度暂时性，蛋白定量 <1 g/24 h。

（2）病理性蛋白尿：见表 3-1-11。

表 3-1-11　病理性蛋白尿的分类与临床意义

分类	尿中蛋白质	临床意义
肾小球性蛋白尿	以清蛋白为主	肾小球滤过膜受损，通透性增加，蛋白漏出，见于肾炎、肾病综合征、糖尿病肾病等
肾小管性蛋白尿	以 a_1- 微球蛋白、β_2- 微球蛋白、酶类和其他小分子蛋白质为主	肾小球滤过功能正常，而肾小管重吸收功能障碍，见于肾盂肾炎、中毒性肾小管损伤等
混合性蛋白尿	尿中清蛋白、球蛋白和 β_2- 微球蛋白同时增多	肾小球与肾小管同时受损，见于慢性肾炎、慢性肾盂肾炎、糖尿病等
溢出性蛋白尿	血红蛋白、肌红蛋白、本周蛋白等	血液中出现异常增多的低分子量蛋白质，经肾小球滤出，超过肾小管重吸收能力，见于溶血性贫血、挤压综合征、多发性骨髓瘤等
组织性蛋白尿	T-H 蛋白等	肾小管受炎症或药物刺激等

2. **尿葡萄糖** 尿糖定性检查呈阳性,称为葡萄糖尿,简称糖尿。

(1)血糖增高性糖尿:① 糖尿病;② 其他内分泌性疾病,如甲状腺功能亢进(甲状腺素增加)、Cushing 综合征(糖皮质激素增加)、肢端肥大症(生长激素增加)、嗜铬细胞瘤(肾上腺素、去甲肾上腺素增加)等;③ 应激状态,如脑外伤、脑出血等情况下,延髓血糖中枢受刺激,导致肾上腺素、胰高血糖素大量释放,出现暂时性高血糖和糖尿;④ 妊娠期糖尿,孕妇在妊娠晚期,由于细胞外液容量增加,近曲小管的重吸收功能受到抑制,可出现糖尿;⑤ 摄入性糖尿,短时间内摄入大量糖类或输注高渗葡萄糖溶液,引起血糖暂时性升高而产生糖尿。

(2)血糖正常性糖尿:又称肾性糖尿,是指血糖正常,但肾小管对葡萄糖吸收功能减退,即肾糖阈降低所致的糖尿。见于慢性肾炎、肾病综合征、间质性肾炎、家族性糖尿、新生儿糖尿等。

3. **尿酮体** 酮体是 β- 羟丁酸、乙酰乙酸和丙酮的总称,为脂肪代谢的中间产物。当血酮体增高超过肾阈值,尿酮体检测呈阳性,称酮尿。酮尿可见于糖尿病酮症酸中毒、妊娠剧吐、子痫、饥饿、禁食、全身麻醉后等。

4. **尿胆红素与尿胆原** 尿胆原与尿胆素常同时用于黄疸的诊断和鉴别诊断。

(1)溶血性黄疸:尿胆红素阴性,尿胆原强阳性。

(2)胆汁淤积性黄疸:尿胆红素强阳性,尿胆原阴性。

(3)肝细胞性黄疸:尿胆红素阳性,尿胆原轻度增加。

5. **尿亚硝酸盐** 常见的肠杆菌科细菌,如大肠埃希菌、变形杆菌等,可将硝酸盐还原为亚硝酸盐,尿液亚硝酸盐试验阳性,提示存在尿路感染。但有些细菌不能将硝酸盐还原为亚硝酸盐,如葡萄球菌、淋病双球菌等,故阴性不能排除尿路感染。

三、尿液显微镜检查

1. **红细胞** 尿沉渣镜检红细胞 >3/HP 称镜下血尿。镜检时,不仅要注意红细胞数量,还必须注意其形态的改变。尿中红细胞的形态对于鉴别肾小球源性血尿和非肾小球源性血尿有重要价值。

(1)肾小球源性血尿:多形性红细胞 ≥ 80%,棘形红细胞 ≥ 5%,见于各种原发性和继发性肾小球疾病,如 IgA 肾病、肾小球肾炎、狼疮肾炎、过敏性紫癜肾炎等。

(2)非肾小球源性血尿:多形性红细胞 <50%,棘形红细胞 <5%,见于肾小球以外部位的泌尿系统的出血,如尿路结石、出血性膀胱炎、血友病等。

2. **白细胞** 尿沉渣镜检白细胞 >5/HP 称镜下脓尿。尿白细胞增多见于泌尿系统感染,如肾盂肾炎、膀胱炎、尿道炎、肾结核合并感染等。

3. **上皮细胞** 上皮细胞检查对泌尿系统疾病有定位诊断的价值。

(1)鳞状上皮细胞:来自尿道前段。鳞状上皮细胞明显增多或成堆出现并伴白细胞增多,提示尿道炎。

(2)移行上皮细胞:被覆于肾盂、输尿管、膀胱及尿道近膀胱段等处。移行上皮细胞明显增多并伴白细胞增多,见于肾盂、输尿管、膀胱炎症。

(3)肾小管上皮细胞:来自肾小管。肾小管上皮细胞数量增多提示肾小管有病变。

4. **管型** 是蛋白质、细胞或者碎片在肾小管或集合管中凝固而成的圆柱形蛋白聚体。

(1)透明管型:可见于正常人晨尿。剧烈运动、高热,心力衰竭等,尿中亦可见少量透明管型。在肾实质病变如肾小球肾炎、肾病综合征等,透明管型明显增多。

(2)颗粒管型:常见于慢性肾小球肾炎、肾盂肾炎等。

(3)细胞管型:上皮细胞管型提示肾小管有病变,常见于急性肾小管坏死、间质性肾炎等。红细胞管型是诊断肾小球病变的重要依据,常见于急性肾小球肾炎、慢性肾小球肾炎急性发作期、肾出血、肾移植后急性排斥反应等。白细胞管型提示有化脓性感染,常见于急性肾盂肾炎、间质性肾炎等。

（4）脂肪管型：提示肾小管损伤、肾小管上皮细胞发生脂肪变性，见于肾病综合征、慢性肾小球肾炎、肾小管中毒、类脂性肾病等。

（5）蜡样管型：提示局部肾单位长期阻塞，有少尿或无尿现象存在，说明肾病变严重，见于慢性肾小球肾炎晚期肾功能不全及肾淀粉样变。

5. 结晶 显微镜下正常尿中可见磷酸盐、尿酸、草酸钙结晶，若持续出现并伴有红细胞，应考虑泌尿系统结石。若出现磺胺结晶并伴有红细胞，则考虑药物损害肾，应立即停药。

6. 细菌 尿液中若出现大量细菌，并伴有大量脓细胞和上皮细胞，提示有尿路感染。

[思维导图]

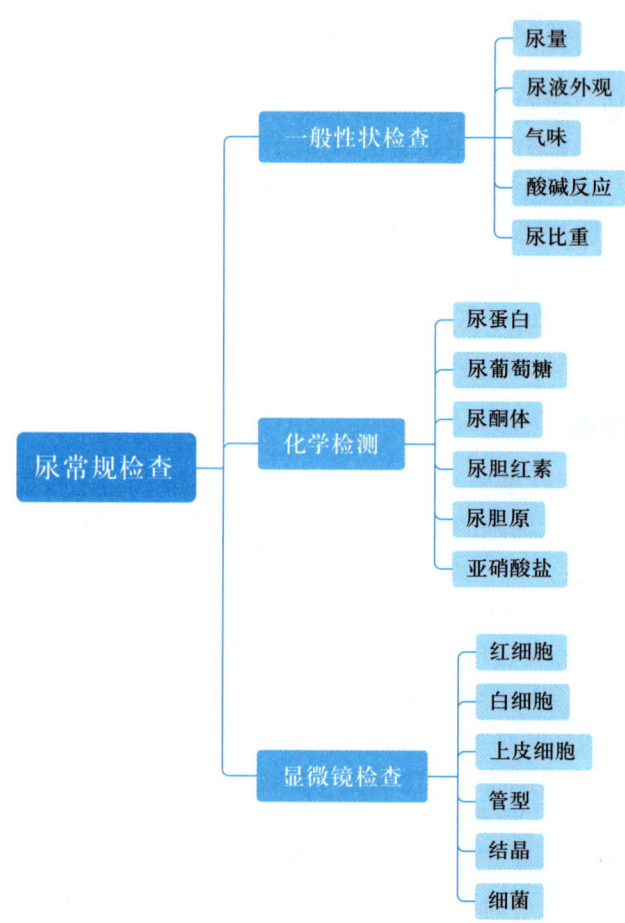

任务3 粪常规检查

临床情景

患儿男，13岁。腹痛、腹泻1天。查体：体温38.0℃，脉搏90次/分，呼吸22次/分，血压110/70 mmHg，浅表淋巴结未触及，巩膜不黄，双肺呼吸音清，心脏无异常，肝脾未触及，下肢无水肿。该患者首先应选择哪项实验室检查？最主要的异常改变是什么？

[检查指标]

1. 粪便一般性状检查　包括量、颜色与性状、气味、寄生虫体和结石等。

2. 粪便显微镜检查　包括白细胞、红细胞、巨噬细胞、肠黏膜上皮细胞、肿瘤细胞、淀粉颗粒和脂肪小滴、寄生虫和虫卵等。

3. 粪便隐血试验　消化道出血量较少时(出血量<5 ml),红细胞已被消化分解,粪便外观无变化,且显微镜检查也未发现红细胞者,称隐血。采用化学或免疫学方法检查粪便微量出血的试验,称粪便隐血试验。

[参考范围]

1. 粪便一般性状检查　参考值:成人每日一般排便1次,质量为100~300 g,为成形软便,呈黄褐色,有少量黏液,有粪臭。婴幼儿粪便可呈黄色或金黄色糊状。

2. 粪便显微镜检查　参考值:正常粪便显微镜检查无红细胞,无吞噬细胞和肿瘤细胞,偶见白细胞,少见柱状上皮细胞。偶见淀粉颗粒、脂肪小滴,可见少量肌肉纤维、结缔组织、弹力纤维、植物细胞和植物纤维。无寄生虫虫体、虫卵和包囊。

3. 粪便隐血试验　参考值:粪便隐血试验阴性。

[临床意义]

一、粪便一般性状检查

1. 量　粪便量的多少与食物的种类、进食量及消化器官的功能有直接关系。进食粗粮及含纤维素较多的食物,粪便量相对较多。进食细粮或以肉食为主时,粪便量相对较少。病理情况下,如胃肠、肝胆、胰腺有病变或肠道功能紊乱时,粪便的量及次数均可发生变化。

2. 颜色与性状　粪便的颜色和性状可因进食种类的不同而异。病理情况下,粪便可呈现出特征性的变化,其临床意义见表3-1-12。

表 3-1-12　粪便颜色和性状改变的临床意义

粪便	特点	临床意义
柏油样便	粪便呈黑色,质软,表面因附有黏液而富有光泽,隐血试验阳性	多见于上消化道出血,出血量可达50 ml以上
白陶土样便	由于胆道阻塞,胆汁不能顺利进入肠道,粪胆素生成减少或缺如,使粪便呈灰白色	见于胆汁淤积性黄疸等
鲜血便	痔疮引起者为便后鲜血滴落,其他疾病引起者多为鲜血附在粪便表面	见于直肠息肉、结肠癌、痔疮、肛裂等
脓性及脓血便	脓或血的多少取决于炎症的类型和病变的程度。细菌性痢疾以黏液和脓为主,脓中带血;阿米巴痢疾以血为主,血中带脓,呈暗红色果酱样便	见于细菌性痢疾、阿米巴痢疾、溃疡性结肠炎、直肠癌等
米泔样便	呈白色淘米水样,可有黏液片块	见于霍乱、副霍乱患者
稀糊状或水样便	小儿肠炎时粪便呈绿色稀糊状;出血坏死性肠炎时呈红豆汤样	见于各种感染性或非感染性腹泻,尤其是急性胃肠炎

续表

粪便	特点	临床意义
黏液便	小肠病变的黏液混于粪便中;大肠病变的黏液附着在粪便表面	见于各种肠炎、痢疾等
乳凝块便	黄白色乳凝块或蛋花样	见于婴儿消化不良、婴儿腹泻等
细条状便	细条状	多见于直肠癌、直肠狭窄的患者

3. 气味　正常粪便因含吲哚和粪臭素而有臭味,素食者味轻,食肉者味重。病理情况下,恶臭味见于慢性肠炎、结肠癌或直肠癌继发感染时;血腥臭味见于阿米巴痢疾;酸臭味见于脂肪或糖消化不良。

4. 寄生虫体和结石

(1) 寄生虫:肠道寄生虫感染时粪便中可出现虫体或其片段。

(2) 结石:粪便中可发现胆石、胰石、肠石等,尤其是胆石,结石常在患者应用排石药物或碎石术后出现。

二、粪便显微镜检查

1. 白细胞　粪便白细胞增多见于肠道炎症,其数量多少与炎症轻重及部位有关:小肠炎症时白细胞数量不多(<15/HP),均匀混合于粪便中,且细胞已被部分消化,难以辨认。结肠炎症时,如细菌性痢疾,白细胞大量出现(≥ 15/HP),可见成堆的脓细胞。过敏性肠炎和肠道寄生虫病时嗜酸性粒细胞增多。

2. 红细胞　粪便红细胞增多见于下消化道出血、痢疾、溃疡性结肠炎、结肠癌、直肠癌等。细菌性痢疾时红细胞少于白细胞,散在分布,形态正常。阿米巴痢疾时红细胞多于白细胞,成堆出现并有残碎现象。

3. 巨噬细胞　粪便中见到巨噬细胞是诊断急性细菌性痢疾的依据,也可见于急性出血性肠炎,偶见于溃疡性结肠炎。

4. 肠黏膜上皮细胞　整个小肠和大肠黏膜的上皮细胞均为柱状上皮细胞。在生理情况下,少量脱落的上皮细胞大多被破坏,故正常粪便中不易被发现。当肠道发生炎症,如结肠炎、假膜性肠炎时肠黏膜上皮细胞增多。

5. 肿瘤细胞　乙状结肠癌、直肠癌时可发现癌细胞。

6. 淀粉颗粒和脂肪小滴　胰腺炎、胰腺功能不全时淀粉颗粒增多。腹泻、消化不良综合征时脂肪小滴增多。

7. 寄生虫和虫卵　有寄生虫感染时粪便可见寄生虫卵或虫体。

三、粪便隐血试验

粪便隐血试验对消化道出血,特别是消化道肿瘤的诊断与鉴别诊断具有重要价值。

1. 诊断消化道出血　凡能引起消化道出血的疾病,如消化性溃疡活动期、药物致胃黏膜损伤、肠息肉、钩虫病、消化道恶性肿瘤等,都可使粪便隐血试验呈阳性反应。

2. 鉴别消化道出血的性质　如消化道恶性肿瘤呈持续性阳性,消化性溃疡等良性病变呈间断性阳性。

3. 作为消化道恶性肿瘤筛查指标之一　尤其是对中老年人早期发现消化道恶性肿瘤有重要价值。

[思维导图]

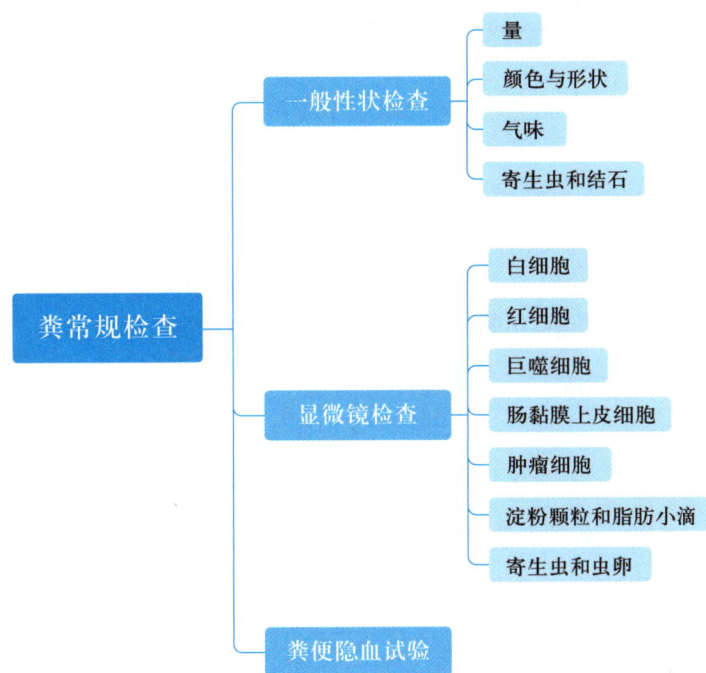

[考点练习]

项目二　出血与血栓疾病检查

　　生理状态下,血液在血管内流动,既不会溢出血管外引起出血,也不会在血管内凝固形成血栓,因为机体内存在着动态平衡的止凝血机制与抗凝血机制:① 血管壁和血小板的作用;② 凝血因子和抗凝血因子的作用;③ 纤维蛋白溶解(纤溶)因子和抗纤溶因子的作用。但在病理情况下,凝血功能亢进、抗凝血或纤溶功能降低,可引起血栓前状态或血栓形成;反之,则可导致低凝状态或出血。

临床情景

　　患者男,40 岁。发现皮肤散在出血点 1 周,查体:体温 36.3℃,脉搏 70 次/分,呼吸 20 次/分,血压 110/70 mmHg,全身皮肤散在出血点,巩膜不黄,双肺呼吸音清,心脏无异常,肝脾未触及,下肢不肿。该患者首先应选择哪项实验室检查? 最主要的异常改变是什么?

[检查指标]

1. 血管壁筛检试验
　　(1) 出血时间(BT):指在一定条件下,将皮肤毛细血管刺破后,血液自然流出到自然停止所需的时间。

　　(2) 束臂试验:束臂试验又称毛细血管脆性试验,通过给手臂局部加压(标准压力)使静脉血流受阻,给予毛细血管壁额外负荷,检查一定范围内皮肤出现出血点的数目来估计血管壁的通透性和脆性。

2. 血小板筛检试验
血小板计数测定单位容积血液中血小板的数量。

3. 凝血因子筛检试验
　　(1) 凝血时间(CT):指测定静脉血液离体后至完全凝固所需要的时间。

　　(2) 活化部分凝血活酶时间(APTT):指在受检血浆中加入激活剂、部分凝血活酶和 Ca^{2+} 以满足内源性凝血的全部条件,观察血浆凝固所需要的时间。

　　(3) 凝血酶原时间(PT)指在被检血浆中加入组织因子和 Ca^{2+} 以满足外源性凝血的全部条件,观察血浆凝固所需要的时间。

4. 病理性抗凝物质筛检试验
凝血酶时间(TT)指在受检血浆中加入"标准化"凝血酶后,直接将纤维蛋白原转变为纤维蛋白,血浆凝固所需要的时间。

5. 纤溶活性筛检试验
　　(1) 血浆纤维蛋白(原)降解产物(FDP):纤维蛋白原、可溶性纤维蛋白、纤维蛋白多聚体、交联纤维蛋白均可被纤溶酶降解,生成纤维蛋白(原)降解产物。

　　(2) 血浆 D- 二聚体:D- 二聚体是继发性纤溶特有的代谢产物。

[参考范围]

各项检查指标参考值见表 3-2-1。

表 3-2-1　出血与血栓疾病检查指标参考值

试验	检查指标	参考值
血管壁筛检试验	出血时间（BT）	(6.9±2.1) 分钟，超过 9 分钟为异常
	束臂试验	给予上臂袖带加压 8 分钟（压力维持在 80~120 mmHg），观察前臂屈侧皮肤在 5 cm 直径的圆圈内新的出血点数目。成年男性低于 5 个，儿童和成年女性低于 10 个
血小板筛检试验	血小板计数	(100~300)×10^9/L
凝血因子筛检试验	凝血时间（CT）	试管法 4~12 分钟；硅管法 15~32 分钟；塑料管法：10~19 分钟
	活化部分凝血活酶时间（APTT）	不同方法、不同试剂检测结果有较大差异。需设正常对照值，测定值较正常对照值超过 10 秒为异常
	凝血酶原时间（PT）	不同方法、不同试剂检测结果有较大差异。需设正常对照值，测定值超过正常对照值 3 秒即为异常
病理性抗凝物质筛检试验	凝血酶时间（TT）	16~18 秒，超过正常对照值 3 秒为异常
纤溶活性筛检试验	血浆纤维蛋白（原）降解产物（FDP）	阴性（<5 mg/L）
	血浆 D- 二聚体	酶联免疫吸附测定（ELISA）法：0~0.256 mg/L，>0.5 mg/L 有临床意义

[临床意义]

一、血管壁筛检试验

1. **出血时间（BT）**　出血时间异常与血小板数量和功能、血管壁完整性、某些凝血因子缺乏等有关。

（1）BT 延长：① 血小板数量异常，如原发性或继发性血小板减少性紫癜、再生障碍性贫血等；② 血小板功能缺陷，如血小板无力症等；③ 血管异常，如遗传性出血性毛细血管扩张症等；④ 某些凝血因子缺乏，如血管性血友病、弥散性血管内凝血（DIC）等；⑤ 药物干扰，如服用抗血小板药物、抗凝药、溶栓药等。

（2）BT 缩短：可见于血栓前状态及血栓性疾病。

2. **束臂试验**　束臂试验与血管的结构和功能、血小板的数量和质量、血管性血友病因子（vWF）等因素有关。束臂试验阳性表现为新的出血点增多，超过正常参考值。见于以下情况。

（1）血管壁的结构和 / 或功能缺陷，如遗传性出血性毛细血管扩张症、过敏性紫癜等；

（2）血小板数量和功能异常，如原发性和继发性血小板减少症、遗传性和获得性血小板功能缺陷症等；

（3）血管性血友病。

（4）其他，如高血压、糖尿病、败血症等。

二、血小板筛检试验

血小板计数：血小板数低于 $100 \times 10^9/L$ 称血小板减少；血小板超过 $400 \times 10^9/L$ 称血小板增多。病理性血小板减少和增多的临床意义见表 3-2-2。

表 3-2-2　病理性血小板减少和增多的临床意义

类型	临床意义
血小板减少	① 生成障碍：如再生障碍性贫血、急性白血病等 ② 破坏过多：如特发性血小板减少性紫癜、脾功能亢进等 ③ 消耗过多：如 DIC 等 ④ 分布异常：如脾大、血液被稀释等
血小板增多	① 原发性增多：如真性红细胞增多症、原发性血小板增多症、骨髓纤维化早期、慢性粒细胞白血病等 ② 反应性增多：见于急性感染性疾病、急性溶血等 ③ 其他：如外科手术后、脾切除后等

三、凝血因子筛检试验

1. 凝血时间（CT）　主要反映内源性凝血过程，因操作不易被标准化，实验室已较少应用此试验，被 APTT 取代。

2. 活化部分凝血活酶时间（APTT）　是内源性凝血系统较为敏捷和最为常用的筛选试验。

（1）APTT 延长：① 先天性凝血因子缺乏，如各型血友病；② 后天性凝血因子缺乏，如严重肝病、维生素 K 缺乏等；③ 原发性或继发性纤溶亢进；④ 口服抗凝剂，应用肝素等；⑤ 血液循环中存在病理性抗凝物质，如抗因子Ⅷ或Ⅸ抗体、狼疮样抗凝物等。

（2）APTT 缩短：见于高凝状态和血栓性疾病，如 DIC 高凝期、心肌梗死、深静脉血栓形成等。

3. 凝血酶原时间（PT）　是外源性凝血系统较为灵敏和最为常用的筛选试验。

（1）PT 延长：① 先天性凝血因子Ⅰ（纤维蛋白原）、Ⅱ（凝血酶原）、Ⅴ、Ⅶ、Ⅹ缺乏；② 后天性凝血因子缺乏，如严重肝病、维生素 K 缺乏、纤溶亢进、DIC 等；③ 血液循环中存在抗凝物质，如口服抗凝剂等。

（2）PT 缩短：① 先天性凝血因子Ⅴ增多症；② 高凝状态和血栓性疾病；③ 药物，如长期服用避孕药等。

四、病理性抗凝物质筛检试验

凝血酶时间（TT）：是反映血浆中纤维蛋白原转变为纤维蛋白的筛检指标之一。TT 延长主要反映纤维蛋白原浓度减少或功能异常及血液中存在相关的抗凝物质（肝素、类肝素等）。

1. TT 延长　① 低（无）纤维蛋白原血症和异常纤维蛋白原血症；② 血液中有肝素或类肝素抗凝物质，如肝素治疗、肿瘤、系统性红斑狼疮等；③ 原发性或继发性纤溶亢进时，血中纤维蛋白（原）降解产物（FDP）增多，对凝血酶有抑制作用，导致 TT 延长。

2. TT 缩短　无临床意义。

五、纤溶活性筛检试验

1. 血浆 FDP　FDP 阳性或增高是体内纤溶亢进的标志，但不能鉴别原发性和继发性纤溶亢进。

2. 血浆 D- 二聚体：D- 二聚体在健康人血液中的浓度很低，而在血栓形成与继发性纤溶（如

DIC)时显著增高。① 血浆 D- 二聚体增高见于 DIC、深静脉血栓、肺栓塞、脑梗死、心肌梗死等；② 血浆 D- 二聚体是诊断深静脉血栓和肺栓塞的主要筛检指标之一，临床上，当血浆 D- 二聚体阴性时，可排除深静脉血栓和肺栓塞的诊断；③ 血浆 D- 二聚体是鉴别原发性与继发纤溶亢进的重要指标。继发性纤溶亢进时血浆 D- 二聚体增高，而原发性纤溶亢进时血浆 D- 二聚体为阴性或不增高。

[思维导图]

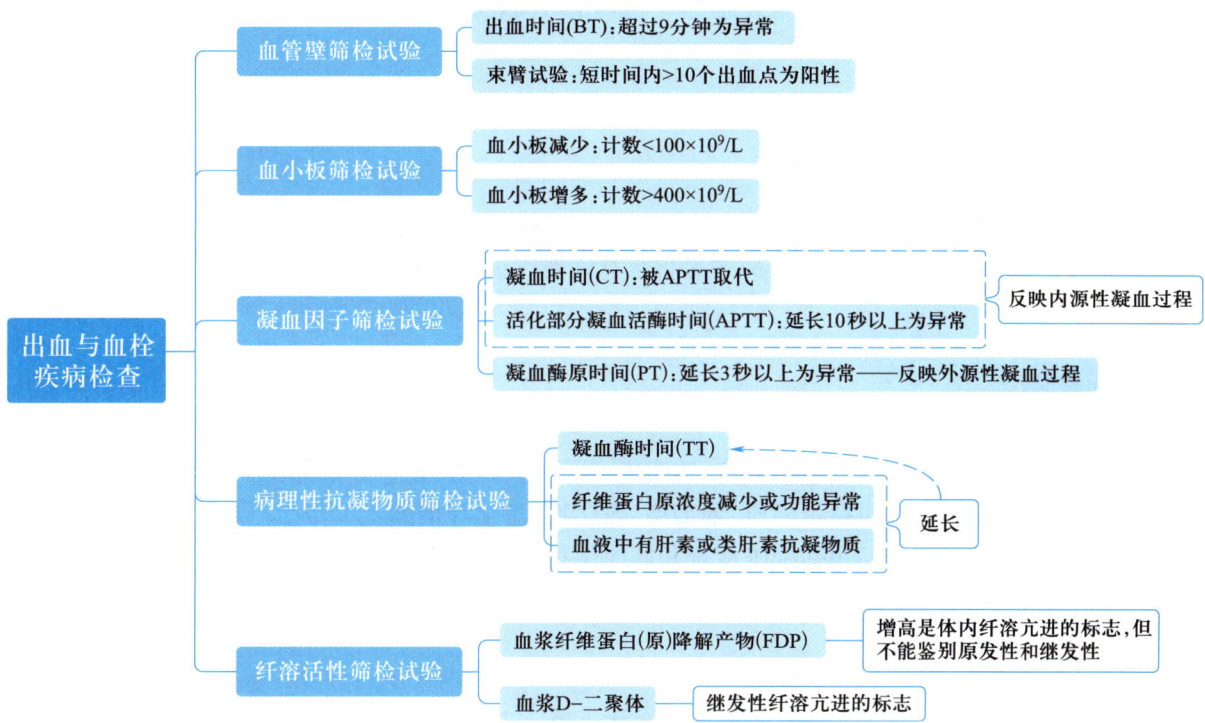

[考点练习]

项目三 体液检查

任务1 脑脊液检查

临床情景

患者男,60岁。头痛、喷射性呕吐3天。到医院检查,医生建议行腰椎穿刺术,取脑脊液行化验检查。请问:脑脊液检查单上的常见指标有哪些? 该如何判读呢?

[检查指标]

1. 脑脊液一般性状检查 包括颜色、透明度、凝固物、压力、比重等指标。
2. 脑脊液化学检查 包括蛋白质、葡萄糖、氯化物、酶学等指标。
3. 脑脊液显微镜检查 包括细胞检查和病原生物学检查。

[参考范围]

1. 脑脊液一般性状检查指标及参考值 见表3-3-1。

表 3-3-1 脑脊液一般性状检查指标及参考值

指标	参考值
颜色	无色
透明度	清澈透明
凝固性	无凝块,无沉淀,放置12~24小时后不形成薄膜
压力	卧位:成人为80~180 mmH$_2$O,儿童40~100 mmH$_2$O
比重	1.006~1.008

2. 脑脊液化学检查指标及参考值 见表3-3-2。

表 3-3-2 脑脊液化学检查指标及参考值

指标	参考值
蛋白质	① 定性试验:阴性或弱阳性
	② 定量测定:腰椎穿刺液 0.20~0.40 g/L;脑池液 0.10~0.25 g/L;脑脊液 0.05~0.15 g/L
葡萄糖	成人 2.5~4.5 mmol/L;儿童 2.8~4.5 mmol/L
氯化物	成人 120~130 mmol/L;儿童 111~123 mmol/L
酶学	① 乳酸脱氢酶(LDH):8~32 U/L
	② 天冬氨酸转氨酶(AST):5~20 U/L

3. 脑脊液显微镜检查指标及参考值 见表 3-3-3。

表 3-3-3 脑脊液显微镜检查指标及参考值

指标	参考值
红细胞	无
白细胞	成人(0~8)×10^6/L;儿童(0~15)×10^6/L
白细胞分类	多为淋巴细胞及单核细胞(7:3),偶见内皮细胞
病原生物学	阴性

[**临床意义**]

一、脑脊液一般性状检查

1. 颜色

(1) 红色:提示出血。新鲜出血见于穿刺损伤,陈旧性出血见于蛛网膜下腔出血或脑室出血。两者的鉴别见表 3-3-4。

表 3-3-4 脑脊液新鲜出血和陈旧性出血的鉴别

鉴别点	新鲜出血	陈旧性出血
外观	前后 3 管红色逐渐变淡	前后 3 管颜色均匀一致
凝固性	易凝固	不易凝固
离心后上清液颜色	无色透明	呈红色、淡红色或黄色
红细胞形态	无变化	有皱缩
上清液隐血试验	多为阴性	阳性
白细胞数	不增高	继发性或反应性增高

(2) 黄色:提示脑脊液中含有变性血红蛋白、胆红素或蛋白质含量异常增高。① 蛛网膜下腔出血时,进入脑脊液中的红细胞溶解、血红蛋白破坏,释放氧合血红蛋白而呈现黄变;② 血清中胆红素超过 171 μmol/L 或脑脊液中胆红素超过 8.6 μmol/L 时,可使脑脊液黄染;③ 椎管阻塞、脑膜炎时,脑脊液中蛋白质含量升高(>1.5 g/L)时也可呈黄色。

(3) 乳白色:提示白细胞增多。常见于各种化脓菌引起的化脓性脑膜炎。

(4) 绿色:见于铜绿假单胞菌、肺炎链球菌、甲型链球菌引起的脑膜炎等。

(5) 褐色或黑色:见于脑膜黑色素瘤等。

2. 透明度 病毒性脑膜炎、流行性乙型脑炎、中枢神经系统梅毒等由于脑脊液中细胞数仅轻度增加,脑脊液仍清晰透明或微浊;结核性脑膜炎时脑脊液中细胞数中度增加,呈毛玻璃样混浊;化脓性脑膜炎时,脑脊液中细胞数极度增加,呈乳白色混浊。

3. 凝固性 脑脊液形成凝块或薄膜与其所含的蛋白质,特别是纤维蛋白原浓度有关。① 化脓性脑膜炎时,脑脊液静置 1~2 小时即可出现凝块或沉淀物;② 结核性脑膜炎的脑脊液静置 12~24 小时后,可见液面有纤细的薄膜形成,取此膜涂片检查结核分枝杆菌阳性率极高;③ 蛛网膜下腔阻塞时,脑脊液由于蛋白质含量明显增高,可呈黄色胶冻状。

4. 压力　脑脊液压力大于 200 mmH$_2$O 时,称为颅内压增高,见于:① 颅内炎症性病变,如化脓性脑膜炎、结核性脑膜炎等;② 颅内非炎症性病变,如脑肿瘤、脑出血、脑积水等;③ 颅外因素,如高血压、动脉硬化等;④ 其他,如咳嗽、哭泣、静脉注射低渗溶液等。脑脊液压力减低主要见于脑脊液循环受阻、脑脊液流失过多、脑脊液分泌减少等因素。

5. 比重　脑脊液比重增加常见于各种颅内炎症、肿瘤、出血性脑病、尿毒症和糖尿病患者。脑脊液比重降低见于脑脊液分泌增多。

二、脑脊液化学检查

1. 蛋白质　脑脊液蛋白质含量增加是血脑脊液屏障功能障碍的标志,见于:① 脑组织炎症病变,脑脊液中蛋白质增高程度:化脓性脑膜炎 > 结核性脑膜炎 > 病毒性、真菌性脑膜炎;② 神经根病变,如梗阻性脑积水、吉兰 - 巴雷(Guillain-Barre)综合征,常有蛋白 - 细胞分离现象;③ 椎管内梗阻,如脊髓肿瘤、蛛网膜下腔粘连等;④ 其他,早产儿及新生儿因血脑脊液屏障发育不完善,其通透性较成人高,早产儿脑脊液蛋白含量可达 2 g/L,新生儿为 0.8~1.0 g/L,出生 2 个月后逐渐降至正常水平。

2. 葡萄糖

(1) 脑脊液中葡萄糖含量降低主要由于病原菌或破坏的细胞释放出葡萄糖分解酶使糖无氧酵解增加;或是中枢神经系统代谢紊乱,使血糖向脑脊液转送障碍,导致脑脊液中糖降低。主要见于:① 化脓性脑膜炎,脑脊液中糖含量可显著减少或缺如,但其敏感性约为 55%。因此,糖含量正常亦不能排除细菌性脑膜炎;② 结核性脑膜炎,糖减少不如化脓性脑膜炎显著;③ 其他,如低血糖等。

(2) 脑脊液中葡萄糖含量增高主要见于早产儿或新生儿、脑出血、下丘脑损伤、糖尿病等。

(3) 病毒性脑膜炎时,脑脊液中葡萄糖含量正常。

3. 氯化物　正常情况下,脑脊液中氯化物含量比血液中高 20% 左右,这是由于脑脊液内蛋白质含量较低,为了维持脑脊液和血浆渗透压之间的平衡,故脑脊液氯化物含量高于血浆。

(1) 脑脊液氯化物降低见于:① 化脓性脑膜炎、结核性脑膜炎及真菌性脑膜炎。其中,结核性脑膜炎时脑脊液中氯化物明显减少,化脓性脑膜炎时减少不如结核性脑膜炎明显;② 低氯血症,各种原因如体内氯化物的异常丢失、氯化物摄入减少等引起血氯降低时,脑脊液中氯化物亦降低。

(2) 脑脊液氯化物增高主要见于慢性肾功能不全、肾炎、尿毒症、呼吸性碱中毒等。

(3) 病毒性脑膜炎时,脑脊液氯化物基本正常。

4. 酶学　绝大多数酶不能通过血脑屏障。在炎症、肿瘤、脑血管障碍疾病时,脑组织破坏,脑细胞内酶的溢出或血脑屏障通透性增加使血清酶向脑脊液中移行,或肿瘤细胞内酶释放等均可使脑脊液中酶活性增高。

(1) 乳酸脱氢酶(LDH)活性增高:① 细菌性脑膜炎时,脑脊液中的 LDH 活性多增高,而病毒性脑膜炎时,脑脊液中 LDH 多正常或轻度增高;② 脑梗死、脑出血、蛛网膜下腔出血的急性期;③ 脑肿瘤、脱髓鞘病的急性期。

(2) 天冬氨酸转氨酶(AST)活性增高:① 中枢神经系统器质性病变,尤其是脑出血、蛛网膜下腔出血等;② 中枢神经系统感染;如细菌性脑膜炎、脑炎;③ 中枢神经系统转移癌、缺氧性脑病、脑萎缩等。

三、脑脊液显微镜检查

1. 细胞检查　脑脊液中细胞增多见于以下疾病。

(1) 中枢神经系统感染性疾病:① 化脓性脑膜炎细胞数显著增加,白细胞总数常在

（1 000~20 000）× 10⁶/L 之间，分类以中性粒细胞为主；② 结核性脑膜炎细胞中度增加，但多不超过 500 × 10⁶/L，早期以中性粒细胞为主，中期中性粒细胞、淋巴细胞及浆细胞同时存在，后期以淋巴细胞为主；③ 病毒性脑炎细胞数仅轻度增加，一般不超过 1 000 × 10⁶/L，以淋巴细胞为主；④ 新型隐球菌性脑膜炎细胞数中度增加，以淋巴细胞为主。

（2）中枢神经系统肿瘤性疾病：脑瘤患者脑脊液中细胞总数正常或稍高，以淋巴细胞为主，可找到肿瘤细胞。脑膜白血病及转移癌患者，脑脊液中可找到白血病细胞或癌细胞。

（3）脑寄生虫病：脑脊液中细胞数可升高，以嗜酸性粒细胞为主，脑脊液离心沉淀镜检可发现血吸虫虫卵、阿米巴原虫、弓形虫、旋毛虫的幼虫等。

（4）脑室和蛛网膜下腔出血：为均匀血性脑脊液，除红细胞明显增加外，还可见各种白细胞，但仍以中性粒细胞为主，出血时间超过 2~3 天可发现含有红细胞或含铁血黄素的吞噬细胞。

2. 病原生物学检查 脑脊液病原生物学检查包括细菌检查、真菌检查、寄生虫检查等。可用直接涂片法或离心沉淀后取沉淀物制成薄涂片。疑为化脓性脑膜炎，做革兰氏染色后镜检；如疑为结核性脑膜炎，将脑脊液静置 24 小时取所形成的薄膜，涂片做抗酸染色镜检；如疑为隐球菌性脑膜炎，则在涂片上加印度墨汁染色，可见未染色的荚膜；如发现寄生虫或虫卵则可诊断为脑寄生虫病。

[思维导图]

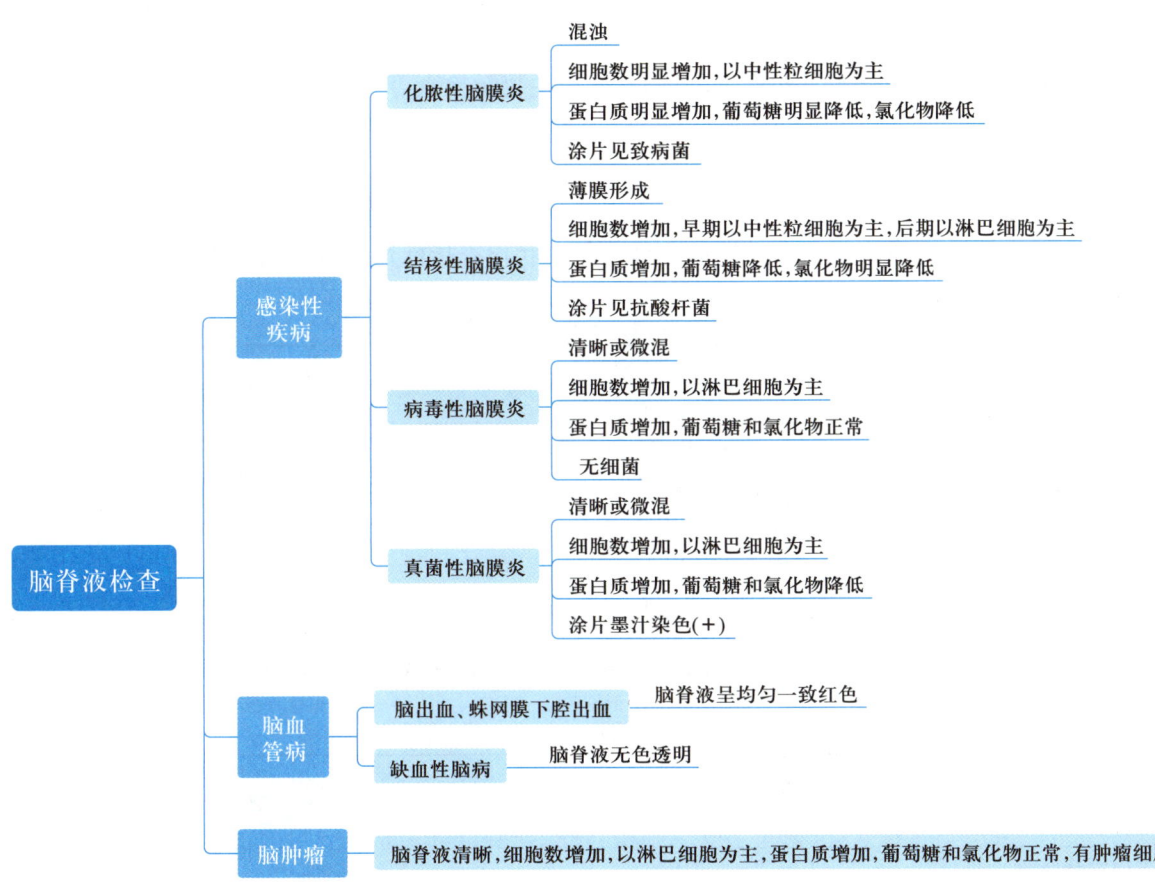

任务 2 浆膜腔积液检查

临床情景

患者女,62 岁。进行性呼吸困难 2 月。医院查胸部 X 线结果:右侧胸腔大量积液。行胸膜腔穿刺抽液,胸腔积液常规及生化检查单上的常见指标有哪些? 该如何判读呢?

[检查指标]

人体浆膜腔包括胸腔、腹腔、心包腔。正常情况下,浆膜腔内仅含有少量液体,主要起润滑作用。病理情况下,大量的液体在浆膜腔内潴留,形成浆膜腔积液。根据积液产生的部位不同,分为胸腔积液(胸水)、腹腔积液(腹水)和心包腔积液。根据积液产生的原因和性质不同,分为漏出液和渗出液。浆膜腔积液检查有助于鉴别积液的性质,明确积液的病因,对疾病的诊断和治疗有重要意义。

1. 浆膜腔积液一般性状检查 包括颜色、透明度、比重,pH、凝固性等。

2. 浆膜腔积液化学检查 包括黏蛋白定性试验(Rivalta 试验)、蛋白质定量、葡萄糖定量、酶活性检查等。

3. 浆膜腔积液显微镜检查 包括细胞检查、病原生物学检查等。

[参考范围]

1. 浆膜腔积液一般性状检查 浆膜腔积液一般性状检查指标及参考值见表 3-3-5。

表 3-3-5 浆膜腔积液一般性状检查指标及参考值

指标	参考值	
	漏出液	渗出液
颜色	淡黄色	黄色、红色、乳白色
透明度	清晰透明	浑浊
比重	<1.015	>1.018
pH	>7.4	<7.4
凝固性	不凝固	易凝固

2. 浆膜腔积液化学检查 浆膜腔积液化学检查指标及参考值见表 3-3-6。

表 3-3-6 浆膜腔积液化学检查指标及参考值

指标	参考值	
	漏出液	渗出液
黏蛋白定性试验	阴性	阳性
总蛋白定量	<25 g/L	>30 g/L
积液总蛋白 / 血清总蛋白	<0.5	≥ 0.5

续表

指标	参考值	
	漏出液	渗出液
清蛋白梯度(血清清蛋白与积液清蛋白之差)	胸腔积液 >12 g/L;腹水 >11 g/L	胸腔积液 <12 g/L;腹水 <11 g/L
葡萄糖定量	与血糖相近	常低于血糖(<3.3 mmol/L)
LDH	<200 U/L	>200 U/L
积液 LDH/ 血清 LDH	<0.6	>0.6

3. 浆膜腔积液显微镜检查

(1) 细胞检查:浆膜腔积液细胞检查参考值见表 3-3-7。

表 3-3-7　浆膜腔积液细胞检查参考值

指标	参考值	
	漏出液	渗出液
细胞总数	<100 × 10^6/L	>500 × 10^6/L
细胞分类	以淋巴细胞和间皮细胞为主	急性炎症以中性粒细胞为主,慢性炎症或恶性积液以淋巴细胞为主
肿瘤细胞	无	可有

(2) 病原生物学检查:漏出液常无细菌,渗出液多有细菌。

[临床意义]

一、浆膜腔积液一般性状检查

1. 颜色　漏出液多为淡黄色。渗出液的颜色随病因而变化:① 红色多为血性积液,见于恶性肿瘤、结核病急性期、风湿性及出血性疾病、外伤或内脏损伤等;② 淡黄色见于化脓菌感染;③ 绿色可能系铜绿假单胞菌感染;④ 乳白色系淋巴管阻塞引起的真性乳糜液。

2. 透明度　浆膜腔积液的透明度与其所含的细胞、细菌数量和蛋白质浓度有关。漏出液因其所含细胞、细菌及蛋白质量少而呈清晰透明或微混;渗出液因含有大量细胞、细菌及蛋白质而呈不同程度混浊。

3. 比重　浆膜腔积液比重的高低取决于所含溶质的数量及种类。漏出液中含细胞、蛋白质成分少,比重常小于 1.015;渗出液因含有较多的细胞和蛋白质,比重多大于 1.018。

4. pH　浆膜腔积液 pH 降低见于感染性浆膜炎及风湿性疾病等继发性浆膜炎。

5. 凝固性　漏出液中纤维蛋白原含量少,一般不易凝固;渗出液因含有较多的纤维蛋白原、细菌和细胞破坏后释放的凝血活酶,可有凝块形成,但若其中含有纤溶酶时,可不出现凝固。

二、浆膜腔积液化学检查

1. 黏蛋白定性试验　当受到炎症刺激时,浆膜上皮细胞可分泌大量的黏蛋白。渗出液中因含较多的黏蛋白,所以黏蛋白定性试验呈阳性;漏出液的黏蛋白很少,黏蛋白定性试验多为阴性。

2. 蛋白质定量　漏出液蛋白质总量常小于 25 g/L;而渗出液的蛋白质总量常在 30 g/L 以上。血清清蛋白与积液清蛋白之差称为清蛋白梯度,对鉴别渗出液与漏出液的价值比总蛋白变化更有价值:① 腹水的清蛋白梯度大于 11 g/L,见于门静脉高压;腹水的清蛋白梯度小于 11 g/L,见于结核性腹膜炎、腹膜转移癌等;② 胸腔积液的清蛋白梯度大于 12 g/L 为漏出液,小于 12 g/L 为渗出液。

3. 葡萄糖定量　漏出液中葡萄糖含量与血糖近似。渗出液中葡萄糖可被某些细菌或细胞酶的分解而减少,如为化脓性炎症,则积液中葡萄糖含量明显减少,甚至无糖;结核性与癌性渗出液中葡萄糖含量常减少;类风湿性浆膜腔积液糖含量亦减少。

4. 酶活性检查　① 浆膜腔积液中 LDH 活性:化脓性感染积液 > 癌性积液 > 结核性积液 > 非炎性积液;② 浆膜腔积液中腺苷脱氨酶(ADA)活性:结核性积液 > 癌性积液 > 非炎性积液。

三、浆膜腔积液显微镜检查

1. 细胞检查

(1) 漏出液:细胞数常 $<100 \times 10^6/L$,以淋巴细胞和间皮细胞为主。

(2) 渗出液:细胞数常 $>500 \times 10^6/L$。① 化脓性积液及结核性积液的早期,以中性粒细胞为主;② 结核性、癌性、病毒、结缔组织疾病等所致的积液以淋巴细胞为主;③ 过敏性疾病或寄生虫病所致的积液可致嗜酸粒细胞增多;④ 恶性肿瘤所致的浆膜腔积液可见肿瘤细胞。

2. 病原生物学检查　漏出液此项检查无意义。若肯定或疑为渗出液,则应经无菌操作离心沉淀,取沉淀物涂片作革兰氏染色或抗酸染色镜检,查找病原菌,必要时可进行细菌培养。感染性积液常见的细菌有脆弱类杆菌、大肠埃希菌、粪肠球菌、铜绿假单胞菌、结核分枝杆菌等。

[思维导图]

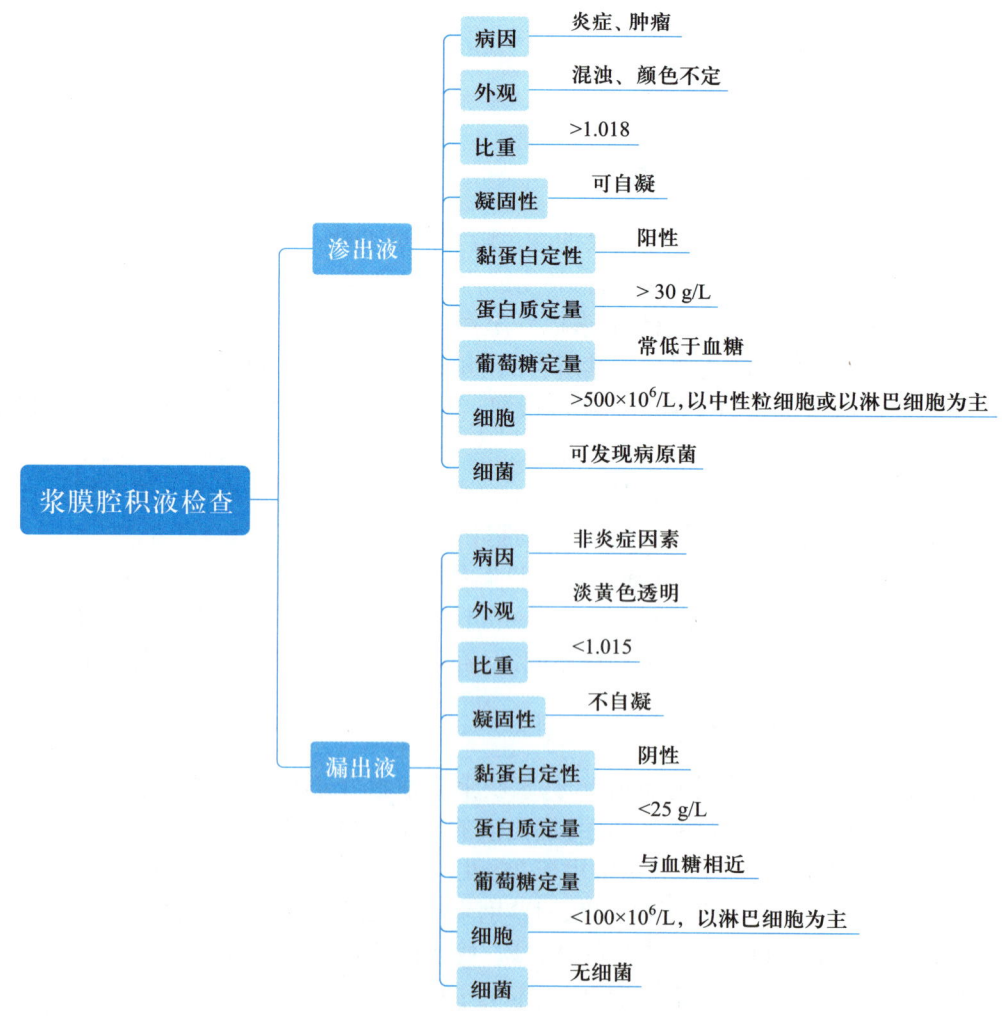

[考点练习]

项目四　肝功能检查

临床情景

患者男,60岁。最近发现皮肤黏膜发黄。肝功能检查单上的常见指标有哪些？该如何判读呢？

[检查指标]

1. **血清酶测定**　包括：① 丙氨酸转氨酶（ALT）；② 天冬氨酸转氨酶（AST）；③ 碱性磷酸酶（ALP）；④ γ-谷氨酰转移酶（GGT）

2. **血清胆红素测定**　包括：① 血清总胆红素（STB）为非结合胆红素与结合胆红素的总和；② 结合胆红素（CB）又称为直接胆红素；③ 非结合胆红素（UCB）又称为间接胆红素。

3. **血清蛋白质测定**　包括：① 血清总蛋白（STP）；② 清蛋白（A）；③ 球蛋白（G）；④ 清蛋白与球蛋白比值（A/G）。

[参考范围]

肝功能检查指标及参考值见表3-4-1。

表3-4-1　肝功能检查指标及参考值

测定项目	指标	参考值
血清酶测定	ALT	速率法（37℃）：5~40 U/L
	AST	速率法（37℃）：8~40 U/L
	ALP	磷酸对硝基苯酚速率法（37℃）： ① 男性：45~125 U/L ② 女性：20~49 岁 30~100 U/L；50~79 岁 50~135 U/L
	GGT	γ-谷氨酰-3-羧基-对硝基苯胺法（37℃）： ① 男性：11~50 U/L ② 女性：7~32 U/L
血清胆红素测定	STB	3.4~17.1 μmol/L
	CB	0~6.8 μmol/L
	UCB	1.7~10.2 μmol/L
血清蛋白质测定	STP	60~80 g/L
	A	40~55 g/L
	G	20~30 g/L
	A/G	（1.5~2.5）：1

［临床意义］

肝病的"风
向标"——
解读肝功能
检查

一、血清酶测定

1. ALT、AST ALT 主要分布在肝,其次是骨骼肌、肾、心肌等组织中,AST 主要分布在心肌,其次在肝、骨骼肌和肾组织中。在肝细胞中,ALT 主要存在于肝细胞胞质中,而 AST 约有 80% 以上存在于线粒体中。正常情况下,ALT 和 AST 在血清中的含量很低,当肝细胞受损时,它们的血清浓度会发生变化。在轻、中度肝细胞损伤时,肝细胞胞膜通透性增加,胞质内的 ALT 和 AST 释放入血,导致血液中 ALT 和 AST 升高,此时以 ALT 升高更明显,ALT 升高远大于 AST 升高;当严重肝细胞损伤时,线粒体受损,可导致线粒体内的酶被释放入血,此时以 AST 升高更明显,血清中 AST/ALT 比值增大。血清 ALT、AST 测定临床意义如下。

(1) 急性病毒性肝炎:ALT 与 AST 均显著升高,以 ALT 增高更明显,ALT/AST>1。在病毒性肝炎感染后 1~2 周,转氨酶达高峰,3~5 周逐渐下降,ALT/AST 比值也趋于正常。急性肝炎恢复期,如转氨酶不能恢复正常或再上升,提示肝炎转为慢性。急性重症肝炎,病程初期转氨酶升高,以 AST 升高更明显,如在症状恶化时,黄疸进行性加重,转氨酶反而降低,即"胆酶分离"现象,提示肝细胞严重坏死,预后不佳。

(2) 慢性病毒性肝炎:转氨酶轻度上升或正常,ALT/AST>1;如果 AST 升高较 ALT 显著,即 ALT/AST<1,提示慢性肝炎可能进入活动期。

(3) 非病毒性肝病:药物性肝炎、脂肪肝时,转氨酶轻度上升或正常,ALT/AST<1;酒精性肝病时,乙醇可致线粒体破坏,此外,乙醇还能抑制吡哆醛的活性,使 AST 升高明显,而 ALT 可能正常。

(4) 肝硬化:转氨酶活性取决于肝细胞坏死和肝纤维化的程度,终末期转氨酶正常或降低。

(5) 胆汁淤积:肝内、外胆汁淤积时,转氨酶轻度升高或正常。

(6) 急性心肌梗死:以 AST 增高为主,在梗死后 6~8 小时开始增高,18~24 小时达高峰,4~5 天后恢复,若再次增高提示梗死范围扩大或新的梗死发生。

2. ALP ALP 主要分布在肝、骨骼、肾、小肠及胎盘中。生理情况下,ALP 活性增高主要与骨生长、妊娠、成长、成熟和脂肪餐后分泌等有关。病理情况下临床意义如下。

(1) 肝胆疾病:各种肝内、肝外胆管阻塞性疾病,由于 ALP 排泄减少,可引起血清中 ALP 升高,如胰头癌、胆道结石等引起的肝外胆管阻塞;原发性胆汁性肝硬化、药物性胆汁淤积等引起的肝内胆管阻塞。

(2) 黄疸患者同时测定 ALP 和 ALT 有助于黄疸的鉴别诊断:① 胆汁淤积性黄疸,ALP 多明显升高,而 ALT 仅轻度升高;② 肝细胞性黄疸,ALT 活性很高,而 ALP 正常或稍高;③ 溶血性黄疸,ALT 和 ALP 正常。

(3) 骨骼疾病:如纤维性骨炎、佝偻病、骨转移癌、骨折愈合期等,由于骨的损伤或疾病使成骨细胞所含高浓度的 ALP 释放入血,引起血清 ALP 增高。

(4) ALP 降低:比较少见,主要见于呆小症、成骨不全、磷酸酶过少症、维生素 C 缺乏症等。

3. GGT 人体器官中 GGT 的含量为:肾 > 前列腺 > 胰 > 肝 > 盲肠 > 脑。肾中 GGT 含量最高,但肾脏疾病时,血液中 GGT 活性增高不明显,可能是因为肾脏病变时,GGT 经尿排出。血清 GGT 测定临床意义如下。

(1) 胆道阻塞性疾病:肝内或肝外胆管阻塞时,GGT 排泄受阻易随胆汁反流入血,使血中 GGT 明显升高。GGT 升高幅度与胆道阻塞的程度相平行,阻塞程度越重,持续时间越长,GGT 越高。

（2）原发性或转移性肝癌：癌细胞合成 GGT，使血清 GGT 显著升高，且升高的幅度与癌组织大小呈正相关。所以对 GGT 的动态观察，有助于判断疗效和预后。

（3）病毒性肝炎及肝硬化：急性肝炎时，GGT 中度升高；慢性肝炎、肝硬化在非活动期，GGT 可正常，GGT 持续攀升是病变活动或病情恶化的标志。

（4）嗜酒者和酒精性肝病：嗜酒者 GGT 可升高，酒精性肝病者 GGT 多数上升，可达 100~2 000 U/L。GGT 对酒精性肝病的诊断有一定价值。

（5）其他：药物性肝损害、脂肪肝、胰腺炎、胰腺肿瘤、前列腺肿瘤等 GGT 亦可轻度增高。

二、血清胆红素测定

1. 判断有无黄疸及黄疸程度 ① 隐性黄疸：血清总胆红素 17.1~34.2 μmol/L；② 轻度黄疸：血清总胆红素 34.2~171 μmol/L；③ 中度黄疸：血清总胆红素 171~342 μmol/L；④ 高度黄疸：血清总胆红素 >342 μmol/L。

2. 判断黄疸类型 各种黄疸患者血清胆红素变化见表 3–4–2。

表 3–4–2 各种黄疸患者血清胆红素变化

分类	STB	CB	UCB	CB/UCB
溶血性黄疸	增高	轻度增高	明显增高	<0.2
肝细胞黄疸	增高	中度增高	中度增高	>0.5
胆汁淤积性黄疸	增高	明显增高	轻度增高	0.2~0.5

三、血清蛋白质测定

90% 以上的血清总蛋白和全部的血清清蛋白由肝合成，因此血清总蛋白和清蛋白含量是反映肝合成功能的重要指标。球蛋白大部分在肝细胞外生成，与人体的免疫功能相关。

1. 血清总蛋白及清蛋白增高 见于各种原因所致的血液浓缩（如休克、严重脱水）、肾上腺皮质功能减退等。

2. 血清总蛋白及清蛋白降低 ① 合成障碍，如各种肝炎、肝硬化引起的肝细胞损伤；② 营养不良，如蛋白质摄入不足或蛋白质消化吸收不良；③ 丢失过多，如肾病综合征、急性大出血、严重烧伤等；④ 消耗增加，见于慢性消耗性疾病，如重症结核、恶性肿瘤等。

3. 血清球蛋白增高 ① 慢性肝病，如慢性肝炎、肝硬化等，免疫系统、单核巨噬细胞合成球蛋白增加；② M 球蛋白血症，如多发性骨髓瘤、淋巴瘤、原发性巨球蛋白血症等；③ 自身免疫性疾病，如系统性红斑狼疮、风湿热、类风湿关节炎等；④ 慢性炎症与慢性感染，如结核病、慢性血吸虫病等。

4. 血清球蛋白减低 见于婴幼儿、免疫功能抑制如长期应用肾上腺皮质激素或免疫抑制剂、先天性低 γ 球蛋白血症等。

5. A/G 减低或倒置 清蛋白降低和 / 或球蛋白增高均可引起 A/G 减低或倒置，见于：① 严重肝损害，如慢性中度以上肝炎、肝硬化、原发性肝癌等；② M 蛋白血症，如多发性骨髓瘤、淋巴瘤、原发性巨球蛋白血症等。

[思维导图]

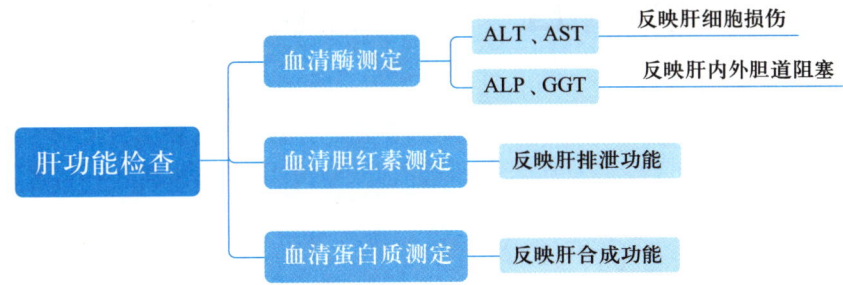

[考点练习]

项目五　肾功能检查

临床情景

　　患儿男,15岁。自诉颜面水肿1周,医生建议查"肾功能"。检查单上的常见指标有哪些?该如何判读?

[检查指标]

一、肾功能检查一般指标

　　1. 血清肌酐(Cr)　肌酐是肌酸的代谢产物,血中肌酐来自外源性和内生性两种,外源性肌酐来自肉类食物,内生性肌酐来自人体肌肉组织。肌酐主要由肾小球滤过排出体外,肾小管基本不重吸收且排泌量也较少。

　　2. 血尿素氮(BUN)　尿素氮是蛋白质代谢的终末产物,主要由肾小球滤过随尿排出,正常情况下30%~40%被肾小管重吸收,肾小管有少量排泌。

　　3. 血尿酸(UA)　尿酸是嘌呤的代谢产物,既可来自体内,也可来自食物中嘌呤的分解代谢。尿酸可自由透过肾小球,也可经小管排泌,但进入原尿中的尿酸90%左右在肾小管重吸收回到血液中。因此,血尿酸浓度受肾小球滤过功能和肾小管重吸收功能的影响。

二、肾功能检查特殊指标

　　1. 内生肌酐清除率(Ccr)　血中肌酐来自外源性和内生性两种,在严格控制饮食条件和肌肉活动相对稳定的情况下,血肌酐的含量主要受内生肌酐的影响,而且肌酐大部分从肾小球滤过,不被肾小管重吸收,排泌量很少,故肾在单位时间内将若干毫升血液中的内生肌酐全部清除出去,称为内生肌酐清除率,能反映肾小球滤过功能。

　　2. 血清胱抑素 C(CysC)　胱抑素 C 是半胱氨酸蛋白酶抑制蛋白 C 的简称,它是一种非糖基化碱性蛋白,人体内几乎各种有核细胞均可表达,且每日分泌量较恒定。人体血液中的胱抑素 C 几乎全部由肾小球滤过且被肾小管分解代谢,而不被肾小管重吸收及分泌。

　　3. 血、尿 β_2- 微球蛋白(β_2-MG)　β_2- 微球蛋白是体内有核细胞包括淋巴细胞、血小板、多形核白细胞产生的一种小分子球蛋白。正常人血液中 β_2- 微球蛋白浓度很低,可自由通过肾小球,然后在近端肾小管内几乎全部被重吸收。

　　4. 尿 N- 乙酰 -β- 葡萄糖苷酶(NAG)　NAG 是一种溶酶体,又称尿酶,主要来源于近曲小管上皮细胞。

　　5. 尿浓缩稀释试验　肾浓缩和稀释功能主要在远端小管和集合管进行。在日常或特定的饮食条件下,观察患者尿量和尿比重的变化,借此判断肾浓缩与稀释能力的方法称尿浓缩稀释试验。

6. 尿渗透压　尿渗透压是指尿液中具有渗透活性的全部溶质微粒的总数量,与颗粒大小及所带电荷无关,反映溶质和水的相对排出速度。

[参考范围]

1. 肾功能检查一般指标　参考值见表 3-5-1。

表 3-5-1　肾功能检查一般指标及参考值

指标	参考值
血清肌酐(Cr)	男性 53~106 μmol/L;女性 44~97 μmol/L
血尿素氮(BUN)	成人 3.2~7.1 mmol/L;婴儿、儿童 1.8~6.5 mmol/L
血尿酸(UA)	用酶法测定,成年人血清尿酸:男性 150~416 μmol/L;女性 89~357 μmol/L

2. 肾功能检查特殊指标　参考值见表 3-5-2。

表 3-5-2　肾功能检查特殊指标及参考值

指标	参考值
内生肌酐清除率(Ccr)	成人 80~120 ml/min,新生儿 40~65 ml/min
血清胱抑素 C(CysC)	成人血清 0.6~2.5 mg/L
血、尿 β_2- 微球蛋白(β_2-MG)	成人血清 1~2 mg/L;成人尿 <0.3 mg/L
尿 N- 乙酰 -β- 葡萄糖苷酶(NAG)	(10.6 ± 0.29)U/L
尿浓缩稀释试验	成人 24 小时尿量 1 000~2 000 ml,昼尿量多于夜尿量,12 小时夜尿量小于 750 ml,昼尿量与夜尿量之比为(3~4):1,尿液最高比重大于 1.020,最高比重与最低比重之差大于 0.009
尿渗透压	正常人禁饮后尿渗透压为 600~1 000 mOsm/(kg·H_2O),平均 800 mOsm/(kg·H_2O);血浆 275~305 mOsm/(kg·H_2O),平均 300 mOsm/(kg·H_2O);尿 / 血浆渗量比值为(3~4.5):1

[临床意义]

解读肾功能检查单

一、肾功能检查一般指标

1. 血清肌酐(Cr)

(1) 血 Cr 增高:① 肾小球滤过功能损害。由于肾贮备能力及代谢能力很强,肾早期损害时,血 Cr 常不增高,当肾小球滤过率降至正常水平的 1/3 时,血 Cr 才明显上升,所以血 Cr 增高提示肾病变严重,是反映肾小球滤过率减退的后期指标,对中晚期肾疾病的临床意义较大。② 鉴别肾前性和肾实质性少尿。肾前性少尿,如心力衰竭、脱水等所致的有效血容量下降,使肾血流量减少导致少尿,血 Cr 增高,但多不超过 200 μmol/L;而器质性肾衰竭所致的血 Cr 增高,常超过 200 μmol/L。

(2) 血 Cr 降低:可见于老年人、消瘦者、进行性肌肉萎缩、白血病、肝功能障碍、妊娠等。

2. 血尿素氮(BUN)

(1) BUN 增高:① 肾小球滤过功能损害。和血 Cr 一样,在肾功能损害早期,BUN 可在正常范围,当肾小球滤过率降到正常水平的 50% 以下时,BUN 才开始上升;② 鉴别肾前性和肾实质性少尿。肾前性少尿,如心力衰竭、脱水等所致的有效血容量下降,使肾血流量减少导致少尿,此时 BUN 增高,但血 Cr 增高不明显,因而 BUN 与血 Cr(单位为 mg/dl)比值 >10∶1。而器质性肾衰竭,BUN 和血 Cr 同时增高,因而 BUN 与血 Cr(单位为 mg/dl)比值 ≤ 10∶1;③ 蛋白质分解或摄入过多。如高热、急性传染病、消化道出血、大面积烧伤、甲状腺功能亢进、应用大剂量肾上腺皮质激素和高蛋白饮食等,均可使 BUN 增高,但此时血 Cr 一般不增高,以上情况矫正后,BUN 可下降。

(2) BUN 降低:生理情况下,妊娠妇女由于血容量增加,BUN 浓度降低;病理情况下,BUN 降低常提示严重的肝病,如肝炎合并广泛性肝坏死等。

3. 血尿酸(UA)

(1) 血 UA 增高:① 肾小球滤过功能损害,UA 排泄减少;② 体内 UA 生成异常增多,如白血病、多发性骨髓瘤、真性红细胞增多症等;③ 长期使用噻嗪类利尿剂、抗结核药吡嗪酰胺等可使血 UA 升高;④ 摄入过量富含嘌呤的食物,如动物内脏、啤酒等。

(2) 血 UA 降低:① 肾小管重吸收功能损害,UA 大量从尿中丢失;② 肝是 UA 的主要生成场所,肝功能严重损害时,UA 生成减少;③ 参与 UA 生成的黄嘌呤氧化酶、嘌呤核苷磷酸化酶先天性缺乏等。

二、肾功能检查特殊指标

1. 内生肌酐清除率(Ccr)

(1) 能敏感地反映肾小球滤过功能有无损害:Ccr<80 ml/min,提示肾小球滤过功能已有损害,但 BUN、Cr 测定仍在正常范围,故 Ccr 是早期反映肾小球滤过率的敏感指标。

(2) 评估肾功能损害的程度:临床常用 Ccr 代替肾小球滤过率,根据 Ccr 一般可将肾功能分为 4 期(表 3-5-3)。

表 3-5-3　肾功能分期

分期	Ccr
第 1 期(肾衰竭代偿期)	80~51 ml/min
第 2 期(肾衰竭失代偿期)	50~20 ml/min
第 3 期(肾衰竭期)	19~10 ml/min
第 4 期(尿毒症期或终末期肾衰竭)	<10 ml/min

(3) 指导治疗:慢性肾衰竭 Ccr30~40 ml/min 时,应限制蛋白质摄入;Ccr<30 ml/min 时,用氢氯噻嗪等利尿药治疗常无效;Ccr<10 ml/min 时应进行肾替代治疗。此外,肾衰竭时经肾代谢或经肾排出的药物也应根据 Ccr 降低的程度来调节用药剂量和决定用药的时间间隔。

2. 血清胱抑素 C(CysC)
CysC 是反映肾小球滤过率的理想指标,其敏感性与特异性均优于血清 Cr 检测。

(1) 评价糖尿病肾病肾滤过功能早期损伤:CysC 对轻度的肾损伤反应灵敏,定期检测 CysC 可以动态观察糖尿病患者的肾功能状况。

(2) CysC 与肾移植:CysC 不但能够快速反应肾脏受损情况,而且可以及时反映肾功能的恢复情况。对肾移植术后患者检测肾小球滤过率时,CysC 比 Cr 和 Ccr 更敏感,可以快速诊断出急性排斥反应或药物治疗造成的肾损伤。

(3) CysC 在化疗中的应用:化疗药物对肾有一定的损伤,当肾功能受损时,化疗药物更容易蓄积引起多方面的毒副作用,可通过检测 CysC 适当调整药物剂量。

3. 血、尿 β_2- 微球蛋白（β_2-MG）

（1）血或尿中的 β_2-MG 可用于肾小球与肾小管损伤的鉴别诊断。肾小球滤过功能受损时，β_2-MG 潴留于血中。在评估肾小球滤过功能上，血 β_2-MG 升高比血 Cr 更灵敏。肾小管重吸收 β_2-MG 的阈值为 5 mg/L，如果血中 β_2-MG 浓度升高超过了肾小管的重吸收能力时，亦可导致尿中 β_2-MG 水平升高。因此应同时检测血 β_2-MG 和尿 β_2-MG，只有血 β_2-MG<5 mg/L 时，尿 β_2-MG 升高才反应肾小管损伤。

（2）IgG 肾病、恶性肿瘤，以及各种炎性疾病，如肝炎、类风湿关节炎等可致 β_2-MG 生成增多。

4. 尿 N- 乙酰 -β- 葡萄糖苷酶（NAG）　正常情况下尿液中酶的浓度和活性低。肾疾病时，特别是肾小管上皮细胞受损时尿液中某些酶的含量或活性会增高。尿 NAG 是目前诊断早期肾小管特别是近曲小管损伤和肾移植后排斥反应的敏感指标。

5. 尿浓缩稀释试验　主要评价远端肾小管浓缩和稀释功能。

（1）多尿伴低比重尿，或夜尿增多伴比重固定在 1.010，提示肾小管浓缩功能差，见于慢性肾炎、慢性肾盂肾炎、慢性肾衰、慢性间质性肾炎等。

（2）少尿伴高比重尿，见于血容量不足所致的肾前性少尿。

（3）尿量大于 4 L/24 h，而尿比重低于 1.006，见于尿崩症。

6. 尿渗透压

（1）判断肾浓缩功能：禁饮尿渗透压在 300 mOsm/（kg·H_2O）左右时，与正常血浆渗透压相等，称为等渗尿；<300 mOsm/（kg·H_2O），称为低渗尿；正常人禁饮 8 小时后尿渗透压 <600 mOsm/（kg·H_2O），且尿 / 血浆渗透压比值≤ 1 ，表明肾浓缩功能障碍，见于慢性肾盂肾炎、尿酸性肾病、慢性肾炎后期等。

（2）鉴别肾前性、肾性少尿：肾前性少尿时，肾小管浓缩功能完好，故尿渗透压较高，常 > 450 mOsm/（kg·H_2O）；肾小管坏死致肾性少尿时，尿渗透压降低，常 <350 mOsm/（kg·H_2O）。

［思维导图］

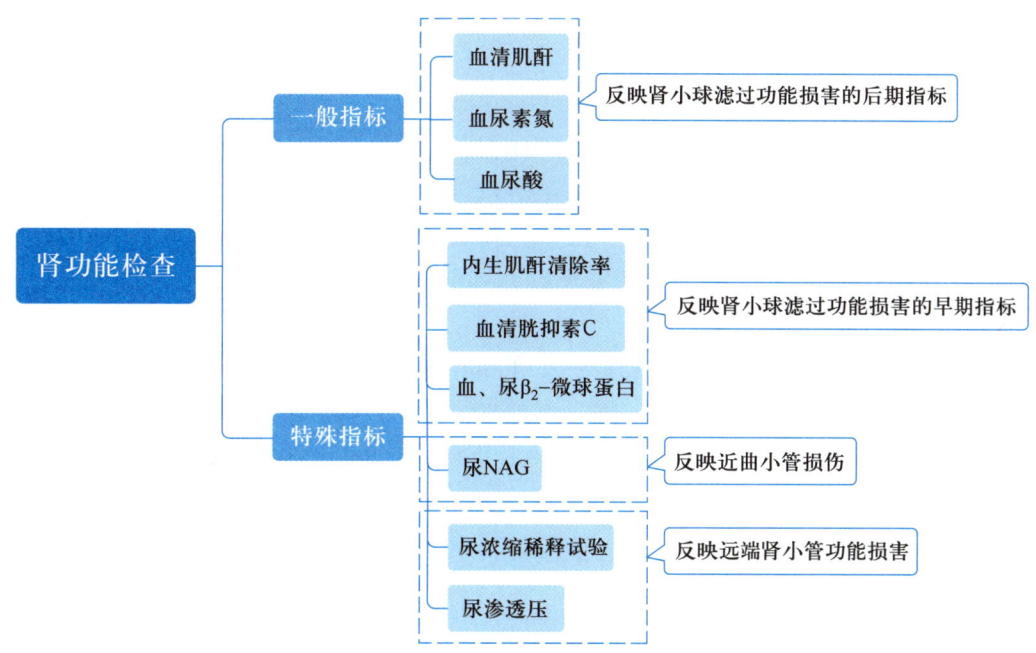

[考点练习]

项目六　临床常用生物化学检查

任务1　血糖及其代谢产物检查

临床情景

患者男,45岁。最近自觉"多饮、多食、多尿、消瘦"。需要检查的常见指标有哪些? 应如何判读?

[检查指标]

1. **空腹血糖(FBG)**　血糖即血液中的葡萄糖。空腹是指至少8小时没有摄入热量。

2. **口服葡萄糖耐量试验(OGTT)**　正常人口服一定量的葡萄糖后,在短时间内暂时升高的血糖即可降至空腹水平,称为耐糖现象。当糖代谢紊乱时,口服一定量的葡萄糖后血糖急剧升高,经久不能恢复至空腹水平;或血糖升高虽不明显,但在短时间内不能降至原来的水平,称为耐糖异常或糖耐量减低。

OGTT试验方法是将75g葡萄糖粉溶于250~300ml温水中,5分钟内饮完,分别检测FBG和口服葡萄糖后30分钟、1小时、2小时、3小时的血糖和尿糖。

3. **血清胰岛素检查和胰岛素释放试验**　在进行OGTT的同时,分别于空腹和口服葡萄糖后30分钟、1小时、2小时、3小时检测血清胰岛素浓度的变化,称胰岛素释放试验。

4. **血清C-肽检查**　C-肽是胰岛β细胞的分泌产物,它与胰岛素有一个共同的前体——胰岛素原。一个分子的胰岛素原在特殊酶的作用下,裂解成等分子的C-肽和胰岛素。

5. **糖化血红蛋白**　糖化血红蛋白是血红蛋白与葡萄糖非酶促缩合的酮氨化合物。糖化血红蛋白的形成取决于血液中葡萄糖的浓度及血糖与血红蛋白的接触时间,其生成量与血中葡萄糖浓度成正比,其糖基化过程非常缓慢且不可逆,糖化血红蛋白一旦形成不再解离。

6. **糖化清蛋白**　糖化清蛋白是血清清蛋白与葡萄糖发生非酶促反应的产物。

[参考范围]

血糖及其代谢产物检查指标及参考值见表3-6-1。

表 3-6-1　血糖及其代谢产物检查指标及参考值

指标	参考值
空腹血糖（FBG）	成人 3.9~6.1 mmol/L
口服葡萄糖耐量试验（OGTT）	成人空腹血糖 3.9~6.1 mmol/L，口服葡萄糖后 30~60 分钟血糖升高达峰值，峰值 <11.1 mmol/L，2 小时血糖 <7.8 mmol/L，3 小时血糖恢复至空腹水平，各检测时间点尿糖均为阴性
血清胰岛素检查和胰岛素释放试验	① 空腹胰岛素：10~20 mU/L ② 胰岛素释放试验：服糖后 30~60 分钟胰岛素分泌达到峰值，是空腹胰岛素的 5~10 倍。2 小时胰岛素 <30 mU/L，3 小时后达到空腹水平
血清 C- 肽检查	空腹 C- 肽 0.3~1.3 mmol/L；服糖后 30~60 分钟出现峰值，为空腹 C- 肽的 5~6 倍
糖化血红蛋白	4%~6%
糖化清蛋白	10.8%~17.1%

[临床意义]

甜蜜的负担——解读血糖的实验室检查

一、空腹血糖

1. 空腹血糖增高　空腹血糖 >7.0 mmol/L 时，称高糖血症。

（1）生理性增高：见于餐后 1~2 小时，摄入高糖食物、情绪激动等。

（2）病理性增高：① 糖尿病；② 其他内分泌疾病，如巨人症或肢端肥大症、甲状腺功能亢进、皮质醇增多症、嗜铬细胞瘤等；③ 应激性高血糖，如颅脑外伤、颅内压增高、脑卒中、心肌梗死、急性感染等；④ 肝疾病，使葡萄糖不能转化为肝糖原储存；⑤ 胰腺疾病：如坏死性胰腺炎等；⑥ 药物影响，如噻嗪类利尿剂、口服避孕药等；⑦ 脱水引起的血液浓缩，如呕吐、腹泻、高热等。

2. 空腹血糖减低　空腹血糖 <3.9 mmol/L 时为空腹血糖减低，<2.8 mmol/L 时称低血糖症。

（1）生理性减低：见于饥饿、剧烈运动等。

（2）病理性减低：① 胰岛素过多，如胰岛素用量过大、胰岛 β 细胞增生或肿瘤等；② 缺乏对抗胰岛素的激素，如肾上腺皮质激素、生长激素缺乏等；③ 严重肝病使肝的糖异生作用降低或肝糖原贮存缺乏，如重症肝炎、肝硬化、肝癌等；④ 消耗性疾病，如严重营养不良等；⑤ 药物影响，如降糖药、中毒剂量药物（对乙酰氨基酚、抗组胺药、致毒量阿司匹林）等。

二、口服葡萄糖耐量试验（OGTT）

OGTT 是一种葡萄糖负荷试验，主要用于糖尿病前期的筛查及糖尿病的诊断（表 3-6-2），还可用于胰岛素和 C- 肽释放试验。

表 3-6-2　糖尿病及糖尿病前期的诊断标准

糖代谢分类	静脉血浆葡萄糖 /（mmol·L⁻¹）	
	空腹血糖	OGTT2 小时血糖
正常血糖	3.9~6.1	<7.8
空腹血糖受损（IFG）	6.1~7.0	<7.8
糖耐量减低（IGT）	<7.0	7.8~11.1
糖尿病	≥ 7.0	≥ 11.1

注：IFG 和 IGT 统称糖尿病前期。

三、血清胰岛素检查和胰岛素释放试验

血清胰岛素检查和胰岛素释放试验主要用于糖尿病分型及低血糖的原因分析。

1. 糖尿病分型　1 型糖尿病空腹胰岛素明显降低,口服葡萄糖后无反应或反应低下;2 型糖尿病空腹胰岛素可正常、稍高或减低,口服葡萄糖后胰岛素释放迟缓。

2. 胰岛 β 细胞瘤　正常人血糖上升伴随胰岛素增加,两者曲线平行。胰岛 β 细胞瘤患者常出现高胰岛素血症,胰岛素呈高水平曲线,但血糖降低。

3. 其他　肥胖、肝功能损伤、肾功能不全、肢端肥大症和巨人症等血清胰岛素水平增高;腺垂体功能低下、肾上腺皮质功能不全、饥饿等血清胰岛素水平减低。

四、血清 C- 肽检查

1. C- 肽检查可鉴别胰岛素的来源　如同一份标本检查结果为胰岛素和 C- 肽同时增加,说明是内源性的,提示为胰岛细胞瘤;如仅有胰岛素增加而 C- 肽不增加则可能是外源性的。

2. C- 肽检查有助于糖尿病分型　血清 C- 肽降低见于 1 型糖尿病及各种原因引起的胰腺 β 细胞功能减退。

3. 其他　C- 肽检查可用于监测糖尿病患者治疗过程中内源性胰岛素量,可以指导治疗。

五、糖化血红蛋白

1. 作为糖尿病患者长期血糖控制的评价指标　糖化血红蛋白反映检测前 2~3 个月内的平均血糖水平,而与抽血时间、患者是否空腹、是否使用胰岛素等因素无关,是糖尿病监控达标的"金标准"。

2. 用于糖尿病性高血糖与应激性高血糖的鉴别　前者糖化血红蛋白升高,后者则正常。

六、糖化清蛋白

1. 评价短期糖代谢控制情况　糖化清蛋白测定可反映患者近 2~3 周的血糖控制水平,是糖尿病近期控制的一个敏感指标,能在短期内得到治疗效果的回馈,特别适用于住院调整用药的患者。

2. 辅助鉴别应激性高血糖　糖化清蛋白和糖化血红蛋白联合测定有利于判断高血糖的持续时间,可作为既往是否患有糖尿病的辅助检测方法,用于鉴别糖尿病性高血糖与应激性高血糖。

[思维导图]

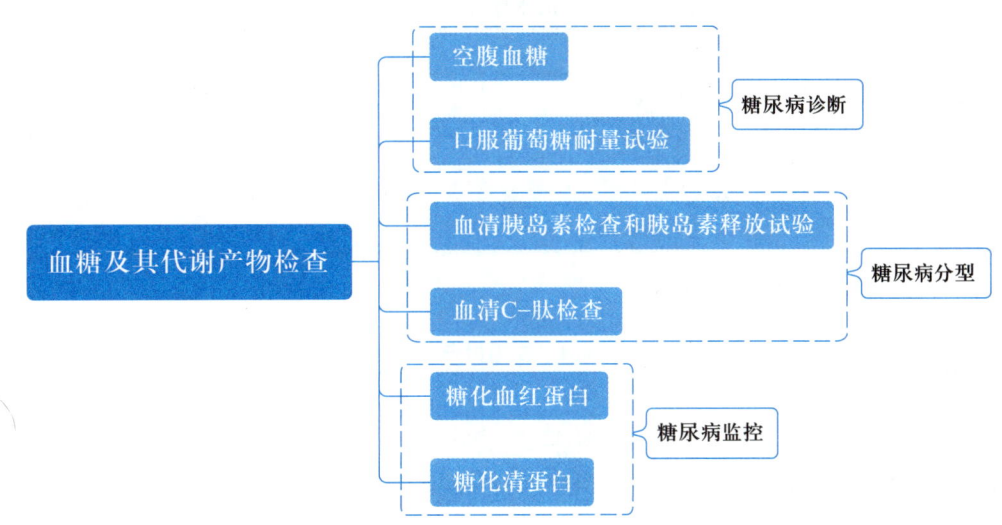

任务 2　血清脂质及脂蛋白检查

临床情景

　　患者男,60 岁。最近到医院体检,查出了"高血脂",颈动脉有粥样硬化斑块。血脂检查单上的常见指标有哪些? 应如何判读?

[检查指标]

　　1. 血脂　是血清中的胆固醇(TC)、甘油三酯(TG)、磷脂和游离脂肪酸等的总称,临床上常规化验的主要是血液中的甘油三酯和胆固醇。

　　2. 脂蛋白与载脂蛋白　无论胆固醇还是甘油三酯,都不溶解于水,无法在血液中转运并进入细胞内,因此需要与一种特殊蛋白结合成可溶于水的物质,这种特殊蛋白就是载脂蛋白。载脂蛋白与胆固醇和甘油三酯所组成的可溶于水的物质就是脂蛋白(图 3-6-1)。

　　用超速离心技术可将脂蛋白分类为乳糜微粒(CM)、极低密度脂蛋白(VLDL)、低密度脂蛋白(LDL)和高密度脂蛋白(HDL),临床上常规化验的主要是低密度脂蛋白和高密度脂蛋白。

　　载脂蛋白分很多种类型,其中载脂蛋白 A1(apoA1)是高密度脂蛋白的主要结构蛋白,载脂蛋白 B(apoB)是低密度脂蛋白的主要结构蛋白。

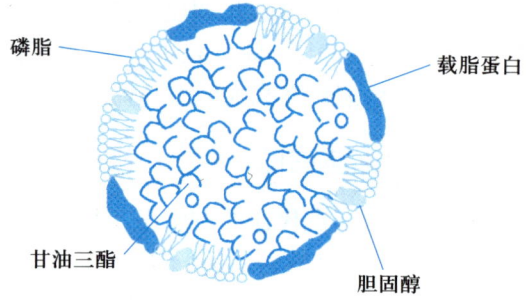

图 3-6-1　脂蛋白结构示意图

[参考范围]

　　1. 血清脂质和脂蛋白参考值　见表 3-6-3。

表 3-6-3　血清脂质和脂蛋白参考值

指标	合适水平 /mmol/L	边缘水平 /mmol/L	危险水平 /mmol/L
TC	<5.20	5.23~5.69	>5.72
TG	<1.70		>1.70
LDL	<3.12	3.15~3.61	>3.64
HDL	>1.04		<0.91

　　2. 载脂蛋白参考值　见表 3-6-4。

表 3-6-4　载脂蛋白参考值

指标	男性	女性
apoA1	(1.42 ± 0.17) g/L	(1.45 ± 0.14) g/L
apoB	(1.01 ± 0.21) g/L	(1.07 ± 0.23) g/L
apoA1/apoB	1~2	1~2

健康的隐匿
杀手——解
读血脂检查

[临床意义]

1. **胆固醇** 胆固醇升高可导致动脉粥样硬化性心脑血管疾病,如冠心病、心肌梗死、脑卒中等。但胆固醇既不具体,也不敏感,所以不能作为诊断指标,只能作为评价动脉粥样硬化的一个危险因素,常用作动脉粥样硬化的预防、发病估计、疗效观察的参考指标。

(1) 胆固醇升高:见于各种高脂蛋白血症、梗阻性黄疸、肾病综合征、甲状腺功能减退、慢性肾衰竭、糖尿病等。

(2) 胆固醇降低:可见于各种脂蛋白缺陷状态、肝硬化、恶性肿瘤、营养吸收不良、巨细胞性贫血等。

2. **甘油三酯** 是甘油和三个脂肪酸所形成的酯,又称为中性脂肪。甘油三酯也是动脉粥样硬化的危险因素之一。

(1) 甘油三酯增高:见于冠心病、原发性高脂血症、动脉粥样硬化症、肥胖症、糖尿病、肾病综合征等。

(2) 甘油三酯降低:见于甲状腺功能亢进、肾上腺皮质功能减退或肝功能严重低下等。

3. **脂蛋白** 高密度脂蛋白主要作用是将肝以外组织中的胆固醇转运到肝进行分解代谢,能降低血液中胆固醇的浓度,故被认为是抗动脉粥样硬化因子。低密度脂蛋白是富含胆固醇的脂蛋白,主要作用是将胆固醇运送到外周血液,促使动脉壁形成动脉粥样硬化斑块,是致动脉粥样硬化的因子。

4. **载脂蛋白**

(1) apoA1可直接反映高密度脂蛋白水平,所以与高密度脂蛋白一样,具有清除组织内脂质和抗动脉粥样硬化的作用。

(2) apoB可直接反映低密度脂蛋白水平,所以与低密度脂蛋白一样,其增高与动脉粥样硬化、冠心病的发生率呈正相关。

(3) 载脂蛋白A/B(apoA1/apoB)比值随着年龄增长而降低。动脉粥样硬化、冠心病、糖尿病、高脂血症、肥胖症等apoA1/apoB比值减低。apoA1/apoB<1对诊断冠心病的危险性较血清胆固醇、甘油三酯、高密度脂蛋白和低密度脂蛋白更有意义,其敏感度为87%,特异性为80%。

[思维导图]

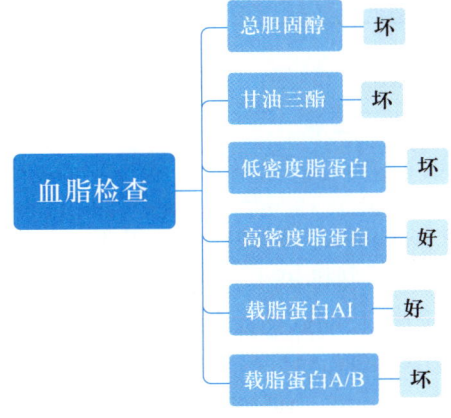

任务 3   血清电解质检查

临床情景

患者男,68 岁。肿瘤晚期,进食差,恶心、呕吐,查血电解质。血电解质检查单上的常见指标有哪些? 应如何判读?

[检查指标]

1. **血清钾**   钾是细胞内液的主要阳离子,细胞内钾占总钾的 98%,细胞外钾占总钾的 2%。钾的主要生理功能是维持细胞代谢、细胞内渗透压和酸碱平衡、神经肌肉应激性和心肌的节律性。

2. **血清钠**   钠是细胞外液的主要阳离子,约 44% 分布在细胞外液,9% 存在于细胞内液,其余分布于骨骼中。钠的主要功能是维持体液正常的渗透压、酸碱平衡,以及肌肉神经的应激作用。

3. **血清氯**   氯是细胞外阴离子,常伴随钠的摄入和排出。氯的主要功能是调节体内酸碱平衡、渗透压、水电解质平衡,以及参与胃液中胃酸的生成。

4. **血清钙**   人体内的钙 99% 以磷酸钙的形式存在于骨骼和牙齿中,约 0.1% 存在于血液中。钙离子的主要功能是降低神经肌肉的兴奋性,维持心肌传导的兴奋性和节律性,参与肌肉收缩和神经传导,参与凝血过程。

[参考范围]

血清电解质参考值见表 3-6-5。

表 3-6-5   血清电解质参考值

	血清钾 /(mmol·L⁻¹)	血清钠 /(mmol·L⁻¹)	血清氯 /(mmol·L⁻¹)	血清钙 /(mmol·L⁻¹)
参考值	3.5~5.5	135~145	95~105	① 总钙:2.25~2.58 ; ② 离子钙:1.10~1.34

甜蜜的诱惑——低钾血症

[临床意义]

1. **血清钾**

(1) 血清钾增高:血清钾 >5.5 mmol/L 为高钾血症。见于:① 摄入过多,如输入大量库存血、补钾过多过快、过度使用含钾药物等;② 排泄减少,如急性肾衰竭少尿或无尿期、慢性肾衰竭、肾上腺皮质功能减退、长期使用潴钾利尿剂、长期低钠饮食等;③ 细胞内钾移至细胞外液,如创伤、大面积烧伤、挤压综合征、休克、缺氧、酸中毒等。

(2) 血清钾减低:血清钾 <3.5 mmol/L 为低钾血症。见于:① 摄入不足,如长期低钾或无钾饮食、禁食、营养不良或吸收障碍、大手术后不能进食又未补钾等;② 丢失过多,如严重呕吐、大量出汗、腹泻、肾小管性酸中毒、长期应用排钾利尿剂及肾上腺皮质功能亢进等;③ 细胞外钾向细胞内

转移,如代谢性碱中毒、大量应用胰岛素、甲状腺功能亢进等。

2. 血清钠

(1) 血清钠增高:血清钠 >145 mmol/L 为高钠血症。见于:① 钠摄入过多,如进食过量钠盐或过多补充钠盐溶液;② 肾排钠减少,如肾上腺皮质功能亢进、原发性醛固酮增多症、脑外伤或急性脑血管病等;③ 水分摄入不足或水分丢失过多,如水源断绝、进食困难、大量出汗、烧伤、长期腹泻等。

(2) 血清钠降低:血清钠 <135 mmol/L 为低钠血症。见于:① 钠摄入不足,如长期低盐饮食、饥饿、营养不良、低盐疗法等;② 肾排钠增多,如反复应用利尿剂、慢性肾衰竭等;③ 钠丢失过多,如呕吐、腹泻、幽门梗阻、大面积烧伤、大量出汗只补水不补充钠、浆膜腔积液反复抽吸等。

3. 血清氯

(1) 血清氯增高:血清氯 >105 mmol/L 为高氯血症。见于:① 摄入过多,如高盐饮食或静脉补充大量的氯化钠等;② 排出减少,如急慢性肾功能不全少尿期、尿路梗阻等;③ 吸收增加,如肾上腺皮质功能亢进时,肾小管对氯化钠重吸收增多;④ 代偿性增加,如呼吸性碱中毒时,CO_2 排出增多,HCO_3^- 减少,可使血氯代偿性增高;⑤ 血液浓缩,如频繁呕吐、反复腹泻、大量出汗等。

(2) 血清氯减低:血清氯 <95 mmol/L 为低氯血症。见于:① 摄入不足,如饥饿、营养不良、低盐治疗等;② 慢性肾衰竭、糖尿病及应用噻嗪类利尿剂等,氯由尿液排出增多;③ 慢性肾上腺皮质功能不全时,由于醛固酮分泌不足,氯随钠丢失增多;④ 呼吸性酸中毒时,血 HCO_3^- 增加,使氯的重吸收减少;⑤ 严重呕吐、胃肠引流等造成大量胃液丧失时,失氯多于失钠。

4. 血清钙

(1) 血清钙增高:血清总钙 >2.58 mmol/ 称高钙血症。见于:① 摄入过多,如静脉输入钙过多、饮用大量牛奶等;② 吸收作用增强,如大量应用维生素 D 等;③ 溶骨作用增强,如原发性甲状旁腺功能亢进、多发性骨髓瘤、骨肉瘤等;④ 排出减少,如急性肾衰竭等。

(2) 血清钙降低:血清总钙 <2.25 mmol/L 为低钙血症。见于:① 摄入不足,如长期低钙饮食等;② 吸收作用减弱,如维生素 D 缺乏、婴儿手足搐搦症及骨质软化症等;③ 吸收不良,如长期腹泻及小肠吸收不良综合征等;④ 成骨作用增强,如甲状旁腺功能减低、恶性肿瘤骨转移等;⑤ 肾脏疾病,如肾病综合征、肾小管性酸中毒等。

[思维导图]

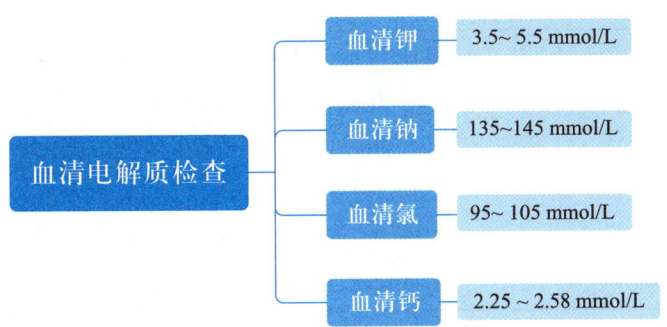

血清电解质检查
- 血清钾 —— 3.5~5.5 mmol/L
- 血清钠 —— 135~145 mmol/L
- 血清氯 —— 95~105 mmol/L
- 血清钙 —— 2.25~2.58 mmol/L

任务4 血清铁及其代谢产物检查

临床情景

患儿男,6个月。未及时添加辅食,面色苍白。血清铁及其代谢产物检查单上的常见指标有哪些? 应如何判读?

[检查指标]

1. **血清铁** 即与转铁蛋白结合的铁,其含量不仅取决于血清中铁的含量,还受转铁蛋白的影响。

2. **血清转铁蛋白(Tf)** 主要在肝合成,起着转运铁的作用,每分子转铁蛋白可与 2 个 Fe^{3+} 结合并将铁转运到骨髓和其他需铁的组织。

3. **血清总铁结合力(TIBC)** 正常情况下,血清铁仅能与 1/3 的转铁蛋白结合,2/3 的转铁蛋白未能与铁结合,未与铁结合的转铁蛋白称为未饱和铁结合力。每升血清中的转铁蛋白所能结合的最大铁量称为总铁结合力,即为血清铁与未饱和铁结合力之和。

4. **血清转铁蛋白饱和度(Tfs)** 简称铁饱和度,指血清铁除以总铁结合力的百分比。

5. **血清铁蛋白(SF)** 是体内贮存铁的形式之一。许多恶性肿瘤细胞也能合成或分泌铁蛋白。

6. **红细胞内游离原卟啉(FEP)** 在血红蛋白合成过程中,原卟啉与铁在铁络合酶的作用下形成血红素。当铁缺乏时,原卟啉不能与铁结合形成血红素,导致红细胞内的游离原卟啉增多。

[参考范围]

血清铁及其代谢产物参考值见表 3-6-6。

表 3-6-6 血清铁及其代谢产物参考值

指标	参考值
血清铁	男性 10.6~36.7 μmol/L; 女性 7.8~32.2 μmol/L; 儿童 9~22 μmol/L
血清转铁蛋白(Tf)	28.6~51.9 μmol/L(2.5~4.3 g/L)
血清总铁结合力(TIBC)	男性 50~77 μmol/L; 女性 54~77 μmol/L
血清转铁蛋白饱和度(Tfs)	33%~55%
血清铁蛋白(SF)	男性 15~200 μg/L; 女性 12~150 μg/L
红细胞内游离原卟啉(FEP)	男性 0.56~1.0 μmol/L; 女性 0.68~1.32 μmol/L

[临床意义]

1. **血清铁**

(1) 血清铁增高:① 铁摄入过多,如铁剂治疗过量等;② 铁释放增多,如溶血性贫血等;③ 体内贮存铁释放增加,如白血病、含铁血黄素沉着症、反复输血等;④ 铁利用障碍,如再生障碍性贫

缺铁性贫血"四兄弟"——铁四项检测

血、铁粒幼细胞贫血等。

(2) 血清铁降低:① 铁摄入不足,如长期缺铁饮食等;② 铁需要量增加,如妊娠、婴儿生长期等;③ 铁丧失过多,如痔、消化性溃疡等引起的慢性失血;④ 体内贮存铁释放减少,如急性和慢性感染、尿毒症等。

2. 血清转铁蛋白

(1) 血清转铁蛋白增高:常见于女性妊娠期、口服避孕药、慢性失血及铁摄入不足,特别是缺铁性贫血。

(2) 血清转铁蛋白减低:① 铁粒幼细胞贫血、再生障碍性贫血等;② 营养不良、重度烧伤、肾衰竭等;③ 遗传性转铁蛋白缺乏症等;④ 急性肝炎、慢性肝损伤及肝硬化等。

3. 血清总铁结合力

(1) 血清总铁结合力增高:① 血清转铁蛋白合成增加,如缺铁性贫血、红细胞增多症、妊娠后期;② 血清转铁蛋白释放增加,如急性肝炎、亚急性重型肝炎等。

(2) 血清总铁结合力减低:① 血清转铁蛋白合成减少,如肝硬化、慢性肝损伤等;② 血清转铁蛋白丢失,如肾病综合征等;③ 铁缺乏,如肝脏疾病、慢性炎症、消化性溃疡等。

4. 血清转铁蛋白饱和度

(1) 血清转铁蛋白饱和度增高:① 铁利用障碍,如再生障碍性贫血、铁粒幼细胞贫血等;② 血色病,血清转铁蛋白饱和度 >70% 为诊断血色病的可靠依据。

(2) 血清转铁蛋白饱和度减低:常见于缺铁性贫血,血清转铁蛋白饱和度 <15% 并结合病史即可诊断缺铁或缺铁性贫血,其准确性仅次于铁蛋白,但较血清总铁结合力和血清铁灵敏。另外,血清转铁蛋白饱和度减低也可见于慢性感染性贫血。

5. 血清铁蛋白

(1) 铁蛋白升高:① 铁贮存增加,如原发性血色病、继发性铁负荷过多(如过多输血、不恰当铁剂治疗、溶血性贫血、再生障碍性贫血等);② 铁蛋白合成增加,如肝癌、肺癌、胰癌、白血病等恶性肿瘤,尤其是原发性肝癌,癌细胞合成的铁蛋白增加;③ 组织内铁蛋白释放增加,如肝坏死、慢性肝病等。

(2) 铁蛋白降低:常见于缺铁性贫血、失血、长期腹泻、营养不良、肝硬化等。

6. 红细胞内游离原卟啉

(1) 游离原卟啉增高:常见于缺铁性贫血、铁粒幼细胞贫血、阵发性睡眠性血红蛋白尿及铅中毒等。游离原卟啉 / 血红蛋白比值对诊断缺铁更灵敏。

(2) 游离原卟啉减低:常见于巨幼细胞贫血、恶性贫血和血红蛋白病等。

[思维导图]

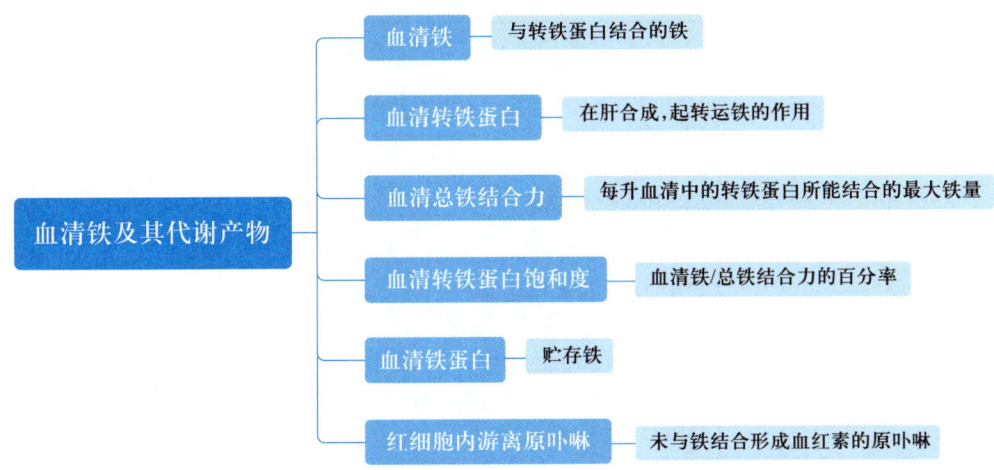

273

任务 5　心肌损伤标志物检查

临床情景

　　患者女,63 岁。胸痛 1 小时,到医院检查,心电图示"Ⅱ、Ⅲ、aVF 导联 ST 段抬高",建议查心肌损伤标志物。常见心肌损伤标志物有哪些? 应如何判读?

[检查指标]

　　1. 肌酸激酶(CK)及其同工酶　CK 与 ATP 的再生有关,是重要的能量调节酶,主要存在于需要大量能量供应的组织,如骨骼肌、心肌、脑组织等,以骨骼肌含量最多,其次是脑和心肌。CK 有三种同工酶,分别是 CK-MM(肌型)、CK-BB(脑型)和 CK-MB(心肌型)。

　　2. 乳酸脱氢酶(LDH)及其同工酶　LDH 是参与糖酵解和糖异生过程中催化乳酸和丙酮酸之间氧化还原反应的重要酶类,几乎存在于所有组织中,其中以心肌、骨骼肌和肾含量最丰富,其次为肝、脾、胰腺、肺和肿瘤组织中,红细胞中 LDH 含量也极为丰富。LDH 有五种同工酶,即 LDH_1、LDH_2、LDH_3、LDH_4 和 LDH_5。其中,LDH_1、LDH_2 主要来自心肌;LDH_3 主要来自肺、脾组织;LDH_4、LDH_5 主要来自肝,其次为骨骼肌。

　　3. 肌红蛋白(Mb)　是一种含血红素的蛋白质,主要存在于骨骼肌和心肌细胞的细胞质中,且分子量较小,因此一旦骨骼肌或心肌受损,肌红蛋白会较早在血液中出现。

　　4. 心肌肌钙蛋白(cTn)　是肌肉收缩的调节蛋白,有 3 种亚单位,分别为肌钙蛋白 C(cTnC)、心肌肌钙蛋白 I(cTnI)和心肌肌钙蛋白 T(cTnT)。其中,cTnC 在骨骼肌和心肌中含量是相同的,没有心肌特异性,而 cTnI 和 cTnT 是特异性存在于心肌细胞内的,且不能透过完整的细胞膜,故健康人血中含量极微。

[参考范围]

　　心肌损伤标志物及其参考值见表 3-6-7。

表 3-6-7　心肌损伤标志物及其参考值

心肌损伤标志物	参考值
肌酸激酶(CK)及其同工酶	CK(速率法):男 38~174 U/L,女 26~140 U/L; CK-MM:94%~96%; CK-MB:<5%; CK-BB:极少或无
乳酸脱氢酶(LDH)及其同工酶	LDH(速率法):120~250 U/L; LDH_1 :(32.70 ± 4.60)%; LDH_2 :(45.10 ± 3.53)%; LDH_3 :(18.50 ± 2.96)%; LDH_4 :(2.90 ± 0.89)%; LDH_5 :(0.85 ± 0.55)%

续表

心肌损伤标志物	参考值
肌红蛋白(Mb)	① 定性:阴性; ② 定量:ELISA 法 50~85 μg/L,RIA 法 6~85 μg/L,>75 μg/L 为临界值
心肌肌钙蛋白(cTn)	① cTnI:<0.2 μg/L,>1.5 μg/L 为临界值; ② cTnT:0.02~0.13 μg/L,>0.2 μg/L 为临界值,>0.5 μg/L 可以诊断急性心肌梗死

[临床意义]

1. 肌酸激酶(CK)及其同工酶

(1) CK 升高:可见于急性心肌梗死、进行性肌萎缩、皮肌炎及肌肉其他损伤的患者,对急性心肌梗死诊断价值最大。

(2) CK-MB 增高:① 可用于急性心肌梗死的早期诊断,CK-MB 对急性心肌梗死早期诊断的灵敏度明显高于总 CK,且具有高度特异性;② CK-MB 在血清中的浓度与梗死面积有一定的相关性,可大致判断梗死范围;③ CK-MB 还可用于诊断再梗死及检测再灌注和溶栓效果。溶栓成功后几小时内,CK-MB 还会继续升高,称"冲洗现象",此后即下降。

(3) CK-MM 增高:见于急性心肌梗死、骨骼肌疾病、重症肌无力、手术、创伤等。

(4) CK-BB 增高:① 神经系统疾病,如脑梗死、脑出血、脑膜炎等;② 肿瘤,恶性肿瘤患者血清 CK-BB 检出率为 25%~41%,CK-BB 由脑组织合成,若无脑组织损伤,应考虑为肿瘤,如肺、肠、胆囊、前列腺等部位的肿瘤。

2. 乳酸脱氢酶(LDH)及其同工酶

临床实践证明,LDH 及 LDH_1 作为诊断急性心肌梗死的心肌损伤标志物虽有一定价值,但也存在许多不同看法。

(1) 灵敏度低:由于 LDH 相对分子质量较大,在血中升高时间较迟,不能满足急性心肌梗死早期诊断需要。另外,同工酶谱测定费时,检测周期较长。

(2) 特异性差:LDH 分布广泛,即使是 LDH_1,除主要分布于心肌外,肾、胰腺等其他组织也有分布,所以血中 LDH 及 LDH_1 升高,不能确定是心肌损伤。

(3) 不能用于评估溶栓疗法和作为再灌注标志:LDH 在血中持续时间较长,并且溶栓时常伴有溶血使 LDH 升高,故无法通过 LDH 活性的变化来判断溶栓是否成功,是否出现再灌注。

总之,现在已不主张将 LDH 及其同工酶作为心肌损伤标志物。

3. 肌红蛋白

(1) 诊断急性心肌梗死:肌红蛋白分子量较小,心肌细胞损伤后即可从受损的心肌细胞中释放,故在急性心肌梗死发病后 0.5~2 小时即可升高,5~12 小时达高峰,18~30 小时恢复正常,所以肌红蛋白是至今发现能用于 AMI 诊断的最早的生化标志物。在胸痛发作 2~12 小时内,肌红蛋白阴性可排除急性心肌梗死的诊断。

(2) 判断急性心肌梗死病情:肌红蛋白主要由肾排泄,急性心肌梗死患者血清中增高的肌红蛋白很快从肾清除,发病后一般 18~30 小时即可恢复正常,若此时肌红蛋白持续增高或反复波动,提示心肌梗死持续存在,或再次发生心肌梗死及梗死范围扩展等。

(3) 肌红蛋白不是心肌损伤的特异性指标,任何原因所致的骨骼肌损伤,甚至肌内注射、剧烈运动等及肾功能排泄障碍时,均可导致血清肌红蛋白升高。

4. 心肌肌钙蛋白(cTn)

(1) 诊断急性心肌梗死:cTnT 和 cTnI 是目前急性心肌梗死的确诊标志物,灵敏性、特异性都较

CK-MB 高,且诊断窗口期长。

（2）判断微小心肌损伤：对于微小心肌损伤,尚达不到急性心肌梗死的诊断标准时,血清 CK-MB 尚在正常参考值范围内,cTnT 和 cTnI 已升高,因此这种缺血性心肌损伤可通过 cTnT 和 cTnI 的变化得以发现。

（3）此外,cTn 还可用于溶栓治疗效果观察,心肌损伤面积的估计,心脏移植后排斥反应观察,某些药物疗效观察等。

[思维导图]

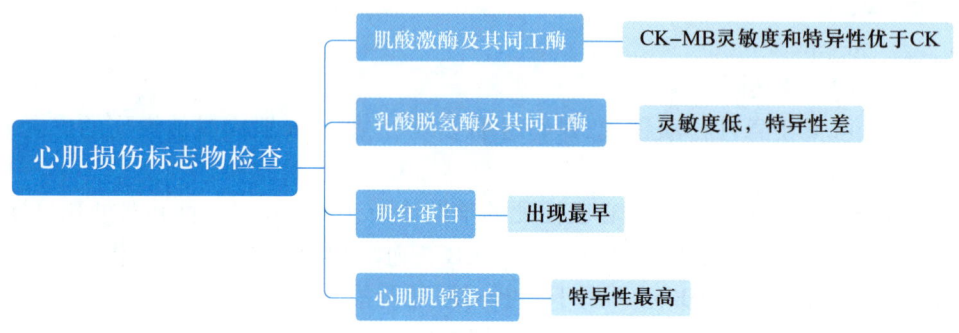

任务 6　胰腺疾病检查

临床情景

患者男,32 岁。饱餐后腹痛 2 小时,向后背部放射,查"血、尿淀粉酶"。请问常见指标有哪些？应如何判读？

[检查指标]

1. 血、尿淀粉酶　血液中淀粉酶主要来自胰腺和腮腺；尿液中淀粉酶则来自血液。
2. 血清脂肪酶　血清脂肪酶主要来自胰腺；脂肪酶经肾小球滤过,全部被肾小管重吸收,所以尿液中无脂肪酶。

[参考范围]

胰腺疾病检查指标及参考值见表 3-6-8。

表 3-6-8　胰腺疾病检查指标及参考值

检查指标	血淀粉酶	尿淀粉酶	血脂肪酶
参考值	35~135 U/L	24 小时尿液淀粉酶 <1 000 U/L	比色法：<79 U/L 滴度法：<1 500 U/L

［临床意义］

1. **血、尿淀粉酶检测** 可用于急性胰腺炎的诊断和急腹症的鉴别诊断。

（1）急性胰腺炎是淀粉酶增高最常见的原因：① 血清淀粉酶一般于发病后 6~12 小时开始增高，12~72 小时达到峰值，3~5 天恢复正常。血清淀粉酶如超过 500 U/L，即有诊断意义。实际上淀粉酶升高的程度与胰腺损伤程度不一定相关，但其升高的程度越大，患急性胰腺炎的可能性也越大，因此尽管特异性和灵敏度都不够高，目前还是将淀粉酶作为急性胰腺炎诊断的首选指标；② 尿淀粉酶在发病后 12~24 小时开始升高，但下降缓慢，持续时间较长，1~2 周后才降至正常，适用于就诊较迟和血清淀粉酶仅轻度升高或已恢复正常者，但其可靠性不如血清淀粉酶。

（2）除急性胰腺炎外，其他急腹症也可引起淀粉酶升高。所以当怀疑急性胰腺炎时，除应连续监测淀粉酶外，还应结合临床情况及其他检查（如血脂肪酶等）共同分析，做出诊断。

2. **血脂肪酶** 主要用于急性胰腺炎的诊断及急腹症的鉴别诊断。

（1）急性胰腺炎时，脂肪酶如同淀粉酶一样也逸入血中，发病后 4~8 小时开始升高，24 小时达到峰值，一般持续 8~14 天。对于急性胰腺炎，脂肪酶比淀粉酶更敏感和特异，且脂肪酶升高持续的时间较长，所以在疾病的后期测定中更有意义。

（2）急腹症的鉴别诊断：非胰腺炎的急腹症患者血清淀粉酶升高而脂肪酶正常。

［思维导图］

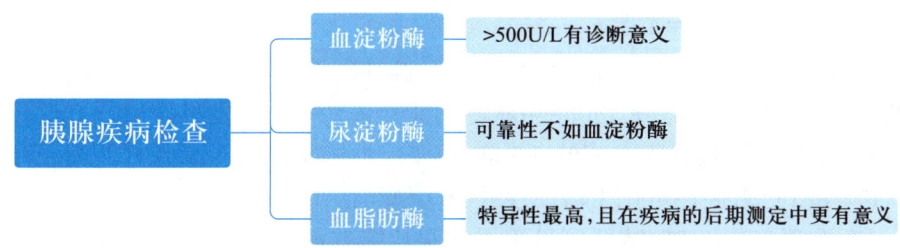

任务 7　甲状腺功能检查

临床情景

患者女，20 岁。烦躁、易怒 2 个月，自觉颈部增粗 1 个月，查"甲状腺功能"。检查单上的常见指标有哪些？应如何判读？

［检查指标］

1. **血清总 T_3（TT_3）和 T_4（TT_4）** T_4 全部由甲状腺产生，血清中 99.96% 的 T_4 以与蛋白结合的形式存在，其中 80%~90% 与甲状腺激素结合球蛋白（TBG）结合。TT_4 包括了与蛋白结合部分的总量。血清 TT_4 测定受 TBG 等结合蛋白的量和结合力变化的影响。

20% 的血清 T_3 由甲状腺产生,80% 的 T_3 在外周组织中由 T_4 转换而来。血清中 T_3 与蛋白结合量达 99.5% 以上,故 TT_3 也受血清 TBG 量的影响。

2. **血清游离 T_3(FT_3)和游离 T_4(FT_4)** 血清 FT_3 和 FT_4 不受 TBG 影响,直接反映甲状腺功能状态,其敏感性和特异性明显高于 TT_3、TT_4。

3. **血清反 T_3(rT_3)** rT_3 是 T_4 在外周组织脱碘而生成。

4. **血清促甲状腺激素(TSH)** TSH 由腺垂体分泌,其生理作用是刺激甲状腺细胞的发育、合成与分泌甲状腺激素。TSH 的分泌受促甲状腺素释放激素(TRH)的兴奋性和生长抑素的抑制性的影响,并受甲状腺素的负反馈调节。

[**参考范围**]

甲状腺功能检查指标及参考值见表 3-6-9。

表 3-6-9 甲状腺功能检查指标及参考值

检查指标	TT_3、TT_4/($nmol \cdot L^{-1}$)	FT_3、FT_4/($pmol \cdot L^{-1}$)	rT_3/($nmol \cdot L^{-1}$)	TSH/($mU \cdot L^{-1}$)
参考值	TT_3:1.6~3.0 TT_4:65~155	FT_3:6.0~11.4 FT_4:10.3~25.7	0.2~0.8	2~10

解读"甲功五项"化验单

[**临床意义**]

1. **血清总 T_3(TT_3)和 T_4(TT_4)**

(1)增高:① 血清 TT_3 和 TT_4 增高主要见于甲状腺功能亢进,和 FT_3、FT_4 一起可用于甲状腺功能亢进的诊断、病情评估、疗效监测。但在甲状腺功能亢进初期与复发早期 TT_3 一般上升很快,约 4 倍于正常值;TT_4 上升缓慢,仅为正常值的 2.5 倍,故 TT_3 是早期 Graves 病疗效观察及停药后复发的敏感指标;② TT_3 和 TT_4 升高还可见于活动性肝炎、妊娠时。

(2)减低:① 血清 TT_3 和 TT_4 减低可见于甲状腺功能减退,甲状腺功能减退时 TT_4 或 FT_4 降低早于 TT_3 或 FT_3,血 TT_3 或 FT_3 降低仅见于疾病后期或病重者;② TT_3 和 TT_4 减低还可见于垂体功能低下、营养不良、肾病综合征、肾衰竭、严重的全身性疾病等情况。

2. **血清游离 T_3(FT_3)和游离 T_4(FT_4)** FT_3、FT_4 的临床意义与 TT_3、TT_4 相同,但因不受血清 TBG 影响,代表具有生物活性的甲状腺激素的含量,因而具有更重要的临床价值。

(1)甲状腺功能亢进:对于诊断甲状腺功能亢进来说,FT_3、FT_4 均较 TT_3、TT_4 灵敏,对甲状腺功能亢进患者治疗效果的观察,FT_3、FT_4 的价值更大。

(2)甲状腺功能减退:大多数口服 T_4 治疗的患者,在服药后 1~6 小时血中 FT_4 浓度达到高峰,其升高程度与服药剂量有关。FT_4 是甲状腺素替代性治疗时很好的检测指标。

(3)妊娠:孕妇的血中 TBG 明显增加,可引起 TT_3、TT_4 升高。因此,FT_3、FT_4 的检测较 TT_3、TT_4 更为准确。

(4)药物影响:肝素可能对 FT_3、FT_4 的测定产生影响,使结果偏高。

3. **血清反 T_3(rT_3)** rT_3 与 T_3 在化学结构上属异构体,但 T_3 是参与机体代谢的重要激素,该过程消耗氧,而 rT_3 则几乎无生理活性。rT_3 增加,T_3 减少,可以降低机体氧和能量的消耗,是机体的一种保护性机制。

(1)甲状腺功能亢进时血清 rT_3 增加,与血清 T_3、T_4 的变化基本一致。而部分甲状腺功能亢进初期或复发早期仅有 rT_3 的升高。

(2) 甲状腺功能减退时血清 rT_3 降低。rT_3 是鉴别甲状腺功能减退与非甲状腺疾病功能异常的重要指标之一。

(3) 非甲状腺疾病,如心肌梗死、肝硬化、糖尿病、尿毒症、脑血管意外和一些癌症患者,血清中 rT_3 增加,T_3/rT_3 比值降低,这一指标对上述疾病程度的判断、疗效观察及预后估计均有重要意义。

(4) 羊水中 rT_3 浓度可作为胎儿成熟的指标。如羊水中 rT_3 低下,有助于先天性甲状腺功能减退的宫内诊断。

4. 血清促甲状腺激素(TSH)

(1) 增高:TSH 增高可见于原发性甲状腺功能减退、甲状腺激素抵抗综合征、异位 TSH 综合征、TSH 分泌肿瘤、应用多巴胺拮抗剂和含碘药物等。

(2) 降低:TSH 降低可见于甲状腺功能亢进、亚临床甲状腺功能亢进、库欣病、肢端肥大症、过量应用糖皮质醇和抗甲状腺药物等。

[思维导图]

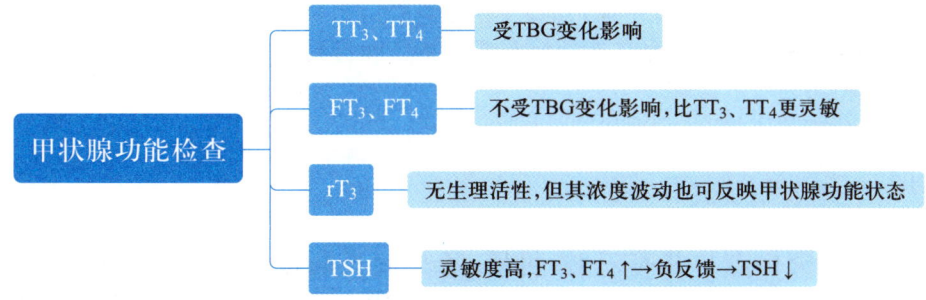

[考点练习]

项目七　临床常用免疫学检查

任务1　乙型肝炎病毒免疫标志物检查

临床情景

患者男,20岁。最近到医院体检,查出了"大三阳",其母患慢性乙型肝炎。其乙型肝炎病毒(HBV)免疫标志物检查单上的常见指标有哪些? 应如何判读?

[检查指标]

乙型病毒性肝炎标志物共有三对,包括:乙型肝炎病毒表面抗原(HBsAg)及表面抗体(抗-HBs)、乙型肝炎病毒 e 抗原(HBeAg)及 e 抗体(抗-HBe)、乙型肝炎病毒核心抗原(HBcAg)及核心抗体(抗-HBc)。由于核心抗原存在于肝细胞核中,释放时又常被 HBsAg 包裹不游离于血清中,难以测定,所以临床上只对标志物中的其他"两对半"进行检查。

[参考范围]

均为阴性。

[临床意义]

1. HBsAg　HBsAg 阳性是 HBV 感染的标志,但阴性不能排除 HBV 感染,如 HBV 的 S 区基因发生变异或 HBV 表达量太低时,HBsAg 可呈阴性。

2. 抗-HBs　抗-HBs 阳性表明机体对 HBV 具有一定的免疫力。HBsAg 和抗-HBs 同时阳性可出现于:① HBV 感染恢复期;② S 基因发生变异,原型抗-HBs 不能将其清除;③ 抗-HBs 阳性者感染免疫逃逸株。

3. HBeAg　HBeAg 阳性表示 HBV 复制活跃,传染性强,持续阳性易转为慢性肝炎。

4. 抗-HBe　HBeAg 消失而抗-HBe 产生称为 e 抗原血清转换。抗-HBe 阳转后,病毒多处于静止状态,复制减弱,传染性减低。但也有可能是 HBV DNA 与宿主 DNA 整合,并长期潜伏于体内的一种现象。长期抗-HBe 阳性不能说明没有传染性,20%~50% 患者 HBV DNA 检测阳性,部分可能由于前 C 区基因变异,导致不能形成 HBeAg。

5. HBcAg　HBcAg 存在于 HBV 的核心,HBcAg 阳性是 HBV 存在且处于复制状态的直接证据,在血清中游离的极少,故用一般方法不易在血液中检出 HBcAg。

6. **抗 –HBc**   抗 –HBcIgM 阳性提示 HBV 现症感染。抗 –HBcIgG 在血清中可长期存在。高滴度抗 –HBcIgG 阳性提示 HBV 现症感染,常与 HBsAg 并存。低滴度抗 –HBcIgG 阳性提示既往曾有HBV 感染,常与抗 –HBs 并存。单一抗 –HBcIgG 阳性可以是过去感染,而在高滴度时往往是现症低水平感染。

"乙肝两对半"检测结果分析见表 3–7–1。

表 3–7–1   "乙肝两对半"检测结果分析

HBsAg	抗–HBs	HBeAg	抗–HBe	抗–HBc	检测结果分析
–	–	–	–	–	未感染 HBV
–	+	–	–	–	HBV 感染后或接种乙肝疫苗后获得免疫
+	–	+	–	+	急性或慢性 HBV 感染,俗称"大三阳"
+	–	+	–	–	急性 HBV 感染早期或 HBV 携带者
+	–	–	–	+	急性 HBV 感染早期,慢性 HBV 携带者
–	–	+	+	+	急性 HBV 感染中期
–	+	–	+	+	HBV 感染恢复期
–	–	–	+	+	曾有 HBV 感染或急性感染恢复期
+	–	–	+	+	急性 HBV 感染趋向康复,俗称"小三阳"
–	–	–	+	–	急性 HBV 感染趋向康复

[**思维导图**]

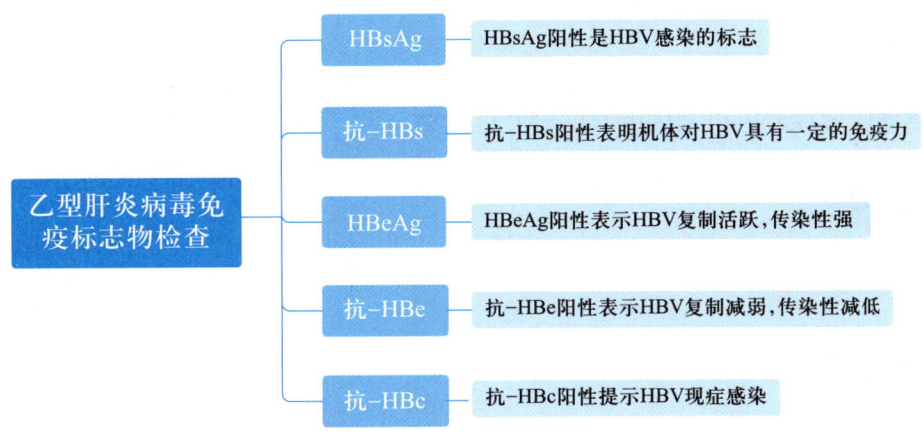

任务 2   自身抗体检查

临床情景

患者女,23 岁。高热,口腔溃疡,多关节酸疼,皮肤有盘状红斑,初步诊断考虑为系统性红斑狼疮,可进一步做哪些自身抗体检查呢?检查结果如何判读?

[检查指标]

当机体免疫调节紊乱,对自身成分产生免疫应答并生成自身抗体时,就会造成自身组织器官的损害,导致自身免疫性疾病。对自身抗体的检查,是协助诊断自身免疫性疾病的依据。

1. **抗核抗体(ANA)** 是指针对真核细胞核成分的自身抗体的总称。

2. **抗脱氧核糖核酸抗体** 主要有抗双链 DNA(dsDNA)抗体、抗单链 DNA(ssDNA)抗体两种。抗 dsDNA 抗体的靶抗原是细胞核中 DNA 的双螺旋结构,有重要临床意义。

3. **抗可提取性核抗原抗体谱(抗 ENA 抗体谱)** 是由核内可提取性核抗原刺激机体所产生的一组自身抗体的总称,临床上常检测的有抗 RNP 抗体、抗 Sm 抗体、抗 SS-A 抗体、抗 SS-B 抗体等10 余种。

4. **抗线粒体抗体(AMA)** 是一种针对细胞质中线粒体内膜和外膜蛋白成分的自身抗体,无器官和种属特异性,该抗体主要是 IgG。

5. **类风湿因子(RF)** 是一种抗变性 IgG 的自身抗体,主要为 IgM 型,也有 IgG、IgA、IgD 和 IgE型,类风湿因子主要存在于类风湿关节炎患者的血清和关节液内,用乳胶凝集法测出的主要是 IgM型,ELISA 法检出的是 IgG 和 IgA 型。

6. **抗环瓜氨酸肽(CCP)抗体** 是能与瓜氨酸肽链结合的自身抗体。

7. **抗甲状腺球蛋白抗体(抗 TG)和抗甲状腺微粒体抗体(抗 TM)** 甲状腺球蛋白是由甲状腺滤泡细胞合成的一种糖蛋白,抗甲状腺球蛋白主要是 IgG。抗甲状腺微粒体抗体是针对甲状腺微粒体的一种抗体。

8. **抗心磷脂抗体(ACA)** 是一组针对各种带负电荷磷脂的自身抗体。

9. **抗乙酰胆碱受体抗体(AchRA)** 是针对运动肌细胞上乙酰胆碱受体的一种自身抗体。抗乙酰胆碱受体抗体可结合到运动肌细胞的乙酰胆碱受体上,破坏运动板,使神经 - 肌肉间的信号传递发生障碍,致运动无力。

10. **抗中性粒细胞胞质抗体(ANCA)** 是血管炎患者的自身抗体,是诊断血管炎的一种特异性指标,主要有胞质型(cANCA)和核周型(pANCA)两型。

[参考范围]

均为阴性。

[临床意义]

1. **抗核抗体(ANA)** 是自身免疫性疾病的筛选试验。ANA 阳性见于系统性红斑狼疮、混合性结缔组织病、类风湿关节炎、自身免疫性肝炎、皮肌炎、重症肌无力等。此外,服用抗心律失常药物,如普鲁卡因胺或服用降压药如肼苯达嗪等可出现假阳性。

2. **抗脱氧核糖核酸抗体**

(1) 抗 dsDNA 抗体:抗 dsDNA 抗体是一个对系统性红斑狼疮高度特异的指标,70%~90% 的系统性红斑狼疮活动期患者可呈阳性。此外,少量风湿患者抗 dsDNA 也可阳性。

(2) 抗 ssDNA 抗体:常见于多种自身免疫性疾病,特异性较差。

3. **抗可提取性核抗原抗体谱**

(1) 抗 RNP 抗体可见于系统性红斑狼疮、各种风湿病、类风湿关节炎、进行性全身性硬化症等。

(2) 抗 Sm 抗体对诊断系统性红斑狼疮有很强的特异性,可作为系统性红斑狼疮的标志抗体,但阳性率仅为 25%~45%。

（3）抗 SS-A 抗体和抗 SS-B 抗体是干燥综合征的特异性抗体。

（4）其他：① 抗 Jo-1 抗体，是多发性肌炎和皮肌炎的标记抗体，并提示预后不良；② 抗 Scl-70 抗体是系统性硬化症的标记抗体；③ 抗 RiB 抗体主要出现于系统性红斑狼疮，并可作为狼疮活动的诊断指标；④ 抗 U1-RNP 抗体为混合性结缔组织病的标志性抗体。

4. 抗线粒体抗体（AMA） 主要用于肝疾病的诊断，在许多肝疾病时可检出。AMA 可作为原发性胆汁性肝硬化和肝外胆道阻塞性肝硬化症鉴别诊断的依据。原发性胆汁性肝硬化有症状患者的阳性率为 92.5%，无症状者为 90.5%；但是，胆总管阻塞和肝外胆管阻塞为阴性。此外，慢性活动性肝炎可高达 90% 以上，门脉性肝硬化阳性率为 25%，由药物引起的自身免疫病也可见 AMA 阳性。

5. 类风湿因子（RF） 阳性常见于类风湿关节炎，阳性率可达 70% 以上。RF 的滴度可判断类风湿关节炎的活动性，持续高滴度提示病情处于活动期。IgG 型 RF 与类风湿关节炎患者的滑膜炎、血管炎和关节外症状有关，IgM 型与 IgA 型的效价与病情及骨质破坏有关。

但是，RF 对类风湿关节炎特异性不高，其他自身免疫性疾病，如系统性红斑狼疮、多发性肌炎、硬皮病、干燥综合征、自身免疫性溶血、慢性活动性肝炎等，以及某些感染性疾病，如传染性单核细胞增多症、结核病、感染性心内膜炎等也可呈现阳性反应。也有极少数正常人可出现 RF 阳性。

6. 抗环瓜氨酸肽（CCP）抗体 阳性是类风湿关节炎早期诊断的特异性指标（98%），与 RF 联合检测可提高类风湿关节炎的诊断敏感性。抗 CCP 抗体阳性的类风湿关节炎患者较阴性患者更容易发展为多关节损伤。

7. 抗甲状腺球蛋白抗体和抗甲状腺微粒体抗体 甲状腺功能亢进、慢性甲状腺炎、甲状腺功能减退时常可测出具有针对甲状腺的自身抗体，临床以抗甲状腺球蛋白抗体和抗甲状腺微粒体抗体应用最广。

（1）抗甲状腺球蛋白抗体：甲状腺功能亢进、桥本甲状腺炎和甲状腺癌的患者可出现抗甲状腺球蛋白抗体阳性。重症肌无力、肝病、风湿性血管病、糖尿病等也可出现阳性，此外，有些正常人，特别是 40 岁以上妇女阳性率可达 18%。

（2）抗甲状腺微粒体抗体：桥本甲状腺炎、甲状腺功能减退、亚急性甲状腺炎、甲状腺肿瘤、单纯性甲状腺肿等可出现抗甲状腺微粒体抗体阳性。抗甲状腺球蛋白抗体与抗甲状腺微粒体抗体同时检测，可以提高检出的阳性率。此外，正常人也有 8.4% 的阳性率。

8. 抗心磷脂抗体（ACA） 与内皮细胞或血小板膜上的磷脂结合，破坏细胞的功能，造成血液的高凝状态；与红细胞结合，在补体的参与下，造成溶血性贫血。ACA 是抗磷脂抗体中的一种，特异性较强，能干扰磷脂依赖的凝血过程。ACA 与自身免疫性疾病和抗磷脂综合征的关系较为密切。

系统性红斑狼疮患者 ACA 阳性检出可达 70%~80%，血清及脑脊液中 ACA 的检测有助于神经精神性狼疮的临床诊断。ACA 在类风湿关节炎患者中的阳性率达 33%~49%，是了解疾病进展的常用指标。约 70% 未经治疗的 ACA 阳性患者可发生自发性流产和宫内死胎。ACA 阳性者血小板减少发生率明显高于阴性者。此外，急性脑血管病患者 ACA 水平增高是预后不良的信号。

9. 抗乙酰胆碱受体抗体（AchRA） 对诊断重症肌无力特异性和敏感性均高，阳性率达 90%，其他眼肌障碍患者全部阴性。AchRA 还可作为重症肌无力疗效观察的指标。另外，肌萎缩侧索硬化症患者用蛇毒治疗后可出现假阳性。

10. 抗中性粒细胞胞质抗体（ANCA） 胞质型（cANCA）主要见于韦格纳肉芽肿。其他 cANCA 阳性的疾病还有坏死性血管炎、微小多动脉炎、结节性多动脉炎等。核周型（pANCA）主要与多发性微动脉炎相关。pANCA 还见于风湿性和胶原性血管炎、肾小球肾炎、溃疡性结肠炎、原发性胆汁性肝硬化等。

[思维导图]

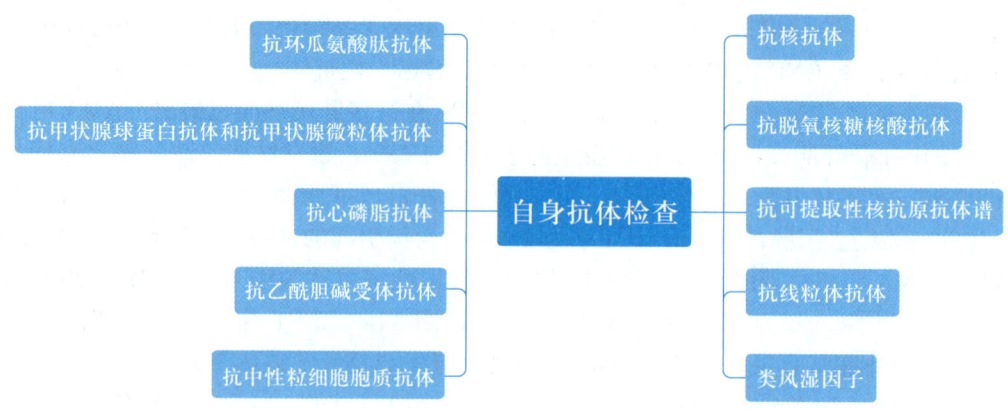

任务3 肿瘤标志物检查

临床情景

患者男,60岁。最近到医院体检,发现"肿瘤标志物"升高。其检查单上的常见指标有哪些? 应如何判读?

[检查指标]

1. 甲胎蛋白(AFP) 是在胎儿早期由肝和卵黄囊合成的一种糖蛋白,出生后 AFP 的合成受抑制,AFP 为阴性。当肝细胞或生殖腺胚胎组织发生恶性病变时,有关基因重新被激活,AFP 重新开始合成,以致血中 AFP 含量明显升高。

2. 癌胚抗原(CEA) 是一种富含多糖的蛋白复合物。CEA 是一种广谱性肿瘤标志物,脏器特异性低,主要用于恶性肿瘤的辅助诊断、预后判断、疗效监测和肿瘤复发监测等。

3. 前列腺特异抗原(PSA) 是一种由前列腺分泌的具有丝氨酸活性的单链糖蛋白,存在于前列腺管道的上皮细胞中。血清总 PSA(T-PSA)中有 80% 以结合形式存在,称复合 PSA(C-PSA);20% 以游离形式存在,称游离 PSA(F-PSA)。同时测定 T-PSA 和 F-PSA,计算 F-PSA/T-PSA 比值可以使前列腺癌诊断的准确性更高。

4. 组织多肽抗原(TPA) 是存在于胎盘和大部分肿瘤组织细胞膜和细胞质中的一种单链多肽。血 TPA 水平与细胞分裂增殖程度密切相关,恶性肿瘤细胞分裂、增殖越活跃,血清中 TPA 水平越高,但其增高与肿瘤发生部位和组织类型无相关性。临床上常用于辅助诊断迅速增殖的恶性肿瘤,特别是对已知肿瘤进行疗效监测。

5. 鳞状上皮细胞癌抗原(SCCA) 是一种糖蛋白,是鳞状上皮细胞的标志物。临床上,SCCA 用于宫颈鳞癌患者的预后评估、疗效和肿瘤复发监测,也常用于监测肺鳞状细胞癌、食管癌等的治疗效果、复发、转移或评价预后。

6. 癌抗原 15-3(CA15-3) 是抗原决定簇、糖和多肽组成的糖蛋白,是乳腺癌的相关抗原。

7. **癌抗原 125（CA125）** 存在于上皮性卵巢癌组织及患者的血清中,在成人的输卵管、子宫和宫颈内膜及胎儿体腔上皮分泌物及羊水中也可发现 CA125。

8. **癌抗原 72-4（CA72-4）** 是一种肿瘤相关糖蛋白,是胃肠道和卵巢肿瘤的标志物。

9. **癌抗原 242（CA242）** 是一种唾液酸碳水化合物,是胰腺癌和结肠癌的标志物。

10. **糖链抗原 19-9（CA19-9）** 是一种糖蛋白,胚胎期分布于胎儿的胰腺、肝、胆囊和肠等组织,成人的唾液腺、胰腺、前列腺、乳腺、胃、胆道等部位也存在微量 CA19-9。

11. **癌抗原 50（CA50）** 是一种肿瘤糖类相关抗原,主要由唾液酸糖脂和唾液酸糖蛋白组成,对肿瘤的诊断无器官特异性。

12. **前列腺酸性磷酸酶（PAP）** 是一种前列腺外分泌物中能水解磷酸酯的糖蛋白,是前列腺癌的标志物。

13. **α-L- 岩藻糖苷酶（AFU）** 是一种溶酶体酸性水解酶,广泛存在于人体组织细胞中,参与含藻糖苷的糖蛋白、糖脂和寡糖的代谢,是原发性肝癌的标志物之一。

14. **神经元特异性烯醇化酶（NSE）** 是在糖酵解途径中催化甘油分解的酶,由 α、β、γ 3 个亚基组成,有 5 种同工酶即 αα、ββ、γγ、αγ、βγ、γγ 亚基的同工酶存在于神经元和神经内分泌组织,称为神经元特异性烯醇化酶,它与神经内分泌起源的肿瘤有关。

［参考范围］

肿瘤标志物检查指标及参考值见表 3-7-2。

肿瘤标志物

表 3-7-2 肿瘤标志物的参考值

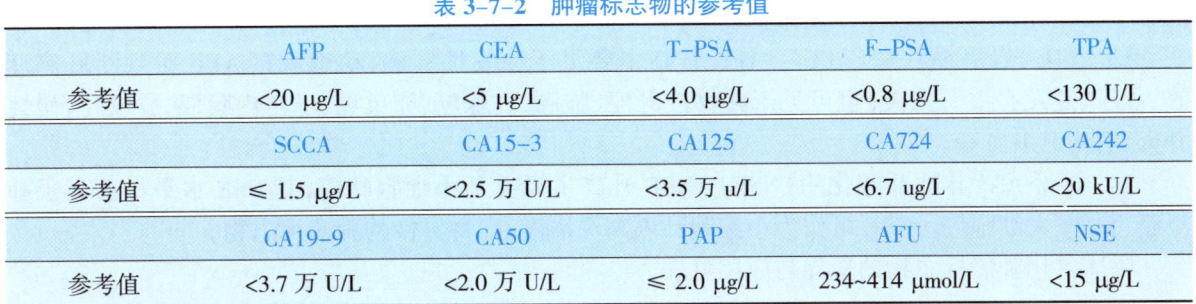

	AFP	CEA	T-PSA	F-PSA	TPA
参考值	<20 μg/L	<5 μg/L	<4.0 μg/L	<0.8 μg/L	<130 U/L
	SCCA	CA15-3	CA125	CA724	CA242
参考值	≤ 1.5 μg/L	<2.5 万 U/L	<3.5 万 u/L	<6.7 ug/L	<20 kU/L
	CA19-9	CA50	PAP	AFU	NSE
参考值	<3.7 万 U/L	<2.0 万 U/L	≤ 2.0 μg/L	234~414 μmol/L	<15 μg/L

［临床意义］

1. **甲胎蛋白（AFP）** AFP 主要用于原发性肝癌的辅助诊断,是原发性肝癌最特异的肿瘤标志物,诊断阈值为 AFP>300 μg/L,患者血清 AFP 增高率为 75%~80%。但约有 18% 的原发性肝癌患者 AFP 不升高。AFP 升高也可见于生殖腺胚胎肿瘤(睾丸癌、卵巢癌、畸胎瘤等)、胃癌、胰腺癌。病毒性肝炎、肝硬化时 AFP 有不同程度的升高,通常 <300 μg/L。也可见于女性妊娠期,分娩后 3 周恢复正常。

2. **癌胚抗原（CEA）** CEA 升高主要见于结肠癌、直肠癌、胰腺癌、胃癌、乳腺癌、肺癌等。血清 CEA 测定在结肠癌和直肠癌患者的敏感性高于其他肿瘤标志物,常作为首选指标。CEA 可用于恶性肿瘤术后疗效及预后判断。结肠炎、胰腺炎、肝疾病、肺气肿及支气管哮喘等也可有 CEA 轻度升高。

3. **前列腺特异抗原（PSA）** 前列腺癌时 60%~90% 患者血清 T-PSA 水平明显升高,当 T-PSA 处于 4.0~10.0 μg/L 时,F-PSA/T-PSA 比值对诊断更有价值,若 F-PSA/T-PSA 比值 <0.1 提示前列腺癌。前列腺癌行外科切除术后,90% 患者血清 T-PSA 水平明显降低,若术后 T-PSA 浓度无明显降低或再次升高,提示肿瘤转移或复发。部分前列腺良性疾病如前列腺增生、前列腺炎时,患者血清

T-PSA 也可轻度升高,应注意鉴别。

4. 组织多肽抗原(TPA) 恶性肿瘤患者血清 TPA 水平可显著升高,主要见于膀胱癌、前列腺癌、乳腺癌等。经治疗好转后,TPA 水平降低,若 TPA 再次升高,提示肿瘤复发。

5. 鳞状上皮细胞癌抗原(SCCA) SCCA 升高可见于宫颈癌、肺鳞状细胞癌、食管癌等,也可见于卵巢癌、子宫内膜癌、皮肤癌、膀胱癌等。

6. 癌抗原 15-3(CA15-3) CA15-3 升高可见于乳腺癌,但早期敏感性较低,主要用于乳腺癌患者的治疗监测和预后判断。乳腺癌患者血清 CA15-3 浓度比原来水平升高预示病情进展、肿瘤复发、转移。CA15-3 升高还可见于子宫肿瘤、转移性卵巢癌、肝癌、胰腺癌、结肠癌、支气管肺癌等。

7. 癌抗原 125(CA125) CA125 升高主要用于卵巢癌的检测,也可见于妇科其他肿瘤如宫颈癌、子宫内膜癌、输卵管癌、乳腺癌,以及非妇科肿瘤如胰腺癌、胆管癌、肝癌、胃癌、结肠癌、肺癌等。

8. 癌抗原 72-4(CA72-4) CA72-4 阳性多见于卵巢癌,也可见于胃癌。CA72-4 与 CEA 联合检测可以提高诊断胃癌的敏感性和特异性。CA72-4 阳性还可见于大肠癌、乳腺癌、胰腺癌。

9. 癌抗原 242(CA242) 升高多见于胰腺癌、结肠癌、胃癌等,也可见于卵巢癌、子宫内膜癌和肺癌。

10. 糖链抗原 19-9(CA19-9) CA19-9 升高常见于胰腺癌、胆囊癌、胆管癌,是胰腺癌的首选肿瘤标志物,对胰腺癌诊断有较高的特异性和敏感性。CA19-9 增高还可见于原发性肝癌、胃癌、结肠癌、直肠癌、乳腺癌、肺癌、卵巢癌等。

11. 癌抗原 50(CA50) CA50 升高见于胰腺癌、结肠癌、直肠癌、胃癌、乳腺癌、子宫内膜癌等,特别是胰腺癌患者升高最为明显。动态观察其水平变化对肿瘤疗效及预后判断、复发监测很有价值。

12. 前列腺酸性磷酸酶(PAP) PAP 升高见于前列腺癌,再次升高常提示癌症有复发、转移及预后不良,病情好转时,PAP 浓度降低。

13. α-L-岩藻糖苷酶(AFU) AFU 升高主要见于原发性肝癌,动态观察 AFU 对判断肝癌疗效、预后、复发有重要意义;也可见于转移性肝癌、肺癌、乳腺癌、卵巢癌、子宫内膜癌、肝硬化、慢性肝炎、消化道出血等。

14. 神经元特异性烯醇化酶(NSE) NSE 升高主要见于小细胞肺癌,其 NSE 水平显著高于肺鳞癌、腺癌、大细胞癌。NSE 可作为小细胞肺癌高灵敏度、高特异性的肿瘤标志物。

临床常用肿瘤标志物的选择与应用见表 3-7-3。

表 3-7-3 临床常用肿瘤标志物的选择与应用

肿瘤	首选指标	联合指标
肺癌	NSE、CEA	TPA、SCC
食管癌		CEA、SCC
胃癌	CA72-4	CEA、CA19-9
原发性肝癌	AFP	AFU
胰腺癌	CA19-9	CA242、CA125、CEA
结肠癌	CEA	CA19-9、CA242、CA72-4
胆管癌	CA19-9	—
膀胱癌	—	TPA、CEA
前列腺癌	PSA	PAP
乳腺癌	CA153	CEA
宫颈癌	SCC	CEA、CA125
卵巢癌	CA125	CA72-4、AFP

[思维导图]

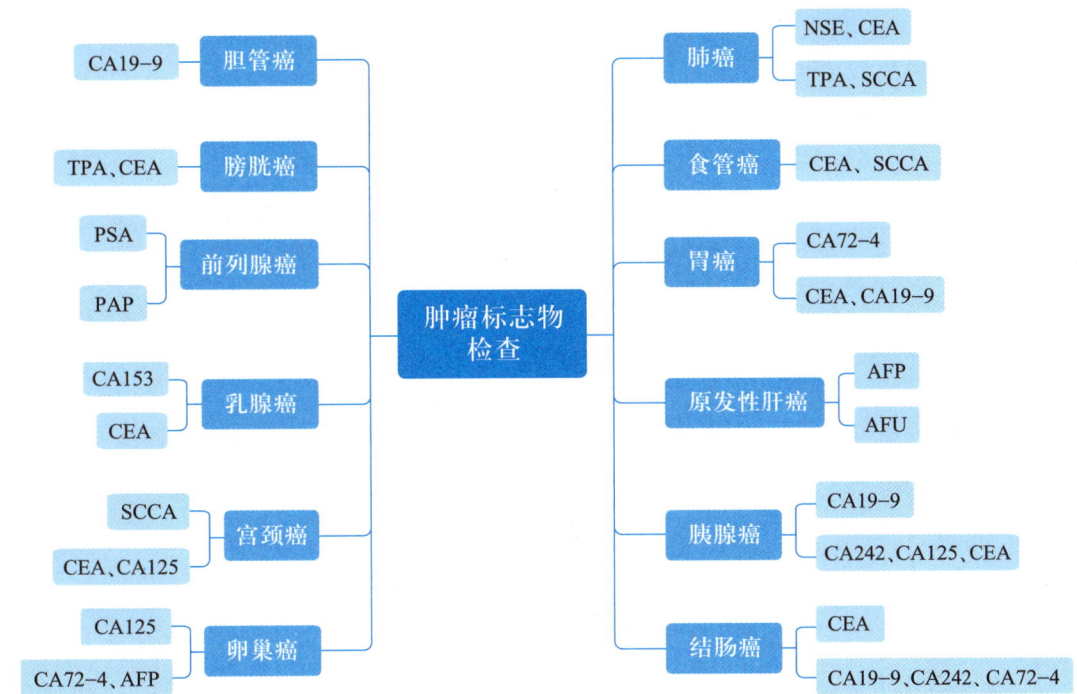

[考点练习]

4

模块四

影像学检查

知识目标：临床常见疾病的 X 线、CT 表现。

能力目标：选用恰当的影像学检查，并分析其检查结果及临床意义。

素养目标：综合考虑，目的纯正；知情同意，尽职尽责；综合分析，
切忌片面。

项目一　呼吸系统 X 线检查

任务 1　正 常 胸 片

临床情景

患者男,16 岁。咽干、咽痛、咳嗽 7 天,X 线胸片未见异常。你认为可能的诊断是什么?

[疾病概要]

正常胸部 X 线影像是胸腔内、外各种组织和器官重叠的复合投影。胸部常规拍摄正位(后前位,图 4-1-1)和侧位片(图 4-1-2),因此正常 X 线表现主要是指正、侧位胸片上的表现。分析胸片应依次观察:胸廓、气道、肺、纵隔(含心脏和大血管)、横膈、胸膜等。

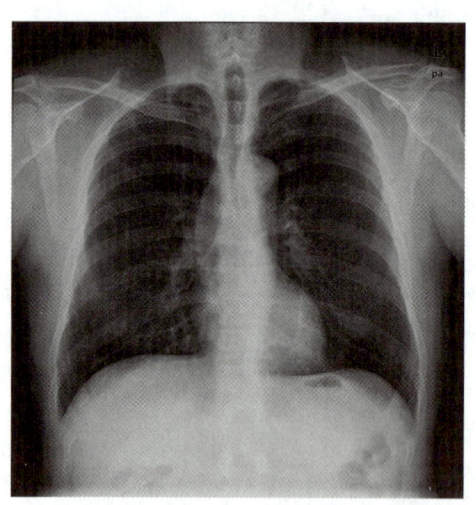 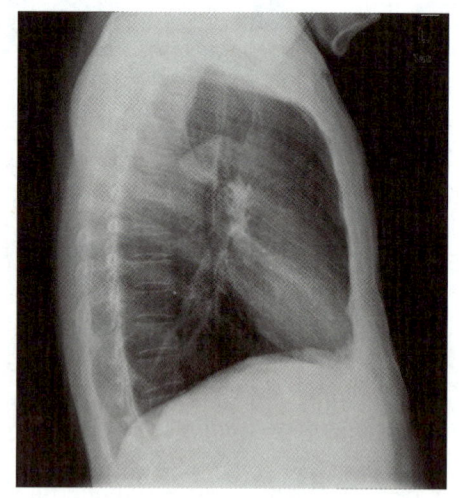

图 4-1-1　正常胸部正位片　　　　　　图 4-1-2　正常胸部侧位片

[X 线表现]

1. **胸廓**　正常胸廓两侧对称。胸廓的影像包括胸部骨骼和软组织。

(1)胸廓的骨骼影像:包括胸骨、肋骨、锁骨、肩胛骨和胸椎。肋骨自后上向前下倾斜而行,第 6 肋前端相当于第 10 肋的后端水平。肋骨的后端厚而圆,在 X 线片上密度较深,轮廓清楚。肋骨的前端扁而薄,在 X 线片上密度较浅,轮廓不甚清楚;肩胛骨与锁骨在正位胸片上较易识别;胸骨及胸椎在侧位胸片上较易观察。

（2）胸廓软组织影像：包括胸大肌、女性乳房及乳头、胸锁乳突肌及锁骨上皮肤皱褶影等。在胸大肌发达的男性，两侧肺野上部中外带形成扇形均匀较高密度影，下缘清楚，呈一斜线与腋前皮肤皱褶相连，一般右侧明显。女性乳房可表现为两肺下野半圆形密度增高影（图 4-1-3），下缘清楚，向上密度逐渐变淡，上缘不清，外下缘与腋部皮肤连续。乳头有时在两肺下野第 5 肋间处形成小圆形致密影。胸锁乳突肌在两肺尖内侧形成外缘锐利、均匀致密的影像。锁骨上皮肤皱褶表现为锁骨上与其平行、宽为 3~5 mm 的软组织影，内侧与胸锁乳突肌影相连。

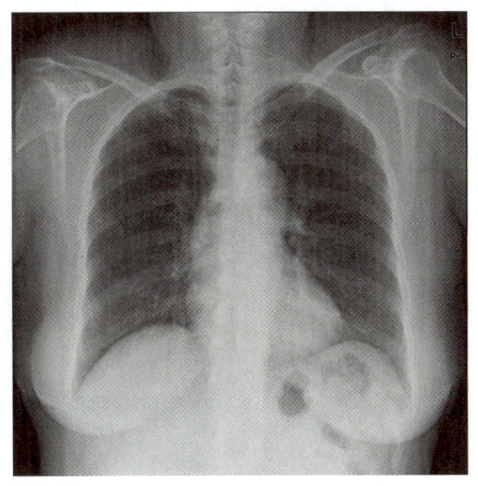

图 4-1-3　正常女性正位胸片

2. 气道　正位胸片上主动脉弓上面的气管部分居中，向下略向右偏。显示左、右主支气管及其分支可以清晰。支气管隆突角（分叉角）为 60°~85°，一般不超过 90°。

3. 肺

（1）肺野：充满气体的两肺在胸片上表现为较为均匀一致且透明的区域。分别通过两侧第 2、4 肋骨前端下缘画两条水平线，将肺野分为上、中、下三个野。将每侧肺野纵向平均分为内、中、外三带。此外肺野还有下列分区：① 第一前肋或者锁骨以上肺野称为肺尖；② 锁骨以下到第二前肋下缘的肺野称为锁骨下区；③ 最下面靠近膈的部分肺野称为肺基底部。

（2）肺门：即心脏与肺野之间大血管、主支气管、叶支气管集中之处。位于左、右两肺的中野内带。左侧比右侧高 2 cm。两侧肺门可以分为上下两部分，上下部相交形成一钝角，称肺门角，而相交点称肺门点。

（3）肺纹理：是肺野内自肺门向外呈放射状分布的树枝状影，是肺门结构向外周的延伸。由肺动脉、肺静脉、支气管、淋巴管等构成，主要集中在两肺的中下野、内中带。其中以肺动脉纹理为主，外带肺纹理细小。如果在肺野的外带见到明显肺纹理，就是肺纹理增多。

4. 纵隔　为两肺之间的致密阴影，除含气的气管、支气管外，其他结构显示不清，只能看到心脏、大血管与肺野交界处光滑整齐的边缘轮廓。纵隔的分区在判断纵隔病变的来源和性质上有重要意义。纵隔的分区有多种方法，较为简单的有九分区法，即在侧位胸片上，从胸骨柄体交界处至第 4 胸椎下缘画一水平线，其上为上纵隔，下为中纵隔；以第 8 胸椎下缘画水平线，分隔中纵隔及下纵隔，以气管与升主动脉及心脏前缘的连线作为前、中纵隔的分界，再以食管前壁及心脏后缘连线作为中、后纵隔的分界。从而将纵隔分成九区（图 4-1-4）。

5. 横膈　横膈影呈圆顶状，最高点偏内偏前，所以呈内高外低、前高后低的形态。正位胸片上，通常右膈比左膈高 1~2 cm。膈内侧与心脏形成心膈角，外侧逐渐向下倾斜，与胸壁间形成锐利的肋膈角。侧位片上，膈前端与前胸壁形成前肋膈角；圆顶后部明显向后、向下倾斜，与后胸壁形成后肋膈角，位置低而深。

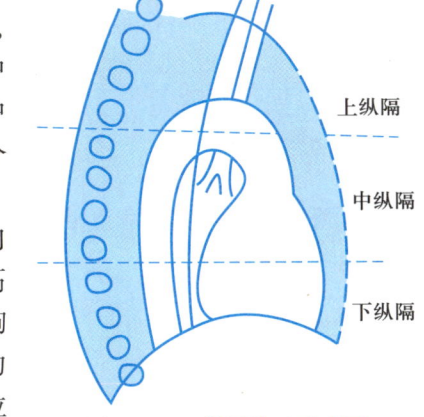

图 4-1-4　纵隔分区示意图

6. 胸膜　正常胸膜一般在 X 线上不显影，仅肺尖胸膜反折处及叶间裂可以显示为细线状致密影。

[思维导图]

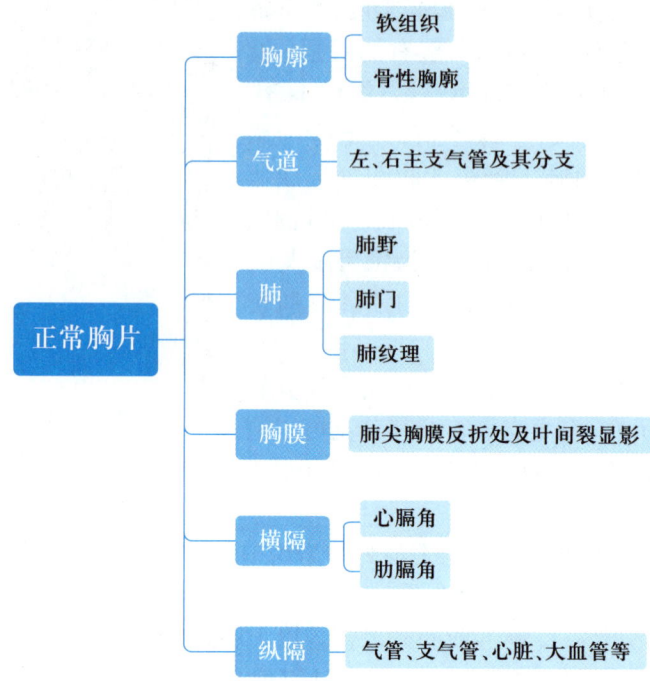

[考点练习]

任务 2　大叶性肺炎

临床情景

　　患者男,34 岁。淋雨后高热、咳嗽、咳脓痰 2 天,X 线胸片示:右下肺均匀密实影。你认为可能的诊断是什么?

[疾病概要]

　　大叶性肺炎是发生于肺叶或肺段的急性炎症,其致病菌多为肺炎链球菌。

　　肺炎链球菌为革兰氏染色阳性球菌,有荚膜,不产生毒素,不引起原发性组织坏死或形成空洞,其致病力主要是由于高分子多糖体的荚膜对组织的侵袭作用,首先在肺泡引起病变,经肺泡间孔

（Cohn 孔）向肺的中央部分扩展，累及几个肺段或整个肺叶，通常不累及支气管。

大叶性肺炎病理改变有充血期、红色肝样变期、灰色肝样变期及消散期。充血期一般在发病 6~12 小时后，肺组织充血水肿；红色肝样变期发生于病程 3~4 天，肺泡内充满大量红细胞，导致病变部位实变，外观呈暗红色；灰色肝样变期约在病程第 5 天出现，充血开始缓解，实变更为明显，肺泡内充满大量白细胞、纤维蛋白、死菌，肺组织由红色转为灰黄色。消散期发生于病程 7~12 天，肺泡内纤维蛋白溶解，细菌和细胞碎片被巨噬细胞吞噬，肺泡重新充气。

大叶性肺炎好发于冬春季节，青壮年多见，常在受凉、淋雨、疲劳后急性起病，出现寒战、高热、胸痛、咳嗽、咳铁锈色痰。早期肺部体征不明显。肺实变期叩诊浊音，触觉语颤增强并可闻及支气管呼吸音。消散期可闻及湿啰音。

大叶性肺炎实变期的影像表现

［X 线表现］

1. **充血初期 X 线表现**　可无明显异常。充血水肿期表现为受累的肺叶或肺段内肺纹理增多、增粗，肺野透光度略低，可见较淡的云雾状阴影。

2. **实变期 X 线表现**　为密度均匀的致密影（图 4-1-5），如累及肺叶的大部或全部，则呈大片均匀致密影，以叶间裂为界，边界清楚，形状与肺叶的轮廓一致。由于实变的肺组织与含气的支气管相衬托，有时在实变区中，可见透明的支气管影，即支气管气象。

3. **消散期 X 线表现**　为实变区的致密影逐渐变为不均匀、不规则的斑片状致密影，最后恢复正常。

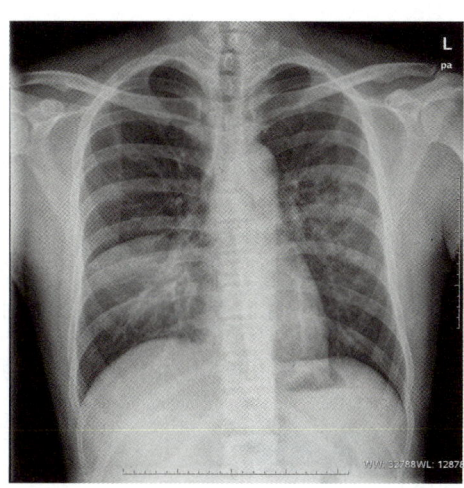
图 4-1-5　右肺中叶大叶性肺炎

［思维导图］

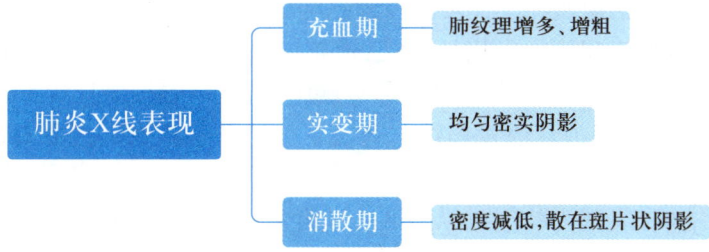

［考点练习］

任务 3 肺 结 核

　　患者男,22 岁。咳嗽、痰中带血 2 月,X 线胸片显示右肺上叶斑片状阴影。你认为可能的诊断是什么?

[疾病概要]

　　肺结核是由结核分枝杆菌引起的肺部慢性传染病,主要经飞沫传播,经消化道、皮肤等其他途径传播现已罕见。

　　肺结核的基本病理变化是渗出、增生和干酪样坏死。这三种病理变化多同时存在,也可以某一种变化为主,而且可相互转化。

　　肺结核的临床表现不尽相同,可无明显症状,有的仅有咳嗽、咳痰、咯血、胸痛等呼吸系统症状,出现全身症状时可表现为低热、盗汗、疲乏、消瘦、食欲缺乏等。

肺结核的
临床分型

[X 线表现]

　　结核病分为六类,即原发型肺结核、血行播散型肺结核、继发型肺结核、结核性胸膜炎、其他肺外结核、菌阴肺结核。现主要介绍原发型肺结核、血行播散型肺结核、继发型肺结核和结核性胸膜炎的 X 线表现。

　　1. 原发型肺结核　包括原发综合征及胸内淋巴结结核。

　　(1) 原发综合征:典型表现为原发病灶、淋巴管炎与肿大的肺门淋巴结连接在一起形成的哑铃状征象(图 4-1-6)。原发病灶多位于中上肺野邻近胸膜处,呈局限性斑片状影,中央密度高,周边密度较淡而模糊;淋巴管炎表现为从原发病灶向肺门走行的条索状阴影;肺门或纵隔淋巴结肿大表现为向同侧肺野突出的致密影。

　　(2) 胸内淋巴结结核:表现为肺门或纵隔区向肺野突出的类圆形高密度阴影,边缘模糊或清晰(图 4-1-7)。

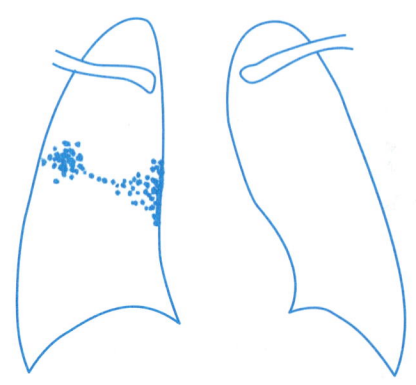

图 4-1-6　原发综合征示意图

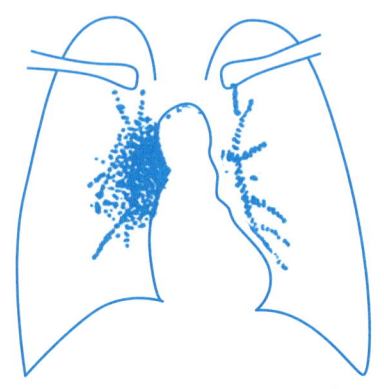

图 4-1-7　胸内淋巴结结核示意图

2. **血行播散型肺结核** 含急性血行播散型肺结核及亚急性、慢性血行播散型肺结核。

（1）急性血行播散型肺结核：早期仅见肺纹理增强或两肺野呈磨玻璃密度改变，大约2周后可表现为两肺弥漫性分布的粟粒状阴影，粟粒大小直径为1~2 mm，边缘清晰，呈现"三均匀"特点，即分布均匀、大小均匀、密度均匀（图4-1-8）。

（2）亚急性、慢性血行播散型肺结核：表现为"三不均匀"特点，即两肺病灶大小不一致，密度不均匀，分布不均匀，多以两肺中、上肺野分布为多，下肺野分布少（图4-1-9）。

3. **继发型肺结核** 含浸润性肺结核、空洞性肺结核、结核球、干酪性肺炎和纤维空洞性肺结核。

（1）浸润性肺结核：多发生在肺尖和锁骨下，表现为小片状或斑点状阴影，边缘模糊（图4-1-10），可融合和形成空洞。

（2）空洞性肺结核：圆形或椭圆形病灶内见有透亮区，空洞壁薄，内壁一般较规则（图4-1-11），有时可呈不规则厚壁空洞。

（3）结核球：呈圆形或椭圆形阴影，直径大小0.5~4 cm不等，多为2~3 cm，边缘清楚，轮廓光滑，密度较高，内部常有斑点状钙化，外围常有散在的纤维增生病灶，称"卫星灶"（图4-1-12）。

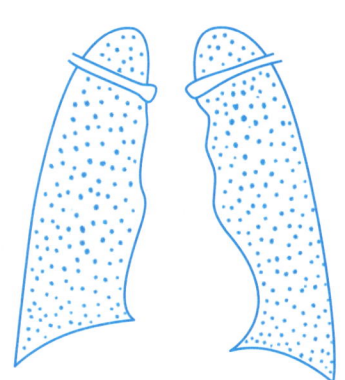

图4-1-8　急性血行播散型肺结核示意图

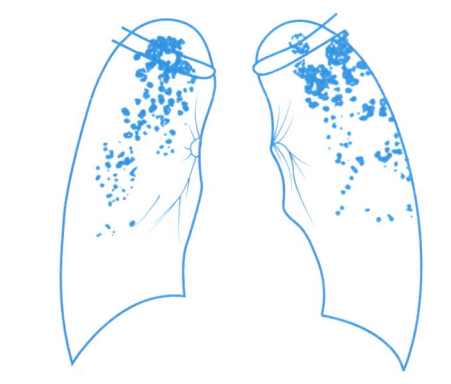

图4-1-9　亚急性、慢性血行播散型肺结核示意图

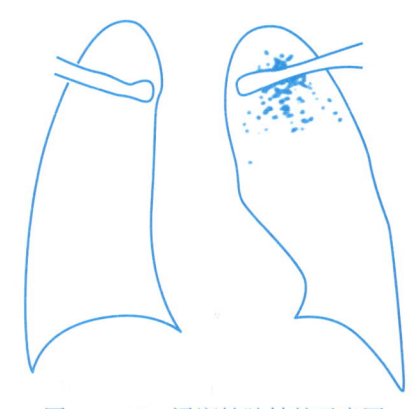

图4-1-10　浸润性肺结核示意图

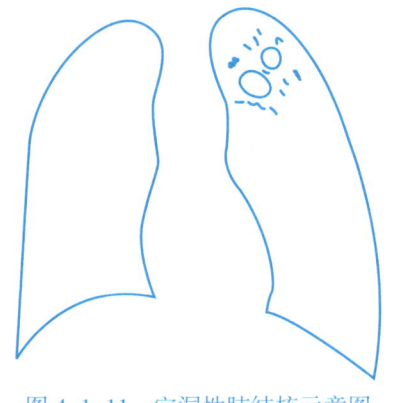

图4-1-11　空洞性肺结核示意图

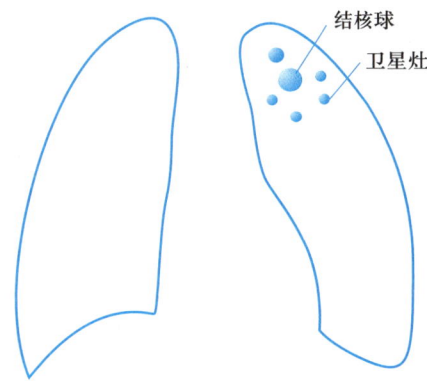

图4-1-12　结核球示意图

（4）干酪性肺炎：大叶性干酪性肺炎X线呈大叶性密度均匀磨玻璃状阴影，逐渐出现溶解区，呈虫蚀样空洞（图4-1-13）；小叶性干酪性肺炎X线呈小叶斑片播散病灶，多发生在双肺中下部。

（5）纤维空洞性肺结核：X线表现为一侧或两侧的中、上肺野有单发或多发的厚壁空洞，其周围有较多的纤维化和散在新旧不一的病灶,而中、下肺野可有增生和纤维化病灶。上肺的大量纤维化病变收缩牵拉肺门上移,使下肺纹理呈垂柳状(图4-1-14),气管向患侧移位,两下肺代偿性肺气肿。常伴胸膜肥厚粘连及肺大疱形成。

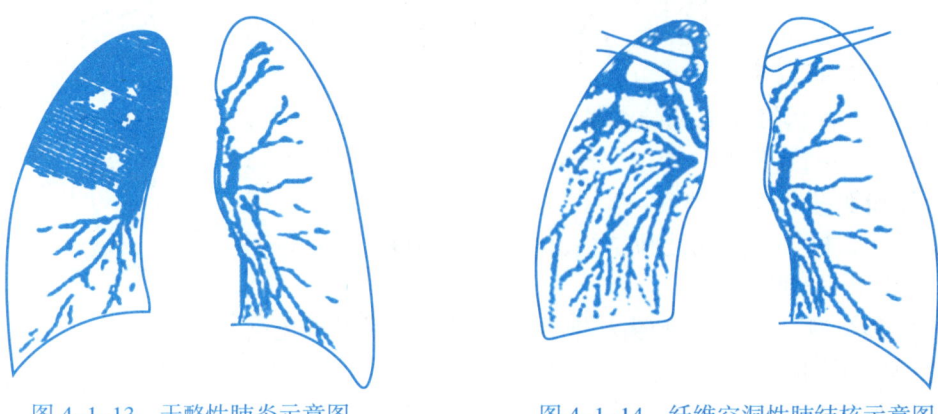

图4-1-13　干酪性肺炎示意图　　　　　图4-1-14　纤维空洞性肺结核示意图

4. 结核性胸膜炎　可分为干性和渗出性结核性胸膜炎,前者不产生明显积液,X线呈阴性表现,而后者X线表现为胸腔积液的征象(见任务6　胸腔积液)。

[思维导图]

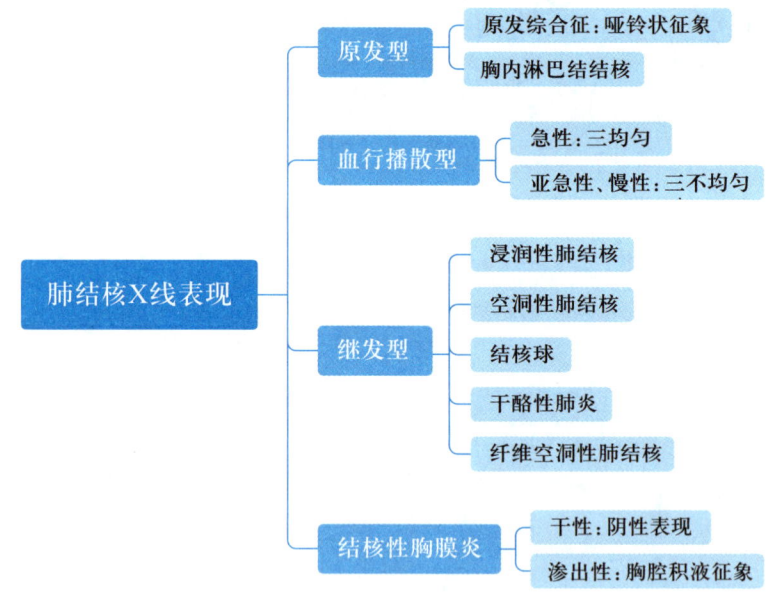

[考点练习]

任务 4 肺 癌

临床情景

　　患者男,61 岁。咳嗽、痰中带血 1 月,X 线胸片显示右肺中野有一块状影,直径约 3 cm,边缘有短细毛刺。你认为可能的诊断是什么?

[疾病概要]

　　原发性支气管肺癌简称肺癌,是原发于支气管黏膜或腺体的最常见的肺部恶性肿瘤。发病年龄大多在 40 岁以上,通常认为与大气污染和吸烟有关。

　　根据肺癌发生的部位,分为中央型肺癌和周围型肺癌。中央型肺癌是指发生于主支气管、叶支气管和段支气管的肺癌。肿瘤生长引起支气管腔不同程度的狭窄,可引起支气管支配区域的阻塞性肺气肿、阻塞性肺炎和阻塞性肺不张。周围型肺癌则是指发生于肺段以下支气管的肺癌(图 4-1-15)。

　　肺癌早期一般无症状,进展到一定程度可有刺激性咳嗽、痰中带血等呼吸道症状。当肿瘤发生转移时,出现相应的临床症状和体征。

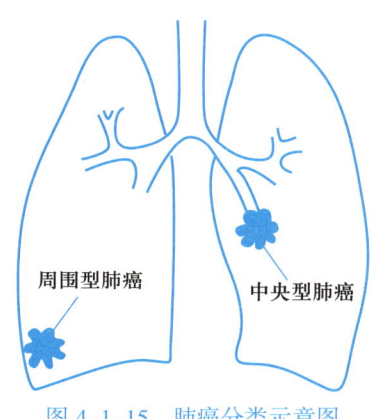

图 4-1-15　肺癌分类示意图

肿瘤的影
像学表现

[X 线表现]

1. 中央型肺癌

　　(1)直接征象:小病灶可有肺门轻度增大或肺门结构不清,肿瘤进展增大后表现为肺门区不规则高密度肿块影。

　　(2)间接征象:即癌组织引起的支气管阻塞征象,包括:① 早期可出现远端局限性阻塞性肺气肿,但很少能被发现;② 一叶或一侧肺阻塞性不张(图 4-1-16)。如果右肺上叶不张,水平裂向上凹,右肺门肿块下缘向下突,两者共同构成横 "S" 征,或倒 "S" 征;③ 在阻塞的远端出现阻塞性肺炎,呈斑片状阴影,重者可发展为肺脓肿。其特点是抗感染治疗吸收缓慢或吸收不全,在同一部位反复发作,病程较长。

2. 周围型肺癌

早期多呈局限性小斑片状阴影,边缘不清,密度较淡,易误诊为炎症或结核。随着肿瘤增大,阴影渐增大,密度增高,呈圆形或类圆形,边缘常呈分叶状,伴有脐凹或细毛刺。如肿瘤向肺门淋巴结蔓延,可见其间引流淋巴管增粗形成条索状阴影伴肺门淋巴结增大。癌组织坏死与支气管相通后,表现为厚壁、偏心、内缘凹凸不平的癌性空洞。继发感染时,洞内可出现液平面。肿瘤与

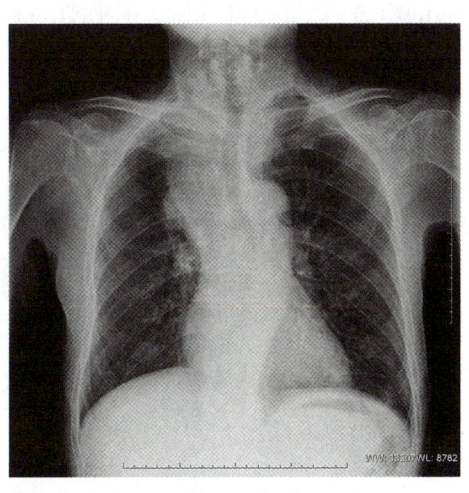

图 4-1-16　右侧中央型肺癌伴右上肺不张

邻近胸膜之间出现三角形阴影,其尖端与肿瘤周边的线状影相连,为胸膜凹陷征。

[思维导图]

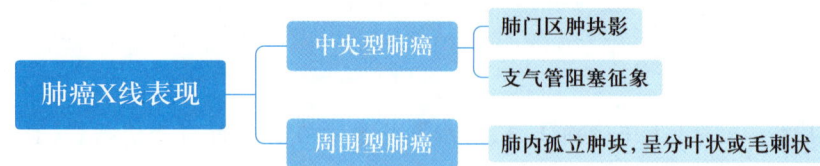

[考点练习]

任务 5 气 胸

临床情景

患者男,18 岁。打篮球时突然出现右侧胸痛、咳嗽、呼吸困难 2 小时,X 线胸片显示右侧肺野无肺纹理的异常透亮区。你认为可能的诊断是什么?

[疾病概要]

气胸为脏层或壁层胸膜破裂,气体进入胸膜腔所致,可分为自发性、外伤性和医源性三类(图 4-1-17)。自发性气胸可发生在无基础肺疾病的健康人,称原发性气胸;也可发生于有基础肺疾病的患者,称继发性气胸。外伤性气胸系胸壁的直接或间接损伤引起。医源性气胸由诊断和治疗操作所致。

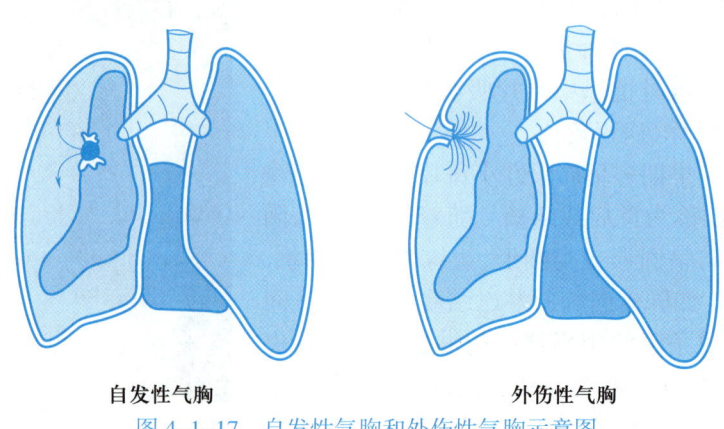

自发性气胸   外伤性气胸

图 4-1-17 自发性气胸和外伤性气胸示意图

患者突感一侧胸痛,针刺样或刀割样,持续时间短暂,继之胸闷和呼吸困难,可伴有刺激性咳嗽,系气体刺激胸膜所致。大量气胸时,呼吸困难明显,不能平卧,或被迫健侧卧位。气管向健侧移位,触觉语颤减弱,叩诊呈鼓音,听诊呼吸音减弱或消失。

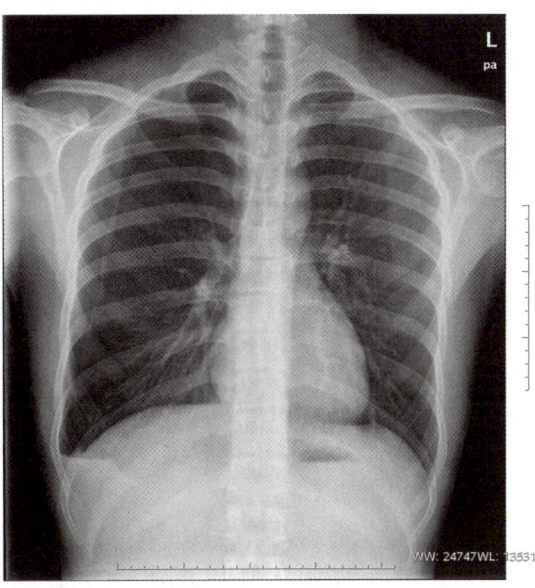

图 4-1-18 右侧气胸

气胸的影像表现

[X 线表现]

气胸的典型表现为外凸弧形的细线条形阴影,称为气胸线。线外透亮度增高,无肺纹理,线内为压缩的肺组织(图 4-1-18)。大量气胸时,肺向肺门回缩,呈圆球形阴影。大量气胸或张力性气胸常显示纵隔及心脏移向健侧。合并纵隔气肿在纵隔旁和心缘旁可见透光带。

[思维导图]

```
                    ┌─ 气胸线:线外透亮,无肺纹理
气胸X线表现 ─────────┤
                    └─ 大量气胸:圆球形阴影,纵隔及心脏移向健侧
```

[考点练习]

任务 6 胸 腔 积 液

临床情景

患者男,21 岁。胸闷、呼吸困难 10 天,X 线胸片显示右下肺野一片均匀致密影,肋膈角消失,致密影上缘呈外高内低的弧形曲线。你认为可能的诊断是什么?

[疾病概要]

胸膜腔是脏层胸膜与壁层胸膜之间形成的潜在性腔隙。正常情况下,胸膜腔内含有少量液体,

在呼吸运动时起润滑作用,其产生和吸收处于动态平衡中。任何因素使胸膜腔内液体形成过快或吸收过缓,即产生胸腔积液。

积液量少于 300~500 ml 时,患者可无明显症状,积液量 >500 ml 时,可表现为胸闷、呼吸困难,积液区叩诊呈浊音或实音。

胸腔积液根据液体在胸膜腔内是否可以随体位移动,可分为游离性胸腔积液和局限性胸腔积液。

[X 线表现]

胸腔积液的影像学表现

1. 游离性胸腔积液　根据液体量的多少可将游离性胸腔积液分为以下三种。

（1）少量积液：是指积液量在 250 ml 左右,在立位胸片上仅表现为肋膈角变浅、变钝。液体上缘在第 4 肋前端以下。

（2）中量积液：液体上缘在第 4 肋前端以上,第 2 肋前端以下。在立位胸片上,表现为下肺野一片均匀致密影,肋膈角消失,膈肌、心缘被遮盖,致密影上缘呈外高内低的弧形曲线(图 4-1-19),是由于胸腔的负压、液体的重力、肺组织的弹性及液体的表面张力等因素共同作用而形成的。

（3）大量积液：积液上缘达第 2 肋前端以上,表现为患侧肺野呈均匀致密影,肋膈角消失,肋间隙增宽,纵隔向健侧移位。

2. 局限性胸腔积液　局限性胸腔积液包括以下三种。

（1）包裹性积液：由于脏层胸膜、壁层胸膜发生粘连使积液局限于胸膜腔的某一部位,称包裹性积液,多见于侧后胸壁。X 线表现为自胸壁向肺野突出的半圆形致密影,上、下缘与胸壁呈钝角,边缘清晰,其内密度均匀。

（2）叶间积液：液体局限于水平裂或斜裂内者称叶间积液。X 线表现为沿叶间裂方向走行分布的梭形阴影,密度均匀,边缘清楚。

（3）肺底积液：液体位于肺底与膈之间的胸膜腔内者称为肺底积液,右侧多见。X 线表现为假性的"膈升高",其圆顶最高点位于偏外 1/3 处,立位时向一侧倾斜 60° 或取仰卧位检查可见游离性积液的征象。

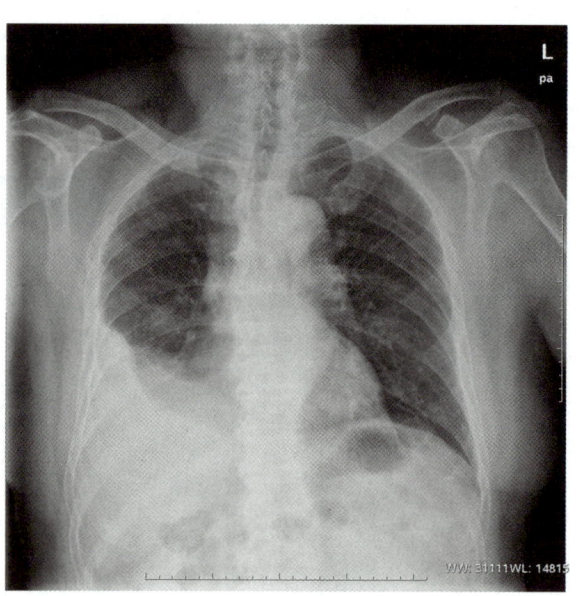

图 4-1-19　右侧胸腔积液

[思维导图]

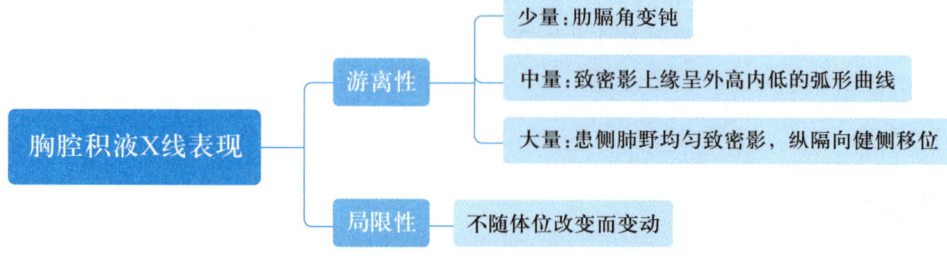

[考点练习]

项目二　循环系统 X 线检查

任务　心脏形态异常

临床情景

患者女,30 岁。劳累后心悸、气短 4 年。查体:双颊紫红,口唇轻度发绀,颈静脉无怒张,双肺未闻及干、湿啰音,心浊音界在胸骨左缘第 3 肋间向左扩大,心尖部可闻及局限性舒张期隆隆样杂音。你认为可能的诊断是什么? 若做胸片检查,心影会有何改变?

[疾病概要]

1. **二尖瓣狭窄**　二尖瓣狭窄的主要病因是风湿热反复发作后遗留的慢性心脏瓣膜损害。主要病理生理改变为二尖瓣叶交界处发生炎症、水肿、相互粘连及融合使瓣口面积缩小,左心房血液在舒张期流入左心室受阻,导致左心房增大和肺淤血,继而使肺动脉压增高,右心室负荷增加,出现右心室肥厚与扩张,最终导致右心衰竭。

二尖瓣狭窄患者的主要症状为劳力性呼吸困难,偶有夜间阵发性呼吸困难,可有咳嗽、咯血。患者常有二尖瓣面容,心尖部可触及舒张期震颤,心浊音界呈梨形(图 4-2-1),心尖区 S_1 亢进,可闻及局限性隆隆样舒张期杂音。

2. **主动脉瓣关闭不全**　主动脉瓣关闭不全的主要病因为风湿热,其次为先天性、瓣膜脱垂、感染性心内膜炎等。主要病理生理改变为舒张期主动脉血液反流至左心室,使左心室容量负荷过重,继而造成左心室增大。

主动脉瓣关闭不全患者可有心悸、头晕、心绞痛等症状,主要体征为心尖搏动向左下移位,心浊音界向左下扩大,心浊音界呈靴形(图 4-2-2),主动脉瓣第二听诊区可闻及叹息样舒张期杂音。

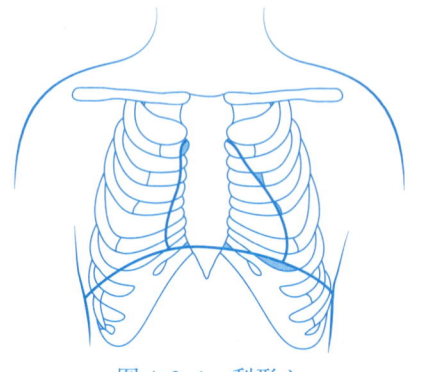

图 4-2-1　梨形心

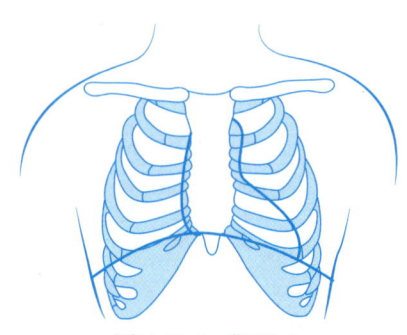

图 4-2-2　靴形心

3. 扩张型心肌病　扩张型心肌病原因不明,主要侵犯左心室或双心室,以心腔扩大为主,通常肌壁不厚,心室收缩功能减低,多见于中青年,以男性为多。临床表现主要为活动时呼吸困难和活动耐量下降。随着病情加重可出现端坐呼吸、夜间阵发性呼吸困难等左心功能不全症状,后期出现食欲下降、腹胀、下肢水肿等右心功能不全症状。心脏体征有心浊音界向两侧增大,呈普大型心,心音减弱,可闻及第三或第四心音、奔马律,有时心尖部闻及收缩期杂音。

[X 线表现]

1. 二尖瓣狭窄　心影呈"二尖瓣"型(图 4-2-3),肺动脉段突出,左心房及右心室增大,以左心房增大为主,出现心左缘第三弓影及心右缘双心房影;左心室及主动脉结缩小,支气管分叉角度增大;肺血增多,表现为肺淤血,严重时可出现间质性肺水肿或肺循环高压表现。

2. 主动脉瓣关闭不全　急性主动脉瓣关闭不全者,心脏大小多正常或左心房稍增大,常有肺淤血和肺水肿表现。慢性主动脉瓣关闭不全者,左心室明显增大,升主动脉结扩张,呈"主动脉型"心脏,即靴形心(图 4-2-4)。

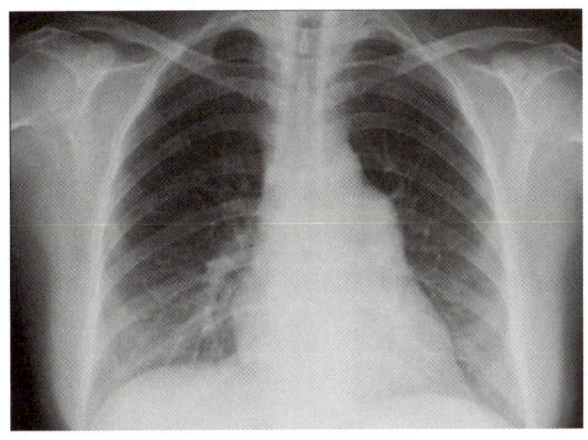

图 4-2-3　二尖瓣型心脏

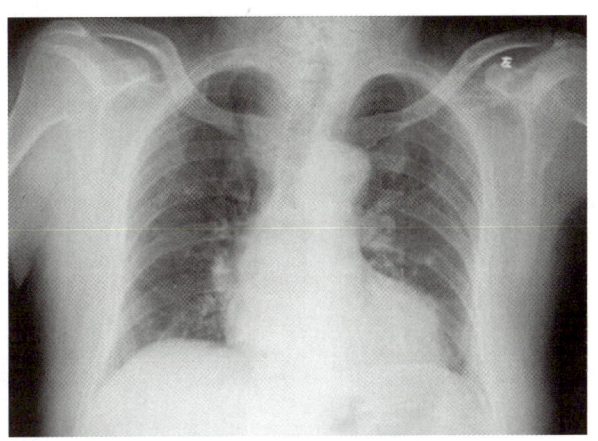

图 4-2-4　主动脉型心脏

3. 扩张型心肌病　心脏呈中度至高度增大,呈"普大型"(图 4-2-5),各房室均可增大,而以左心室增大为主;两心缘搏动减弱;多伴有不同程度的肺淤血、间质性肺水肿。

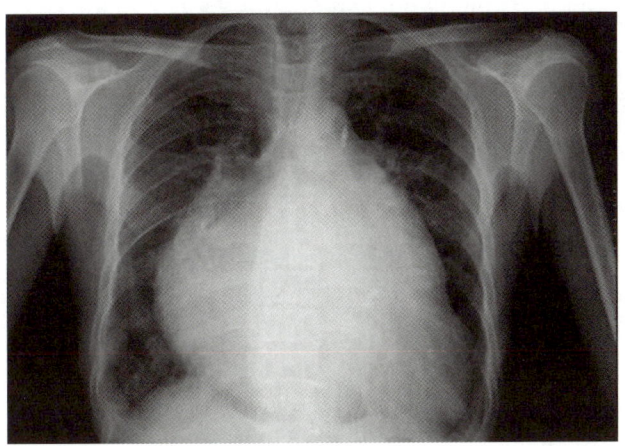

图 4-2-5　普大型心脏

[思维导图]

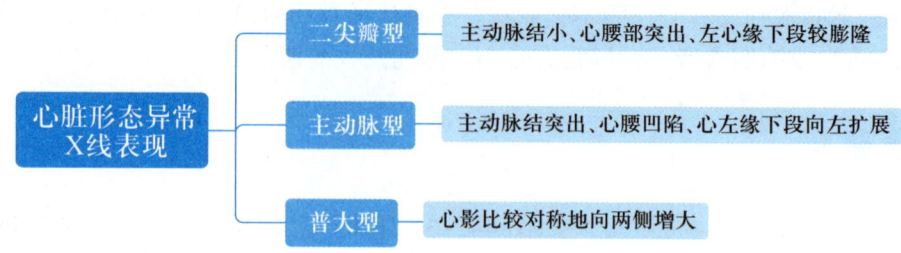

心脏形态异常 X线表现
- 二尖瓣型 —— 主动脉结小、心腰部突出、左心缘下段较膨隆
- 主动脉型 —— 主动脉结突出、心腰凹陷、心左缘下段向左扩展
- 普大型 —— 心影比较对称地向两侧增大

[考点练习]

项目三　消化系统 X 线检查

任务 1　正常腹平片

临床情景

　　患者男,29 岁。单位体检,腹部 X 线显示正常腹平片。你认为可能的表现是什么?

[疾病概要]

　　腹部各脏器密度差异不大,不构成对比;只有依靠腹内脂肪层和胃肠内气体的衬托,才能大体显示出各脏器的外形。

　　在质地良好的腹部平片上,应能清楚区分出胁腹部的结构层次和腹腔、盆腔实质脏器的轮廓,以及部分空腔脏器的影像(图 4-3-1)。

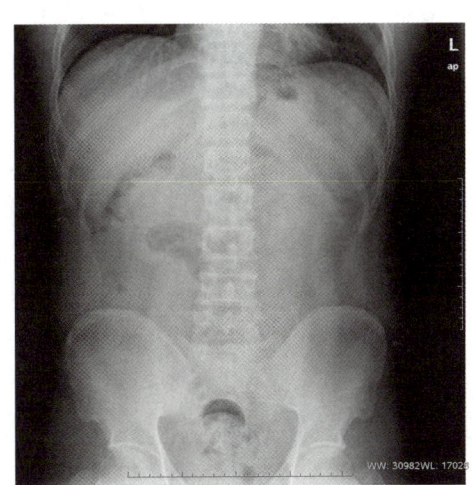

图 4-3-1　正常腹部平片

[X 线表现]

1. 腹壁与盆壁

　　(1) 腹膜外间隙及器官周围有脂肪组织,于平片上显示为灰黑影。腹部前后位片上,在两侧胁腹壁的内侧,可见腹膜外脂肪影,上起第 10 肋骨下端,向下延伸到髂凹而逐渐消失,称胁腹线。肾周脂肪线是肾间隙的脂肪组织投影。

　　(2) 腰大肌、腰方肌位于腹后壁,闭孔内肌、提肛肌等处于盆腹膜外。由于肌鞘内脂肪的对比,摄影条件好的腹部前后位平片也可显示出它们的边缘。

　　正常腹部平片还可显示腹部及盆腔的骨性支持结构及胸腹壁软组织。

2. 实质脏器

肝、脾、肾等实质脏器呈中等密度,借助于器官周围或邻近脂肪组织和相邻充气胃肠的对比,腹部平片上可显示器官的轮廓、大小、形状及位置。

　　(1) 正位片上部分患者可显示肝下缘,微向上突或较平直,肝下缘与肝外缘相交形成肝角,一般呈锐角。

　　(2) 脾上极与左膈影融合而不显示,下极较圆钝。

　　(3) 由于腹膜后脂肪组织的对比,常可显示肾脏轮廓和两侧腰大肌的外缘。两肾沿腰大肌上部两侧排列。

　　(4) 胰腺于平片上不易显示。

（5）子宫仅偶尔显影，位于膀胱上缘上方，呈扁圆形软组织影。

3. 空腔脏器

（1）胃肠道依腔内的内容物不同而有不同的 X 线表现。胃、十二指肠球部可含气体，于腹部平片可显示其内腔。小肠除婴幼儿可有积气外，一般充满食糜及消化液，与肠壁同属中等密度，因缺乏对比而不能显示。大肠内径宽，可有气体及粪便，盲肠及升结肠位置比较固定，靠近右侧腹壁，横结肠及乙状结肠移动性较大。

（2）膀胱如充满尿液，则在小盆腔内耻骨联合上方显示为类圆形软组织影，如上方出现弧形压迹，则为女性子宫所压。

（3）胆囊仅在肥胖体型或邻近肠管充气衬托时偶尔可见。

[思维导图]

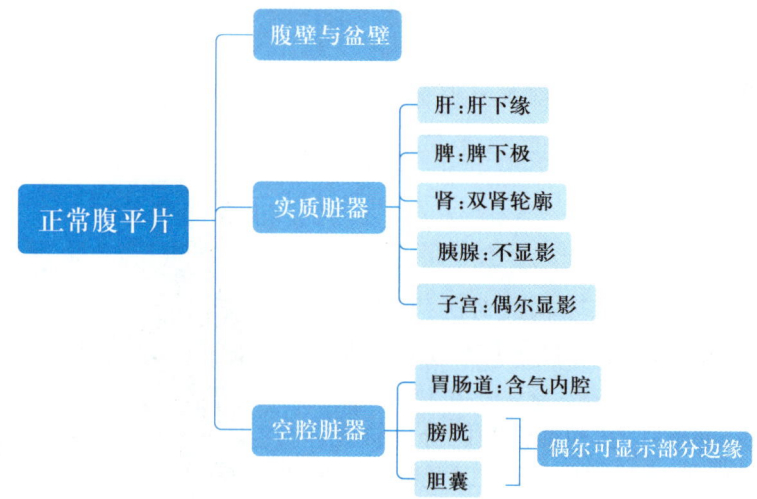

[考点练习]

任务 2　消化道穿孔

临床情景

患者男，35 岁。反复上腹痛 2 年，1 小时前突感上腹剧痛难忍，继而波及全腹，伴恶心、呕吐、大汗淋漓。X 线检查双侧膈肌下方见新月形低密度影。你认为可能的诊断是什么？

[疾病概要]

消化道穿孔常继发于溃疡、创伤破裂、炎症及肿瘤等,其中,胃及十二指肠溃疡穿孔为最常见的原因。穿孔多发生在前壁,穿孔时胃及十二指肠内的气体及内容物流入腹腔,引起气腹和急性腹膜炎(图 4-3-2)。临床表现多为突发性、持续性剧烈上腹痛,并蔓延至全腹。查体有典型的腹膜炎三联征:腹肌紧张、压痛、反跳痛;叩诊时因游离气体积聚于膈下,可出现肝浊音界缩小或消失;腹腔内炎性渗出液增多时,可出现移动性浊音;肠管发生麻痹时,肠鸣音减弱或消失。

[X 线表现]

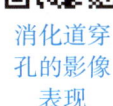

消化道穿孔的影像表现

1. 气腹　站立位 X 线检查见一侧或双侧膈下游离气体,表现为膈下弧形或新月形透亮影(图 4-3-3),具有重要诊断意义;侧位水平投照则气体位于腹壁与肠道之间。值得注意的是,少数病例见不到气腹,也不能排除消化道穿孔。

2. 继发性腹膜炎　X 线表现主要有腹腔内积液、邻近腹脂线模糊、邻近肠曲反应性淤积及麻痹性肠胀气等征象。

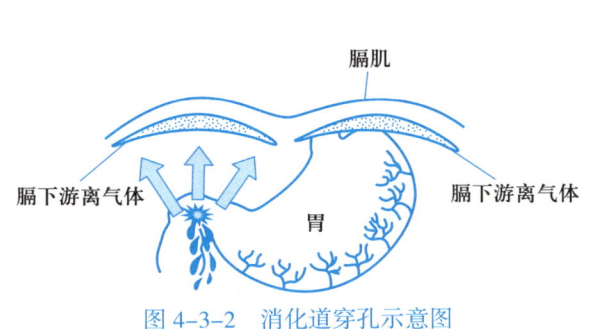

图 4-3-2　消化道穿孔示意图

膈肌

膈下游离气体　　膈下游离气体

胃

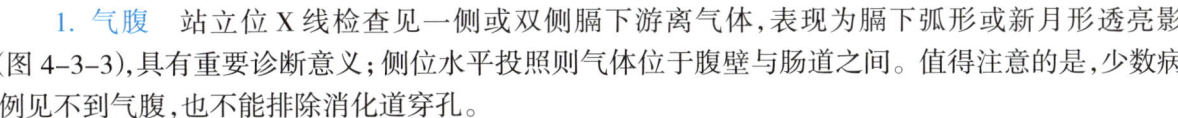

图 4-3-3　消化道穿孔

[思维导图]

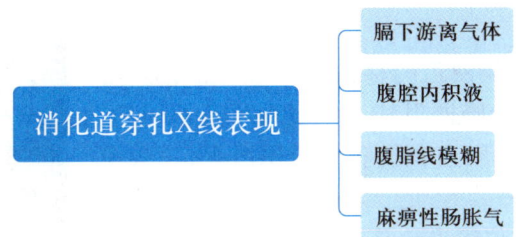

消化道穿孔X线表现
- 膈下游离气体
- 腹腔内积液
- 腹脂线模糊
- 麻痹性肠胀气

307

[考点练习]

任务 3 肠 梗 阻

临床情景

患者男,65 岁。腹部膨隆,腹痛、呕吐、腹胀,肛门停止排气排便 1 天。X 线检查腹部可见多个气液平面。你认为可能的诊断是什么?

[疾病概要]

由于各种原因造成肠腔内容物不能正常运行或通过障碍称肠梗阻。按发病原因分为机械性、动力性和血运性肠梗阻,以机械性肠梗阻最常见。

1. 机械性肠梗阻 是由于各种原因引起肠腔变狭小,从而导致肠内容物通过障碍。根据梗阻的肠管有无血运障碍又分为两种。① 单纯性肠梗阻:由于肠粘连、炎症性狭窄、蛔虫、肿瘤等因素导致肠腔部分或完全性阻塞,不伴肠系膜血管血运障碍;② 绞窄性肠梗阻:由于肠扭转、粘连带压迫和内疝等导致肠系统血管受压,进而发生肠袢血供障碍,引起小肠坏死。

2. 动力性肠梗阻 可分为麻痹性肠梗阻和痉挛性肠梗阻,是由于神经反射或毒素刺激引起肠蠕动功能丧失或肠管痉挛,而无器质性肠腔狭窄,见于急性弥漫性腹膜炎、腹部大手术、肠道功能紊乱等。

3. 血运性肠梗阻 是由于肠系膜血管栓塞或血栓形成,使肠管血运障碍和肠肌运动功能失调。

不同原因所致的肠梗阻,临床表现可有不同,但肠内容物不能顺利通过肠腔是一致的,因而有些表现是共同的,即:腹痛、腹胀、恶心、呕吐、停止自肛门排气排便。

[X 线表现]

机械性肠梗阻的影像表现

腹部平片可以明确有无肠梗阻的存在,了解梗阻的部位,分析梗阻的原因。不同类型的肠梗阻其 X 线表现可有不同,但其基本 X 线表现有肠管扩张、肠道积气和肠腔积液等,一般在发病后 4~6 小时才可见到。

1. 单纯性小肠梗阻 立位腹平片是首选检查方法,可见积气扩张的肠腔内有多个高低不一、长短不等的阶梯状气 – 液平面(图 4-3-4)。仰卧位检查可见充气扩张之肠管内的黏膜皱襞影,空肠呈鱼肋骨状平行排列如弹簧状,回肠不见黏膜皱襞影,结肠可见结肠袋。因此可依据扩张肠曲的位置和其内黏膜皱

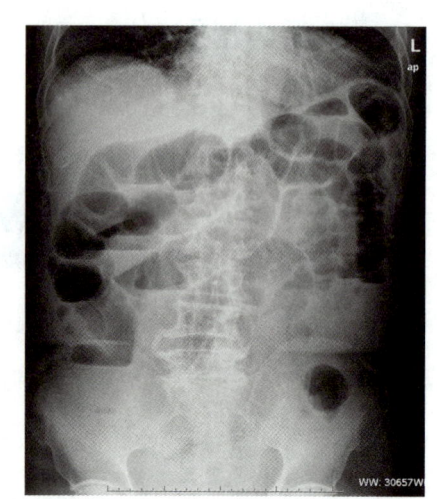

图 4-3-4 单纯性小肠梗阻

襞形态推测梗阻的部位。

2. 绞窄性肠梗阻 除出现小肠扩张、积气和积液等肠梗阻的基本 X 线表现外,还可见以下特殊征象。① 假肿瘤征:当绞窄肠曲内积存大量液体,在其周围充气肠管衬托下呈球形软组织影,位置比较恒定,称假肿瘤征;② 咖啡豆征:近端肠管内的大量气体和液体进入闭祥肠曲,致使闭祥肠曲不断扩大,显示为椭圆形、中央有分隔带的透亮影,形如咖啡豆,称咖啡豆征;③ 小跨度卷曲肠祥:积气扩张的小肠肠曲明显卷曲,并在两端相互靠拢,形成 C 形、8 字形、花瓣形及一串香蕉状等特殊形态;④ 空回肠换位征:表现为皱襞密集的空肠曲位于下腹偏右,而皱襞稀少的回肠曲位于上腹偏左,与正常空、回肠排列相反。

3. 麻痹性肠梗阻 卧位检查 X 线表现为小肠与大肠弥漫性轻度至中度充气扩张,尤以结肠扩张明显,胃亦有胀气扩张。立位检查可见肠腔内有少量液平面。

[**思维导图**]

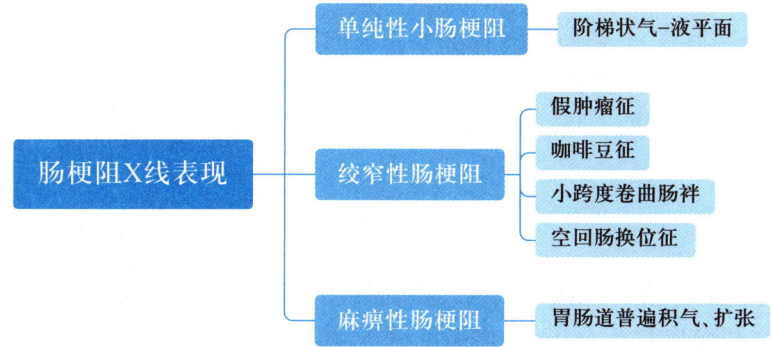

[**考点练习**]

项目四　泌尿系统 X 线检查

任务　泌尿系统结石

临床情景

患者男,61 岁。既往腰背部胀痛,突发肾区刀割样疼痛 30 分钟,并放射至下腹部,X 线腹部平片显示右腹部有一高密度块状影,直径约 2 cm,边缘毛糙。你认为可能的诊断是什么?

[疾病概要]

泌尿系统结石包括肾结石、输尿管结石、膀胱结石和尿道结石(图 4-4-1),以肾和输尿管结石多见,典型临床表现为向下腹和会阴部的放射性疼痛及血尿,结石梗阻还可造成肾盏、肾盂、输尿管的扩张积水。膀胱结石可有排尿困难或排尿中途停止。

结石常由多种化学成分构成,包括草酸钙、磷酸钙、尿酸盐和胱氨酸盐等,其中常以某一成分为主。草酸钙结石质硬、密度高、边缘有刺,形状如桑葚。磷酸盐结石质软,表面粗糙,多呈鹿角状。尿酸盐结石较小,表面光滑,密度较低,多呈圆形。

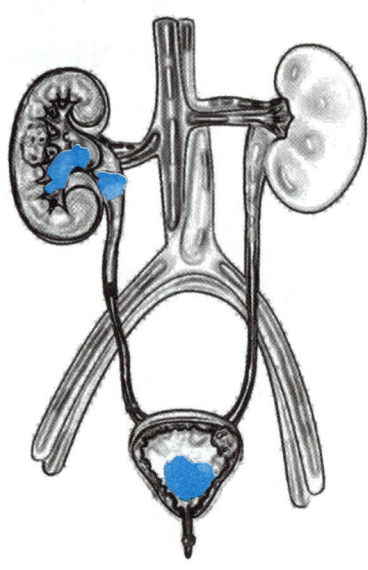

图 4-4-1　泌尿系结石示意图

[X 线表现]

泌尿系统结石,90% 可由 X 线平片显示,称为阳性结石。少数如尿酸盐结石,密度低,平片难以显示,称阴性结石。

泌尿系统结石的影像表现

1. **肾结石**　可单发或多发,单侧或双侧,位于肾窦区,X 线平片表现为圆形、卵圆形、桑葚状或鹿角状高密度影(图 4-4-2),可均匀一致,也可浓淡不均或分层。桑葚状、鹿角状和分层均为肾结石典型表现。侧位片上,肾结石多与脊柱重叠或位于脊柱附近,借此与胆囊结石、淋巴结钙化等鉴别。

2. **输尿管结石**　多数为肾结石脱落入输尿管所致。结石位于输尿管行程上,长轴与输尿管走行一致,多滞留于生理狭窄区,其上端输尿管和肾盂肾盏有扩

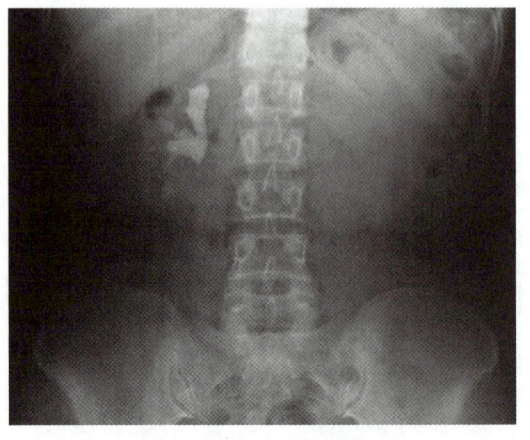

图 4-4-2　右肾结石

张积水。X 线平片表现为输尿管走行区,尤其是生理狭窄处大米粒至黄豆大小致密影,多呈圆形或梭形,其长轴与输尿管的长轴一致(图 4-4-3)。

3. 膀胱结石 多数是在膀胱内原发的,也可以由肾、输尿管结石下移而来。X 线平片表现为耻骨联合上方、膀胱区圆形或椭圆形致密影(图 4-4-4),多为单发,亦可多发,大小不等,边缘光滑或毛糙,密度可均匀或浓淡不均,也可呈明暗相间的分层状。

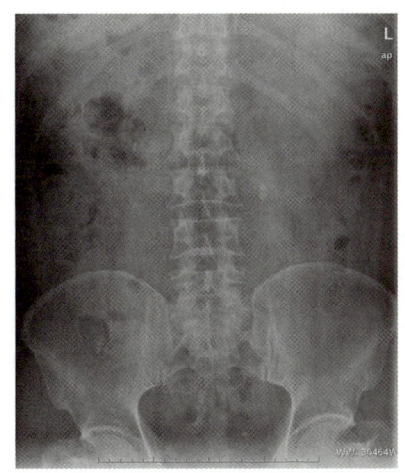

图 4-4-3　左输尿管结石

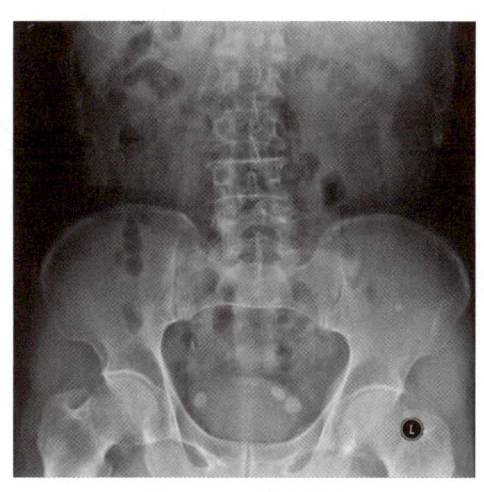

图 4-4-4　膀胱结石

4. 尿道结石 多为肾、输尿管、膀胱结石向下排出时堵塞于尿道所致,绝大部分发生于男性,常嵌顿于尿道的前列腺部、舟状窝或尿道外口。腹部平片可以明确诊断。

[思维导图]

泌尿系统结石X线表现
- 肾结石:肾窦区圆形、卵圆形、桑葚状或鹿角状高密度影
- 输尿管结石:输尿管走行区大米粒至黄豆大小致密影
- 膀胱结石:膀胱区圆形或椭圆形致密影
- 尿道结石

[考点练习]

项目五　骨关节系统 X 线检查

任务　长骨骨折

临床情景

　　患者男,23 岁。车祸伤及左小腿,剧痛,无法站立,体格检查发现左小腿下段及踝关节明显肿胀、畸形,皮肤瘀青,局部压痛明显。X 线片显示左胫骨下段骨质见骨折线影。你认为可能的诊断是什么?

[疾病概要]

　　长骨主要存在于四肢,长骨骨折一般均有明显的外伤史,并有局部持续性疼痛、肿胀、功能障碍,有些还可出现肢体局部畸形。

骨折的影像表现

[X 线表现]

　　1. 骨折的基本 X 线表现　骨折的断裂多为不整齐的断面,X 线片上呈不规则的透明线,称为骨折线,于骨皮质显示清楚整齐,在骨松质则表现为骨小梁中断、扭曲、错位。当 X 线通过骨折断面时,则骨折线显示清楚,否则可显示不清,甚至难以发现。严重骨折常致骨变形。嵌入性或压缩性骨折骨小梁紊乱,甚至局部骨密度增高,而可能看不到骨折线。

　　2. 骨折的类型　根据骨折的程度可将骨折分为完全性和不完全性。前者骨折线贯穿骨全径,后者则不贯穿全径。根据骨折线的形状和走向,可将骨折分为横行、斜行和螺旋形骨折。复杂的骨折又可按骨折线形状分为 T 形、Y 形等。根据骨碎片情况可分为撕脱性、嵌入性和粉碎性骨折(图 4-5-1)。

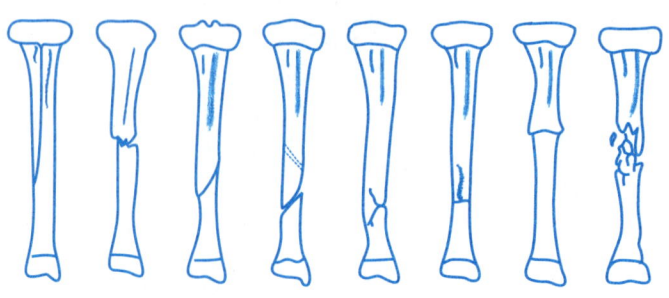

图 4-5-1　骨折的类型示意图

3. 骨折的对位和对线关系 完全性骨折要注意骨折断端的移位。确定移位时,一般以骨折近端为准,借以判断骨折远端的移位方向和程度。骨折端可发生内外或前后移位,骨折断端亦可相错重叠或分离,重叠时必然有内外或前后移位。骨折端还可有成角,即两断端纵轴形成大小不等的交角。此外,骨折还可发生旋转移位,即断端围绕该骨纵轴向内或向外回旋。

上述骨折端发生内外、前后移位或上下交错重叠和分离移位时,称对位不良;有成角畸形称对线不良(图 4-5-2)。

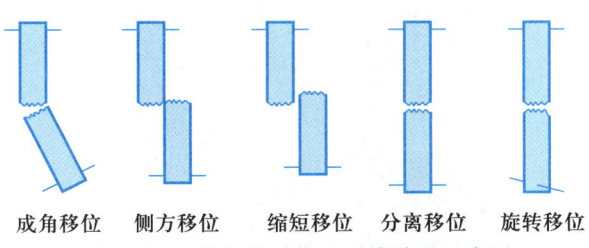

| 成角移位 | 侧方移位 | 缩短移位 | 分离移位 | 旋转移位 |

图 4-5-2 骨折的对位和对线关系示意图

4. 常见的长骨骨折

(1) 肱骨骨折:① 肱骨干骨折(图 4-5-3),多发生于骨干的中部,其次为下部,上部较少;② 肱骨外科颈骨折,常发生在解剖颈下 2~3 cm 处,多见于成人;③ 肱骨髁上骨折,多见于儿童,骨折线横过喙突窝和鹰嘴窝,远侧端多向背侧移位。

(2) 尺骨、桡骨骨折:① 柯莱斯(Colles)骨折,又称伸展型桡骨远端骨折,为桡骨远端 2~3 cm 以内的横行或粉碎骨折,骨折远端向背侧移位,断端向掌侧成角畸形,可伴尺骨茎突骨折;② 蒙泰贾(Monteggie)骨折:系尺骨上 1/3 骨折合并桡骨小头脱位。

(3) 股骨颈骨折:多见于老年人。骨折可发生于股骨头下、中部或基底部(图 4-5-4)。断端常有错位或嵌入。头下骨折在关节囊内,易引起关节囊的损伤,影响关节囊血管对股骨头及颈的血供,使骨折愈合缓慢,甚至发生股骨头缺血性坏死。

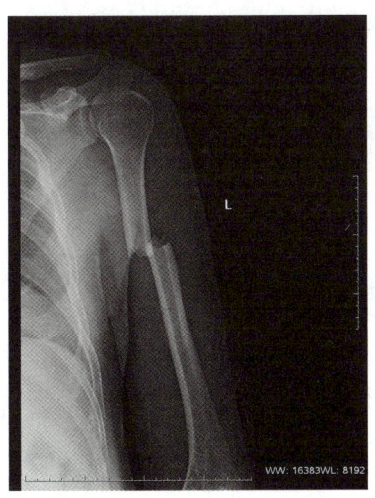

图 4-5-3 左肱骨干骨折

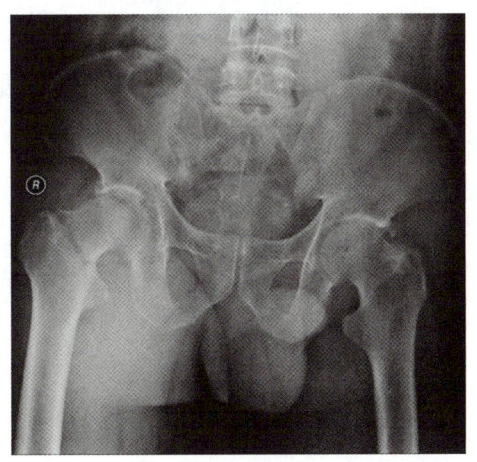

图 4-5-4 右股骨颈骨折

(4) 胫、腓骨骨折:以双骨折最多,胫骨单骨折次之,腓骨单骨折少见。可呈横行、短斜形、斜形、螺旋形或粉碎性骨折(图 4-5-5)。

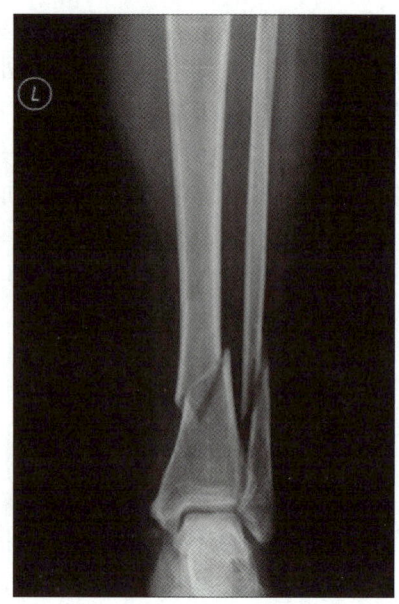

图 4-5-5　左胫、腓骨双骨折

[思维导图]

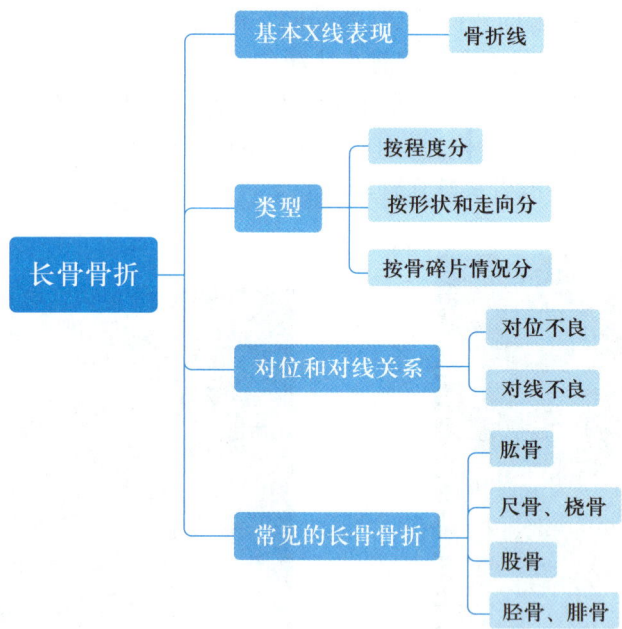

[考点练习]

项目六　中枢神经系统 CT 检查

任务1　颅 骨 骨 折

临床情景

　　患者男,45 岁。从约 5 m 高处坠落,头部着地,伤后鼻腔及左侧外耳道流淡红色血性液体,鼻腔内见血迹,耳后可见淤血,生命体征平稳,双侧眼眶无瘀青,双瞳孔等大等圆。CT 图片显示左颞骨条状低密度影,边缘锐利。你认为可能的诊断是什么?

[疾病概要]

　　颅骨骨折指暴力作用引起颅骨的完整性和连续性中断。根据骨折部位分为颅盖骨折和颅底骨折,颅盖骨折最常见,约占 4/5 ;根据骨折形态分为线样骨折、凹陷骨折、粉碎骨折和穿入骨折;根据骨折是否与外界相通分为开放性骨折与闭合性骨折。颅骨骨折的重要性不在于颅骨骨折本身,而在于骨折既可损伤脑膜及脑,又可损伤脑血管和神经。

　　颅骨骨折临床表现为局部肿胀,压痛。颅底骨折可出现脑脊液鼻漏、耳漏等症状。合并颅内其他损伤可出现不同程度的头痛、头晕、呕吐等表现。

[CT 表现]

　　颅骨骨折需用骨窗观察,表现为骨的连续性中断、移位(图 4-6-1),还可见颅缝增宽、分离。① 线样骨折:表现为边缘锐利的线条状透亮影(骨折线);② 凹陷骨折:表现为颅骨断裂呈锥形向颅腔内陷;③ 粉碎骨折:显示多条骨折线,形成不规则碎骨片;④ 穿入骨折:为锐器伤,穿通颅骨表现为局部骨缺损,骨碎片向颅内移位或伴有颅内异物;⑤ 颅底骨折:必须进行薄层高分辨力扫描才能清楚显示骨折的直接征象骨折线,间接征象表现为颅内积气、窦腔积液;⑥ 颅缝分离:属线样骨折的一种,以人字缝最多见,正常颅缝宽度不超过 1.5 mm,若颅缝宽度超过 1.5 mm,或两侧不对称,相差 1.0 mm 以上即可诊断。

　　CT 除能清楚地显示颅骨骨折的部位、骨碎片分布、

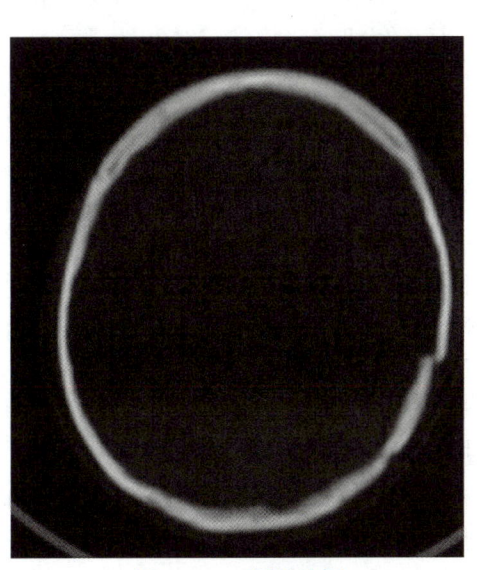

图 4-6-1　颅骨骨折

骨折凹陷程度外,更重要的是可显示颅骨骨折继发和并发的颅内损伤。

[思维导图]

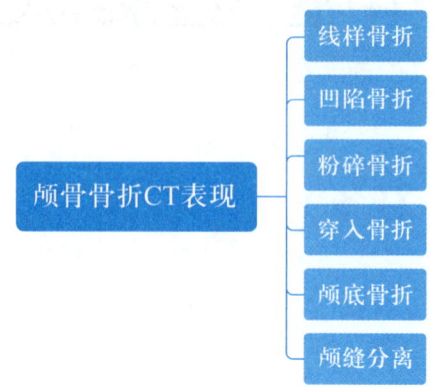

颅骨骨折CT表现
- 线样骨折
- 凹陷骨折
- 粉碎骨折
- 穿入骨折
- 颅底骨折
- 颅缝分离

[考点练习]

任务 2　急性硬膜外血肿

临床情景

患者男,28岁。骑摩托车摔伤头部,伤后出现意识障碍、呼之不应,后出现短暂清醒后再度陷入昏迷,CT示右颞部局限性梭形高密度影像,脑室中线受压移位。你认为可能的诊断是什么?

[疾病概要]

硬膜外血肿是指外伤后血液积聚在颅骨与硬脑膜之间,多发生于头颅直接损伤部位。根据病程和血肿形成的时间不同,可分为急性硬膜外血肿(3天内)、亚急性硬膜外血肿(3天至3周)和慢性硬膜外血肿(3周以上),以急性硬膜外血肿多见,局部常合并有颅骨骨折。

硬膜外血肿大多由于颅骨骨折伤及脑膜动脉损伤所致,以脑膜中动脉损伤常见。因硬脑膜与颅骨粘连紧密,故血肿范围局限,呈梭形或双凸透镜形。硬膜外血肿可多发,也可合并颅内其他损伤。

典型临床表现为"昏迷—清醒—再昏迷",其他还可有头痛、呕吐等颅内高压表现,严重者出现脑疝表现。

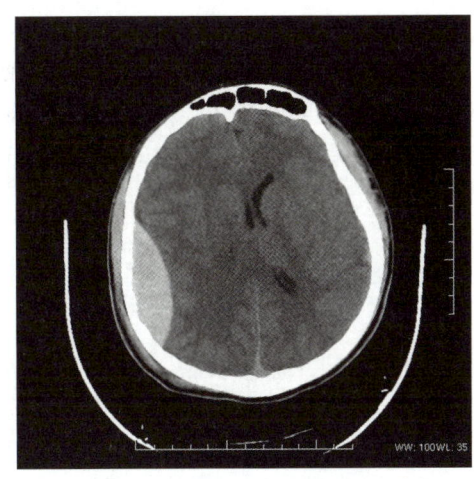

图 4-6-2　急性硬膜外血肿的 CT 表现

[CT 表现]

1. 平扫　急性硬膜外血肿典型表现为颅骨内板下方梭形或双凸透镜形高密度区(图 4-6-2),多数密度均匀,边缘光滑锐利,范围一般不大,多位于骨折附近,不跨越颅缝。亚急性、慢性硬膜外血肿则表现为颅骨内板下方梭形或双凸透镜形等高密度或低密度区。

2. 增强扫描　血肿内缘包膜强化。

[思维导图]

```
                          ┌─ 平扫:颅骨内板下方梭形或双凸透镜形高密度区
急性硬膜外血肿CT表现 ──┤
                          └─ 增强扫描:血肿内缘包膜强化
```

[考点练习]

任务 3　急性硬膜下血肿

临床情景

患者女,31 岁。1 小时前车祸伤及头部,头部撞击前挡玻璃,当时昏迷,呕吐胃内容物 1 次,无抽搐等。瞳孔左侧 4 mm,对光反射迟钝,右侧 3 mm,对光反射灵敏,眼耳鼻口无出血及分泌物。CT 图片显示左颞骨内板下方新月形高密度影,邻近脑实质受压,中线结构向右侧偏移。你认为可能的诊断是什么?

[疾病概要]

硬膜下血肿是指发生于硬脑膜和蛛网膜之间的血肿,根据血肿形成时间分为急性硬膜下血肿(3 天之内)、亚急性硬膜下血肿(3 天至 3 周)和慢性硬膜下血肿(3 周以上)。

硬膜下血肿多由于脑皮质动脉或静脉、矢状窦旁桥静脉或静脉窦破裂,血液流入硬膜下腔所致。因蛛网膜柔软无张力,血液可沿脑表面分布到硬膜下腔的广泛腔隙,形成较大范围的血肿,多为额、顶和颞叶同时受累。

急性硬膜下血肿伤情较重,进展快,伤后意识障碍较突出,常表现为持续性昏迷并进行性加重,生命体征变化突出,较早出现小脑幕切迹疝,极少出现中间清醒期。亚急性和慢性硬膜下血肿有轻微头部外伤史或没有明显外伤史,患者症状轻,可表现为头痛、头晕、轻度偏瘫等,也可无明显症状。

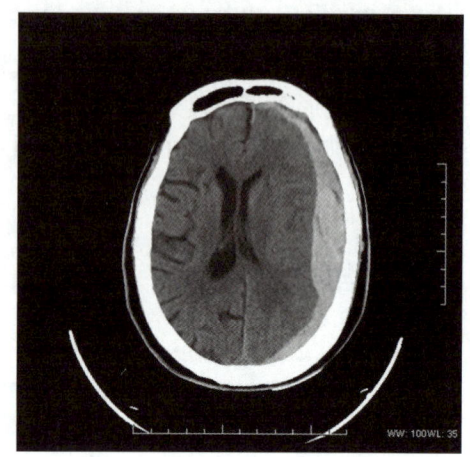

图 4-6-3　急性硬膜下血肿的 CT 表现

[CT 表现]

1. 平扫　急性硬膜下血肿表现为颅骨内板下方密度均匀的新月形或半月形高密度区,范围常较广泛,可跨越颅缝,一般不跨越中线,占位效应明显(图 4-6-3),表现为脑皮质受压向内侧移位,局部脑沟消失,同侧侧脑室受压变形移位,中线结构向对侧移位。亚急性期血肿呈高低混杂密度或等密度。慢性期血肿呈低密度。

2. 增强扫描　可见远离颅骨内板的脑皮质表面血管强化和线状强化的血肿包膜。

[思维导图]

```
急性硬膜下血肿CT表现 ──┬── 平扫:颅骨内板下方新月形或半月形高密度影
                      │
                      └── 增强扫描:脑皮质表面血管强化和线状强化的血肿包膜
```

[考点练习]

任务4　脑　出　血

临床情景

患者女,73 岁。于 1 小时前突然跌倒,随即意识丧失,伴有四肢抽搐、大小便失禁,呕吐胃内容物 2 次。既往高血压病史 20 余年,血压最高 185/123 mmHg。右侧肢体肌张力高,无自主活动,右侧巴宾斯基征、霍夫曼征阳性。CT 图片显示左侧基底节区斑片状高密度影,边缘较清晰。你认为可能的诊断是什么?

[疾病概要]

脑出血是指原发性非外伤性脑实质内出血,占全部脑卒中的 20%~30%,高血压是脑出血最常见的病因。高血压所致脑小动脉的微型动脉瘤或玻璃样变,是脑血管破裂出血的病理基础,出血好发于基底节、丘脑、脑干、小脑,易破入脑室或蛛网膜下腔,亦可由血肿压迫室间孔、导水管或第四脑室而引起脑积水。

起病急骤,常由情绪激动、体力活动过度诱发,表现为剧烈头痛、频繁呕吐,病情迅速恶化,可出现不同程度的意识障碍、肢体偏瘫、失语或昏迷状态,24 小时内达到高峰。其神经定位体征,随出血部位而异。

[CT 表现]

1. 平扫

(1) 急性期(7~72 小时)及超急性期(≤ 6 小时):脑内肾形或不规则均匀高密度影,CT 值 50~80 Hu,周围水肿及占位效应明显(图 4-6-4)。

(2) 亚急性期(3 天至 2 周):血肿向心性吸收,密度逐渐降低,边缘模糊;周围水肿及占位效应由明显逐步减轻。

(3) 慢性期(2 周后):病灶呈圆形、类圆形或裂隙状低密度影,病灶较大者呈囊状低密度区,此期周围水肿及占位效应消失。

(4) 其他表现:血液可破入脑室、蛛网膜下腔,表现为脑室、脑沟及脑池密度增高;如血肿压迫或阻塞室间孔、中脑导水管或第四脑室,可引起脑积水。

2. 增强扫描 急性期不做增强扫描,慢性期周围可见环形强化。

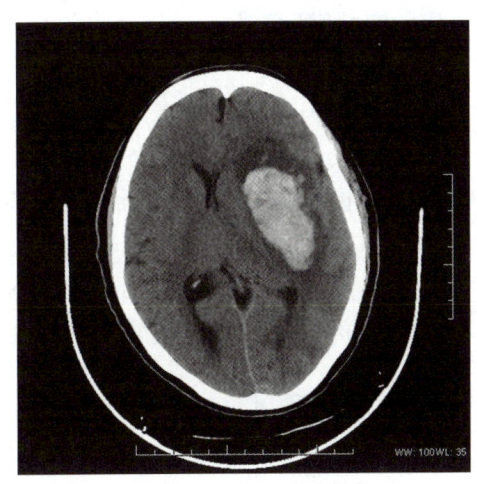

图 4-6-4 脑出血的 CT 表现

[思维导图]

脑出血CT表现 ─┬─ 平扫:急性期脑内肾形或不规则高密度影伴周围水肿
              └─ 增强扫描:慢性期周围可见环形强化

[考点练习]

任务 5　脑　梗　死

临床情景

　　患者男,67 岁。晨起发现左侧肢体不利,并逐渐加重,伴言语混乱。既往高血压病、心房颤动病史 30 余年。血压 161/72 mmHg。双侧瞳孔等大等圆,伸舌左偏,左侧肢体肌力 2 级,上肢腱反射(++),下肢腱反射(+),巴宾斯基征(+)。CT 图片显示右侧额叶斑片状低密度影,边缘不清。你认为可能的诊断是什么?

[疾病概要]

　　脑梗死为脑血管闭塞所致脑组织缺血性坏死。其原因有:① 脑血栓形成,继发于脑动脉硬化、动脉瘤、血管畸形、炎性或非炎性脉管炎等;② 脑栓塞,高危因素包括心房颤动、心脏瓣膜病、近期心肌梗死、心房心耳血栓等;③ 低血压和凝血状态。病理上分为缺血性、出血性和腔隙性脑梗死。

　　根据梗死的部位和范围,其临床表现多样,常见的有偏瘫、偏盲、半身麻木、失语、头晕、行走及站立不稳等。严重的可出现意识障碍、癫痫、生命体征紊乱,甚至危及生命。

[CT 表现]

1. 平扫

　　(1) 缺血性梗死:脑梗死在 24 小时内,CT 检查可无阳性发现,24 小时后 CT 可显示清楚的低密度灶,其部位和范围与闭塞血管供血区一致,皮髓质同时受累,多呈扇形,基底贴近硬膜,可有占位效应(图 4-6-5)。2~3 周时因脑水肿消失及吞噬细胞浸润可出现"模糊效应",病灶变为等密度而不可见。1~2 个月后形成边界清楚的软化灶,而导致脑萎缩。

　　(2) 出血性梗死:由于缺血区血管重新恢复血流灌注,导致梗死区内出现继发性出血时称出血性脑梗死,CT 示在低密度脑梗死灶内,出现不规则斑点、片状高密度出血灶,占位效应较明显。

　　(3) 腔隙性梗死:系深部髓质小动脉闭塞所致。低密度缺血灶 10~15 mm 大小,好发于基底节、丘脑、小脑和脑干,中老年人常见。CT 表现为脑深部的片状低密度区,无占位效应。

2. 增强扫描
梗死后可出现强化,可表现为不均匀、脑回状、条状或环状强化,梗死区强化是由于血脑屏障破坏,新生毛细血管和血液灌注过度所致。

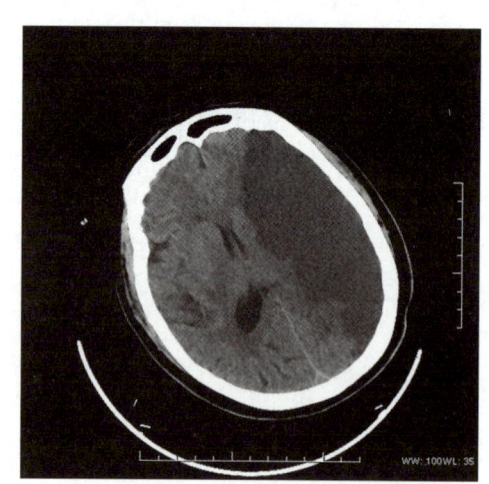

图 4-6-5　脑梗死的 CT 表现

[思维导图]

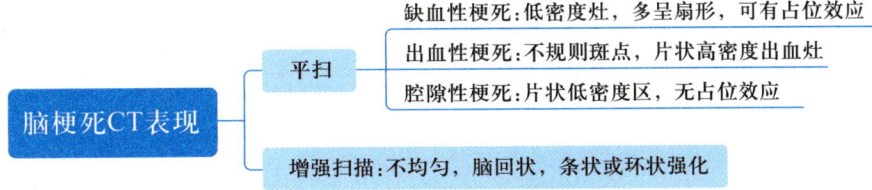

脑梗死CT表现 ── 平扫 ── 缺血性梗死：低密度灶，多呈扇形，可有占位效应
出血性梗死：不规则斑点，片状高密度出血灶
腔隙性梗死：片状低密度区，无占位效应
增强扫描：不均匀，脑回状，条状或环状强化

[考点练习]

5

模块五
心电图检查

知识目标：正常心电图及常见异常心电图的特点。

能力目标：正确分析诊断正常心电图及常见异常心电图。

素养目标：尊重患者，保护隐私；知情同意，尽职尽责；综合分析，切忌片面。

项目一　心电图机操作

心电图(ECG)是利用心电图机从体表记录心脏每一心动周期所产生电活动变化的曲线图。心电图对各种心律失常具有诊断价值；根据心电图特征性改变及演变规律可为心肌梗死的诊断提供可靠依据；心电图还可协助诊断心房肥大、心室肥大、心肌受损、供血不足、药物应用和电解质紊乱等。另外，心电图是健康体检的主要检查项目之一，心电监护广泛应用于各种重危患者抢救、手术麻醉、用药观察、登山运动及航天飞行等。

心电图记录的只是心肌激动的电学活动，心电图检测技术本身还存在一定的局限性，并且还受到个体差异等方面的影响。许多心脏疾病，特别是早期阶段，心电图可以正常。多种疾病可以引起同一种图形改变。因此，在检查心电图之前应仔细阅读申请单，必要时应亲自询问病史和做必要的体格检查，对心电图的各种变化应密切结合临床资料，才能得出正确的心电图诊断和解释。

临床情景

患者女，50岁。因胸闷不适1周入院。患者自述近1周时有胸闷不适，原因不明，无咳嗽咳痰，无发热，无其他不适，现需对患者进行心电图检查，你该如何操作？

［操作前准备］

1. 环境准备　心电图室要安静，室温保持20℃左右，室温过高或过低均影响检查效果。避免其他电器干扰，特别是X线机、发电机、吸引器，理疗机等。

2. 医生准备　医生穿戴整齐，规范洗手。

3. 患者准备　进行医患沟通，向患者交代检查目的，取得患者的配合。嘱患者仰卧于木板床上，不得用铁床或与墙壁接触；去除患者随身携带的金属饰品、电子表等物品，以防电波干扰；裸露安放电极部位，注意保暖，防止肌肉震颤产生干扰；嘱患者不要紧张，呼吸要均匀，肌肉放松。

4. 物品准备　准备好心电图机、生理盐水、导电液、无菌纱布、棉签。检查仪器及电池电压是否完好。

［操作过程］

心电图描记

1. 接通电源线，打开电源开关。
2. 定准电压，设定10 mm=1 mV，走纸速定为25 mm/s。
3. 将患者的双侧腕部、两侧内踝上部及胸部暴露，用盐水纱布擦洗脱脂后，涂以导电液，接好导联线。

（1）肢体导联：将红、黄、绿、黑电极板依次连于右上肢、左上肢、左下肢和右下肢（如图5-1-1），电极板夹在两腕、两踝关节内上侧约5 cm处。

（2）胸导联：V1~V6导联钟型电极颜色依次为红、黄、绿、褐、黑、紫色，安放位置见表5-1-1和图5-1-2。

4. 待液晶显示屏显示波形稳定后，按start键开始描记 I、II、III、aVR、aVL、aVF、V1、V2、V3、V4、V5、V6十二个导联的心电图。

5. 描记完毕后，关机，撤除各个导联线，用纱布擦拭安放电极处皮肤，帮患者整理衣物，道谢。

6. 及时在心电图纸上记录患者姓名、性别、年龄、测定时间。

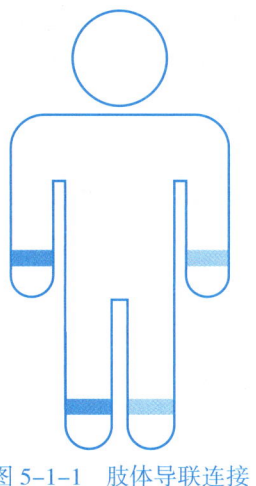

图 5-1-1　肢体导联连接

表 5-1-1　胸导联连接电极位置

胸导联	电极位置
V1	胸骨右缘第四肋间
V2	胸骨左缘第四肋间
V3	V2与V4连线的中点
V4	左第5肋间与锁骨中线相交处
V5	左腋前线与V4水平线相交处
V6	左腋中线与V4水平线相交处

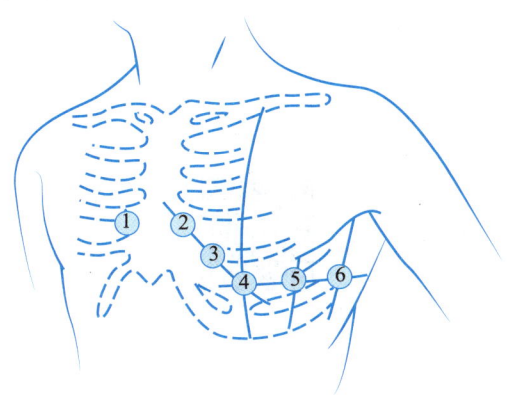

图 5-1-2　胸导联连接

[注意事项]

1. 为减少皮肤导电阻力，放置电极板部位要擦洗干净，并涂上导电液。胸电极在涂导电液时要各自分开，禁止将所有胸导测量位置一次性涂抹，否则将会造成体表短路，影响波形效果。

2. 出现基线不稳或干扰时，查看呼吸情况，电极接触是否良好，有无交流电干扰等。

3. 节律整齐时记录3~4个心搏动，若有心律失常加长时间描记。

4. 心电图检查具有一定局限性，必须与临床资料紧密结合才能得出正确的结果。

5. 临床上，怀疑后壁梗死时可加做V7~V9导联，小儿心电图或疑右心室梗死时可加做

V3R~V6R,称为附加导联。检测电极在胸壁的具体位置如下:V7 位于左腋后线同 V4 水平处;V8 位于左肩胛线同 V4 水平处;V9 位于左脊柱旁线同 V4 水平处;V3R~V6R 位于右胸部与 V3~V6 对称部位。

[思维导图]

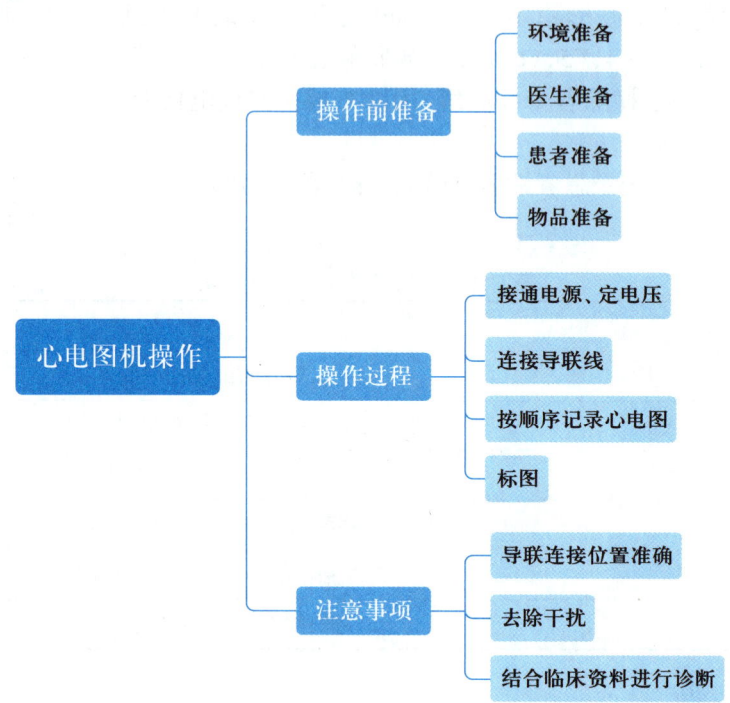

[考点练习]

项目二 心电图基本知识

临床情景

患者男,17岁。来院进行体检需做常规心电图检查,患者咨询什么是常规心电图检查。

[心电图产生原理]

心脏搏动的基础是单个心肌细胞接受刺激后细胞膜内外电位发生变化,其过程分为极化阶段、除极阶段和复极阶段。

1. **极化阶段** 当心肌细胞在静息状态时,细胞膜外聚集着带正电荷的阳离子,膜内聚集着同等比例带负电荷的阴离子,细胞膜内外不产生电位变化,保持动态平衡,称极化状态(图5-2-1)。

极化状态时,膜表面内外无电位变化,用电流计检测可描记出一条水平的等电位线。

2. **除极阶段** 当细胞膜一端受到阈刺激时,细胞膜对离子的通透性发生改变,引起细胞内外正、负离子的交换,这种膜电位由极化状态下的内负外正状态迅速逆转为内正外负状态的过

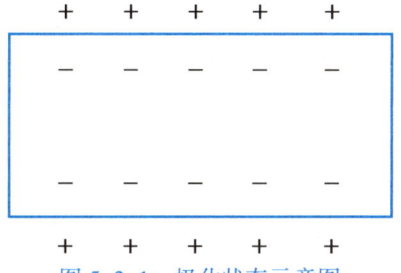

图 5-2-1　极化状态示意图

程,称为除极过程(图5-2-2)。膜电位逐一改变,直至膜电位完全成为外负内正时为止,此时细胞呈除极化状态或去极化状态(图5-2-3)。

在除极过程中,膜外已除极带负电荷的与尚未除极带正电荷的两点之间构成一对电偶,其电源(+)在前,电穴(−)在后,这对电偶的方向从"−"指向"+",电源与电穴这两点之间存在电位差和电流活动,直到去极化状态时,膜外任意两点之间又变得无电位差,无电流活动。

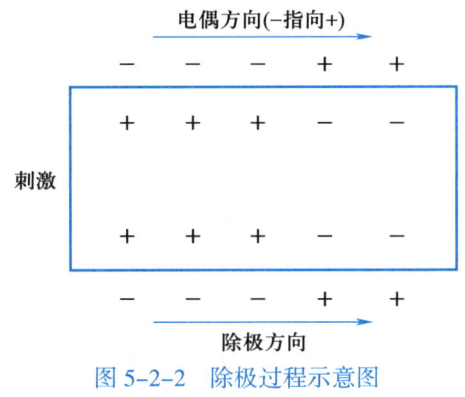

图 5-2-2　除极过程示意图

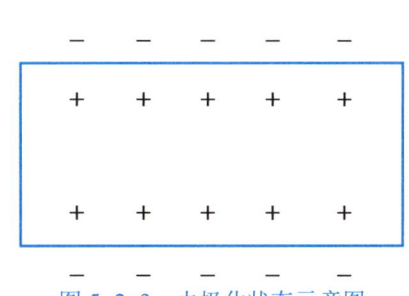

图 5-2-3　去极化状态示意图

除极时,电流计探查电极面对除极方向则描记出向上的波形,背对除极方向则描记出向下的波

形,置于细胞中部则描记出先正后负的双向波形,因过程迅速,故波形高而窄(图5-2-4)。除极完毕呈去极化状态时,膜外无电位变化,电流曲线回到等电位线。

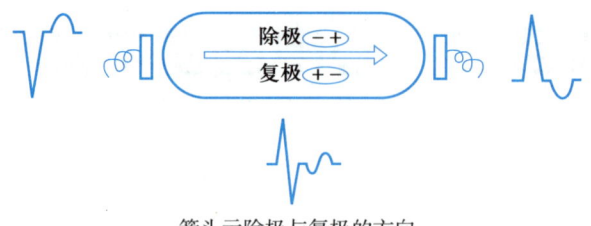

箭头示除极与复极的方向

图 5-2-4　单个心肌细胞检测电极方位与除极、复极波形方向的关系

3. 复极阶段　除极完后心肌细胞开始复极,膜电位又逐一变为外正内负,甚至完全恢复到原来的静息状态。先除极的细胞膜先复极,复极与除极先后程序一致,但复极的电偶是电穴在前,电源在后(图5-2-5),并较缓慢向前推进,故复极时,电流计描记的图形方向与除极波方向相反,因过程缓慢,故波形圆钝(图5-2-4)。复极完毕后,膜外无电位变化,电流曲线又回到等电位线。

需要注意,在正常人的心电图中,记录到的复极波方向常与除极波主波方向一致,与单个心肌细胞不同。这是因为正常人心室的除极从心内膜向心外膜推进,而复极则从心外膜开始向心内膜方向推进,其确切机制尚未完全清楚。

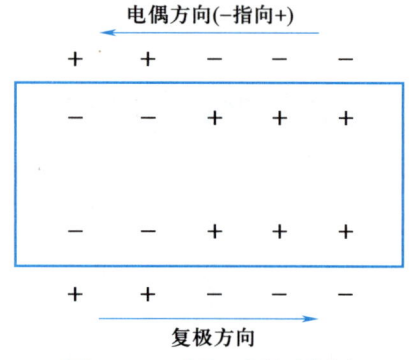

图 5-2-5　复极过程示意图

[心电图导联体系]

在人体不同部位放置电极,并通过导联线与心电图机电流计的正负极相连,这种记录心电图的电路连接方法称心电图导联。目前临床上最普遍应用的是国际通用导联体系,即常规12导联体系。

1. 肢体导联　包括标准肢体导联 Ⅰ、Ⅱ、Ⅲ 和加压单极肢体导联 aVR、aVL、aVF。前者属双极肢体导联,反映两肢体之间的电位差变化;后者属单极肢体导联,反映探查电极(正极)所置部位的电位变化。各肢体导联的电极位置见表5-2-1和图5-2-6。

2. 胸导联　常规胸导联包括 V1、V2、V3、V4、V5、V6。胸导联属单极导联,反映探查电极(正极)所置部位的电位变化。检测时正电极置于胸壁的不同部位,另将肢体导联三个电极先分别通过 5 kΩ 电阻与负极连接构成中心电端(图5-2-7),中心电端电位接近零电位,较稳定。胸导联检测电极具体位置见表5-2-1。

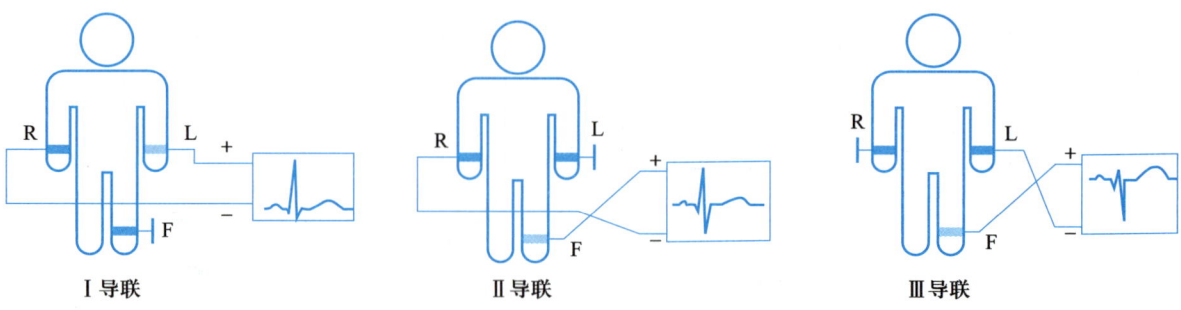

Ⅰ导联　　　　　　　　　Ⅱ导联　　　　　　　　　Ⅲ导联

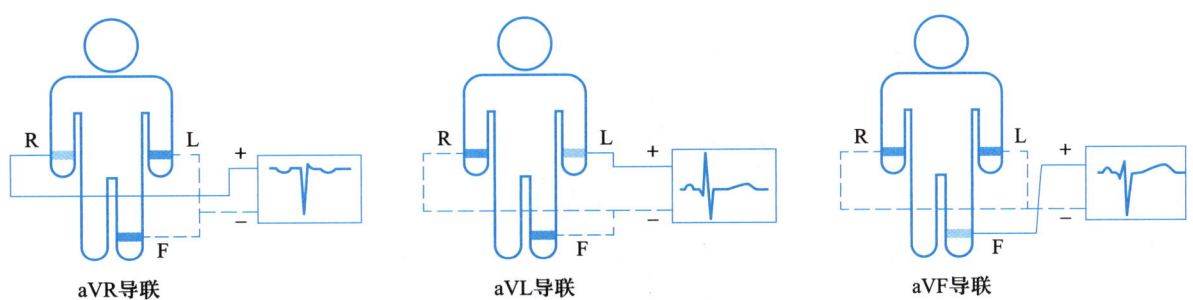

aVR导联　　　　aVL导联　　　　aVF导联

图 5-2-6　肢体导联的电极位置及正负极连接方式

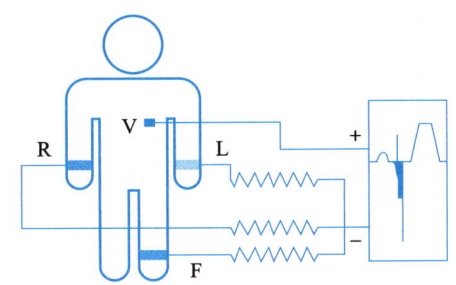

V 代表胸导联检测电极与正极相连；
三个肢体导联电极分别通过 5 kΩ 电阻与负极连接构成中心电端

图 5-2-7　胸导联的连接方式

表 5-2-1　常规十二导联的电极位置

导联符号	正极（探查电极）	负极
I	左上肢	右上肢
II	左下肢	右上肢
III	左下肢	左上肢
aVR	右上肢	左上肢和左下肢
aVL	左上肢	右上肢和左下肢
aVF	左下肢	左上肢和右上肢
V1	胸骨右缘第 4 肋间	中心电端
V2	胸骨左缘第 4 肋间	中心电端
V3	V2 与 V4 连线中点	中心电端
V4	左锁骨中线平第 5 肋间处	中心电端
V5	左腋前线与 V4 同一水平处	中心电端
V6	左腋中线与 V4 同一水平处	中心电端

［心电图各波段的组成与命名］

心脏特殊传导系统由窦房结、结间束（分为前、中、后结间束）、房间束（起自前结间束，称 Rachmann 束）、房室交界区（房室结、房室束）、束支（分为左、右束支，左束支又分为前分支和后分支）、浦肯野纤维构成（图 5-2-8）。

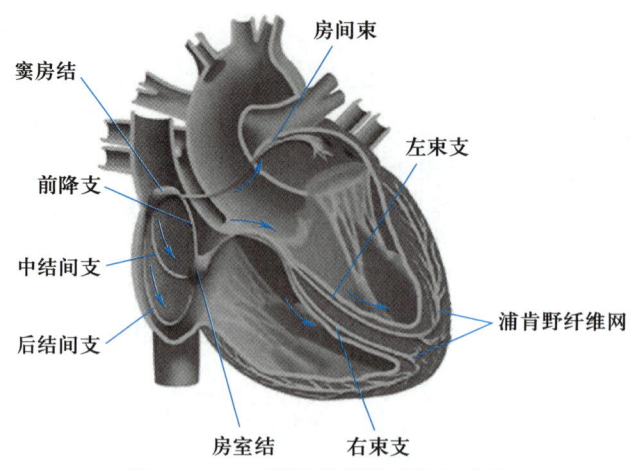

图 5-2-8 心脏特殊传导系统示意图

　　正常的心电活动始于窦房结。窦房结产生的激动在兴奋心房的同时经结间束传导至房室结（激动在此处延搁 0.05~0.07 秒），然后沿房室束→左、右束支→浦肯野纤维顺序传导，最后兴奋心室。这种有序的电激动传播引起的一系列电位变化，形成了心电图的相应波段（图 5-2-9，表 5-2-2）。

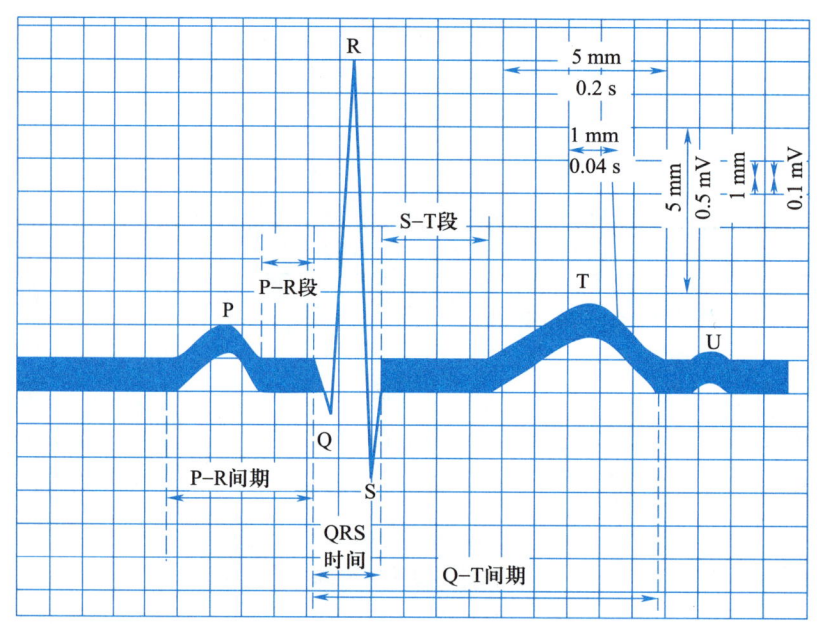

图 5-2-9 心电图各波段示意图

表 5-2-2 心电图各波段的意义

波段	意义
P 波	反映心房的除极过程
PR 段	反映心房复极过程及房室结、房室束、束支的电活动
P-R 间期	反映自心房开始除极到心室开始除极的时间
QRS 波群	反映心室的除极过程
ST 段	反映心室的缓慢复极过程
T 波	反映心室的快速复极过程
Q-T 间期	反映心室除极和复极全过程的总时间

QRS 波群因检测电极的位置不同可呈多种形态,统一命名如下:首先出现于等电位线以上的正向波为 R 波,R 波之前向下的负向波为 Q 波,R 波之后向下的负向波为 S 波,S 波之后的正向波为 R′ 波,R′ 波之后再出现的负向波为 S′ 波;如果 QRS 波群只有一个负向波称为 QS 波。根据 QRS 波群振幅(波形)大小不同以英文字母大小写表示(如图 5-2-10)。

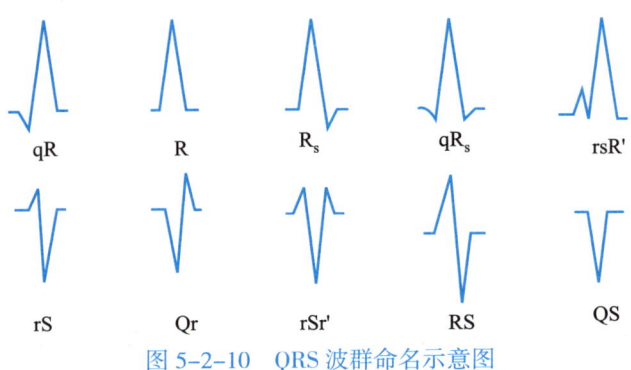

图 5-2-10 QRS 波群命名示意图

[**思维导图**]

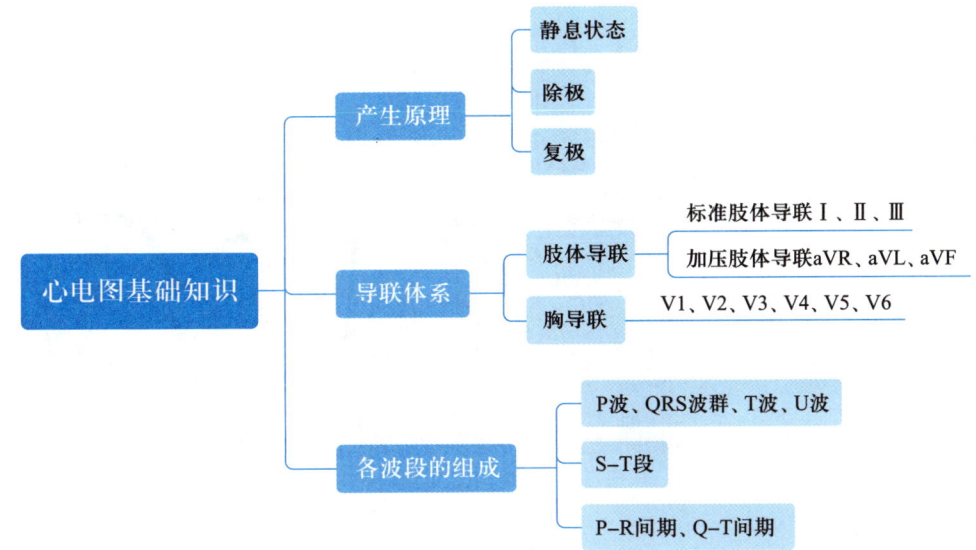

[**考点练习**]

项目三 心电图的测量

[心电图记录纸]

心电图多描记在心电图记录纸上,心电图记录纸由纵线和横线划分成各为 1 mm×1 mm 的小方格。横向距离代表时间(s),当走纸速度为 25 mm/s 时,每小格表示 0.04 秒。纵向距离代表电压(mV),当标准电压 1 mV=10 mm 时,每小格表示 0.1 mV。每 5 个小方格可以构成一个大方格,大方格依然是一个正方形,它的横坐标代表的时间则为 0.2 秒,纵坐标代表的电压则为 0.5 mV (图 5-3-1)。

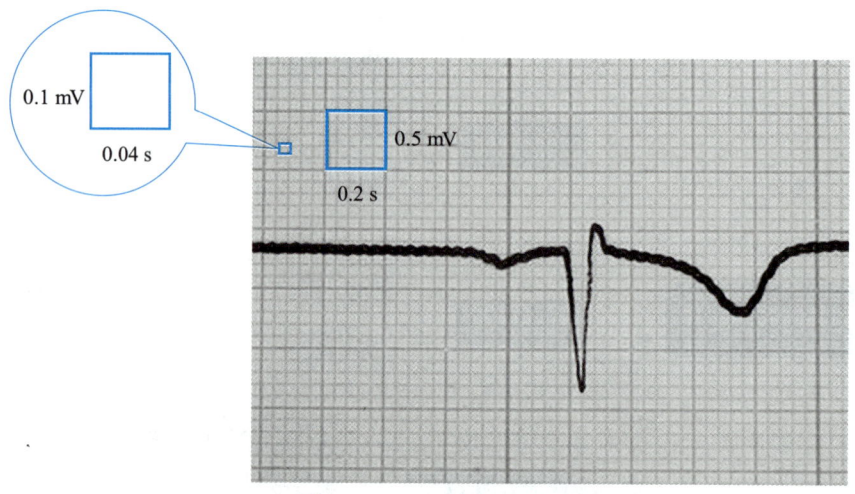

图 5-3-1 心电图记录纸

心电图的
测量

[心电图的测量]

一、心率的测量

心率计算公式为:心房率 =60/P-P 间期,心室率 =60/R-R 间期。

心率规则时,只需测量一个 R-R 间期或 P-P 间期,心律不规则时,则需测量 5 个以上 R-R 间期或 P-P 间期,取平均值,然后利用公式计算。此外,还可采用查表法或使用专门的心率尺读出相应的心率数。

二、各波段时间的测量

一般规定,测量各波时间应自波形起点的内缘测量至波形终点的内缘(图 5-3-2)。

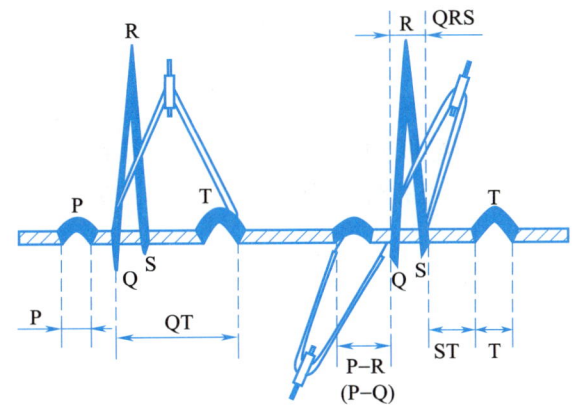

图 5-3-2　心电图各波段时间测量方法

三、各波段振幅（电压）的测量

正向波振幅的测定应从等电位线上缘垂直测至该波的顶点；负向波振幅的测量应从等电位线下缘垂直测至该波的底端；双向波振幅的测定则以正负向波的代数和计算（图 5-3-3）。

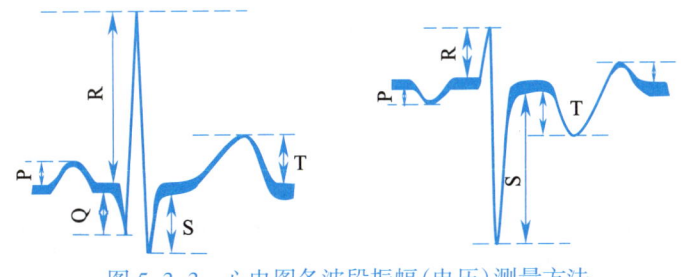

图 5-3-3　心电图各波段振幅（电压）测量方法

四、心电轴的测量

1. 目测法　是最简单的测定方法，根据 I、III 导联 QRS 波群的主波方向可大致估计心电轴是否偏移：I、III 导联 QRS 波群主波均为正向波，电轴不偏移；I 导联较深的负向波，III 导联主波为正向波，电轴右偏；I 导联主波为正向波，III 导联较深的负向波，电轴左偏；I、III 导联主波方向均向下，心电轴不确定（图 5-3-4）。

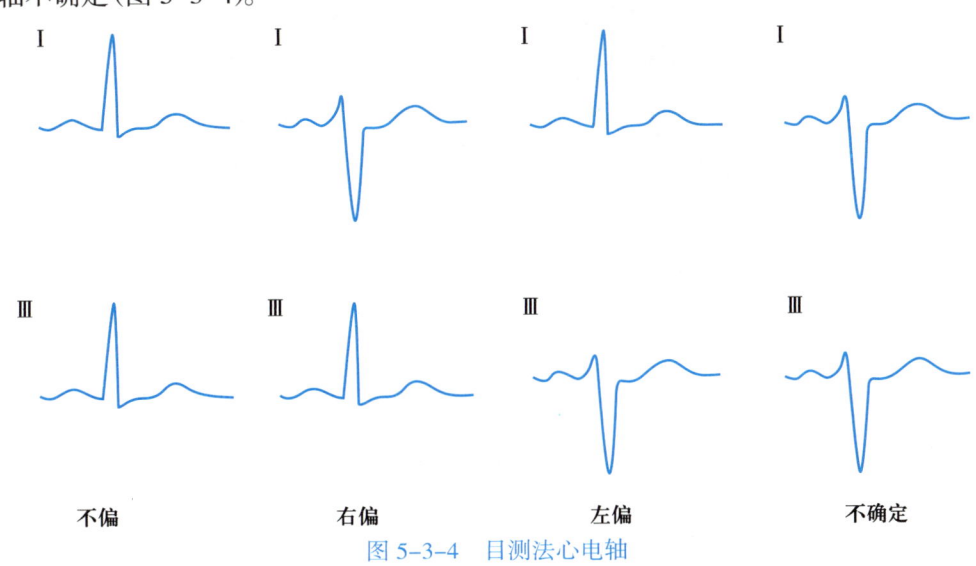

图 5-3-4　目测法心电轴

333

2. 查表法 准确率较高,根据Ⅰ、Ⅲ导联 QRS 波群波幅代数和的正负值,在专用的心电轴角度表中直接查到心电轴度数。

3. 振幅法(作图法) 临床很少应用。分别求出Ⅰ和Ⅲ导联 QRS 波群波幅的代数和(R 波为正,Q、S 波为负),并将数值计于相应导联轴上,然后自上述两点各画出该导联轴的垂线,求得两垂线的交叉点,电偶中心 0 点与该交叉点相连即为心电轴。该心电轴与Ⅰ导联正侧的夹角即为心电轴的角度(图 5-3-5)。

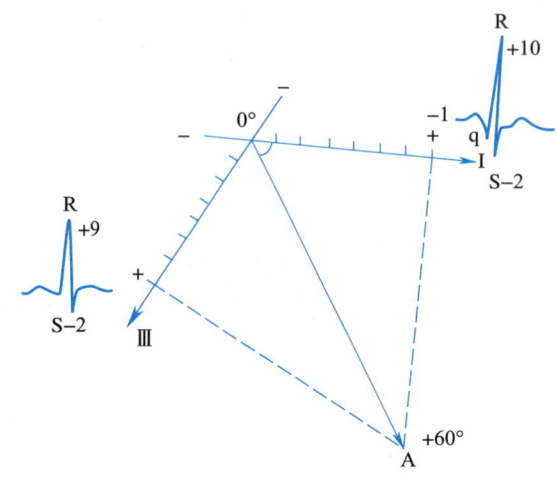

图 5-3-5　振幅法测心电轴

正常心电轴的范围为 −30°~+90°;电轴位于 −30°~−90° 范围为心电轴左偏;电轴位于 +90°~+180° 范围为心电轴右偏;电轴位于 −90°~−180° 范围为不确定电轴(图 5-3-6)。心电轴的偏移,一般受心脏在胸腔内解剖位置、两侧心室的质量比例、心室内传导系统的功能、激动在室内传导状态、年龄及体型等影响。电轴左偏常见于横位心(肥胖、妊娠晚期、大量腹水等)及左室肥大,左前分支阻滞等;电轴右偏常见于正常垂位心、右室肥厚及左后分支阻滞等。

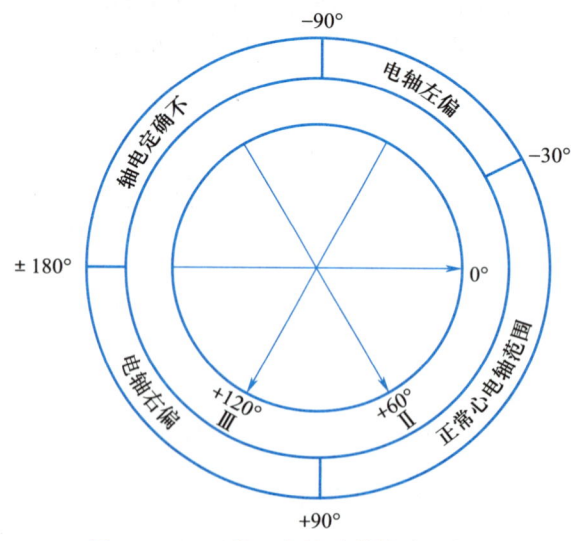

图 5-3-6　正常心电轴及其偏移示意图

五、心脏循长轴转位

自心尖部朝向心底部方向观察,设想心脏可循其本身长轴作顺时针方向或逆时针方向转位。正常时 V3 或 V4 导联呈 RS 型,R、S 大致相等,为左、右心室过渡区波形。当过渡区的波形出现在 V5、V6 导联上,提示顺时针方向转位,常见于右心室肥大;当过渡区波形出现在 V1、V2 导联上,提示逆时针方向转位,常见于左心室肥大(图 5-3-7)。转位波形也可见于正常人。

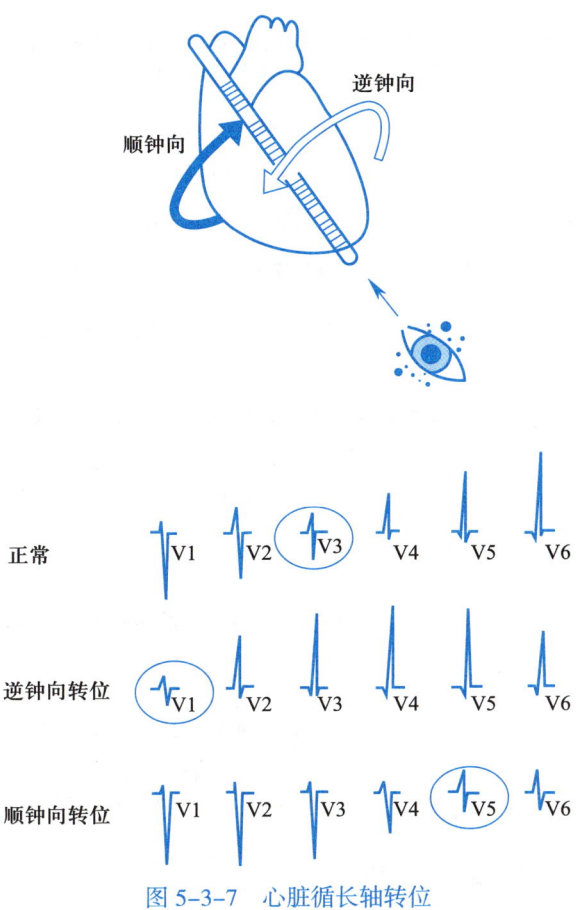

图 5-3-7 心脏循长轴转位

[思维导图]

心电图的测量

- 心电图记录纸
  - 由纵线和横线划分成各为1 mm×1 mm的小方格
  - 横向距离代表时间(s),当走纸速度为25 mm/s时,每小格表示0.04 s
  - 纵向距离代表电压(mV),当标准电压1 mV=10 mm时,每小格表示0.1 mV
  - 每5个小方格可以构成一个大方格,大方格依然是一个正方形,它的横坐标代表的时间则为0.2 s,纵坐标代表的电压则为0.5 mV

- 心率的测量
  - 计算公式
    - 心房率=60/P-P间期
    - 心室率=60/R-R间期
  - 是否规则
    - 是,只需测量一个R-R间期或P-P间期
    - 否,则需测量5个以上R-R间期或P-P间期,取平均值,然后利用公式计算
  - 还可采用查表法或使用专门的心率尺读出相应的心率数

- 各波段时间的测量
  - 一般规定,测量各波时间应自波形起点的内缘测量至波形终点的内缘

- 各波段振幅(电压)的测量
  - 正向波振幅的测定应从等电位线上缘垂直测至该波的顶点
  - 负向波振幅的测量应从等电位线下缘垂直测至该波的底端
  - 双向波振幅的测定则以正负向波的代数和计算

- 心电轴的测量
  - 目测法
    - 最简单的测定方法
    - 根据Ⅰ、Ⅲ导联QRS波群的主波方向可大致估计心电轴是否偏移
  - 查表法
    - 准确率较高,根据Ⅰ、Ⅲ导联QRS波群波幅代数和的正负值,在专用的心电轴角度表中直接查到心电轴度数
  - 振幅法(作图法)
    - 临床很少应用
  - 正常心电轴范围为-30°~+90°
    - 电轴偏移临床意义
      - 左偏
      - 右偏

- 心脏循长轴转位
  - 自心尖部朝向心底部方向观察,设想心脏可循其本身长轴做顺钟向或逆钟向转位
  - 临床意义
    - 顺钟向转位:右心室肥大
    - 逆钟向转位:左心室肥大

[考点练习]

项目四　正常心电图

临床情景

　　患者男,27 岁。急性阑尾炎术前常规心电图检查,心电图如图 5-4-1 所示,请判断该心电图有无异常。

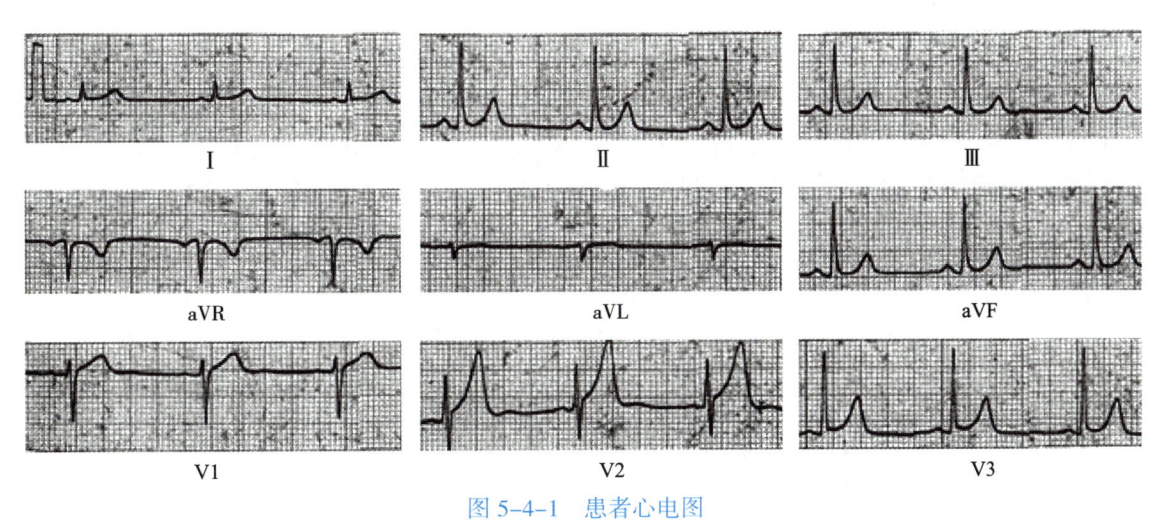

图 5-4-1　患者心电图

[正常心电图特点]

　　正常心电图 12 导联波形见图 5-4-2。

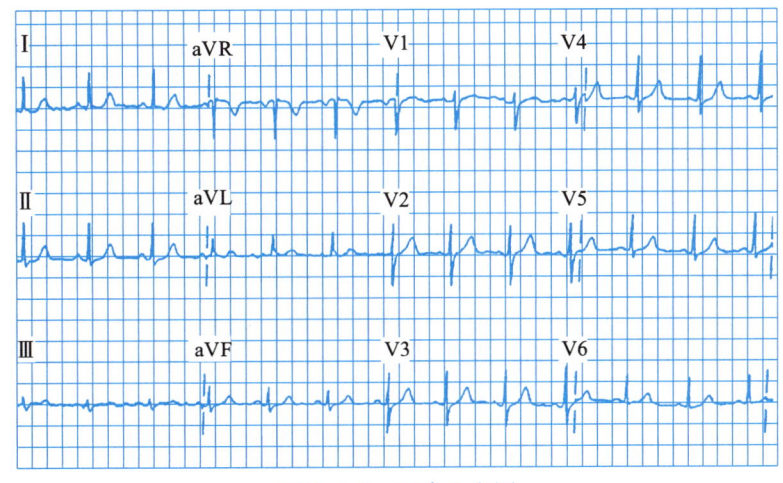

图 5-4-2　正常心电图

一、P 波

1. **形态**　在多数导联上 P 波呈钝圆形，有时可有轻度切迹。因心脏激动起源于窦房结，心房除极的综合向量指向左前下方，所以 P 波在 Ⅰ、Ⅱ、aVF、V4~V6 导联直立，aVR 导联倒置，其余导联呈双向、倒置或低平均可（图 5-4-3）。

2. **时间**　正常 P 波一般小于 0.12 秒。

3. **振幅**　正常 P 波在肢体导联一般小于 0.25 mV，胸导联一般小于 0.20 mV。

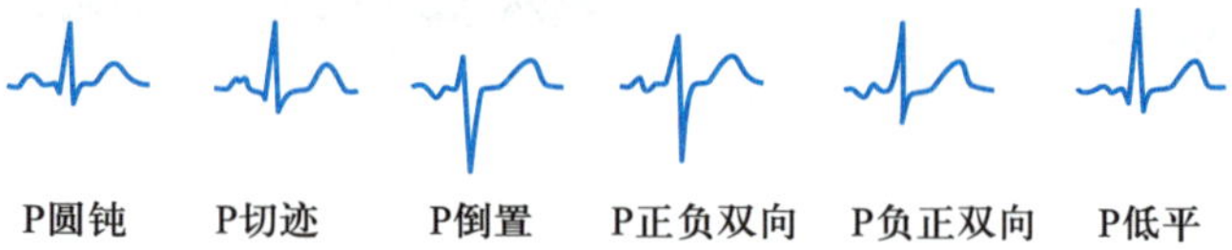

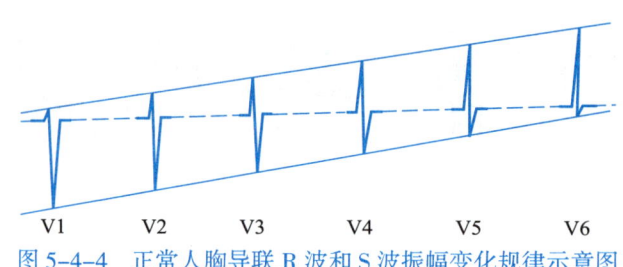

P圆钝　　P切迹　　P倒置　　P正负双向　　P负正双向　　P低平

图 5-4-3　P 波常见形态示意图

二、P-R 间期

P-R 间期与年龄及心率有关，成年人一般为 0.12~0.20 秒；幼儿及心动过速的情况下，P-R 间期相应缩短；老年人及心动过缓的情况下，P-R 间期相应延长，但一般不超过 0.22 秒。

三、QRS 波群

1. **时间**　正常人 QRS 波群时间多数在 0.06~0.10 秒，一般不超过 0.10 秒。

2. **形态与振幅**

（1）胸导联：QRS 波群在 V1、V2 导联上多呈 rS 型，一般 V1 的 R 波不超过 1.0 mV；在 V3、V4 导联上多呈 RS 型；在 V5、V6 导联上可呈 R、qR、qRs 或 Rs 型，R 波一般不超过 2.5 mV。QRS 波群自 V1 至 V6 导联移行的规律是 R 波逐渐增高，S 波逐渐变浅，V1、V2 导联上 R/S 小于 1；V3、V4 导联上 R/S 大致等于 1；V5、V6 导联上 R/S 大于 1（图 5-4-4）。

V1　　　V2　　　V3　　　V4　　　V5　　　V6

图 5-4-4　正常人胸导联 R 波和 S 波振幅变化规律示意图

（2）肢体导联：Ⅰ、Ⅱ 导联 QRS 波群主波一般向上，Ⅲ 导联 QRS 波群主波方向多变；aVL、aVF 导联 QRS 波群可呈 Rs、qR、R 或 rS 型，aVR 导联 QRS 波群主波恒定向下，可呈 Qr、rS、QS 或 rSr′ 型。正常人 R 波在 Ⅰ 导联上小于 1.5 mV，在 aVR 导联上小于 0.5 mV，在 aVL 导联上小于 1.2 mV，在 aVF 导联上小于 2.0 mV。

3. **R 峰时间**　指 QRS 波群起点至 R 波顶端所做垂直线的水平距离，如果有 R′ 波，应测量至 R′ 峰，如果 R 峰呈切迹，则应测量至第二峰（图 5-4-5）。R 峰时间代表心室激动波从心室肌的内膜面到达外膜面的时间，正常 R 峰时间在 V1、V2 导联不超过 0.04 秒，V5、V6 导联不超过 0.05 秒。

4. **Q 波**

（1）时间：除 Ⅲ、aVR 导联外，正常 Q 波时间一般小于 0.04 秒。

（2）振幅　正常情况下，Q 波深度不超过同导联 R 波振幅的 1/4。

注意，Ⅲ 导联 Q 波宽度可达 0.04 秒，aVR 导联出现较宽的 Q 波或呈 QS 波均属正常；正常人 V1、V2 导联不应有 Q 波，但偶尔可呈 QS 波。

四、S-T 段

正常 S-T 段在等电位线上，也可有轻微移位。S-T 段下移在任何导联（aVR 除外）上不超过

0.05 mv；S–T 段上移在 V1~V2 导联上不超过 0.3 mv，在 V3 导联上不超过 0.5 mv，在 V4~V6 导联及肢体导联上不超过 0.1 mv。

五、T 波

1. 形态　正常 T 波宽而圆钝，上升肢较慢，下降肢陡峭，两肢不对称。T 波的方向大多与 QRS 波的主波方向一致。T 波方向在 Ⅰ、Ⅱ、V4~V6 导联向上，在 aVR 导联向下，其余导联上方向不确定，若 V1 导联 T 波直立，则 V2~V6 导联 T 波就不应向下。

2. 振幅　除Ⅲ、aVL、aVF、V1~V3 导联外，在 R 波为主的导联中，T 波振幅不应低于同导联的 R 波振幅的 1/10。

六、Q-T 间期

Q-T 间期值与心率有关，心率越快，Q-T 间期越短，反之则长。当心率在 60~100 次 / 分时，Q-T 间期值为 0.32~0.44 秒。为了避免 Q-T 间期受心率的影响，临床上常用校正的 Q-T 间期，即 Q-Te=QT 间期 / $\sqrt{R-R}$，也就是 RR 间期为 1 秒（心率为 60 次 / 分）时的 Q-T 间期。不同导联之间的 Q-T 间期亦有一定差异，常以 V2、V3 导联的 QT 间期最长，传统的正常 Q-Te 不超过 0.44 秒，超过此时限即认为是 Q-T 间期延长，但近年推荐的 Q-T 间期延长标准为：女性 ≥ 0.46 秒；男性 ≥ 0.45 秒。

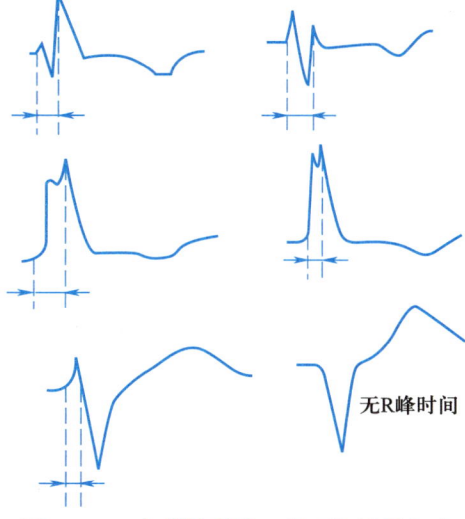

无R峰时间

图 5-4-5　各种波形的 R 峰时间测量方法

［小儿心电图特点］

小儿生长发育迅速，解剖生理与成年人有明显不同，其心电图变化较大，总的趋势可以概括为自起初的右心室占优转变为左心室占优势，特点如下。

1. 心率　小儿心率较成人快，10 岁后才保持成人心率水平（60~100 次 / 分）；PR 间期较成年人短，7 岁以后趋于恒定（0.10~0.17 秒）；Q-Te 间期较成人略长。

2. P 波　小儿的 P 波时间较成人短（儿童<0.09 秒），P 波的振幅在新生儿较高，以后则较成人低。

3. QRS 波群　婴幼儿右心室占优势，QRS 波群表现为 V1（V3R）导联多呈高 R 波，Ⅰ、V5、V6 导联出现深 S 波，以后随年龄增长 RV1 逐渐降低，RV5 逐渐增高。Q 波较成人深（多见Ⅱ、Ⅲ、aVF 导联）。新生儿期心电轴常 >+90°，以后与成人大致相同。

4. T 波　小儿 T 波的变异性大，新生儿期右胸导联和肢体导联常出现 T 波低平、倒置（图 5-4-6）。

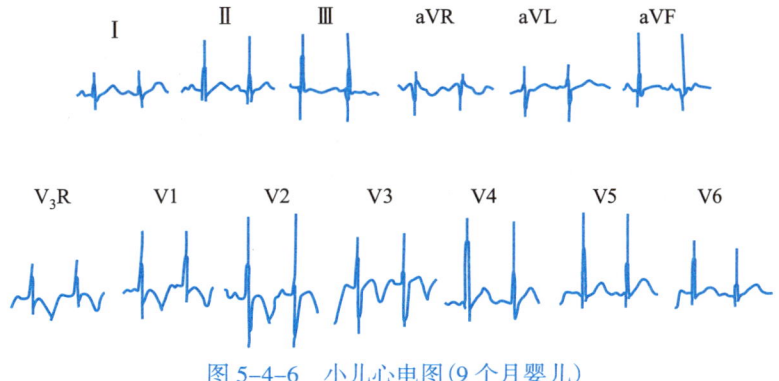

图 5-4-6　小儿心电图（9 个月婴儿）

[思维导图]

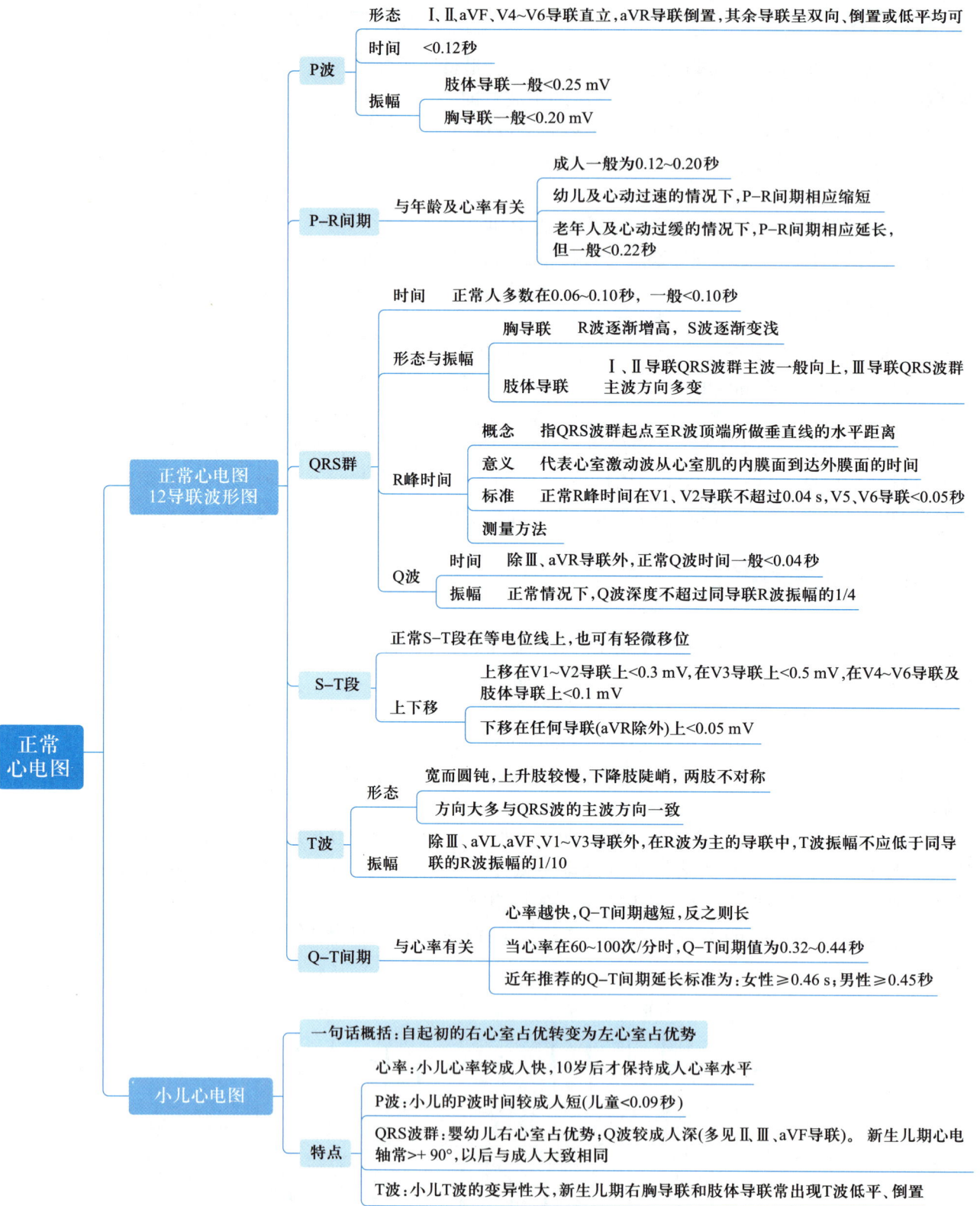

正常心电图

正常心电图 12导联波形图

P波
- 形态　Ⅰ、Ⅱ、aVF、V4~V6导联直立,aVR导联倒置,其余导联呈双向、倒置或低平均可
- 时间　<0.12秒
- 振幅
  - 肢体导联一般<0.25 mV
  - 胸导联一般<0.20 mV

P-R间期
- 与年龄及心率有关
  - 成人一般为0.12~0.20秒
  - 幼儿及心动过速的情况下,P-R间期相应缩短
  - 老年人及心动过缓的情况下,P-R间期相应延长,但一般<0.22秒

QRS群
- 时间　正常人多数在0.06~0.10秒,一般<0.10秒
- 形态与振幅
  - 胸导联　R波逐渐增高,S波逐渐变浅
  - 肢体导联　Ⅰ、Ⅱ导联QRS波群主波一般向上,Ⅲ导联QRS波群主波方向多变
- R峰时间
  - 概念　指QRS波群起点至R波顶端所做垂直线的水平距离
  - 意义　代表心室激动波从心室肌的内膜面到达外膜面的时间
  - 标准　正常R峰时间在V1、V2导联不超过0.04 s,V5、V6导联<0.05秒
  - 测量方法
- Q波
  - 时间　除Ⅲ、aVR导联外,正常Q波时间一般<0.04秒
  - 振幅　正常情况下,Q波深度不超过同导联R波振幅的1/4

S-T段
- 正常S-T段在等电位线上,也可有轻微移位
- 上下移
  - 上移在V1~V2导联上<0.3 mV,在V3导联上<0.5 mV,在V4~V6导联及肢体导联上<0.1 mV
  - 下移在任何导联(aVR除外)上<0.05 mV

T波
- 形态
  - 宽而圆钝,上升肢较慢,下降肢陡峭,两肢不对称
  - 方向大多与QRS波的主波方向一致
- 振幅　除Ⅲ、aVL、aVF、V1~V3导联外,在R波为主的导联中,T波振幅不应低于同导联的R波振幅的1/10

Q-T间期
- 与心率有关
  - 心率越快,Q-T间期越短,反之则长
  - 当心率在60~100次/分时,Q-T间期值为0.32~0.44秒
  - 近年推荐的Q-T间期延长标准为:女性≥0.46 s;男性≥0.45秒

小儿心电图
- 一句话概括:自起初的右心室占优转变为左心室占优势
- 特点
  - 心率:小儿心率较成人快,10岁后才保持成人心率水平
  - P波:小儿的P波时间较成人短(儿童<0.09秒)
  - QRS波群:婴幼儿右心室占优势;Q波较成人深(多见Ⅱ、Ⅲ、aVF导联)。新生儿期心电轴常>+90°,以后与成人大致相同
  - T波:小儿T波的变异性大,新生儿期右胸导联和肢体导联常出现T波低平、倒置

[考点练习]

项目五　心房肥大和心室肥厚

临床情景

患者男,50 岁。风湿性心脏病,二尖瓣狭窄。心电图如图 5-5-1 所示,请作出心电图诊断。

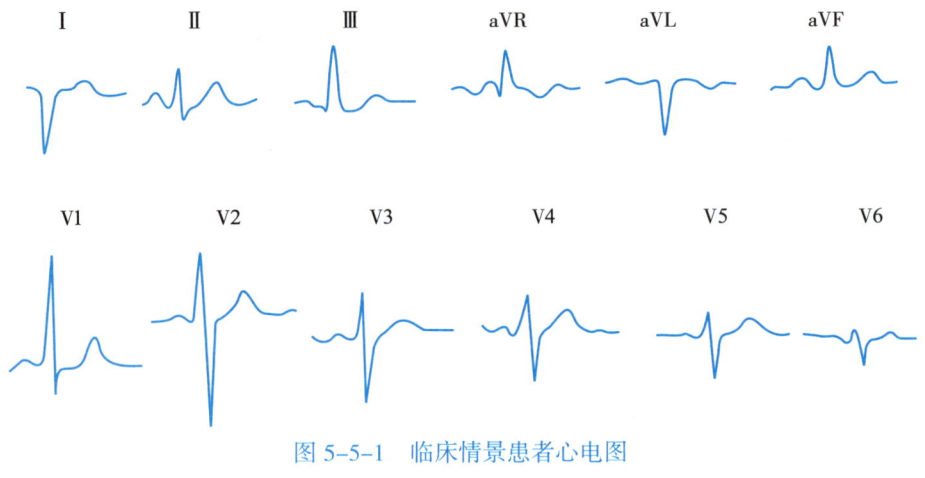

图 5-5-1　临床情景患者心电图

一、左心房肥大

[发病机制]

　　窦房结位于上腔静脉和右心房的交界处,因此,正常情况下右心房先除极,左心房后除极 (图 5-5-2)。当左心房肥大时,左心房除极时间延长,故总的心房除极时间延长(图 5-5-3)。

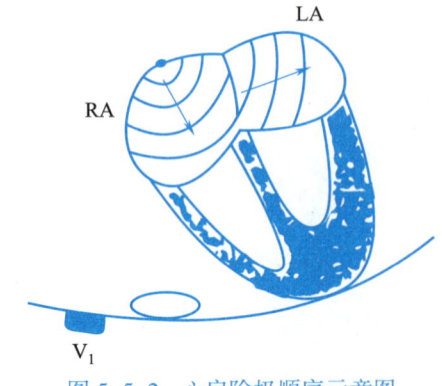

图 5-5-2　心房除极顺序示意图

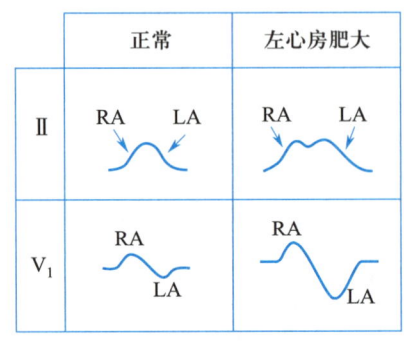

	正常	左心房肥大
Ⅱ	RA　LA	RA　LA
V₁	RA / LA	RA / LA

图 5-5-3　左心房肥大示意图

342

[心电图特点]

左心房肥大的心电图表现见图 5-5-4。

1. P 波增宽，P 波时间≥0.12 秒，常呈"双峰状"，双峰间距≥0.04 秒，以Ⅰ、Ⅱ、aVL 导联明显，又称"二尖瓣型 P 波"。

2. P-R 段缩短，P 波时间与 P-R 段时间段之比>1.6。

3. V1 导联上 P 波呈先正后负的双向波，将 V1 导联上 P 波负向部分的时间（单位:s）乘以 P 波负向部分的振幅（单位:mm），称为 P 波终末电势（Ptf-V1）。左心房肥大时，|Ptf-V1|≥0.04 mm·s。

心房肥大

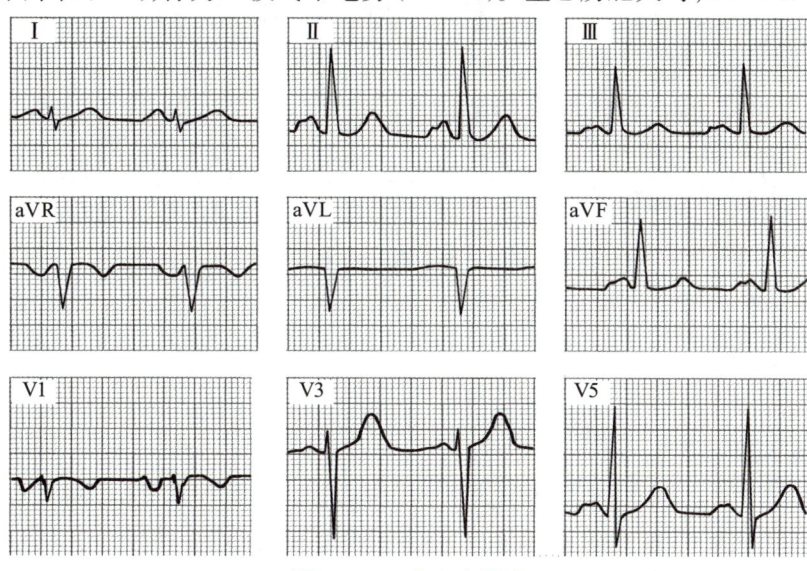

图 5-5-4 左心房肥大

二、右心房肥大

[发病机制]

正常情况下右心房先除极，左心房后除极。当右心房肥大时，右心房除极时间延长，往往与稍后除极的左心房时间重叠，但不至于延长到左心房除极结束之后，因此，总的心房除极时间并未延长。心电图主要表现为心房除极振幅增高（图 5-5-5）。

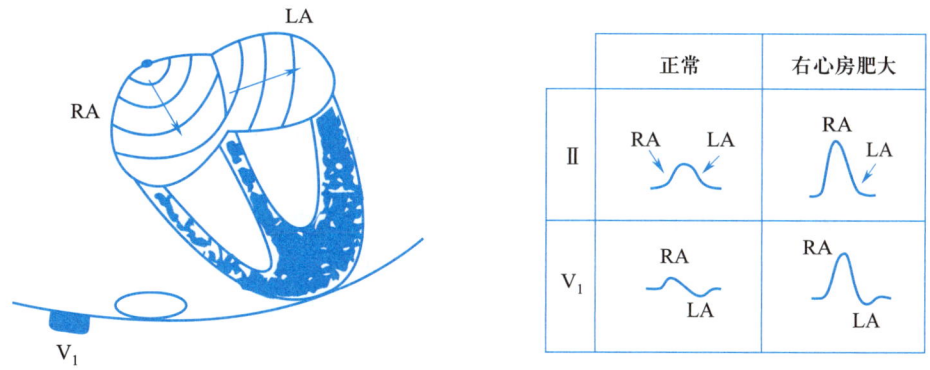

图 5-5-5 心房除极顺序及右心房肥大示意图

[心电图特点]

右心房肥大的心电图表现见图 5-5-6。

1. P 波高尖,其振幅 ≥ 0.25 mV,尤其是 Ⅱ、Ⅲ、aVF 导联明显,又称为"肺型 P 波"。

2. V1 导联 P 波直立时,振幅 ≥ 0.15 mV;如 P 波呈双向,其振幅的算术和 ≥ 0.20 mV。

图 5-5-6　右心房肥大

左室高电压、左室肥厚与劳损

三、左心室肥厚

[发病机制]

正常的左心室位于心脏的左后方,而且左心室明显厚于右心室。因此,正常的心室除极综合向量左心室占优势,左心室肥大时左心室这种优势更明显,导致面向左心室导联(Ⅰ、aVL、V5 和 V6)的 R 波电压增高,面向右心室导联(V1、V2)则出现较深的 S 波(图 5-5-7)。

[心电图特点]

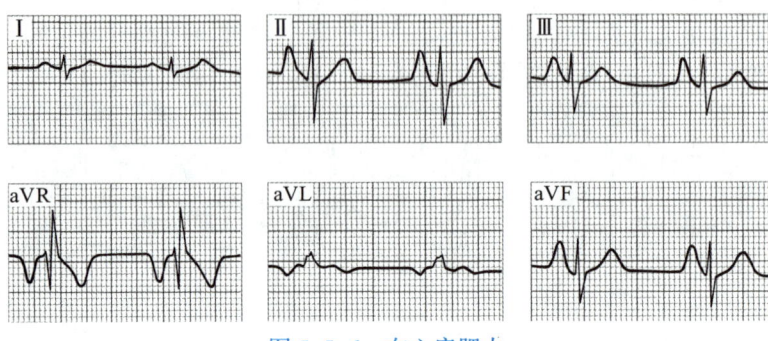

图 5-5-7　左心室肥厚机制示意图(箭头代表心室除极综合向量)

左心室肥厚的心电图表现为(图 5-5-8):

1. 左心室高电压。① 胸导联:RV_5 或 $RV_6 > 2.5$ mV;$RV_5 + SV_1 > 4.0$ mV(男性)或 > 3.5 mV(女性);② 肢体导联:R Ⅰ > 1.5 mV;RaVL > 1.2 mV;RaVF > 2.0 mV 或 R Ⅰ + S Ⅲ > 2.5 mV;③ 康奈尔(Cornell)标准:RaVL + SV3 > 2.8 mV(男性)或 > 2.0 mV(女性)。

2. QRS 时间延长到 0.10~0.11 秒,但一般 ≤ 0.11 秒。

3. 额面心电轴左偏。

4. S-T 改变:在 R 波为主的导联可见 S-T 段下降,T 波低平、双向或倒置,在 S 波为主的导联反而可见 T 波直立。

左心室高电压结合一项其他阳性指标,一般可诊断左心室肥厚,符合条件越多,诊断可靠性越大。如仅有 QRS 电压增高,而无其他任何阳性,则诊断应慎重。

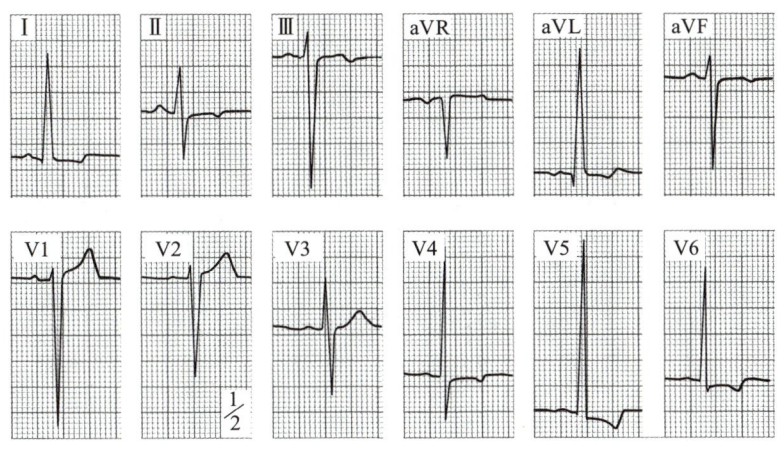

图 5-5-8　左心室肥厚

四、右心室肥厚

[发病机制]

右心室壁厚度明显比左心室壁薄，仅有左心室壁的 1/3，只有当右心室肥厚到一定程度时，才会使综合向量由左心室优势转向为右心室优势，并导致面对右心室的导联（V1、aVR）的 R 波增高，而面对左心室的导联（Ⅰ、aVL、V5）的 S 波变深（图 5-5-9）。

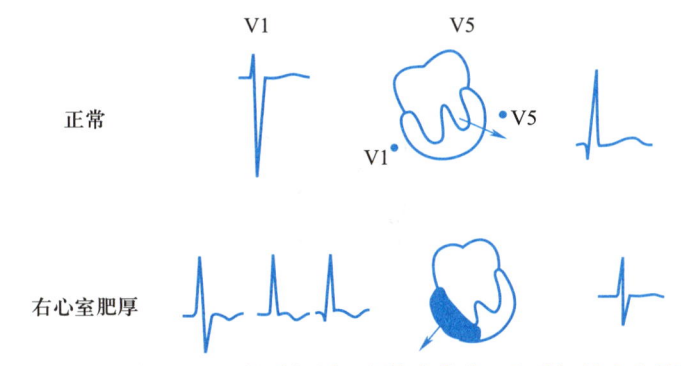

图 5-5-9　右心室肥厚机制示意图（箭头代表心室除极综合向量）

右室高电
压、右室肥
厚与劳损

[心电图特点]

右心室肥厚的心电图表现见图 5-5-10。

1. 右心室高电压：① RV1 ≥ 1.0 mV 或 RV1+SV5＞1.05 mV（重者＞1.2 mV）；② RaVR＞0.5 mV；③ V1 导联 R/S ≥ 1，呈 R 型或 Rs 型，重度右心室肥厚可使 V1 导联呈 qR 型（需除外心梗）；④ V5 导联 R/S ≤ 1 或 S 波比正常加深。

2. 心电轴右偏 ≥ +90°，重症可＞+110°。

3. 右胸导联（V1、V2）可见 S-T 段压低，T 波双相、倒置。

依据 V1 导联 QRS 波群形态、电压的改变及电轴右偏等可诊断右心室肥厚。一般来说，阳性指标越多，诊断的可靠性越高。

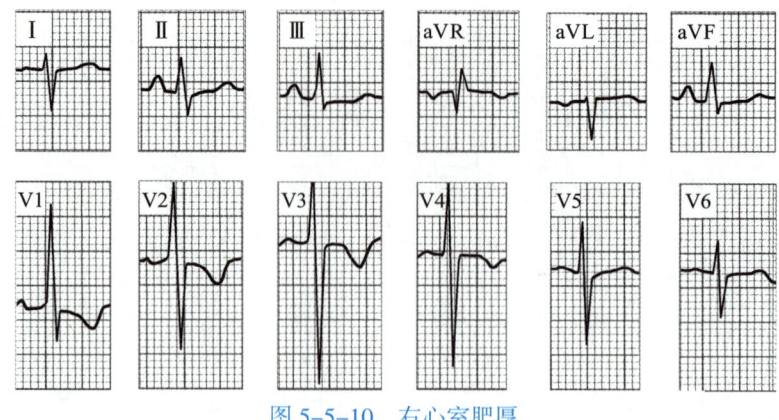

图 5-5-10　右心室肥厚

[思维导图]

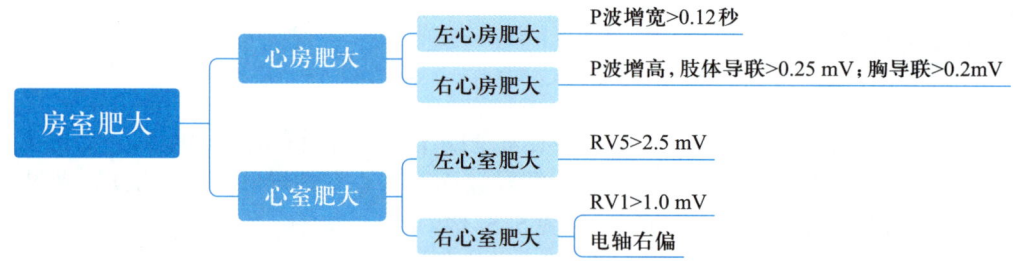

[考点练习]

项目六　心肌缺血与 ST-T 改变

临床情景

　　患者男,55 岁。自述近一年来经常胸闷不适,原因不明,心电图如图 5-6-1 所示,请做出心电图诊断。

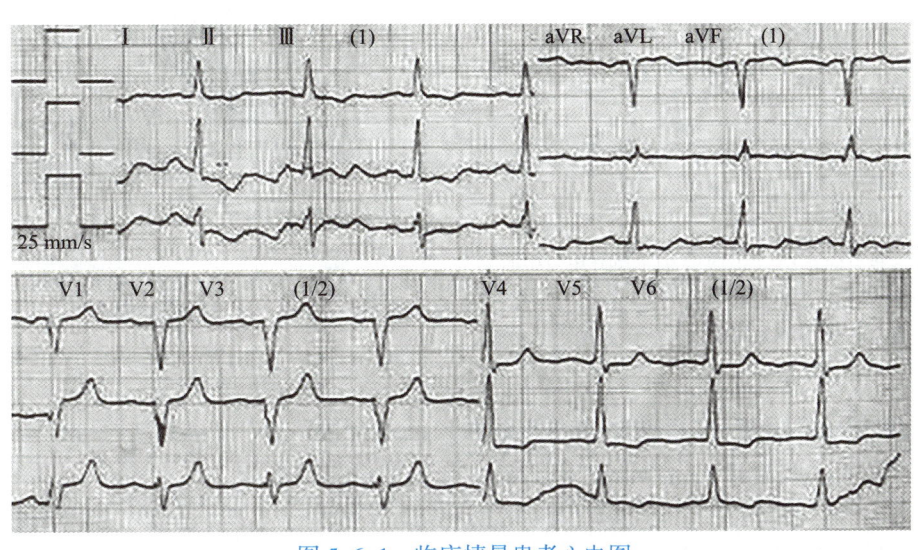

图 5-6-1　临床情景患者心电图

　　当心肌某部位发生缺血时,该部位的心肌将不能正常进行复极,并可使缺血区相关导联 ST-T 发生异常改变。

一、心肌缺血时的 T 波改变

　　1. 心内膜下心肌缺血　正常心室的复极过程是从心外膜开始向心内膜方向推进,当心内膜下心肌缺血时,缺血的心肌复极更为延迟,以至于最后心内膜下心肌复极时,原来能与之抗衡的心外膜心电向量减小或消失,致使心内膜下的心肌复极异常突出,此时面向缺血区的相关导联记录出与 QRS 主波方向相同的高大 T 波(升支与降支对称,顶端变为尖耸的箭头状),见图 5-6-2。

　　2. 心外膜下心肌缺血(包括透壁性心肌缺血)　正常心室的复极过程是从心外膜开始向心内膜方向

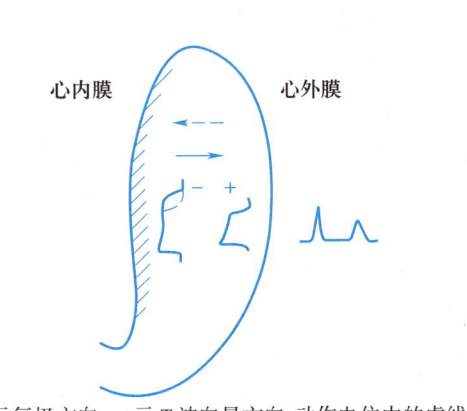

(⸱⸱→示复极方向;→示 T 波向量方向,动作电位中的虚线部分示未发生缺血时的动作电位时程)。

图 5-6-2　心内膜下心肌缺血与 T 波改变示意图

心肌缺血
与 ST-T
改变

推进,当心外膜下心肌缺血时,可引起心外膜除极时间延长,导致心肌复极顺序的逆转,即心内膜先开始复极,心外膜后复极,于是面向缺血区的相关导联记录出与 QRS 主波方向相反的 T 波(图 5-6-3)。

二、心肌损伤时的 ST 段改变

心肌缺血早期可只出现 T 波改变,若缺血时间延长、程度加重,则形成损伤型 ST 段改变,表现为 ST 段抬高或 ST 段压低两种类型。

1. 心内膜下心肌损伤　心肌损伤时,ST 向量从正常心肌指向损伤心肌。心内膜下心肌损伤时,ST 向量背离心外膜面指向心内膜面,使位于心外膜面的导联出现 ST 段下移(图 5-6-4),而对侧部位的导联常可记录到相反的 ST 改变。

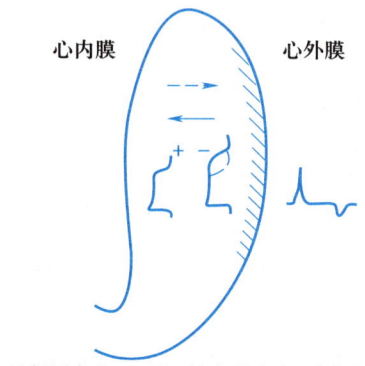

(┄示复极方向,→示 T 波向量方向,动作电位中的
虚线部分示未发生缺血时的动作电位时程)

图 5-6-3　心外膜下心肌缺血与 T 波改变示意图

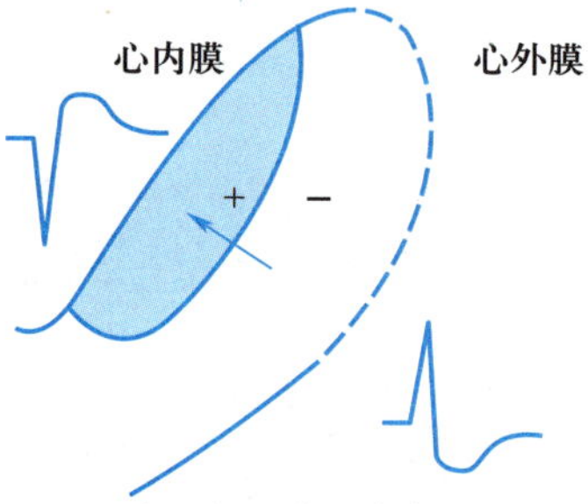

(→示 ST 向量方向)

图 5-6-4　心内膜下心肌损伤与 ST 段
改变示意图

2. 心外膜下心肌损伤(包括透壁性心肌缺血)　心肌损伤时,ST 向量从正常心肌指向损伤心肌。心外膜下心肌损伤(包括透壁性心肌缺血)时,ST 向量指向心外膜面导联,使位于心外膜面的相应导联 ST 段抬高(图 5-6-5),而对侧部位的导联常可记录到相反的 ST 改变。

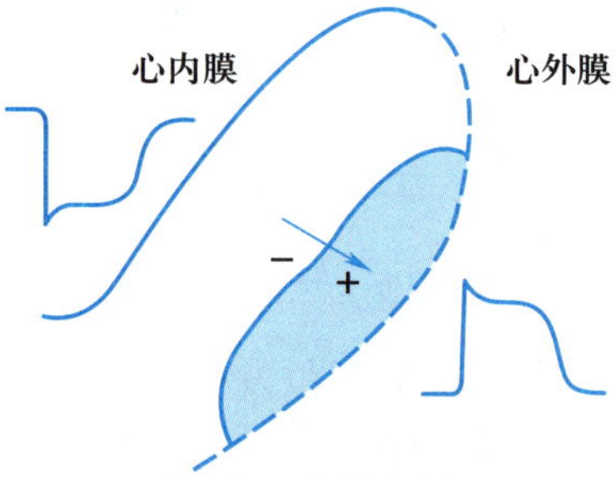

[临床意义]

临床上约 50% 的冠状动脉粥样硬化性心脏病(简称冠心病)患者仅在心绞痛发作时能记录到 ST-T 改变,表现为面向缺血部位的导联显示缺血型 ST 段压低和/或 T 波倒置(图 5-6-6),部分冠心病患者平时心电图呈持续性 ST-T 改变,表现为 ST 水平型或下斜型下移 ≥ 0.05 mV 和/或 T 波低平、负正双向和倒置,而于心绞痛发作时出现 ST-T 改变加重或伪性改善。冠心病患者心电图上出现倒置深尖、双支对称的 T 波(称之为冠状 T 波),反映心外膜下心肌缺血或有透壁性心肌缺血,这种 T 波改变也见于心肌梗死患者。变异型心绞痛(冠状动脉痉挛为主要因素)多引起暂时性 ST-T 段抬高并常伴有高耸 T 波和对应导联的 ST 段下移,这是急性严重心肌缺血的表现,如 ST 段持续抬高,提示可能发生心肌梗死。

(→示 ST 向量方向)

图 5-6-5　心外膜下心肌损伤与 ST 段
改变示意图

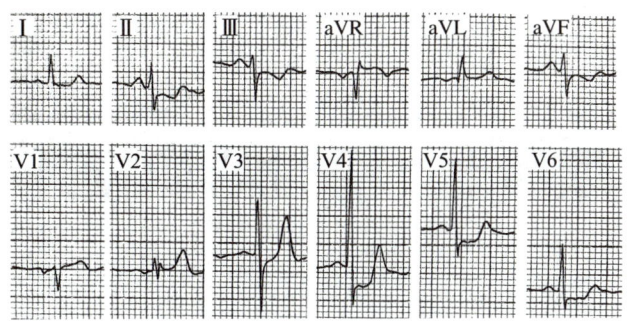

Ⅱ、Ⅲ、aVF 导联及 V4~V6 导联上 ST 段下移，>0.05 mV

图 5-6-6 心肌缺血

心电图上 ST-T 改变只是非特异性心肌复极异常的共同表现，在做出心肌缺血或"冠状动脉供血不足"的心电图诊断之前，必须结合临床资料进行鉴别诊断。除冠心病外，ST-T 改变还可见于心肌炎、心肌病、心包炎、脑血管意外（尤其是颅内出血）等各种器质性疾病、电解质紊乱（低钾、高钾）、药物（洋地黄、奎尼丁）影响、自主神经功能失调、心室肌肥大、束支传导阻滞、预激综合征等。

[思维导图]

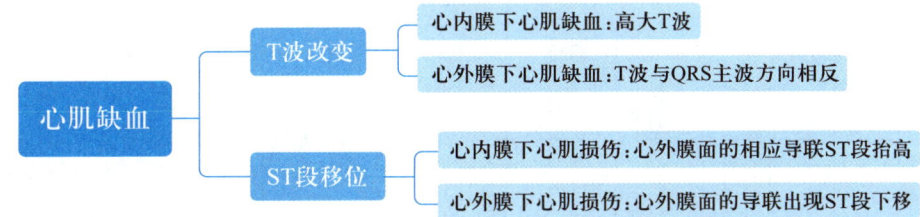

[考点练习]

项目七　急性心肌梗死

临床情景

　　患者女,60岁。突发持续性胸痛入院。心电图如图5-7-1所示,请做出心电图诊断。

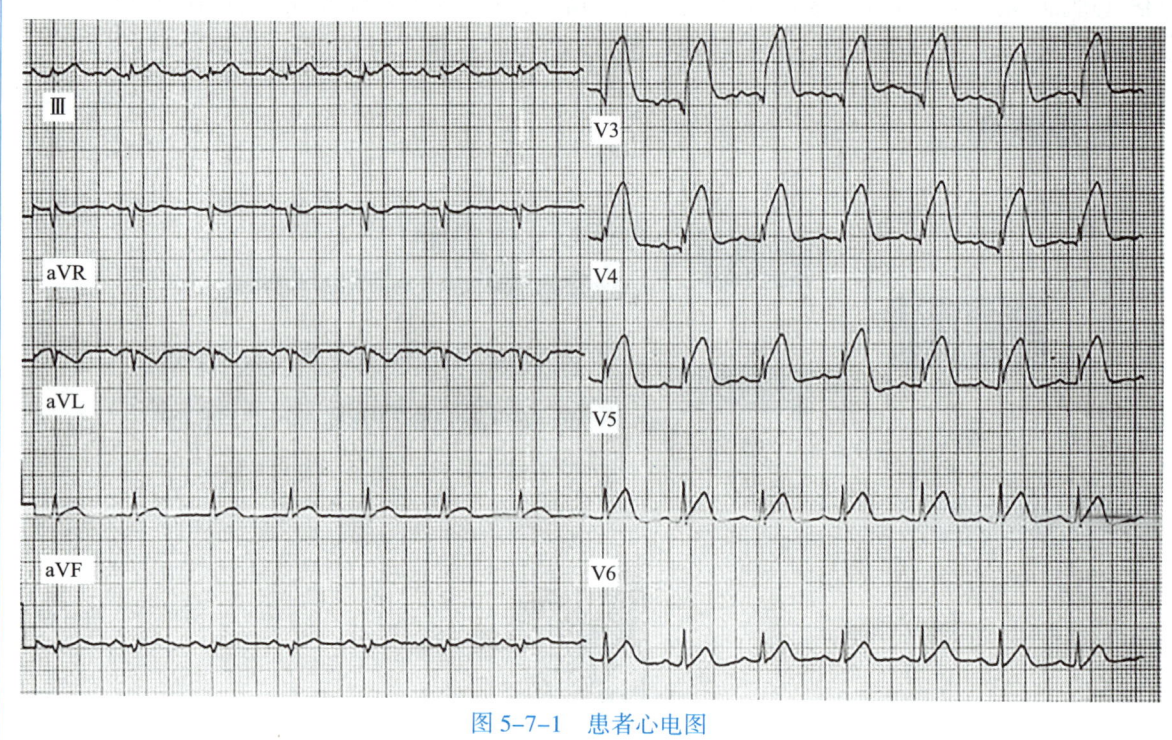

图5-7-1　患者心电图

[心肌梗死基本图形]

　　心肌梗死主要是在冠状动脉粥样硬化的基础上,发生冠状动脉血供急剧减少或中断,使相应的心肌严重而持久地急性缺血、损伤和坏死。因此,冠状动脉发生闭塞后,随着时间的推移,在心电图上可先后出现缺血、损伤和坏死三种类型的图形。

　　1. 缺血型改变　冠状动脉急性闭塞后,最早出现的变化是缺血性T波改变。通常缺血最早出现在心内膜下肌层,使对向缺血区的导联出现高而直立的T波,此种变化持续时间甚短,临床实际工作中不易见到,属于心肌梗死早期或超急性期。若缺血发生在心外膜下肌层,则面向缺血区的导联出现T波倒置。

　　2. 损伤型改变　随着缺血时间延长,缺血程度进一步加重,就会出现"损伤型"图形改变,主要表现为面向损伤心肌的导联出现 ST 段抬高。ST 段可逐渐抬高,并与 T 波融合,形成弓背向上的单向曲线。常见的损伤型 ST 段抬高的形态变化见图 5-7-2。

一般来说损伤型改变不会持久,要么恢复,要么进一步发生心肌坏死。

急性心肌梗死的典型心电图特点

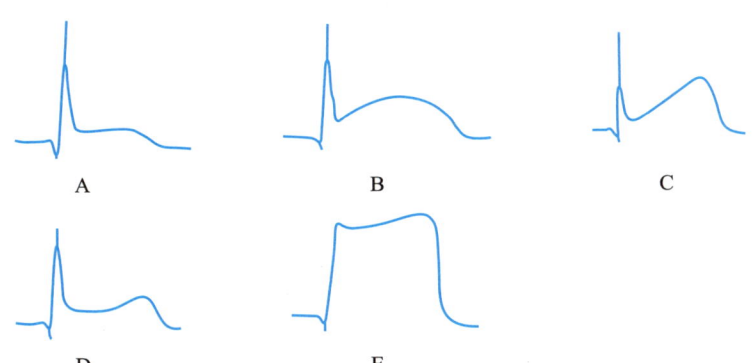

A. 平台型;B. 弓背型;C. 上斜型;D. 凹面向上型;E. 单向曲线型

图 5-7-2 常见"损伤型"ST 段抬高的形态

3. 坏死型改变 更进一步的缺血导致细胞变性、坏死。坏死的心肌细胞丧失了电活动,此处心肌不再产生心电向量,而健康心肌仍照常除极,致使产生一个与梗死部位相反的综合向量。由于心肌梗死主要发生于室间隔或左心室壁心肌,往往引起起始 0.03 秒除极向量背离坏死区。所以,坏死型图形改变主要表现为面向坏死区的导联出现异常 Q 波(时限 ≥ 0.04 秒,振幅 ≥ 1/4 R)或者呈 QS 波。一般认为,梗死的心肌直径 >20~30 mm 或厚度 >5 mm 才可产生病理性 Q 波。

临床上,当冠状动脉某一分支发生闭塞,则受损伤部位的心肌发生坏死,直接置于坏死区的电极记录到异常 Q 波或 QS 波;靠近坏死区周围受损心肌呈损伤型改变,记录到 S 段抬高;而外边受损较轻的心肌呈缺血型改变,记录到 T 波倒置。体表心电图导联可同时记录到心肌缺血、损伤和坏死的图形改变(图 5-7-3)。因此,若上述 3 种改变同时存在,则急性心肌梗死的诊断基本确立。

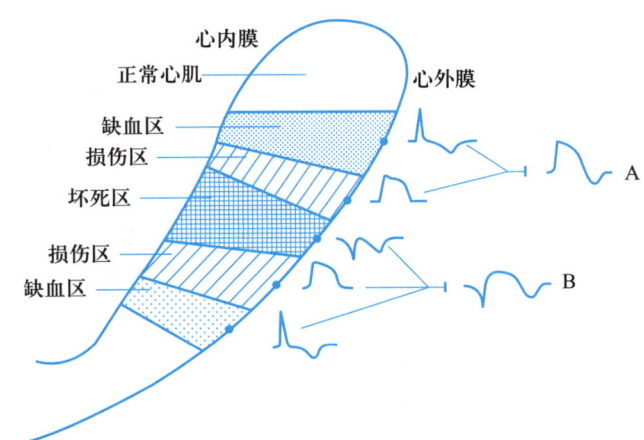

"·"点示直接置于心外膜的电极可分别记录到缺血、损伤、坏死型图形;A. 位于坏死区周围的体表电极记录到缺血和损伤型图形;B. 位于坏死区中心的体表电极同时记录到缺血、损伤、坏死型图形

图 5-7-3 急性心肌梗死心电图的特征性改变

[心肌梗死图形演变及分期]

急性心肌梗死发生后,心电图的变化随着心肌缺血、损伤、坏死的发展和恢复而呈现一定演变

规律。根据心肌梗死的发生时间及心电图演变特点,可分为四期:超急性期、急性期、近期(亚急性期)和陈旧期(图5-7-4,表5-7-1)。

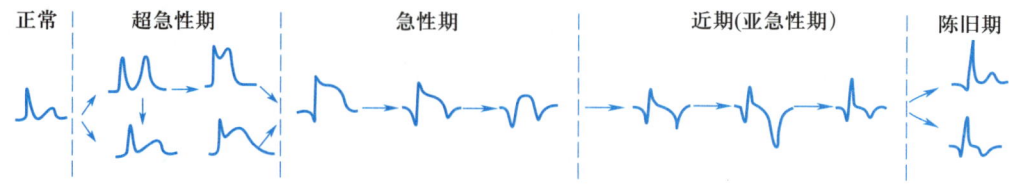

图5-7-4　典型急性心肌梗死图形演变过程及分期

表5-7-1　急性心肌梗死分期及心电图特点

分期	发生时间	持续时间	T波改变	ST段改变	异常Q波
超急性期	心肌梗死发生后数分钟至数小时	持续<24小时	高耸	斜形抬高或弓背向上抬高	无
急性期	心肌梗死发生后数小时至数日	持续3~6周	由直立转为倒置,并逐渐加深	弓背向上抬高,可呈单向曲线,继而逐渐下降	出现坏死型Q波
近期	心肌梗死发生后数周至数月	持续3~6月	由倒置较深逐渐变浅	逐渐恢复至基线	坏死型Q波持续存在
陈旧期	心肌梗死发生数月后	数年	恢复正常或持续倒置、低平	恢复正常	残留坏死型Q波,部分可缩小或消失

[心肌梗死的定位]

发生心肌梗死的部位与冠状动脉及分支的供血区域有关。心肌梗死的部位主要根据心电图坏死型图形(异常Q波或QS波)出现于哪些导联而作出判断(表5-7-2)。例如,前间壁梗死时,异常Q波或QS波主要出现在V1~V3导联(图5-7-5);下壁心肌梗死时,在Ⅱ、Ⅲ、aVF导联出现异常Q波或QS波(图5-7-6)。

表5-7-2　心肌梗死的定位及供血的冠状动脉

心肌梗死的定位		供血的冠状动脉
Ⅱ、Ⅲ、aVF	下壁	右冠状动脉或左回旋支
Ⅰ、aVL、V5、V6	侧壁	左前降支或回旋支
V1~V3	前间壁	左前降支
V3~V5	前壁	左前降支
V1~V5	广泛前壁	左前降支
V7~V9	正后壁	左回旋支或右冠状动脉
V3R~V5R	右心室	右冠状动脉

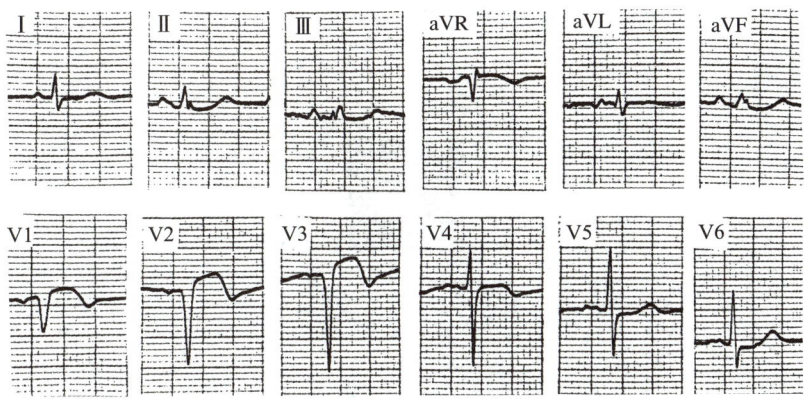

图 5-7-5 急性前间壁心肌梗死

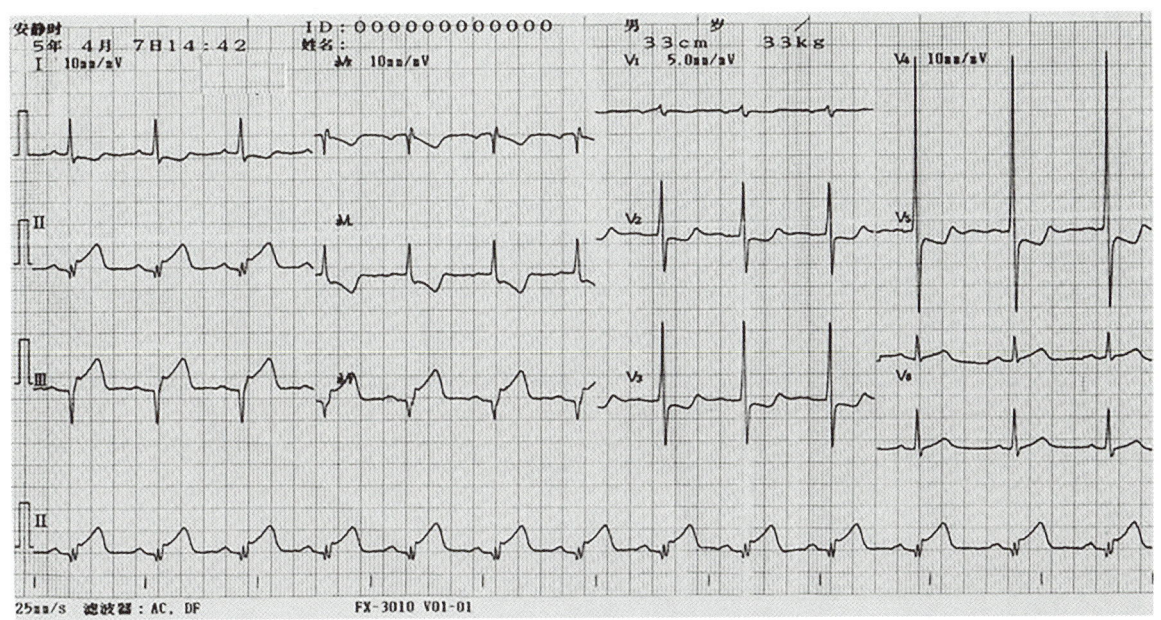

图 5-7-6 急性下壁心肌梗死

[思维导图]

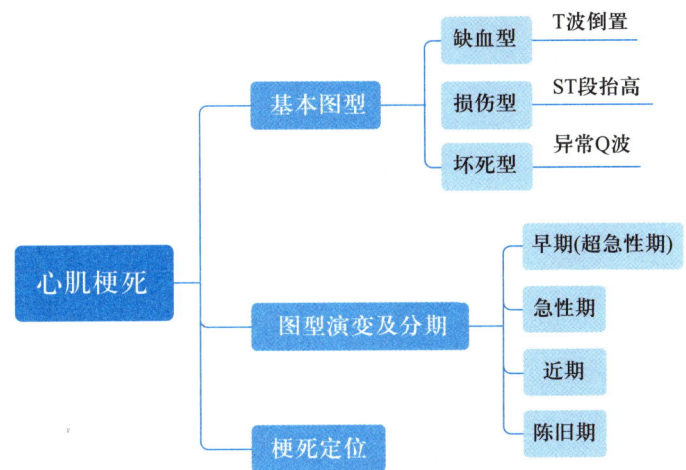

[考点练习]

项目八　心律失常

临床情景

患者男,50岁。反复发作心悸2年,每次发作突发突止,持续数分钟至半个小时不等,伴胸闷症状。心电图如图5-8-1所示,请作出心电图诊断。

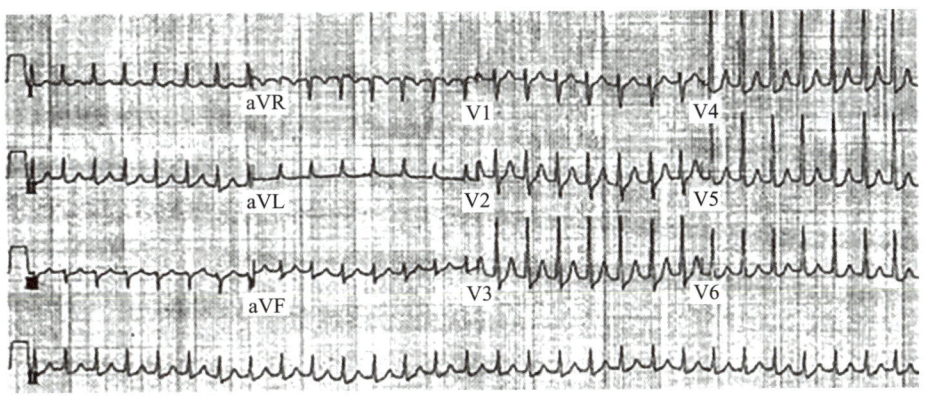

图5-8-1　患者心电图

[发病机制]

正常心脏起搏点位于窦房结,并沿正常传导系统顺序激动心房和心室。凡心脏激动的起源异常或/和传导异常即为心律失常。

1. **激动起源异常**　激动起源异常分为两类,一类为心脏激动全部起源于窦房结,只是窦房结起搏点本身激动程序与规律发生异常,称为窦性心律失常;另一类为心脏激动全部或部分起源于窦房结以外的部位,称为异位心律。

2. **激动传导异常**　激动传导异常分为两类,最多见的一类为传导阻滞,出现传导延缓或传导中断;另一类为传导途径异常,主要表现为激动通过房室之间的附加异常旁路传导,使心肌某一部分提前激动。

激动起源异常和传导异常同时存在,相互作用,引起复杂的心律失常表现(图5-8-2)。

一、窦性心动过速

[发病机制]

心脏激动全部起源于窦房结,只是窦房结发放激动的频率>100次/分。

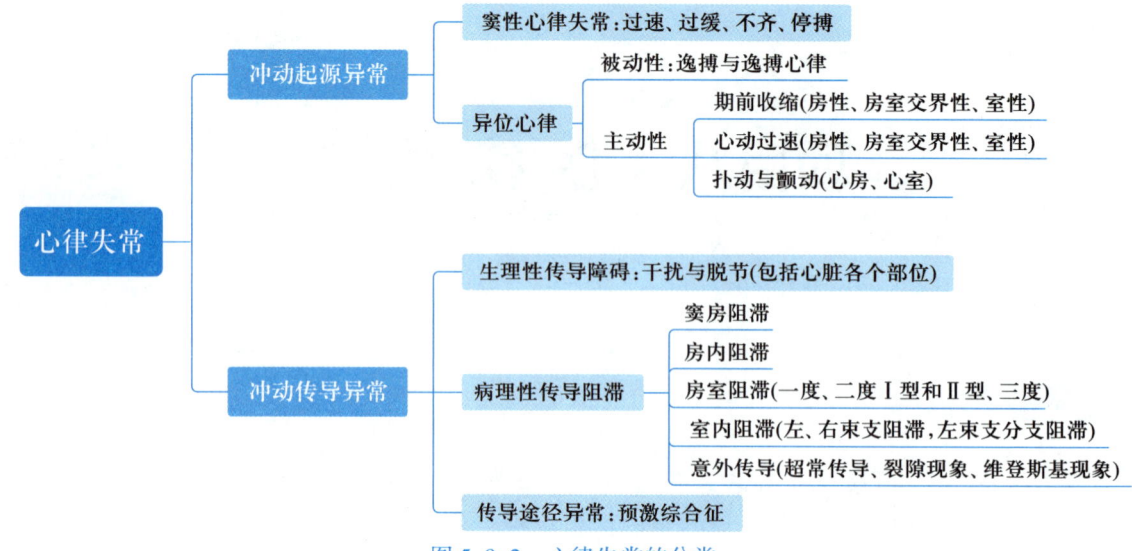

图 5-8-2　心律失常的分类

[心电图特点]

窦性心动过速的心电图见图 5-8-3。

1. P 波规律出现,P 波在 Ⅰ、Ⅱ、aVF、V4~V6 导联直立,在 aVR 导联倒置。
2. PR 间期 0.12~0.20 秒。
3. QRS 波正常。
4. 成人心率 >100 次 /分。

窦性心律
与窦性心
律失常

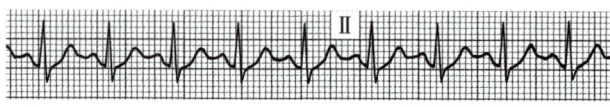

图 5-8-3　窦性心动过速

二、窦性心动过缓

[发病机制]

心脏激动全部起源于窦房结,只是窦房结发放激动的频率 <60 次 / 分。

[心电图特点]

窦性心动过缓的心电图表现为(图 5-8-4):

1. P 波规律出现,P 波在 Ⅰ、Ⅱ、aVF、V4~V6 导联直立,在 aVR 导联倒置;
2. PR 间期 0.12~0.20 秒;
3. QRS 波正常;
4. 成人心率 <60 次 / 分。

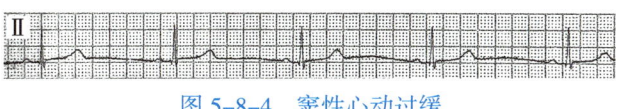

图 5-8-4　窦性心动过缓

三、房性期前收缩

[发病机制]

房性期前收缩是起源于心房的异位起搏点提前发出的激动。① 整个心房除极产生 P′ 波；② 房性异位激动下传心室，使心室除极产生 QRS 波；③ 房性异位激动，常易逆转侵入窦房结，使其提前释放激动，引起窦房结节律重整，因此房性期前收缩大多为不完全性代偿间歇，即期前收缩前后两个窦性 P 波的间距小于正常 PP 间距的两倍。

[心电图特点]

房性期前收缩的心电图见图 5-8-5。

1. 提前出现异位 P′ 波，其形态上与窦性 P 波不同。
2. P′–R 间期 >0.12 秒。
3. QRS 波常呈室上性。如果异位 P′ 波之后无 QRS–T 波，称为未下传的房性期前收缩；如果异位 P′ 波之后的 QRS 波群增宽变形，多呈右束支阻滞图形，称为房性期前收缩伴室内差异性传导。
4. 多为不完全性代偿间歇。

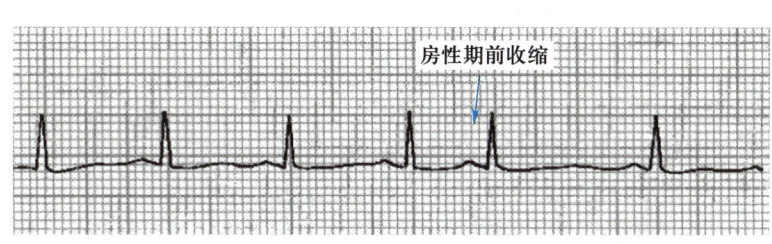

图 5-8-5　房性期前收缩

房性期前
收缩

四、交界性期前收缩

[发病机制]

交界性期前收缩，是起源于房室交界区的异位起搏点提前发出激动。① 交界性异位激动往心房方向逆传（与窦性激动下传的过程相反），使心房除极产生逆行 P′ 波，表现为 P′ 波在 Ⅱ、Ⅲ、aVF 导联倒置，aVR 导联直立；② 交界性异位激动下传心室，使心室除极产生 QRS 波；③ 交界性异位激动逆传心房的速度和下传心室的速度，可以是前者快于后者，也可以是前者慢于后者，也可以是二者相等，因此逆行 P′ 波可发生于 QRS 波之前或 QRS 波群之后或与 QRS 波群重叠；④ 交界性异位激动，因距窦房结较远不易侵入窦房结，故交界性期前收缩往往表现为完全性代偿间歇，即期前收缩前后两个窦性 P 波的间距等于正常 PP 间距的两倍。

[**心电图特点**]

交界性期前收缩的心电图见图 5-8-6、图 5-8-7、图 5-8-8。

1. 提前出现 QRS-T,形态与窦性下传的 QRS-T 基本相同,其前无窦性 P 波。

2. 出现逆行 P′ 波,可发生于 QRS 波之前(P′R间期<0.12 秒),或 QRS 波群之后(RP′间期<0.20 秒),或与 QRS 波群重叠。

3. 大多为完全性代偿间歇。

交界性期前收缩

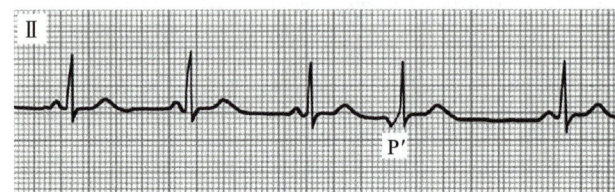

图 5-8-6　交界性期前收缩

逆行 P′ 波在 QRS 波之前。

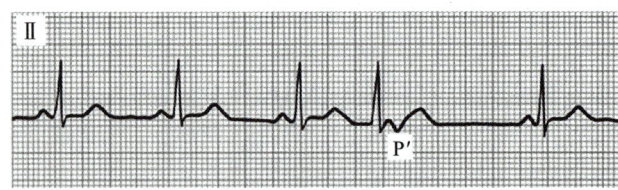

图 5-8-7　交界性期前收缩

逆行 P′ 波在 QRS 波之后。

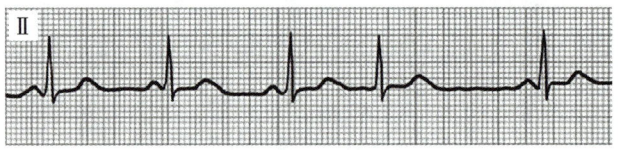

图 5-8-8　交界性期前收缩

逆行 P′ 波与 QRS 波重叠。

五、室性期前收缩

[**发病机制**]

室性期前收缩,是起源于心室的异位起搏点提前发出激动。① 整个心室除极产生宽大畸形的 QRS 波。② 正常窦性激动从心房往心室方向前行时,房室交界区已有传导延缓现象。因此,室性异位激动想通过房室交界区逆传心房,更是犹如"逆水行舟",室性异位激动很难到达心房,故宽大畸形的 QRS 波前无相关 P 波。③ 室性异位激动很难到达心房,更不易侵入窦房结,故室性期前收缩往往表现为完全性代偿间歇,即期前收缩前后两个窦性 P 波的间距等于正常PP间距的两倍。

室性期前收缩的心电图见图 5-8-9。

1. 提前出现宽大畸形的 QRS-T 波,其前无 P 波或无相关的 P 波。

2. 提前出现的 QRS 波群时限>0.12 秒,T 波方向多与 QRS 主波方向相反。

3. 常为完全性代偿间歇。

室性期前
收缩

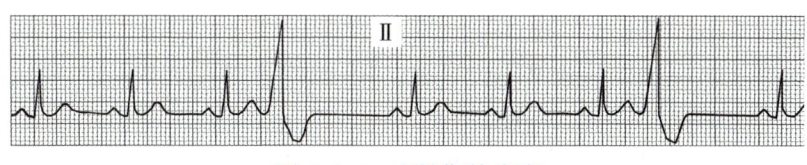

图 5-8-9　室性期前收缩

六、阵发性室上性心动过速

[发病机制]

若期前收缩连续发生 3 次或 3 次以上时,则形成异位性心动过速。期前收缩分为房性、交界性和室性期收缩。因此,异位性心动过速也分为房性、交界性和室性心动过速。其中,房性心动过速和交界性心动过速统称为室上性心动过速。

[心电图特点]

阵发性室上性心动过速的心电图见图 5-8-10。

1. 突发、突止。

2. 连续 3 个或 3 个以上快速匀齐的 QRS 波群,QRS 波群形态及时限与窦性心律 QRS 波群相同,有室内差异性传导或原来存在束支传导阻滞时可呈宽大畸形。

3. 心室率 160~250 次 / 分,节律规则。

4. P′ 波往往不易辨认。

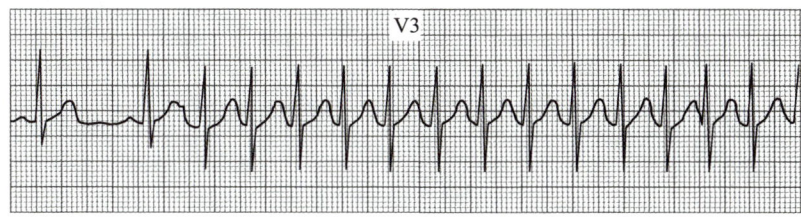

图 5-8-10　阵发性室上性心动过速

七、阵发性室性心动过速

[发病机制]

室性期前收缩连续发生 3 次或 3 次以上即构成室性心动过速。室性心动过速发作时,室性异位激动很难到达心房,因此心房仍由窦房结控制,心房活动与 QRS 波群无固定关系,形成房室分离。偶尔可有心房激动下传心室,形成心室夺获波,表现为 P 波之后有一提前发生的正常的 QRS 波群,或心房激动部分夺获心室,形成室性融合波,室性融合波的 QRS 波群形态介于窦性与异位心室搏动之间。

[心电图特点]

阵发性室性心动过速的心电图见图 5-8-11。

1. 突发、突止。

2. 3 个或 3 个以上的室性期前收缩连续出现,QRS 波群呈宽大畸形,时间多 >0.12 秒。

3. 心室率多为 140~200 次 / 分,节律可稍不齐。

4. 如能发现 P 波,并且 P 波频率慢于 QRS 波频率,QRS 波与 P 波无固定关系,形成房室分离(图 5-8-12),则可明确诊断。

5. 偶尔可有 P 波下传夺获心室,形成心室夺获波,或部分夺获心室形成室性融合波(图 5-8-13),这对室性心动过速也有诊断价值。

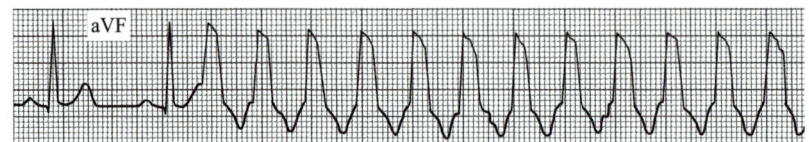

图 5-8-11　阵发性室性心动过速

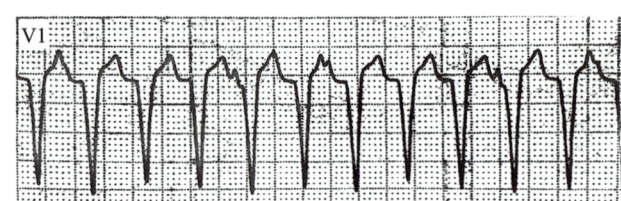

图 5-8-12　房室分离

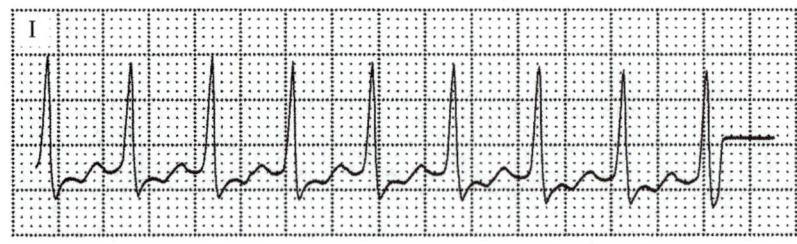

图 5-8-13　室性融合波

八、心房扑动与颤动

(一)心房扑动

[发病机制]

心房扑动是由于房内大折返环路激动形成(图 5-8-14),电激动在此环上不断环行,每环行一次即造成心房快速除极,产生 f 波,f 波形态、振幅、间距都很匀齐,似锯齿状。因房室交界区有传导延缓现象,造成每一个扑动的 f 波并不是都能下传心室。因此,心房扑动时心室的频率会低于心房的频率。

心房扑动不如心房颤动稳定,常呈短阵发性,常可转为心房颤动或窦性心律。

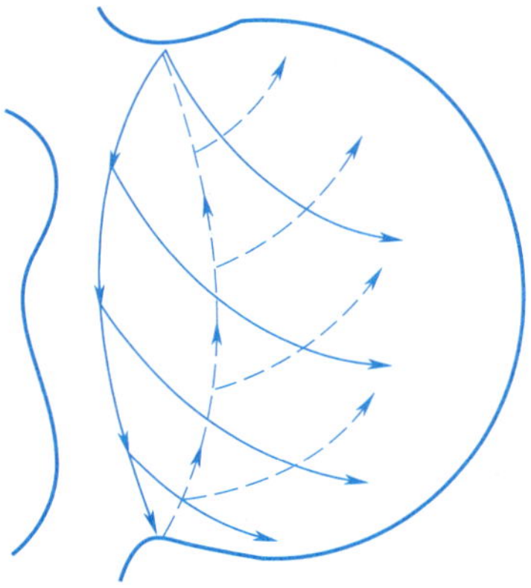

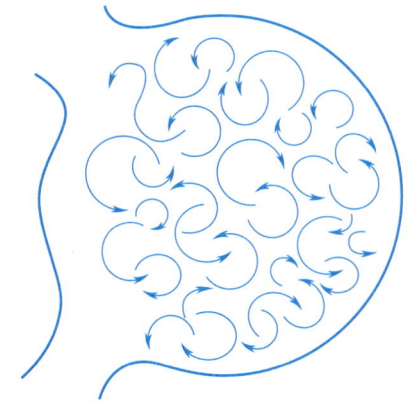

图 5-8-14 心房扑动发生机制示意图

[心电图特点]

心房扑动的心电图见图 5-8-15。

1. 窦性 P 波消失,代之以连续的大锯齿状扑动波(f 波),多数在 Ⅱ、Ⅲ、aVF 导联上清晰可见。

2. f 波间无等电位线,其波幅、间距、形态相同,频率为 240~350 次 / 分,大多不能全部下传,常以固定房室传导比例(如 2:1 或 4:1)下传,因而心室节律规则(如果房室传导比例不固定,心室律可不规则)。

3. QRS 波群形态、时限多数正常。

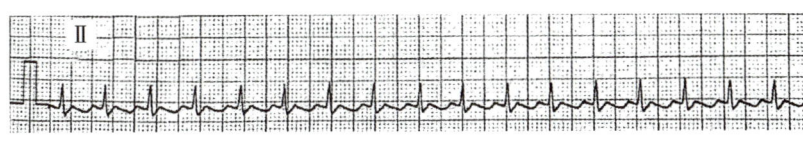

图 5-8-15 心房扑动(呈 2:1 传导)

(二)心房颤动

[发病机制]

心房颤动机制比较复杂,至今仍未完全清楚,多数可能是由于多个小折返激动所致(图 5-8-16)。心房颤动时心房除极产生 f 波,f 波形态、间距及振幅均绝对不规则,频率高达 350~600 次 / 分,因此与心房扑动相比,心房颤动时心房几乎丧失了收缩功能,使心排血量下降,易形成附壁血栓。另外,因房室交界区有传导延缓现象,造成大部分 f 波不能下传心室。因此,心房颤动时心室的频率远远低于心房的频率。

[心电图特点]

图 5-8-16 心房颤动发生机制示意图

心房颤动的心电图见图 5-8-17。

1. 窦性 P 波消失,代之以大小不等、形态各异、间距不一的颤动波(f 波),以 V1 导联最明显。

2. f 波的频率为 350~600 次 / 分。

3. 心室节律绝对不规则。

4. QRS 波群形态、时限多数正常。当心房颤动伴室内差异性传导时,QRS 波群可宽大畸形。

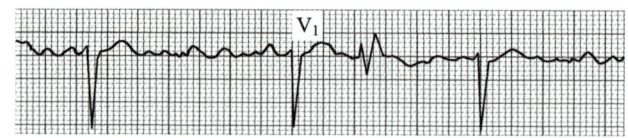

图 5-8-17 心房颤动伴室内差异性传导

九、心室扑动与颤动

[发病机制]

多数人认为心室扑动主要由心室肌产生环形激动而形成,心室除极产生规则、快速、幅度大的"正弦曲线"样波。心室扑动不能持久,或很快恢复,或转为心室颤动而导致死亡。

心室颤动往往是心脏停搏前的短暂征象,也可以因急性心肌缺血或心电紊乱而发生。心室颤动时心室有无数的除极点,已不能产生可辨认的 QRS 波群,只见波形、振幅和间距不等的高频"室颤波"。

心室扑动和心室颤动均是极严重的致死性心律失常,心室完全丧失泵血功能,必须争分夺秒抢救!

[心电图特点]

1. 心室扑动 P-QRS-T 波群消失,代之以连续快速的相对规则的振幅较大的心室扑动波,频率在 200~250 次 / 分(图 5-8-18)。

2. 心室颤动 P-QRS-T 波群消失,代之以大小不等的极不规则的低小室颤波,频率 200~500 次 / 分(图 5-8-18)。

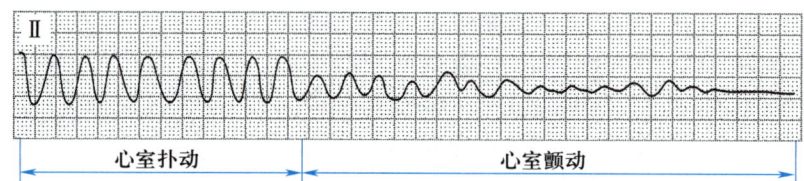

图 5-8-18 心室扑动与心室颤动

十、房室传导阻滞

[发病机制]

房室传导阻滞是临床上最常见的一种心脏传导阻滞,指激动由心房向心室传递过程中发生障碍,导致激动传导延缓、部分中断或全部中断。根据阻滞的程度分为一度、二度和三度房室传导阻滞。

一度房室传导阻滞时,阻滞发生在房内的结间束(尤其是前结间束),造成房室传导延缓,PR 间期延长,但始终能下传到心室,房室比例始终保持 1:1 关系。

二度房室传导阻滞时,发生房室传导部分中断,主要表现为部分 P 波后出现 QRS 波群脱落,房室比例>1:1。按脱落的特点为分二度 Ⅰ 型房室阻滞(称 Morbiz Ⅰ 型)和二度 Ⅱ 型房室阻滞(称

Morbiz Ⅱ型)两种类型。二度Ⅰ型房室阻滞较Ⅱ型多见,前者多为功能性或阻滞部位在房室结或房室束近端,预后较好;后者多为器质性损害,阻滞部位多在房室束远端或束支部位,易发展成三度房室阻滞,预后较差。

三度房室传导阻滞,又称完全性房室传导阻滞。因房室传导全部中断,激动完全不能下传至心室,阻滞部位以下的潜在起搏点就会发放激动,激动心室,出现逸搏心律。心房与心室分别由两个不同的起搏点激动,各保持自身的节律,互不相干。

房室传导
阻滞

[心电图特点]

1. 一度房室传导阻滞 心电图主要表现为 PR 间期延长:成年人 P-R 间期>0.20 秒,老年人 P-R 间期>0.22 秒,或对两次心电图检查结果进行比较,心率没有明显改变而 P-R 间期延长超过 0.04 秒(图 5-8-19)。

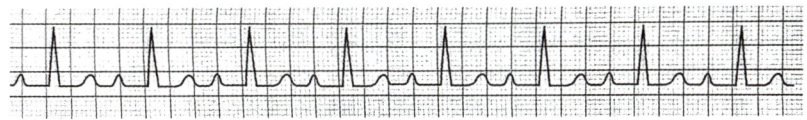
图 5-8-19 一度房室传导阻滞

2. 二度房室传导阻滞

(1) 二度Ⅰ型房室传导阻滞:心电图表现为 P 波规律出现,P-R 间期逐渐延长,直至 P 波后脱落一个 QRS 波群,漏搏后 P-R 间期又趋缩短,以后又逐渐延长,直至 P 波后再次脱落一个 QRS 波群,如此周而复始出现,称为文氏现象(图 5-8-20)。

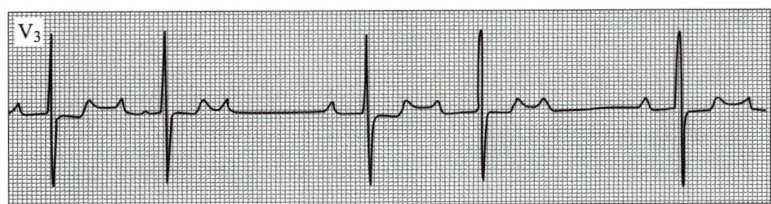
图 5-8-20 二度Ⅰ型房室传导阻滞

(2) 二度Ⅱ型房室传导阻滞:心电图表现为 P-R 间期恒定(正常或延长),部分 P 波后无 QRS 波群(图 5-8-21)。

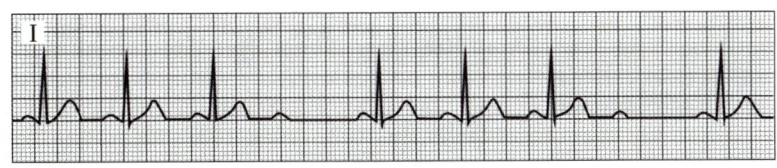
图 5-8-21 二度Ⅱ型房室传导阻滞

3. 三度房室传导阻滞 三度房室传导阻滞心电图见图 5-8-22。

(1) P 波与 QBS 波毫无关系,心房率快于心室率。

(2) 出现交界性逸搏心律时,QRS 波形态正常,频率一般为 40~60 次 / 分;出现室性逸搏心律时,则 QRS 波宽大畸形,频率一般为 20~40 次 / 分。

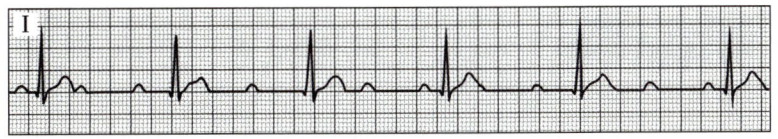
图 5-8-22 三度房室传导阻滞

[思维导图]

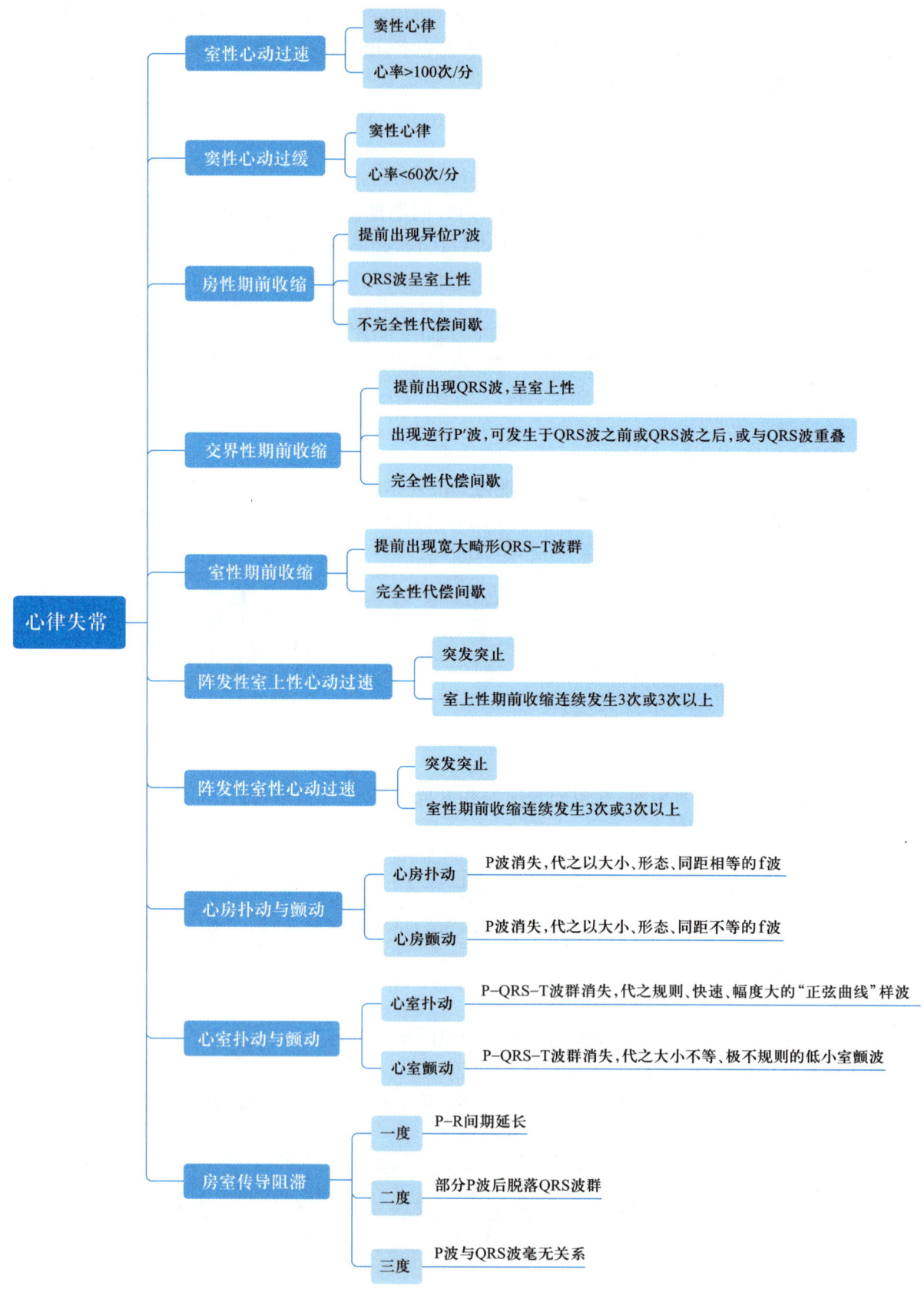

[考点练习]

6

模块六

临床常用穿刺技术

知识目的：胸穿、腹穿、骨穿、腰穿的适应证、禁忌证、操作过程、并发症及其处理原则。

能力目标：规范进行胸穿、腹穿、骨穿、腰穿操作。

素养目标：尊重患者的知情同意权；严格遵守无菌操作原则；注重团队协作。

项目一　胸腔穿刺术

临床情景

患者男,65岁。低热、胸闷、胸痛20天。胸部X线片示右侧中等量胸腔积液。现需明确胸腔积液的性质。

[适应证]

1. **诊断性**　主要用于采取胸腔积液,从而进行积液的常规、生化、微生物学及细胞学检测,明确积液的性质,寻找积液的病因。

2. **治疗性**

(1) 抽出胸膜腔内的积液、积气,减轻液体和气体对肺组织的压迫,使肺组织复张,缓解患者的呼吸困难等症状。

(2) 抽吸胸膜腔的脓液,进行胸腔冲洗,治疗脓胸。

(3) 胸膜腔给药,可向胸腔注入抗生素、促进胸膜粘连药物及抗癌药物等。

[禁忌证]

1. 体质衰弱、病情危重难以耐受穿刺术者。

2. 对麻醉药物过敏者。

3. 凝血功能障碍、严重出血倾向的患者,在未纠正前不宜穿刺。

4. 有精神疾病或不合作者。

5. 穿刺部位或附近有感染者。

6. 疑为胸腔棘球蚴病患者,穿刺可引起感染扩散,不宜穿刺。

胸膜腔
穿刺术

[操作过程]

1. **术前准备**

(1) 熟悉患者病情。测量生命体征。

(2) 与患者及其家属谈话,告知穿刺目的、大致过程、可能出现的并发症等,并签署知情同意书。

(3) 物品及器械准备,见表6-1-1。

(4) 戴帽子、口罩,洗手。

表 6-1-1 胸腔穿刺术所需的物品及器械

物品及器械	内含
胸腔穿刺包	无菌洞巾、胸腔穿刺针、无菌纱布、注射器、无菌棉球、无菌试管、止血钳等
治疗盘	皮肤消毒剂、棉签、2% 利多卡因、医用胶布、口罩、帽子、无菌手套、标记笔等
其他物品	无菌胸腔引流管及引流瓶,如需胸腔内注药,准备所需药物

2. 术中操作

(1) 体位:患者取坐位面向背椅,两前臂置于椅背上,前额伏于前臂上。不能起床患者和气胸患者可取半坐位,患者前臂上举抱于枕部,使肋间隙增宽,便于操作(图 6-1-1)。

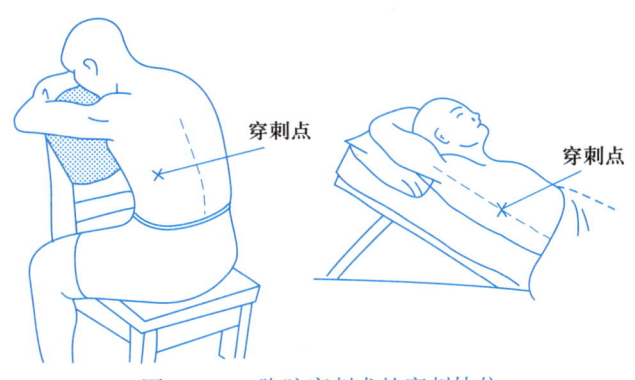

图 6-1-1 胸腔穿刺术的穿刺体位

(2) 穿刺点:抽取胸腔积液时,选择胸部叩诊实音最明显的部位进行穿刺,常用穿刺点见表 6-1-2。包裹性积液可结合 X 线或超声检查确定,穿刺点用蘸甲紫的棉签或其他标记笔在皮肤上标记。抽取胸腔积气时,选择胸部叩诊鼓音最明显的部位进行穿刺,一般选择锁骨中线第 2 肋间隙。

表 6-1-2 胸腔穿刺术的常用穿刺点

穿刺目的	人为划线	肋间隙
抽取胸腔积液	肩胛线	第 7、8 肋间隙
	腋后线	第 7、8 肋间隙
	腋中线	第 6、7 肋间隙
	腋前线	第 5 肋间隙
抽取胸腔积气	锁骨中线	第 2 肋间隙

(3) 常规消毒皮肤:以穿刺点为中心由内向外依次消毒,直径 15 cm 左右,消毒 2~3 次,后一次的消毒范围不要超越前一次的范围。

(4) 穿刺包准备:打开胸腔穿刺包,戴无菌手套,覆盖消毒洞巾,检查胸腔穿刺包内物品。胸穿针与抽液用注射器连接后,注意检查是否通畅,同时检查是否有漏气情况。

(5) 麻醉:助手协助检查并打开 2% 利多卡因安瓿,术者以 5 ml 注射器抽取 2% 利多卡因 2~3 ml,在下一肋骨上缘的穿刺点自皮肤至胸膜壁层进行局部浸润麻醉(图 6-1-2)。

(6) 穿刺:用血管钳夹闭与穿刺针针座连接的橡皮管。术者以左手示指与中指固定穿刺部位皮肤,右手持穿刺针在麻醉部位缓慢垂直进针,当针锋抵抗感突然消失时,先让助手用血管钳协助固定穿刺针(图 6-1-3),以防刺入过深损伤肺组织,再在橡皮管尾端接上注射器,松开夹闭橡皮管的止血钳,缓慢抽取积液。注射器抽满后,再次用血管钳夹闭橡皮管,取下注射器,将液体注入容量器中,以便计量或送检。

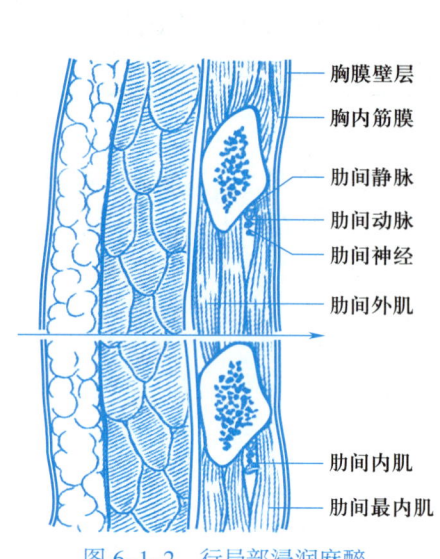
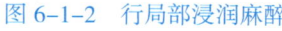
图 6-1-2　行局部浸润麻醉

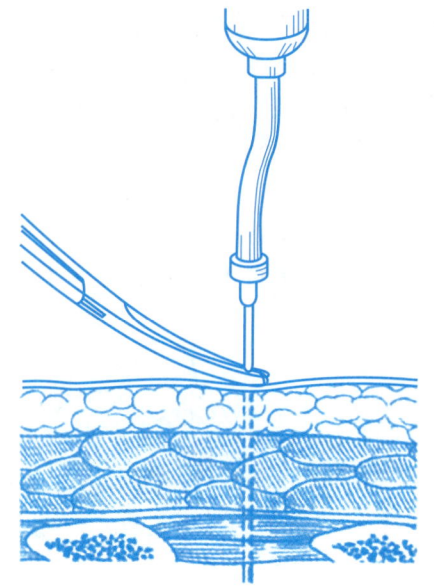
图 6-1-3　助手用止血钳协助固定穿刺针

（7）拔针:抽液毕拔出穿刺针,局部消毒,覆盖无菌纱布,稍用力压迫片刻,用胶布固定后嘱患者静卧。

3. 术后处理

（1）嘱患者卧位或半卧位休息半小时,测血压,观察有无病情变化。

（2）告知患者及家属相关注意事项。

（3）根据临床需要填写检验单,分送标本。

（4）清洁器械及操作场所。

（5）做好穿刺记录。

［注意事项］

1. 严格掌握适应证和禁忌证。

2. 严格执行无菌操作。

3. 操作前应向患者说明穿刺目的,消除顾虑;对精神紧张者,病情允许时可于术前半小时给予地西泮 10 mg,或可待因 0.03 g 以镇静镇痛。嘱咐患者在穿刺过程中切勿咳嗽、深呼吸,不要说话。

4. 操作中要始终保持胸腔负压,防止空气进入。

5. 操作中应密切观察患者的反应,如有头晕、面色苍白、出汗、心悸、胸部压迫感或剧痛、晕厥等胸膜过敏反应;或出现连续性咳嗽、气短、咳泡沫痰等现象时,立即停止抽液,并皮下注射 0.1% 肾上腺素 0.3~0.5 ml,或进行其他对症处理。

6. 一次抽液不应过多、过快。诊断性抽液时,取 50~100 ml 即可。减压抽液时,首次不超过 600 ml,以后每次不超过 1 000 ml。如为脓胸,每次尽量抽尽,疑有化脓性感染时,助手用无菌试管留取标本,行涂片革兰氏染色镜检、病原体培养及药敏试验。检查肿瘤细胞,至少需要 50 ml,并应立即送检,以免细胞自溶。

7. 应避免在第 9 肋间以下穿刺,以免穿透膈肌损伤腹腔脏器。

8. 操作前、后测量患者生命体征，操作后嘱患者卧位休息 30 分钟。

9. 对于恶性胸腔积液，可注射抗肿瘤药物或硬化剂诱发化学性胸膜炎，促使脏层与壁层胸膜粘连，闭合胸腔，防止胸腔积液重新积聚。具体操作：于抽液 500~1 200 ml 后，将药物（如米诺环素 500 mg）加生理盐水 20~30 ml 稀释后注入。推入药物后回抽胸腔积液，再推入，反复 2~3 次后，嘱患者卧床 2~4 小时，并不断变换体位，使药物在胸腔内均匀涂布。如注入之药物刺激性强，可致胸痛，应在药物前给布桂嗪（强痛定）或哌替啶等镇痛剂。

［并发症和处理原则］

1. **气胸**　胸腔穿刺抽液时气胸发生率为 3%~20%。产生原因有两种。一种为气体从外界进入，如接头漏气、更换穿刺针或三通活栓使用不当。这种情况一般不需处理，预后良好。另一种为穿刺过程中误伤脏层胸膜和肺所致。无症状者应严密观察，摄片随访。如有症状，则需行胸腔闭式引流术。

2. **出血**　穿刺针刺伤可引起肺内、胸腔内或胸壁出血。少量出血多见于胸壁皮下出血，一般无需处理。如损伤肋间动脉可引起较大量出血，形成胸膜腔积血（血胸），需立即止血，抽出胸腔内积血。如怀疑血胸，术后应严密监测血压，严重者按大量失血处理及行外科手术止血等。肺损伤可引起咯血，小量咯血可自止，较严重者按咯血常规处理。

3. **膈肌及腹腔脏器损伤**　穿刺部位过低可引起膈肌损伤及肝等腹腔脏器损伤。

4. **胸膜反应**　部分患者穿刺过程中出现头昏、面色苍白、出汗、心悸、胸部压迫感或剧痛、昏厥等症状，称为胸膜反应。多见于精神紧张患者，为血管迷走神经反射增强所致。此时应停止穿刺，嘱患者平卧、吸氧，必要时皮下注射肾上腺素 0.5 mg。

5. **胸腔内感染**　是一种严重的并发症，主要见于反复多次胸腔穿刺者，因操作者无菌观念不强，操作过程中引起胸膜腔感染所致。一旦发生应全身使用抗菌药物，并进行胸腔局部处理，形成脓胸者应行胸腔闭式引流术，必要时行外科处理。

6. **复张性肺水肿**　多见于较长时间胸腔积液者经大量抽液或气胸患者。由于抽气或抽液过快，肺组织快速复张引起肺水肿，患者出现不同程度的低氧血症和低血压。大多发生于肺复张后即刻或 1 小时内，一般不超过 24 小时。患者表现为剧烈咳嗽、呼吸困难、胸痛、烦躁、心悸等，继而出现咳大量白色或粉红色泡沫痰，有时伴发热、恶心及呕吐，甚至出现休克及昏迷。处理措施包括纠正低氧血症，稳定血流动力学，必要时给予机械通气。

［知识拓展］

无菌原则的历史

19 世纪 60 年代期间，Louis Pasteur 发现疾病细菌理论，并阐明发酵和腐败会引起细菌的生长繁殖。格拉斯哥大学外科教授 Joseph Lister 基于细菌理论提出了假说：伤口化脓可能与微生物的感染有关。他进一步提出假设：如果破坏微生物的生长环境或阻止被污染的空气接触伤口可能会预防感染的发生。1867 年，Lister 应用石炭酸作为消毒剂喷洒消毒敷料，手术前用其消毒手术缝线及手术局部皮肤，其研究成果为消毒灭菌理论奠定了基础。此后，医生们都开始注意应用清洁。在法国，外科医生继续使用防腐剂代替无菌方法。直到 20 世纪上叶，无菌原则才被真正完全地理解、应用，无菌原则被作为实践中的基本原则，接触病人的一切物品都必须保证无菌。

[思维导图]

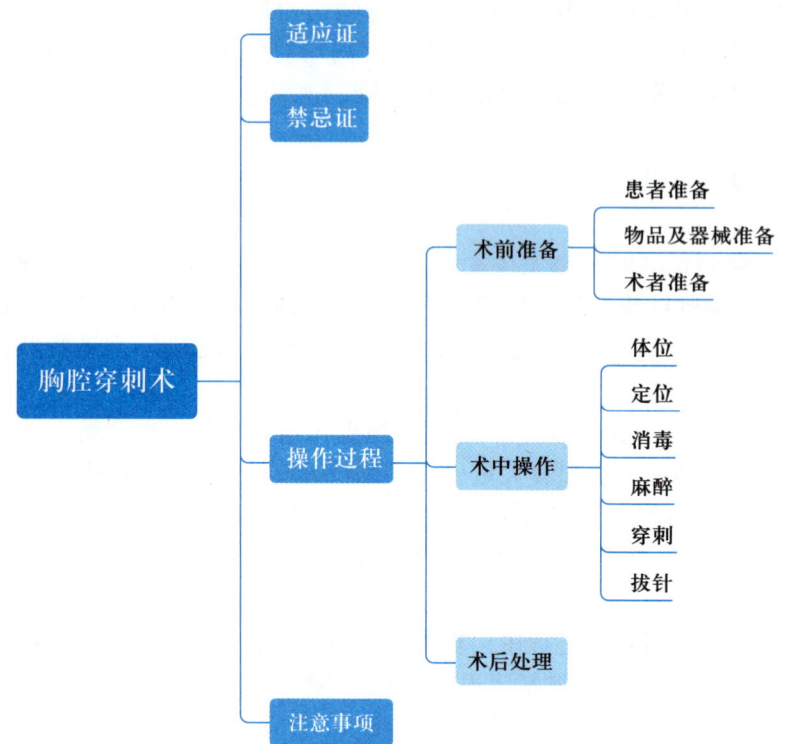

[考点练习]

项目二　腹腔穿刺术

临床情景

患者女,65岁。乙型肝炎肝硬化病史10年,渐进性腹胀1个月入院。查体:腹部膨隆,移动性浊音阳性。需放腹水缓解症状。

[适应证]

1. 抽取腹水进行各种实验室检验,以便寻找病因,协助临床诊断。
2. 大量腹水引起严重胸闷、气促、少尿等症状,患者难以忍受时,可适当抽放腹水以缓解症状。
3. 因诊断或治疗目的行腹膜腔内给药或腹膜透析。
4. 各种诊断或治疗性腹腔置管。

[禁忌证]

1. 严重肠胀气。
2. 妊娠。
3. 因既往手术或炎症腹腔内有广泛粘连者。
4. 躁动、不能合作或有肝性脑病先兆者。
5. 巨大卵巢囊肿、腹腔内巨大肿瘤(尤其是动脉瘤)、棘球蚴病。

[操作过程]

1. 术前准备

(1) 熟悉患者病情,检查生命体征、体重、腹围、腹部体征等。
(2) 向患者及家属说明穿刺目的、操作步骤、术中注意事项等,签署知情同意书。
(3) 嘱患者排空尿液,以免穿刺时损伤膀胱。
(4) 物品及器械准备,见表6-2-1。
(5) 戴帽子、口罩,洗手。

腹腔穿
刺术

表 6-2-1　腹腔穿刺术所需的物品及器械

物品及器械	内含
腹腔穿刺包	无菌洞巾、腹腔穿刺针、无菌纱布、注射器、无菌棉球、无菌试管、止血钳等
治疗盘	皮肤消毒剂、棉签、2%利多卡因、医用胶布、口罩、帽子、无菌手套、标记笔等
其他物品	皮尺、多头腹带、盛腹水容器、引流袋(放腹水时)、培养瓶(需要做细菌培养时)等。如需腹腔内注药,准备所需药物

2. 术中操作

（1）体位：平卧、半卧、稍左侧卧位或扶患者坐在靠椅上。如放腹水，背部先垫好腹带。

（2）定位：结合腹部叩诊浊音最明显区域和超声探查结果选择适宜穿刺点，用蘸甲紫的棉签或其他标记笔在皮肤上做标记。

一般常选择左下腹部脐与左髂前上棘连线中、外 1/3 交点处，此处可避开腹壁动脉。也可取脐与耻骨联合中点上 1 cm，偏左或偏右 1~1.5 cm 处，避开腹白线，此处无重要器官且易愈合。腹腔穿刺术的常用穿刺点见图 6-2-1。少量腹水行诊断性穿刺时患者可取侧卧位，在脐水平线与腋前线或腋中线交点处穿刺。积液量少或有包裹分隔时，常需在超声指导下定位穿刺。

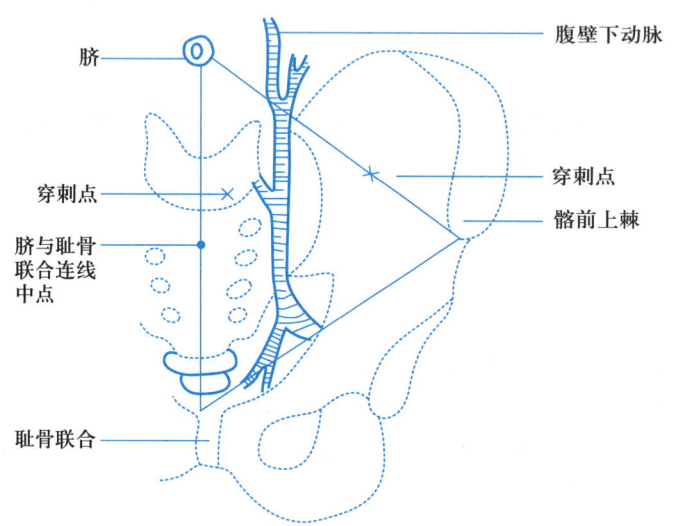

图 6-2-1　腹腔穿刺术的常用穿刺点

（3）常规消毒皮肤：以穿刺点为中心由内向外依次消毒，直径 15 cm 左右，消毒 2~3 次，后一次的消毒范围不要超越前一次的范围。

（4）穿刺包准备：打开穿刺包，戴无菌手套，覆盖消毒洞巾，检查穿刺包内物品，注意检查穿刺针与抽液用注射器连接后是否通畅，同时检查是否有漏气情况。

（5）麻醉：助手协助检查并打开 2% 利多卡因安瓿，术者以 5 ml 注射器抽取 2% 利多卡因 2~3 ml，在穿刺部位由皮肤至腹膜壁层逐层做局部浸润麻醉。

（6）穿刺：用血管钳夹闭与穿刺针针座连接的橡皮管。术者以左手示指与中指固定穿刺部位皮肤，右手持针经麻醉处逐步刺入腹壁，待感到针尖抵抗感突然消失时，表示针尖已穿过腹膜壁层，先让助手用血管钳协助固定穿刺针，再在橡皮管尾端接上注射器，松开夹闭橡皮管的止血钳，缓慢抽取积液。注射器抽满后，再次用血管钳夹闭橡皮管，取下注射器，将液体注入容量器中，以便计量或送检。

（7）拔针：抽液毕拔出穿刺针，局部消毒，覆盖无菌纱布，稍用力压迫片刻，用胶布固定。大量放液后，需用多头腹带将腹部包扎（图 6-2-2），以防腹压骤然降低，内脏血管扩张而发生血压下降甚至休克等现象。

3. 术后处理

（1）再次检查生命体征、腹围、体重、腹部体征等，观察病情变化。

（2）告知患者及家属相关注意事项。

（3）根据临床需要填写检验单，分送标本。

（4）清洁器械及操作场所。

（5）做好穿刺记录。

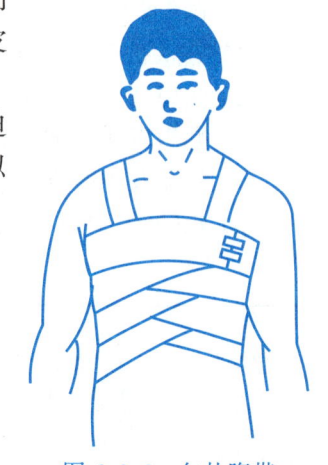

图 6-2-2　包扎腹带

[**注意事项**]

1. 严格掌握适应证和禁忌证。

2. 严格执行无菌操作。

3. 术中应密切观察患者,如发现头晕、恶心、心悸气促、脉搏增快、面色苍白应立即停止操作,并作适当处理,卧床休息,给予补充血容量等急救措施。

4. 腹腔放液不宜过快过多,治疗性放液,一般初次不宜超过 1 000 ml,以后每次放液不超过 3 000~6 000 ml。针尖避开腹壁下动脉,血性腹水留取标本后停止放液。肝硬化患者一次放腹水一般不超过 3 000 ml,过多放液可诱发肝性脑病和电解质紊乱,但在输注大量白蛋白的基础上,也可以大量放液,一般放腹水 1 000 ml 补充白蛋白 6~8 g。

[**知识拓展**]

腹水浓缩回输

腹水浓缩回输是采用超滤浓缩腹水回输技术,将抽出的腹水通过过滤器,去除腹水中水分、小分子毒性物质,留下有用的蛋白质,形成浓缩液,再将浓缩液重新回输入体内的方法。

腹水浓缩回输放腹水量大,可快速降低腹内压,减轻患者痛苦。通过回输自体蛋白质,不但减少外源性白蛋白的应用,节省大量医疗费用,还可提高患者血浆胶体渗透压,增加有效循环血量,促进腹水消退。目前越来越广泛地应用于肝硬化、肾脏疾病、顽固性心力衰竭引起的难治性腹水伴低蛋白血症患者。

5. 在放腹水时若流出不畅,可将穿刺针稍做移动或变换体位。腹水量少者穿刺前可借助超声定位,并嘱患者向穿刺部位侧卧数分钟。

6. 大量腹水的患者,为防止腹腔穿刺后腹水渗漏,在穿刺时注意勿使皮肤至腹膜壁层位于同一条直线上,方法是当针尖通过皮肤到达皮下后,即在另一手协助下稍向周围移动一下穿刺针尖,然后再向腹腔刺入,此称为迷路穿刺法(图 6-2-3)。

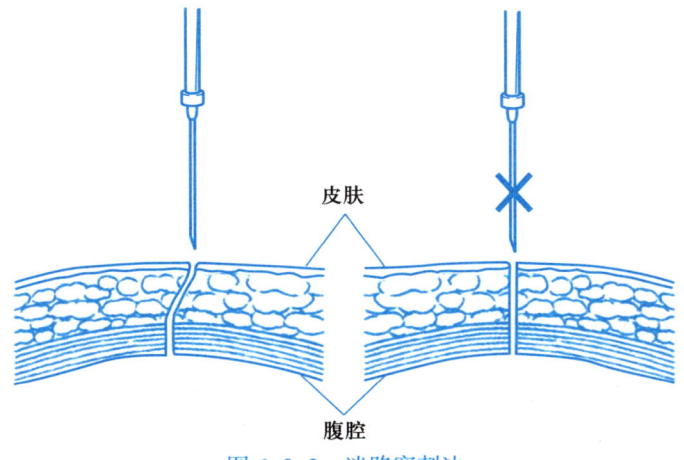

皮肤

腹腔

图 6-2-3 迷路穿刺法

7. 抽出物为胃肠内容物时需要鉴别是误穿胃肠还是自发胃肠穿孔,必要时改行对侧穿刺,仍能抽出相同内容物方可确认胃肠穿孔。疑为穿刺针误入胃肠道时,为促进破口闭合,应尽量抽净此处气体或胃肠液,降低胃肠道内压力。

8. 术后应严密观察有无出血和继发感染等并发症。

[思维导图]

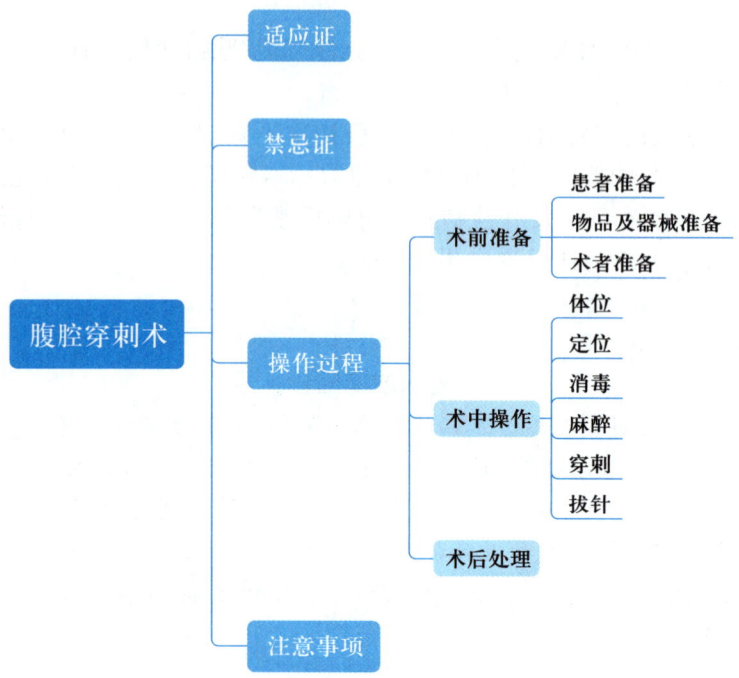

[考点练习]

项目三 腰椎穿刺术

临床情景

患儿男,12 岁。发热、头痛、呕吐 2 天。春季发病,为明确诊断,需行脑脊液检查。

[适应证]

1. 检查脑脊液的性质对于诊断脑炎、脑膜炎、脑血管病变、脑膜肿瘤、脱髓鞘疾病等有重要意义。
2. 测定颅内压力和了解蛛网膜下腔是否阻塞。
3. 施行脊髓腔或脑室造影。
4. 鞘内注射药物等。

[禁忌证]

1. 脑疝或疑有脑疝者。
2. 颅内占位病变,尤其是后颅窝占位性病变。
3. 休克、衰竭或濒危患者。
4. 腰椎穿刺处局部皮肤有炎症或穿刺点附近脊柱有结核病灶。

[操作过程]

1. 术前准备
(1) 熟悉患者病情。
(2) 与患者及其家属谈话,告知穿刺目的、操作过程、可能出现的并发症等,并签署知情同意书。
(3) 物品及器械准备见表 6-3-1。
(4) 戴口罩、帽子,洗手。

表 6-3-1 腰椎穿刺术所需的物品及器械

物品及器械	内含
腰椎穿刺包	无菌洞巾、测压管、腰椎穿刺针、无菌纱布、镊子、5 ml 注射器、无菌棉球、无菌试管、弯盘等
治疗盘	皮肤消毒剂、棉签、2% 利多卡因、医用胶布、口罩、帽子、无菌手套、标记笔等
其他物品	如需鞘内给药,准备所需药物

2. 术中操作

（1）体位：患者侧卧于硬板床上，背部与床面垂直，头部尽量向前胸屈曲，两手抱膝紧贴腹部，使躯干尽可能弯曲呈弓形；或由助手在术者对面用一手挽患者头部，另一手挽双下肢腘窝处并用力抱紧，使脊柱尽量后凸以增宽椎间隙，便于进针。

（2）定位：通常以双侧髂嵴最高点连线与后正中线的交会处为穿刺点，此处相当于第 3~4 腰椎棘突间隙，有时也可在上一或下一腰椎间隙进行（图 6-3-1）。穿刺点用蘸甲紫的棉签或其他标记笔在皮肤上做标记。

腰椎穿刺
术之穿刺
进针过程

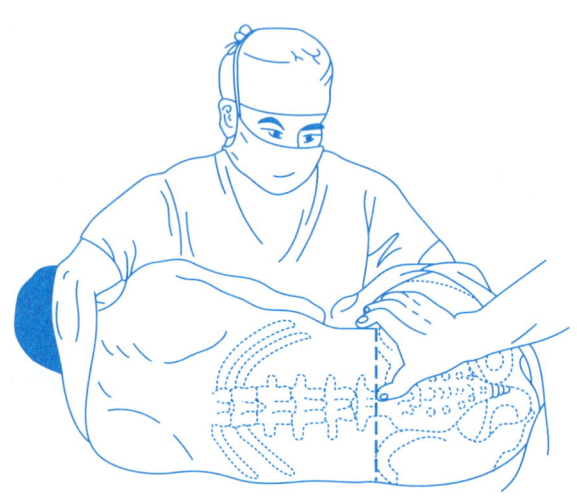

图 6-3-1　腰椎穿刺术的穿刺点

（3）消毒：将穿刺部位常规消毒 2~3 次，以穿刺点为中心由内向外依次消毒，范围直径 15 cm 左右，后一次的消毒范围不要超越前一次的范围。

（4）麻醉：打开穿刺包，戴无菌手套，覆盖消毒洞巾，检查穿刺包内物品。助手协助检查并打开 2% 利多卡因安瓿，术者以 5 ml 注射器抽取 2% 利多卡因 2~3 ml，在穿刺部位自皮肤到椎间韧带作逐层局部麻醉。

（5）穿刺：术者用左手固定穿刺点皮肤，右手持穿刺针以垂直背部、针尖稍斜向头部的方向缓慢刺入（图 6-3-2），成人进针深度为 4~6 cm，儿童为 2~4 cm。当针头穿过韧带与硬脑膜时，有阻力突然消失落空感。此时可将针芯慢慢抽出（以防脑脊液迅速流出，造成脑疝），可见脑脊液流出。

（6）测压：放液前先接上测压管测量压力（图 6-3-3）。测定压力时须嘱患者放松，并缓慢将双下肢伸直，以免因患者腹压增高而导致脑脊液压力测量值高于真实水平。正常侧卧位脑脊液压力为 80~180 mmH$_2$O。若继续做奎肯施泰特（Queckenstedt）试验（又称压颈试验或梗阻试验），可了解蛛网膜下腔有无阻塞。即在测初压后，由助手先压迫一侧颈静脉约 10 秒，再压另一侧，最后同时按压双侧颈静脉。正常时压迫颈静脉后，脑脊液压力立即迅速升高一倍左右，解除压迫后 10~20 秒，迅速降至原来水平，称为梗阻试验阴性，示蛛网膜下腔通畅；若压迫颈静脉后，不能使脑脊液压升高，则为梗阻试验阳性，示蛛网膜下腔完全阻塞；若施压后压力缓慢上升，放松后又缓慢下降，示有不完全阻塞。但是，对颅内压增高或怀疑后颅窝肿瘤的患者，禁做此试验，以免发生脑疝。

（7）放液：撤去测压管，收集脑脊液 2~5 ml 送检；如需作培养时，应用无菌试管留标本。

（8）拔针：术毕，插入针芯，拔出穿刺针，覆盖消毒纱布，胶布固定。

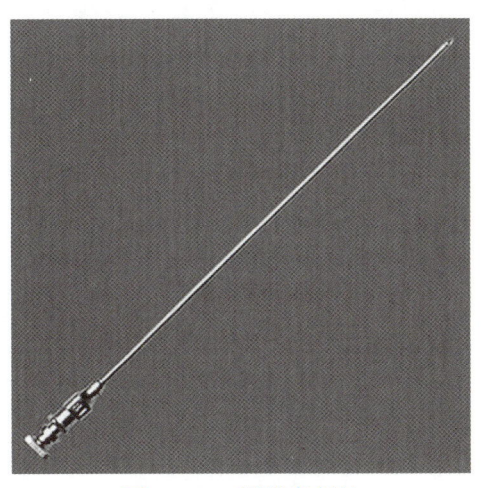

图 6-3-2　腰椎穿刺针

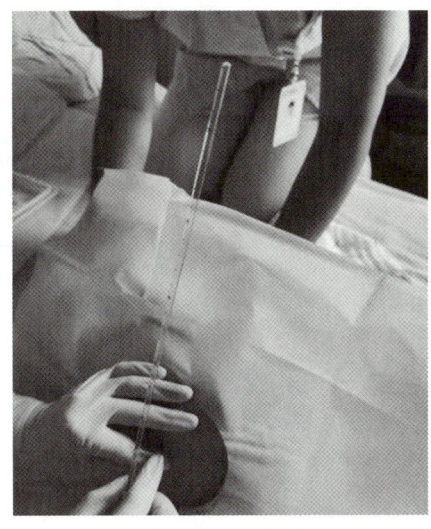

图 6-3-3　测压

3. 术后处理

（1）嘱患者去枕平卧 4~6 小时，以免引起术后低颅压头痛。

（2）询问患者有无不适，检查生命体征。告知患者及家属相关注意事项。

（3）根据临床需要填写检验单，分送标本。

（4）清洁器械及操作场所。

（5）做好穿刺记录。

[注意事项]

1. 严格掌握适应证和禁忌证。凡疑有颅内压升高者必须先做眼底检查，必要时脱水降低颅内压后再做穿刺，以免发生脑疝。

2. 严格执行无菌操作。

3. 穿刺时患者若出现呼吸、脉搏、面色异常等症状时，立即停止操作，并作相应处理。

4. 针头刺入皮下组织后进针要缓慢，以免用力过猛刺伤马尾神经或血管，以致产生下肢疼痛或使脑脊液中混入血液影响结果的判断。如系外伤出血，须待 5~7 天后重新检查。

5. 鞘内给药时，应先放出等量脑脊液，然后再等量置换性药液注入。

[思维导图]

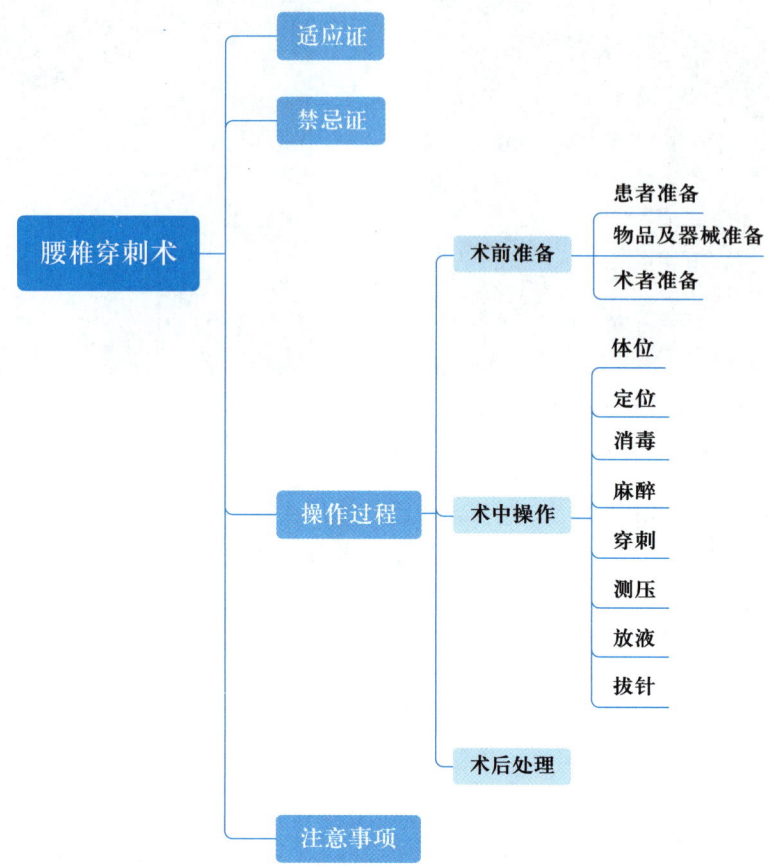

[考点练习]

项目四 骨髓穿刺术

患者男,62 岁。颈部淋巴结肿大、发热、乏力 1 个月。经局部淋巴结穿刺诊断为非霍奇金淋巴瘤。为明确疾病分期,需做骨髓检查。

[适应证]

1. 诊断学穿刺
(1) 各种血液系统疾病的诊断、鉴别诊断及疗效评估。
(2) 不明原因的红细胞、白细胞、血小板数量及形态学异常的诊断、鉴别诊断及疗效评估。
(3) 了解非血液系统肿瘤有无骨髓转移。
(4) 不明原因的发热,肝大、脾大、淋巴结肿大等的诊断与鉴别诊断。
(5) 寄生虫病检查,如骨髓涂片查找疟原虫等。

2. 治疗性穿刺 骨髓移植时采集骨髓。

[禁忌证]

1. 血友病患者。
2. 穿刺部位或附近有感染、肿瘤者。

[术前准备]

1. 熟悉患者病情。
2. 与患者及其家属谈话,告知穿刺目的、操作过程、可能出现的并发症等,并签署知情同意书。
3. 物品及器械准备见表 6-4-1。
4. 戴口罩、帽子,洗手。

表 6-4-1 骨髓穿刺术所需的物品及器械

物品及器械	内含
骨髓穿刺包	无菌洞巾、骨髓穿刺针、无菌纱布、注射器、无菌棉球、载玻片等
治疗盘	皮肤消毒剂、棉签、2% 利多卡因、医用胶布、口罩、帽子、无菌手套、标记笔等
其他物品	需作细菌培养者准备培养基

[操作步骤]

1. 体位及穿刺部位

（1）髂前上棘穿刺点（患者取仰卧位）：位于髂前上棘后方 1~2 cm 的髂嵴上（图 6-4-1），此处骨面平坦，易于固定，操作方便，危险性极小。

骨髓穿刺术

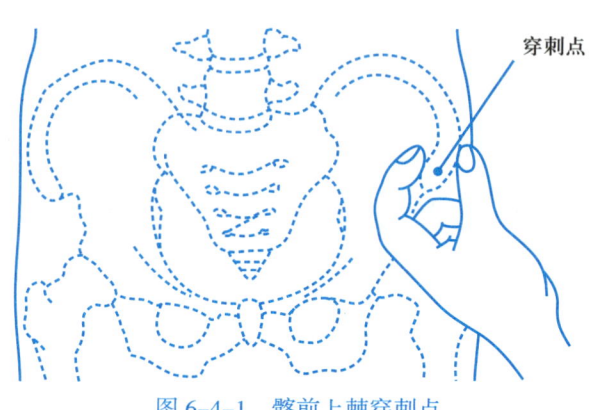

图 6-4-1　髂前上棘穿刺点

（2）髂后上棘穿刺点（患者取侧卧位）：为骶椎两侧、臀部上方突出的部位。髂后上棘骨质薄，骨髓腔大，易于穿刺。

（3）胸骨穿刺点（患者取仰卧位）：胸骨柄或胸骨体相当于第 1、2 肋间隙的部位，位于前正中线上（图 6-4-2）。胸骨骨质较薄（约为 1.0 cm），且其后有大血管和心房，穿刺时务必小心，以防穿透胸骨而发生意外。此处不作为常规穿刺点，但由于胸骨的骨髓液丰富，当其他部位穿刺失败时，可做胸骨穿刺。

（4）腰椎棘突穿刺点（患者取坐位或侧卧位）：位于第 3 或第 4 腰椎棘突突出的部位，此处已很少用于穿刺。

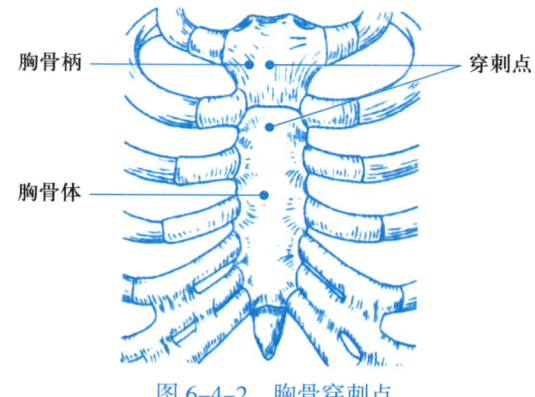

图 6-4-2　胸骨穿刺点

2. 消毒

将穿刺部位常规消毒 2~3 次，以穿刺点为中心由内向外依次消毒，范围直径 15 cm 左右，后一次的消毒范围不要超越前一次的范围。

3. 麻醉

打开穿刺包，戴无菌手套，覆盖消毒洞巾，检查穿刺包内物品。助手协助检查并打开 2% 利多卡因安瓿，术者以 5 ml 注射器抽取 2% 利多卡因 2~3 ml，在穿刺部位做局部皮肤、皮下和骨膜麻醉。

4. 固定穿刺针长度

将骨髓穿刺针的固定器固定在适当的长度上。髂骨穿刺约 1.5 cm，胸骨穿刺约 1.0 cm。

5. 穿刺

术者左手拇指和示指固定穿刺部位，右手持针于骨面垂直刺入，若为胸骨穿刺则应与骨面成 30°~40° 角刺入。当穿刺针针尖接触骨质后，沿穿刺针的针体长轴左右旋转穿刺针，并向前推进，缓缓刺入骨质（图 6-4-3）。当突然感到穿刺阻力消失，且穿刺针已固定在骨内时，表明穿刺针已进入骨髓腔。如果穿刺针尚未固定，则应继续刺入少许以达到固定为止。

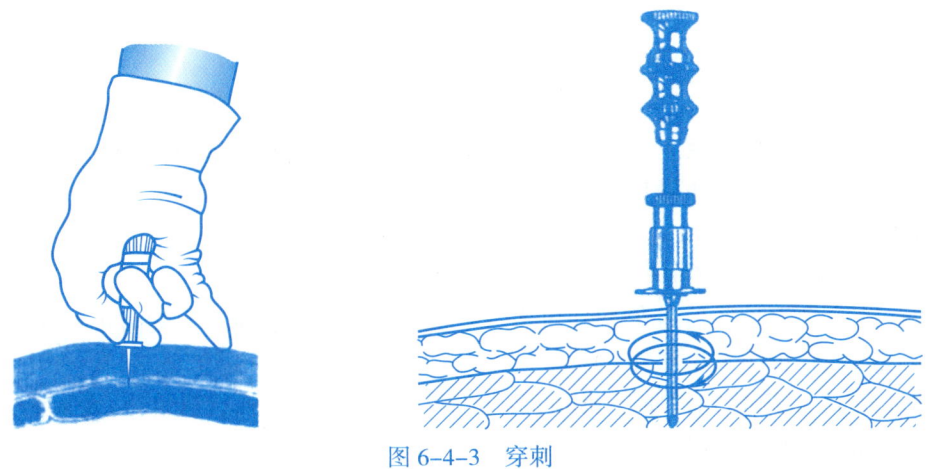

图 6-4-3　穿刺

6. 抽取骨髓液　拔出穿刺针针芯,接上无菌干燥的 10 ml 或 20 ml 注射器,用适当的力量抽取骨髓液。当穿刺针在骨髓腔时,抽吸时患者感到有尖锐酸痛,随即便有红色骨髓液进入注射器。抽取的骨髓液一般为 0.1~0.2 ml,若用力过猛或抽吸过多,会使骨髓液稀释。如果需要做骨髓液细菌培养,应在留取骨髓液计数和涂片标本后,再抽取 1~2 ml。若未能抽取骨髓液,则可能是针腔被组织块堵塞或"干抽",此时应重新插上针芯,稍加旋转穿刺针或再刺入少许。拔出针芯,如果针芯带有血迹,再次抽取即可取得红色骨髓液。

7. 涂片　迅速取下注射器,将骨髓液滴在载玻片上,立即做有核细胞计数和制备数张骨髓液涂片(图 6-4-4)。

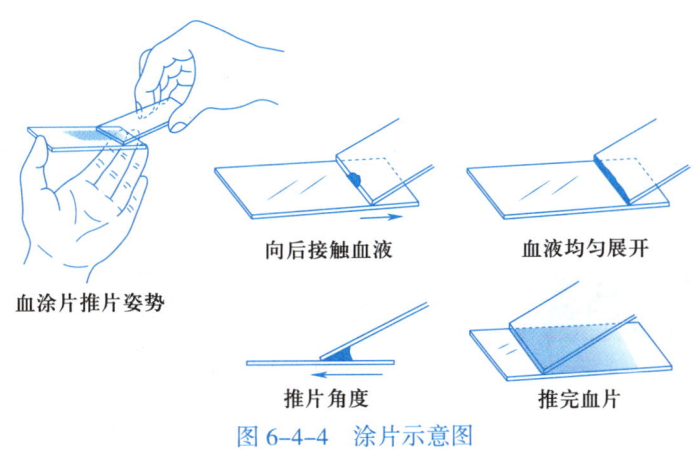

向后接触血液　　血液均匀展开

血涂片推片姿势

推片角度　　推完血片

图 6-4-4　涂片示意图

8. 拔针　骨髓液抽取完毕,重新插入针芯。左手取无菌纱布置于穿刺处,右手将穿刺针拔出,将无菌纱布敷于针孔上,按压 1~2 分钟。消毒穿刺点,覆盖无菌纱布,再用医用胶布加压固定。

［术后处理］

1. 询问患者有无不适,检查生命体征。告知患者及家属相关注意事项。
2. 根据临床需要填写检验单,分送标本。
3. 清洁器械及操作场所。
4. 做好穿刺记录。

[注意事项]

1. 严格掌握适应证和禁忌证。骨髓穿刺前应检查出血时间和凝血时间,有出血倾向者操作时应特别注意,对血友病患者禁止做骨髓穿刺。

2. 严格执行无菌操作。

3. 骨髓穿刺针和注射器必须干燥,以免发生溶血。

4. 穿刺针针头进入骨质后避免摆动过大,以免折断穿刺针。胸骨穿刺时不可用力过猛、穿刺过深,以防穿透内侧骨板而发生意外。

5. 穿刺过程中,如果感到骨质坚硬,难以进入骨髓腔时,不可强行进针,以免断针。应考虑为大理石骨病的可能,及时行骨骼 X 线检查,以明确诊断。

6. 做骨髓细胞形态学检查时,抽取的骨髓液不可过多,以免影响骨髓增生程度的判断、细胞计数和分类结果。

7. 行骨髓液细菌培养时,需要在骨髓液涂片后,再抽取 1~2 ml 骨髓液用于培养。

8. 由于骨髓液中含有大量的幼稚细胞,极易发生凝固。因此,穿刺抽取骨髓液后立即涂片。

9. 送检骨髓液涂片时,应同时附送 2~3 张血涂片。

[思维导图]

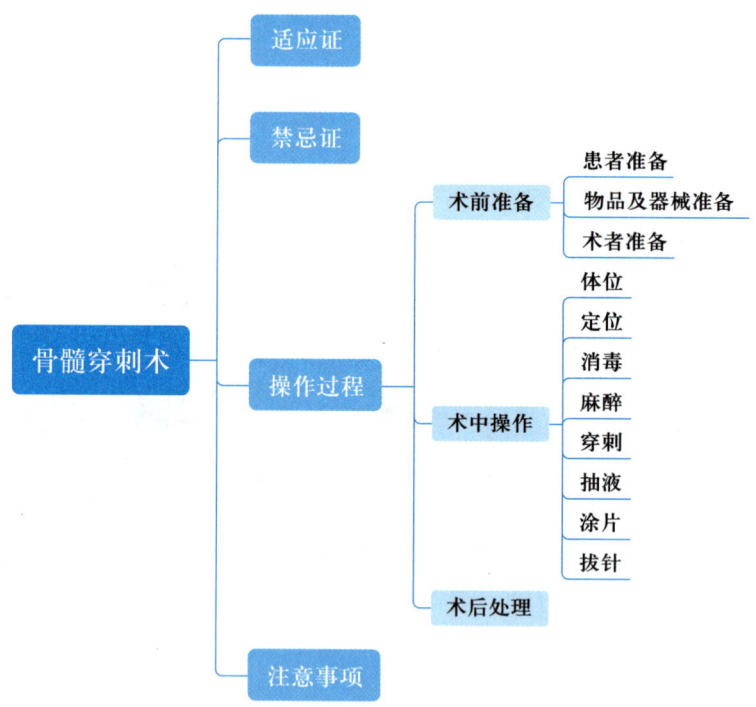

[考点练习]

7

模块七
病历书写

知识目标：掌握临床诊断的思维方法；学会病历书写的内容与格式。

能力目标：对临床资料进行综合分析，做出初步诊断，并规范书写医疗文书。

素养目标：遵循循证医学原则；医疗文书书写客观、真实、准确、及时、完整。

项目一　病历的重要性与书写基本要求

病历是指医务人员在诊疗工作中形成的文字、符号、图表、影像、切片等资料的总和,包括门(急)诊病历和住院病历。病历书写是医务人员对通过问诊、查体、实验室及器械检查、诊断与鉴别诊断、治疗、护理等医疗活动获得的相关资料,进行归纳、分析、整理形成的临床医疗工作全面记录的行为。病历反映了疾病发生、发展、转归和诊疗情况的全过程,是临床教学、科研和信息管理的基本资料,也是医院管理、医疗质量和业务水平的反映,同时也是医疗服务质量评价、医疗保险赔付参考的主要依据,是涉及医疗纠纷和诉讼的重要依据,具有重要的法律效力。近几年,国家卫生健康委已对病历书写作出严格规范与要求,各级医生必须本着实事求是的医学态度,认真书写完整而规范的病历,这是每个医师必须掌握的一项临床基本功。

一、病历的重要性

1. 临床工作的科学依据　病历是确定诊断、制订治疗和预防措施的根据,又是医生诊疗水平评估的依据,也是患者再次患病时诊断与治疗的重要参考资料。

2. 临床教学和研究的重要资料　病历是教学的宝贵资料,是最生动的教材。通过病历的书写与分析,可以把所学的理论知识和临床实践工作紧密结合,培养医生严谨的逻辑思维能力。医生可通过以往的病历回顾分析,从中汲取经验教训,改进工作,提高医疗质量。另外,医生通过临床病历总结分析,探讨疾病治疗、预防措施与疾病康复的关系,为研究新的医疗技术和药物治疗,提供循证医学证据和大数据,进一步提高临床科研水平。

3. 医院管理水平的反映　病历是医院管理、医疗质量和业务水平的反映。检查病历、分析病历,并从中发现问题、解决问题,是提高医疗质量的重要手段之一,也是加强医院管理、提高医院管理水平的重要措施。

4. 医疗纠纷的法律依据　病历是具有法律效力的医疗文件,是解决医疗纠纷、鉴定医疗事故、意外伤亡事故的法律依据,是判断医务人员是否存在过错,医疗活动与损害后果之间的因果关系的重要依据。因此,病历是有效保护患者和医生合法权益的重要文件。

5. 健康档案和医疗保险依据　随着国家基本医疗保险制度的推行,社区卫生服务对病历需求十分迫切。医疗保险、慢病补助都以住院病历作为基本申请和报销依据。

二、病历书写的基本要求

1. 内容真实,书写及时　病历应客观真实地反映病情和诊疗经过,内容应客观完整、重点突出、层次分明,不能主观臆想和虚构。书写病历应按各种文件完成时间的要求及时记录。门、急诊病历在接诊同时或处置完成后及时书写。住院病历、入院记录应于患者入院后 24 小时内完成。危急患者的病历因抢救危急患者未能及时书写的,应在抢救结束后及时据实补记。各项记录应注明时间,急诊和抢救记录应注明至分钟。记录采用 24 小时制,如 2021 年 1 月 5 日下午 2 点 10 分,可写作 2021-01-10,14:10。

2. 格式规范,项目完整　病历必须按规定格式进行书写,项目齐全,内容完整。度量单位一律采用中华人民共和国法定计量单位。各种检查报告按类别,时间顺序整理归档。

3. **表述准确,用词恰当** 书写病历要运用规范的汉语和汉字,要使用通用的医学术语,力求语句精练、准确,标点符号正确。避免使用俗语,如"发热"不能写成"发烧","腹痛"不能写成"肚子痛"等。疾病诊断、手术、各种操作的名称书写应符合《国际疾病分类》的要求。

4. **字迹工整,签名清晰** 病历书写应使用蓝黑墨水、碳素墨水,字迹要清晰、工整,不可潦草,便于他人阅读,记录结束后于右下角签名,签名应清晰可辨。如病历书写过程中出现错字时,应当使用双线画在错字上,保留原记录清楚可辨,并注明修改时间,修改人签名,以示负责。需复写的病历资料可使用蓝色或黑色墨水的圆珠笔,修改病历、过敏药物用红色墨水。计算机打印的病历应当符合病历保存的要求。

5. **审阅严格,修改规范** 实习医生、进修医生、试用期医务人员(毕业后第一年)或下级医生书写的病历,应当由具有执业资格的上级医师进行严格审阅和修改及签名,上级医生审核签名应在署名医生的左侧,以斜线相隔。需注意,修改不等于涂改,应按照修改标准进行,国家卫健委已对病历书写作出严格规范与要求,严禁涂改病历资料。

6. **法律意识,尊重权利** 与患者及时沟通,让患者知情同意是贯穿整个医疗过程的行为,并应在病历书写中体现出来。医务人员应当将治疗目的、治疗方案、检查和治疗中可能发生的不良后果及对可能出现的风险和预处理方案如实告知患者或家属,并在病历中详细记载下来由患者或家属(法定代理人)签字确认后方可进行医疗活动。为抢救患者在法定代理人或被授权人无法及时签字的情况下,可由医疗机构负责人或者授权的负责人签字。因实施保护性医疗措施不宜向患者说明病情的,应将有关情况告知患者近亲属或法定代理人,由其近亲属或法定代理人在相关医疗文书上签字确认,并及时在病历中记录。医务人员在充分尊重患者权利,保护患者知情权的同时,也收集了相关的证据,以保护医患双方的合法权利。

[**思维导图**]

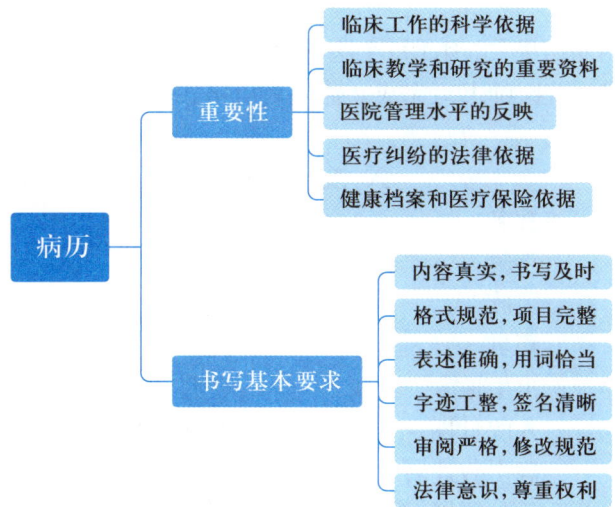

[**考点练习**]

项目二　住院病历的书写内容和格式

住院病历内容包括住院病案首页、入院记录、各种病程记录、手术同意书、麻醉同意书、输血治疗知情书、特殊检查(特殊治疗)同意书、病危(重)通知书、医嘱单、辅助检查报告单、体温单、医学影像检查资料、病理资料等。因相同的病再次住院可书写再入院病历。

> **临床情景**
>
> 　患者男,79岁。因"反复咳嗽、气促3年,加重10余天"入院。患者3年前无明显诱因出现咳嗽、气促,咳嗽无明显规律,偶咳白色泡沫痰,活动后出现气促。10余天前患者无明显诱因出现咳嗽、气促加重。平素体健。
>
> 　体格检查:体温36.2℃,脉搏67次/分,呼吸24次/分,血压129/78 mmHg,口唇无发绀,桶状胸,肋间隙增宽,双肺呼吸运动正常,无胸膜摩擦感,双肺叩诊清音,双肺呼吸音弱,双肺未闻及干湿啰音。
>
> 　书写病历时还需收集哪些资料? 如何规范书写入院记录?

一、入院记录

入院记录是最完整的病历模式,因此每个医学生、实习生、住院医师必须掌握,要求在患者入院后24小时内,由实习生或住院医师书写完成。住院病历格式与内容如下。

(一)常规记录内容

病历书写

入 院 记 录

姓名	性别
年龄	婚姻
民族	职业
籍贯	现住址
出生地	工作单位
入院日期	记录日期
病史叙述者	可靠程度

主诉　患者来就诊的主要症状或体征及持续时间。按发生的先后顺序列出,一般不超过20个字。

现病史　患者本次疾病的发生、演变、诊疗经过等情况,是入院记录的重点内容。书写应围绕主诉,层次清晰,按时间顺序详细、客观描述。

既往史(包括系统回顾)

个人史

婚姻史

月经史、生育史

家族史

注意:以上病史内容应详细书写,详见模块一中项目一。

体 格 检 查

体温 ℃ 脉搏 次/分 呼吸 次/分 血压 mmHg 体重 kg

一般状况:

发育(正常、异常),营养(良好、中等、不良),体型(肥胖或消瘦,如体型异常者应测身高及体重),神志(清楚、淡漠、模糊、嗜睡、昏睡、谵妄、浅昏迷、深昏迷),体位(自主、被动、强迫),面容与表情(安静,焦虑,烦躁,痛苦,急、慢性病容或特殊面容),步态,检查能否合作。

皮肤黏膜:

颜色(正常、潮红、苍白、发绀、黄染、色素沉着),温度,湿度,弹性,是否有脱水,多汗,有无水肿、皮疹、瘀斑、瘀点、紫癜、皮下结节或肿块、蜘蛛痣、肝掌、溃疡及瘢痕,毛发的生长及分布等。

淋巴结:

全身或局部淋巴结有无肿大(部位、数量、大小、硬度、活动度、粘连、局部皮肤有无红肿、波动、压痛、瘘管、瘢痕等)。

头部及其器官:

头颅:大小、形状,有无肿块、压痛、瘢痕,头发(量、色泽、分布)。

眼:眉毛(脱落、稀疏),睫毛(倒睫),眼睑(水肿、闭合障碍、下垂),眼球(凸出、凹陷、运动、斜视、震颤、集合反射),结膜(充血、水肿、苍白、出血、滤泡),巩膜(黄染),角膜(云翳、白斑、软化、溃疡、瘢痕、反射、色素环),瞳孔(大小、形态、对称或不对称、对光反射及调节与辐辏反射)。

耳:耳廓(正常、畸形、耳周瘘管),外耳道有无分泌物、乳突压痛、听力。

鼻:有无畸形、鼻翼扇动、阻塞、分泌物、出血、有无鼻中隔偏曲或穿孔、鼻窦有无压痛、嗅觉情况等。

口腔:气味,有无张口呼吸,唇(畸形、颜色、疱疹、皲裂、溃疡、色素沉着),牙齿(龋齿、缺齿、义齿、残根、斑釉齿,并注明其位置),牙龈(色泽、肿胀、溃疡、溢脓、出血、铅线、萎缩),舌(形态、舌质、舌苔、溃疡、运动、震颤、伸舌居中或偏斜),颊黏膜(皮疹、出血点、溃疡、色素沉着),咽(色泽、分泌物、反射、悬雍垂位置),扁桃体(大小、充血、分泌物、假膜),喉(发音清晰、嘶哑、喘鸣、失声)。

颈部:

是否对称,有无抵抗、强直、压痛、肿块,活动是否受限,有无颈静脉怒张,肝颈静脉回流征,颈动脉异常搏动,气管位置,甲状腺(大小、硬度、压痛、结节、震颤、血管杂音)。

胸部:

胸廓(是否对称,有无畸形、压痛、局部隆起或凹陷、异常搏动),胸壁有无静脉曲张、皮下气肿,乳房(大小,乳头,有无红肿、压痛、肿块和分泌物)等。

肺:

视诊 呼吸频率、节律、深度,呼吸运动(两侧对比),有无肋间隙增宽或变窄。

触诊 胸廓扩张度、语颤(两侧对比),有无胸膜摩擦感、皮下捻发感等。

叩诊 叩诊音(清音、过清音、浊音、实音、鼓音及其部位),肺下界及肺下界移动度。

听诊 呼吸音(性质、强弱,异常呼吸音及其部位),有无干、湿性啰音和胸膜摩擦音,语音传导(增强、减弱、消失)等。

心脏:

视诊 心前区是否有异常搏动、隆起及凹陷,心尖搏动位置、范围和强度。

触诊 心尖搏动(性质、位置,强弱、范围),有无震颤(部位、时期)和心包摩擦感。

叩诊 心脏左、右浊音界,可用左第2、3、4、5肋间,右第2、3、4肋间距正中线的距离(cm)表示。

右界(cm)	肋间	左界(cm)
	Ⅱ	
	Ⅲ	
	Ⅳ	
	Ⅴ	

注：左锁骨中线距前正中线_____cm。

听诊　心率、心律、心音(强弱、性质、P_2 和 A_2 强度的比较，有无心音分裂、额外心音、奔马律等)、杂音(部位、性质、时期、强度、传导方向，以及与运动、体位和呼吸的关系)、心包摩擦音等。

收缩期杂音强度用 6 级分法，如描述 3 级收缩期杂音，应写作"3/6 级收缩期杂音"；舒张期杂音分为轻、中、重三度。

血管：

桡动脉：脉率，节律(规则、不规则、脉搏短绌)、强度、动脉壁弹性、紧张度，有无奇脉和交替脉等。

周围血管征：有无毛细血管搏动、水冲脉和动脉异常搏动、枪击音、动脉双重杂音。

腹部：

腹围(腹水或腹部包块等疾病时测量)。

视诊　形状(对称、平坦、膨隆、凹陷)，呼吸运动，胃肠蠕动波，有无皮疹、色素、腹纹、瘢痕、静脉曲张(分布、血流方向)，脐、疝和局部隆起(器官或包块)的部位、大小、轮廓，上腹部搏动。

触诊　腹壁紧张度，有无压痛、反跳痛、液波震颤、肿块(部位、大小、形状、硬度、压痛、移动度、表面情况、搏动)。

肝：大小(右叶以右锁骨中线肋缘下，左叶以前正中线剑突下至肝下缘____cm 表示)，质地(软、韧、硬)，表面(光滑度)，边缘，有无结节、压痛和搏动等。

胆囊：大小，形态，有无压痛、墨菲征。

脾：大小，质地，表面，边缘，移动度，有无压痛、摩擦感，脾轻度增大时只测第Ⅰ线，明显增大时应加测第Ⅱ线及第Ⅲ线。

肾：大小、形状、硬度、压痛、移动度。

肾及输尿管：压痛点。

膀胱：膨胀。

叩诊　肝上界在第几肋间，肝浊音界(扩大、缩小、消失)，肝区叩击痛，有无移动性浊音、高度鼓音、肾区叩击痛等。

听诊　肠鸣音(正常、增强、减弱、消失、金属音)、振水音、血管杂音等。

肛门、直肠：视病情需要检查。

有无肿块、裂隙、创面、痔、肛裂、脱肛等，直肠指诊(括约肌紧张度，有无狭窄、肿块、触痛、指套染血，前列腺大小、硬度、结节、压痛)。

外生殖器：根据病情需要做相应检查。

男性：包皮、阴囊、睾丸、附睾、精索，有无发育畸形、鞘膜积液。

女性：检查时必须有女医护人员在场，必要时请妇科医师检查，包括外生殖器(阴毛、大小阴唇、阴蒂、阴阜)、内生殖器(阴道、子宫、输卵管、卵巢)。

脊柱：活动度，有无畸形(侧凸、前凸、后凸)、压痛和叩击痛等。

四肢：有无畸形，杵状指(趾)，静脉曲张，骨折及关节红肿、疼痛、压痛、积液、脱臼，强直，水肿，肌肉萎缩，肌张力变化或肢体瘫痪，记录肌力。

神经反射：

生理反射：角膜反射、腹壁反射、提睾反射，肱二头肌、肱三头肌、膝腱及跟腱反射。

病理反射：巴宾斯基征、奥本海姆征、戈登征、查多克征、霍夫曼征、阵挛。

脑膜刺激征：颈项强直、克尼格征、布鲁津斯基征。

必要时做运动、感觉等及神经系统的其他检查。

专科情况：

外科、耳鼻咽喉、眼科、妇产科、口腔科、神经科、精神科等需写"专科情况"，如"神经科情况""妇科检查"等，主要记录与本专科有关的体征。前面体格检查中的相应项目不必重复书写，可写"见 ×× 科情况"。

<h3 style="text-align:center">辅 助 检 查</h3>

记录与诊断相关的诊断性检查结果及检查日期，包括患者入院前所做的与本次疾病相关的主要检查及结果，以及入院后 24 小时内应完成的检查结果，如血、尿、粪常规和其他有关实验室检查，X 线、心电图、超声波、肺功能、内镜、CT、血管造影、放射性核素等特殊检查。

如系在其他医疗机构所作检查，应注明该医疗机构名称及检查日期。

<h3 style="text-align:center">病 历 摘 要</h3>

简明扼要、高度概述病史要点，体格检查、实验室及器械检查的重要阳性和有鉴别诊断价值的阴性结果。字数以不超过 300 字为宜。

初步诊断（按疾病的主次顺序排列）

1. ×××

2. ×××

医生签名：

(二) 再次或多次入院记录内容

再次入院记录是指患者因同种疾病再次或多次住入同一医疗机构时书写的记录，病历上应注明本次为第几次住院。书写特点如下。

主诉：本次入院的主要症状（或体征）及持续时间。

现病史：首先对本次住院前历次有关住院诊疗经过进行小结，然后再书写本次入院的现病史。

既往史、个人史、家族史可以从略，只补充新的情况，但需注明"参阅前病历"及前次病历的住院号。

其他记录要求及内容同入院记录。

(三) 24 小时内入出院记录（死亡）记录书写内容及要求

对入院不足 24 小时出院（或死亡）的患者，可书写 24 小时内入出院记录（或死亡记录）。内容包括患者姓名、性别、年龄、职业、入院时间、出院时间、主诉、入院情况、入院诊断、诊疗经过（抢救经过）、出院情况、出院诊断、出院医嘱、医师签名。对死亡患者加写死亡时间、死亡原因、死亡诊断。

24 小时内入出院（死亡）记录由经治的住院医师在患者出院（死亡）后 24 小时内完成，主治医师以上（含主治医师）应在患者出院（死亡）后 48 小时内进行审查签名，24 小时内出院（死亡）患者可免写首次病情记录和出院小结。

二、病程记录

病程记录是指继住院病历或入院记录后，对患者病情变化和诊治过程的连续性记录。病程记录的书写要求内容真实，记录及时，要有分析判断，要全面系统，重点突出，切勿记成流水账。书写病程记录时首先标明记录日期，另起一行记录具体内容；记录结束后签名。

（一）首次病程记录

首次病程记录指患者入院后由经治医师或值班医师书写的第一次病程记录，应当在患者入院后 8 小时内完成。其内容包括：

1. **病例特点** 对病史、体格检查和辅助检查进行全面分析、归纳和整理后，重点突出、简明扼要地写出本病特征，包括阳性表现、具有鉴别意义的阴性症状和体征等。

2. **拟诊讨论** 包括诊断和诊断依据、鉴别诊断。根据病例特点，提出初步诊断及诊断依据，对诊断不明确的病例，列出拟诊依据，写出鉴别诊断并进行分析。

3. **诊疗计划** 提出具体的检查及治疗措施安排。

（二）日常病程记录

日常病程记录是指患者住院期间病情变化和诊疗经过的经常性、连续性记录。由经治医师书写，也可以由实习医生、进修医生或试用期医务人员书写，但应有经治医师审查签名。危重患者应根据病情变化随时记录病情，每天至少 1 次，记录时间应当具体到分钟。对病重患者，至少 2 天记录一次。对病情稳定的患者，可 2~3 天记录一次。手术后患者应连续记录 3 天，以后视病情要求进行记录。

日常病程记录的具体内容可包括：① 一般情况，精神、睡眠、饮食、大小便情况；② 病情变化，症状、体征的改变，以及各项检查结果的分析判断；③ 做过的诊疗操作记录，如腰穿、骨穿等；④ 补充或修正临床诊断及依据；⑤ 治疗情况，治疗反应及更改医嘱的理由、时间；⑥ 向患者及其近家属告知的重要事项，家属及有关人员的意见等。最后医师签名。

（三）上级医师查房记录

上级医师查房记录是指上级医师查房时对患者病情分析、诊断及鉴别诊断，当前治疗措施疗效的分析及下一步诊疗意见等的记录。记录需注明查房医生的姓名和职称，上级医师查房记录需要有查房医师或陪同查房的同级别医师审核签名。主治（或以上）医师首次查房记录应当于患者入院 48 小时内完成。

（四）疑难病例讨论记录

疑难病例讨论记录是由科主任或具有副主任医师以上专业技术任职资格的医师主持，召集有关医务人员对确诊困难或疗效不明确病例讨论的记录，内容包括讨论日期、主持人及参加人姓名及职称、具体讨论意见及主持人小结意见等。

（五）会诊记录

会诊记录（含会诊意见）是指患者在住院期间需要他科或其他医疗机构协助诊疗时，分别由申请医师和会诊医师书写的记录。会诊记录应另页书写，内容包括申请会诊记录和会诊意见记录。申请会诊记录应当简要阐明患者病情及诊疗情况、申请会诊的理由和目的，申请会诊医师签名等。常规会诊意见记录应当由会诊医师在会诊申请发出后 48 小时内完成；急会诊时会诊医师应当在会诊申请发出后 10 分钟内到场，并在会诊结束后即刻完成会诊记录。会诊记录内容包括会诊意见、会诊医师所在的科别或者医疗机构名称、会诊时间及会诊医师签名等。申请会诊医师应在病程记录中记录会诊意见执行情况。

（六）抢救记录

抢救记录是对患者病情危重时采取的抢救措施及抢救过程所做的记录，由参加抢救的医生在抢救结束后 6 小时内据实补记，内容包括病情变化情况、抢救时间（具体到分钟）及措施、参加抢救的医生姓名及职称等。

（七）手术相关记录

1. **术前小结** 是指术前住院医师对患者病情的总结。内容包括简要病情、术前诊断、诊断依据、手术指征、拟施手术名称和方式，术中术后可能出现的情况及对策，拟施麻醉方式及注意事项等。

2. **术前讨论记录** 是指因患者病情较重或手术难度较大，手术前在上级医师主持下，对拟实施手术方式和术中可能出现的问题及应对措施所做的讨论记录。讨论内容包括术前准备情况、手术指征、麻醉方案、手术方案、可能出现的意外及防范措施、参加手术人员、参加讨论者的姓名及专业技术职务、具体讨论意见及主持人小结意见、讨论日期、记录者的签名等。

3. 麻醉记录　麻醉记录是麻醉医师在麻醉实施中书写的麻醉经过及处理措施的记录。内容包括患者一般情况、术前特殊情况、麻醉前用药、术前诊断、术中诊断、手术方式及日期、麻醉方式、麻醉诱导及各项操作开始及结束时间、麻醉期间用药名称、方式及剂量，麻醉期间特殊或突发情况及处理、手术起止时间，麻醉医师签名等。

4. 手术记录　是指手术者书写的反映手术一般情况、手术经过、术中发现及处理等情况的特殊记录。手术记录应当在术后24小时内完成，特殊情况下由第一助手书写时应有手术者签名。手术记录内容包括一般项目（患者姓名、性别、年龄、科别、病房床号、住院病历号等）、手术日期、术前诊断、术中诊断、手术名称、手术者及助手姓名、麻醉方式、手术经过、术中出现的情况及处理等。

5. 手术后首次病程记录　是指参加手术的医师在患者术后即时完成的病程记录。内容包括手术时间、术中诊断、麻醉方式、手术方式、手术简要经过、术后处理及治疗措施、术后应当特别注意观察的事项等。

（八）阶段小结

阶段小结是指患者住院时间较长，由经治医师每月所作病情及诊疗情况总结。阶段小结的内容包括入院日期、小结日期、患者姓名、性别、年龄、主诉、入院情况、入院诊断、诊疗经过、目前情况、目前诊断及诊疗计划、医师签名等。

（九）交（接）班记录

交（接）班记录是指患者经治医师发生变更之际，交班医师和接班医师分别对患者病情及诊治情况进行简要总结的记录。交班记录应当在交班前由交班医师书写完成；接班记录由接班医生在接班后24小时内完成。内容包括入院日期、交班接班日期、患者姓名、性别、年龄、主诉、入院情况、入院诊断、诊疗经过、目前情况、目前诊断、交班注意事项或接班诊疗计划、医师签名等。

（十）转科记录

转科记录是指患者住院期间需转科时，经转入科室会诊并同意接收后，由转出科室和转入科室经治医师分别书写的记录，包括转出记录和转入记录。转出记录由转出科室经治医师在患者转出科室前书写完成（紧急情况下除外）。转入记录由转入科室医师于患者转入后24小时内书写。内容包括入院日期、转出或转入日期、转出或转入科室、患者姓名、性别、年龄、病历摘要、入院诊断、诊疗经过、目前情况、目前诊断、转科目的及注意事项，转入后的问诊、体检及重要检查结果，转入后的诊疗计划等。

（十一）出院记录

出院记录是经治医师对患者此次住院期间诊疗情况的总结，在患者出院时及时完成。内容包括：姓名、性别、年龄、婚姻、职业、住院号、入院日期、出院日期、入院时情况、入院诊断、诊疗经过、出院时情况、出院诊断、出院医嘱、医师签名等。

（十二）死亡记录

死亡记录是指经治医师对死亡患者住院期间诊疗和抢救过程所作的记录，应在患者死亡后24小时内完成。死亡记录由经治医师书写，科主任或具有副主任医师以上专业技术任职资格的医师审签。记录内容包括姓名、性别、年龄、入院日期、死亡时间（具体到分钟）、入院情况、入院诊断、诊疗经过（重点记录病情演变、抢救经过）、死亡原因和死亡诊断等。

（十三）死亡讨论记录

死亡讨论记录是指对死亡病例进行讨论分析的记录。讨论由科主任或副主任医师以上专业技术职务任职资格的医师在患者死亡1周内主持。内容包括讨论日期、地点、主持人和参加人的姓名及职称、患者死亡原因、死亡诊断、参加者发言纪要（重点记录诊断意见）、死亡原因分析、抢救措施、经验教训及本病国内外诊治进展。

[知识拓展]

《医疗事故处理条例》第十条

患者有权复印或者复制其门诊病历、住院志、体温单、医嘱单、化验单(检验报告)、医学影像检查资料、特殊检查同意书、手术同意书、手术及麻醉记录单、病理资料、护理记录以及国务院卫生行政部门规定的其他病历资料。

患者依照前款规定要求复印或者复制病历资料的,医疗机构应当提供复印或者复制服务并在复印或者复制的病历资料上加盖证明印记。复印或者复制病历资料时,应当有患者在场。

《医疗机构病历管理规定》第十七条

医疗机构应当受理下列人员和机构复制或者查阅病历资料的申请,并依规定提供病历复制或者查阅服务:

(一)患者本人或者其委托代理人;

(二)死亡患者法定继承人或者其代理人。

三、同意书

根据《中华人民共和国执业医师法》《医疗机构管理条例》《医疗事故处理条例》和《医疗美容服务管理办法》,凡在临床诊治过程中,需行手术治疗、特殊检查、特殊治疗、试验性临床医疗和医疗美容的患者,应对其履行告知义务,并详尽填写同意书。同意书必须经患者或其近亲属、法定代理人签字,医师签全名。同意书一式两份,医患双方各执一份,医疗机构应将其归入病历中保存。由患者近亲属或其法定代理人签字的,应提供授权人的授权委托书、身份证明及被委托人的身份证明及其复印件,一并归档保存。

(一)手术同意书

手术同意书是指手术前,经治医师向患者告知拟施手术的相关情况,并由患者签署是否同意手术的医学文书。内容包括术前诊断、手术名称、术中或术后可能出现的并发症、手术风险,患者或其授权人签署意见并签全名、经治医师和术者签名等。

(二)麻醉同意书

麻醉同意书是指麻醉前,麻醉医师向患者告知拟施麻醉的相关情况,并由患者签署是否同意麻醉的医学文书。内容包括患者姓名、性别、年龄、病案号、科别、术前诊断、拟行手术方式、拟行麻醉方式、患者基础疾病及可能对麻醉产生影响的特殊情况、麻醉中拟行的有创操作和监测、麻醉风险、可能发生的并发症及意外情况、患者签署意见并签名、麻醉医师签名并填写日期。

(三)输血治疗知情同意书

输血治疗知情同意书是指输血前,经治医师向患者告知输血的相关情况,并由患者签署是否同意输血的医学文书。内容包括患者姓名、性别、年龄、科别、病案号、诊断、输血指征、拟输血成分、输血前有关检查结果、输血风险及可能产生的不良后果、患者签署意见并签名、医师签名并填写日期。

(四)特殊检查、特殊治疗同意书

特殊检查、特殊治疗同意书是指在实施特殊检查、特殊治疗前,经治医师向患者告知特殊检查、特殊治疗的相关情况,并由患者签署是否同意检查、治疗的医学文书。内容包括特殊检查、特殊治疗的项目名称、目的、可能出现的并发症及风险、患者签名、医师签名等。

(五)病危(重)通知书

病危(重)通知书是指患者病情危重时,由经治医师或值班医师向患者家属告知病情,并由患方签名的医疗文书。内容包括患者姓名、性别、年龄、科别、目前诊断及病情危重情况、患方签名、医师签名并填写日期。一式两份,一份交患方保存,另一份归病历中保存。

[举例：入院记录]

入 院 记 录

姓名　邓××	性别　女
年龄　77岁	婚姻　已婚
民族　汉族	职业　退(离)休人员
籍贯　广西桂林	现住址　广州市×区×街×号
出生地　广西桂林	工作单位　广州市××局
入院日期　2021年02月01日	记录日期　2021年02月01日
病史叙述者　患者本人	可靠程度　可靠

主诉：反复胸闷痛3年,再发半个月。

现病史：患者于3年前无明显诱因出现胸部闷痛,局限于胸骨体中下段之后,波及心前区,呈手掌大小范围,并向左肩放射,为烧灼感,但不尖锐,停止活动后稍缓解,每次持续1~2分钟,活动后明显。患者无夜间阵发性呼吸困难,无头晕、头痛,无视物模糊、不省人事,无心悸,无咳嗽、咳痰,无畏寒、发热,无腹胀、腹痛,无反酸、嗳气,无恶心、呕吐,曾到外院就诊,诊断为"冠心病、心绞痛",规律服用抗血小板及降压治疗,仍间断出现胸部闷痛。半月前患者无明显诱因再次出现胸闷、胸痛,性质同前,较前加重,发作较前频繁,走路快时亦有类似情况发作,活动耐力明显下降,现为进一步治疗收住我科。患者自起病以来,精神略差,胃纳略差,大便如常,小便如常,睡眠欠佳,饮食未见异常,体重未见明显下降。

既往史：有高血压、2型糖尿病病史2年余,未予规律控制血压,一直口服降糖药治疗,血糖控制在5.0~12.0 mmol/L。否认"脑梗死""肾病"等病史,否认"肝炎、结核、伤寒"等传染病史,预防接种史不详,否认药物、食物过敏史,无外伤史,无手术史,否认输血史。

系统回顾：

头颅及五官：无视力障碍、耳聋、耳鸣、眩晕、鼻出血、牙痛、牙龈出血、喉咙痛及声音嘶哑史。

呼吸系统：无慢性咳嗽、咳痰、咯血、哮喘、呼吸困难史。

循环系统：有胸闷,胸痛如上所述,无心悸、端坐呼吸、水肿史。

消化系统：无恶心、呕吐、反酸、嗳气,无腹痛、腹泻,无呕血、便血及黄疸病史。

泌尿生殖系统：无尿频、尿急、尿痛,无排尿困难、血尿史。

血液系统：无头晕、耳鸣、乏力、皮肤苍白、出血倾向,无肝大、脾大、骨痛史。

内分泌系统：无畏热、多汗、多饮、多食、多尿、消瘦史。

神经精神系统：无头痛、剧吐,无肢体运动及感觉障碍,无语言障碍、意识障碍,否认抽搐史。

运动系统：无肢体麻木、疼痛、痉挛、萎缩,无关节畸形、外伤、骨折史。

个人史：原籍地出生、长大,否认曾到血吸虫、疟疾等传染病疫区,否认曾到湖北、武汉、珠三角等新型冠状病毒感染中高风险地区,否认有新型冠状病毒感染患者接触史,否认传染病接触史,否认肾性毒物、放射性物质接触史,无嗜烟,无嗜酒,否认吸毒、性病、冶游史。

月经史：$12\dfrac{4}{28}50$；否认痛经史,绝经后无异常阴道流血、流液。

婚育史：已婚,适龄结婚,配偶体健,孕2产2,皆为顺产,育1子1女。

家族史：家人体健,家族中无类似病者,否认家族遗传病史。

体 格 检 查

T 36.5℃　P 81 次 / 分　R 20 次 / 分　BP 200/90 mmHg　体重 49 kg。

一般状况：神志清晰，发育正常，体型适中，营养中等，正常面容，表情自然，步入病区，自主体位，对答切题。

皮肤黏膜：色正常，无皮疹，无皮下出血，毛发分布正常，皮肤弹性减退，无破溃。

淋巴结：全身浅表淋巴结未扪及肿大。

头部及其器官：

头颅：外形正常，头颅无畸形，无压痛，无包块，无凹陷，毛发分布均匀。

眼：眉毛无脱落，眼睑无水肿、下垂、倒睫，睑结膜无苍白、充血，球结膜无充血、水肿，巩膜无黄染，角膜透明，眼球运动灵活，无凸出、凹陷、震颤、运动障碍，双侧瞳孔等大等圆，直径约 3 mm，对光反射灵敏，集合反射正常。

耳：耳廓正常，无外耳道分泌物，无乳突压痛，无听力粗试障碍。

鼻：外形正常，无鼻翼扇动，无鼻塞，无鼻分泌物，无鼻窦压痛，无鼻中隔偏曲。

口：唇色红润，无齿龈肿胀，齿列整齐，伸舌居中，无咽喉充血，双侧扁桃体无肿大，双侧扁桃体无充血渗出。

颈部：颈软，气管居中，颈动脉正常搏动，颈静脉无充盈无怒张，颈静脉回流征(−)，双侧甲状腺无肿大，对称，质软，无压痛，未及震颤，无血管杂音。

胸部：胸廓对称，无隆起或凹陷，无胸壁静脉曲张及皮下气肿，无胸骨压痛；两侧乳房对称，无肿块。

肺：

视诊：两侧呼吸运动对称，肋间隙正常。

触诊：两侧胸廓扩张度一致，语颤双肺正常；无胸膜摩擦感。

叩诊：呈清音，两肺下界在锁骨中线第 6 肋间、腋中线第 8 肋间、肩胛下角线第 10 肋间，肺下界活动度 6 cm。

听诊：呼吸平稳，无胸膜摩擦感，双肺语音共振正常，双肺呼吸音粗，未闻及啰音。

心脏：

视诊：无心前区隆起，心尖搏动正常，心尖搏动位于第 5 肋间隙左侧锁骨中线内 0.5 cm 处，直径约 2.0 cm。

触诊：心尖搏动位置同上，无抬举感，心前区无震颤，无心包摩擦感。

叩诊：相对浊音界(见下表)。

右界（cm）	肋间	左界（cm）
2.5	Ⅱ	3
3	Ⅲ	3.5
3	Ⅳ	6
	Ⅴ	7.5

注：左锁骨中线距前正中线距离 8 cm。

听诊：心率 81 次 / 分，律齐，无心包摩擦音，各瓣膜区未闻及病理性杂音。

桡动脉：脉率 81 次 / 分，律齐，两侧桡动脉脉率一致，无奇脉和交替脉，无脉搏短绌。

周围血管征：无异常血管征，无大血管枪击音，无水冲脉，无毛细血管搏动，双侧足背动脉搏动正常。

腹部:

视诊:腹部平坦,外形无异常,无腹壁静脉曲张,无胃肠型,无蠕动波,未见手术瘢痕,无腹纹。

触诊:腹软,无压痛,无反跳痛及液波震颤,未触及肿块。

肝:可触及,肝下界在右锁骨中线肋下 1 cm,剑突下 2 cm,质软,表面光滑,无表面结节,边缘整齐,无压痛。

胆囊:无压痛,墨菲征阴性。

脾:未触及。

肾:可触及右肾下端,光滑无压痛,移动度好。

叩诊:腹部呈鼓音,肝上界位于右锁骨中线第 5 肋间,无肝区叩击痛,无肾区叩击痛,移动性浊音(−)。

听诊:肠鸣音 4 次 / 分,肠鸣音正常,无血管杂音,无振水音。

肛门、直肠及外生殖器:未查。

脊柱:脊柱正常,脊柱活动正常,无脊柱压痛。

四肢:正常,无肌肉压痛,无肌肉萎缩,无杵状指(趾),无水肿。

神经反射:生理反射正常,病理反射未引出,脑膜刺激征阴性。

实验室及其他辅助检查

CTA:1、冠状动脉分布呈右优势型;双侧冠状动脉粥样硬化;回旋支近段、钝缘支近段管腔重度狭窄,右冠状动脉管腔中至重度狭窄,左主干、左前降支近中段、回旋支远段管腔轻度狭窄,建议行冠脉 DSA 进一步检查。2、心脏稍增大。

病 历 摘 要

患者邓××,女,77 岁,因反复胸闷痛 3 年,再发半个月于 2021 年 02 月 01 日入院。患者 3 年前曾到外院就诊,诊断为"冠心病、心绞痛",既往有高血压、2 型糖尿病病史。体检:血压 200/90 mmHg,心、肺、腹部及其他未见异常。冠脉 CTA:① 冠状动脉分布呈右优势型;双侧冠状动脉粥样硬化;回旋支近段、钝缘支近段管腔重度狭窄,右冠状动脉管腔中至重度狭窄,左主干、左前降支近中段、回旋支远段管腔轻度狭窄,建议行冠脉 DSA 进一步检查。② 心脏稍增大。

初步诊断:

1. 冠状动脉粥样硬化性心脏病

　　不稳定型心绞痛

　　　心功能 Ⅱ 级

2. 2 型糖尿病

3. 高血压 3 级

医师签名:× × ×

[**举例:首次病程记录**]

时间:2020-12-10　14:31

(一)病例特点

1. 患者男,40 岁。急性起病。

2. 患者因"腹痛 3 天"于 2020-12-10 13:53 入院。

3. 患者自诉于 3 天前无明显诱因出现腹部疼痛,为上腹部、左上腹胀痛、闷痛,呈持续性,伴阵发性加重,无放射痛。疼痛明显时伴出汗,恶心;伴反酸,无呕吐,无排黑便、血便,无头晕、头痛,无畏寒、发热,无咳嗽、咳痰,无抽搐,无尿频、尿急、尿痛等,今遂来本院急诊就诊,行腹部 CT 检查报告"胰腺炎",急诊拟"急性胰腺炎"收入住我科。发病以来患者精神一般,进食少,大小便正常。近期体重无明显变化。患者自诉 8 年前因"气胸"于我院治疗,有"胆囊结石"病史 3 年,"十二指肠溃疡"病史 2 年,"2 型糖尿病"病史 1 年,未规律治疗。

4. 查体:腹部膨隆,无腹壁静脉曲张,无胃肠型,无蠕动波,未见手术瘢痕,腹部软,上腹部、左上腹有压痛,无反跳痛,其余腹部无压痛及反跳痛,肠鸣音 4 次 / 分。移动性浊音(-)。

5. 辅助检查:腹部 CT 显示胰腺炎、胆囊结石。

(二) 拟诊讨论

1. 拟诊　① 急性胰腺炎;② 胆囊结石;③ 2 型糖尿病;④ 慢性十二指肠溃疡。

诊断依据:患者为中年男性,急性起病,腹痛 3 天。自诉"胆囊结石"病史 3 年,"十二指肠溃疡"病史 2 年,"2 型糖尿病"病史 1 年。腹部膨隆,无腹壁静脉曲张,无胃肠型,无蠕动波,未见手术瘢痕,腹部软,上腹部、左上腹有压痛,无反跳痛,其余腹部无压痛及反跳痛,肠鸣音 4 次 / 分。移动性浊音(-)。腹部 CT 显示胰腺炎、胆囊结石。

2. 鉴别诊断

(1) 急性阑尾炎:转移性右下腹痛,麦氏点压痛、反跳痛,血常规白细胞计数升高,B 超可鉴别。

(2) 肠梗阻:肛门停止排气、排便伴腹痛、腹胀,腹部无扪及包块,CT 可鉴别。

(三) 诊疗计划

1. 完善血常规、血生化、止凝血常规、大小便常规等检查。

2. 暂予禁食、抗感染、解痉、护胃抑酸、补液等治疗,请专科会诊。

3. 根据病情调整治疗方案。

医师签名:× × ×

[举例:日常病程记录]

2021-01-16　11 :13

患者发热,体温 37.8℃,咳嗽、咳痰,较前明显好转,偶有腹痛,精神、睡眠欠佳,腹腔引流管引流通畅。心电监护:HR 120 次 / 分,BP 95/58 mmHg,SPO_2 98%,R 20 次 / 分。体查:生命体征平稳,双肺呼吸音粗,肺部湿性啰音较前减少。心律齐,各瓣膜区未闻及杂音。腹稍胀,腹腔引流管通畅,腹部压痛,无明显反跳痛,肠鸣音减弱。辅助检查:粪常规及隐血未见明显异常。急症感染四项检测:超敏 C 反应蛋白>5.00 mg/L ↑,快速 C 反应蛋白 72.55 mg/L ↑,降钙素原 0.03 ng/ml。血常规(五分类)白细胞 15.80×10^9/L ↑,红细胞 2.79×10^{12}/L ↓,血红蛋白 83.00 g/L ↓,红细胞压积 26.20% ↓,中性粒细胞绝对值 13.72×10^9/L ↑,中性粒细胞比例 86.80% ↑。患者白细胞、中性粒细胞水平较前明显下降,近期低热,不排除坏死物质吸收引起的可能,继续原方案抗感染治疗,必要时复查肺部 CT。腹腔引流管引出暗红色血液,今日引流总量约 500 ml,与昨日对比,引流量增多,颜色偏鲜红,且血压较前下降,心率明显加快,考虑活动性出血的可能,拟请血管外科会诊,必要时行介入治疗。余治疗同前。

医师签名:× × ×

[举例:同意书]

中心静脉穿刺置管和血流动力学监测知情同意书

疾病介绍和治疗建议

医生已告知患者有_____,需要在局麻 + 静脉镇静镇痛下进行中心静脉穿刺置管和血流动力学监测,包括下列一种或几种:

□锁骨下静脉穿刺置管　□股静脉穿刺置管　□肺动脉导管置管及 Swan-Gaz 监测

□颈内静脉穿刺置管　□股动脉穿刺置管及 PiCCO 监测　□动脉穿刺置管及有创血压监测

操作潜在风险和对策

　　医生已告知中心静脉穿刺置管和血流动力学监测可能发生如下的一些风险,有些不常见的风险可能没有在此列出,具体的操作根据不同患者的情况有所不同,医生已告知患者及家属可与患者的医生讨论有关患者操作的具体内容,如果有特殊的问题可与患者的医生讨论。

　　1. 任何麻醉都存在风险。

　　2. 任何所用药物都可能产生副作用,包括轻度的恶心、皮疹等症状到严重的过敏性休克,甚至危及生命。

　　3. 此操作存在以下常见风险和局限性:

　　(1) 术中出血,周围组织损伤(神经、血管、胸膜等);

　　(2) 血胸、气胸;

　　(3) 误入动 / 静脉;

　　(4) 导丝折断,滞留血管中,导管打折、折断;

　　(5) 心律失常;

　　(6) 心脏破裂,血管损伤;

　　(7) 血栓形成或肺栓塞;

　　(8) 穿刺失败;

　　(9) 术后出血,术后感染。

　　4. 如果患者患有高血压、心脏病、糖尿病、肝肾功能不全、静脉血栓等疾病或者有吸烟史,以上这些风险可能会加大,或者在术中或术后出现相关的病情加重或心脑血管意外,甚至死亡。

特殊风险或主要高危因素

　　根据患者个人的病情,可能出现以下特殊的并发症或风险:

　　一旦发生上述风险和意外,医生会采取积极应对措施。

患者知情选择

　　我的医生已经告知我将要进行的操作方式、此次操作及操作后可能发生的并发症和风险、可能存在的其他治疗方法并且解答了我关于此次操作的相关问题。

　　我同意在操作中医生可以根据我的病情对预定的操作方式做出调整。

　　我理解我的操作需要多位医生共同进行。

　　我并未得到操作百分之百成功的许诺。

　　我授权医师对操作切除的病变器官、组织或标本进行处置,包括病理学检查、细胞学检查和医疗废物处理等。

　　患者签名_____　　　　　　　　　　签名日期_____年___月___日

如果患者无法签署知情同意书,请其授权的亲属在此签名:

　　患者授权亲属签名_____　　与患者关系_____　　签名日期_____年___月___日

医生陈述

　　我已经告知患者将要进行的操作方式、此次操作及操作后可能发生的并发症和风险、可能存在的其他治疗方法并且解答了患者关于此次操作的相关问题。

　　医生签名_____　　　　　　　　　　签名日期_____年___月___日

[思维导图]

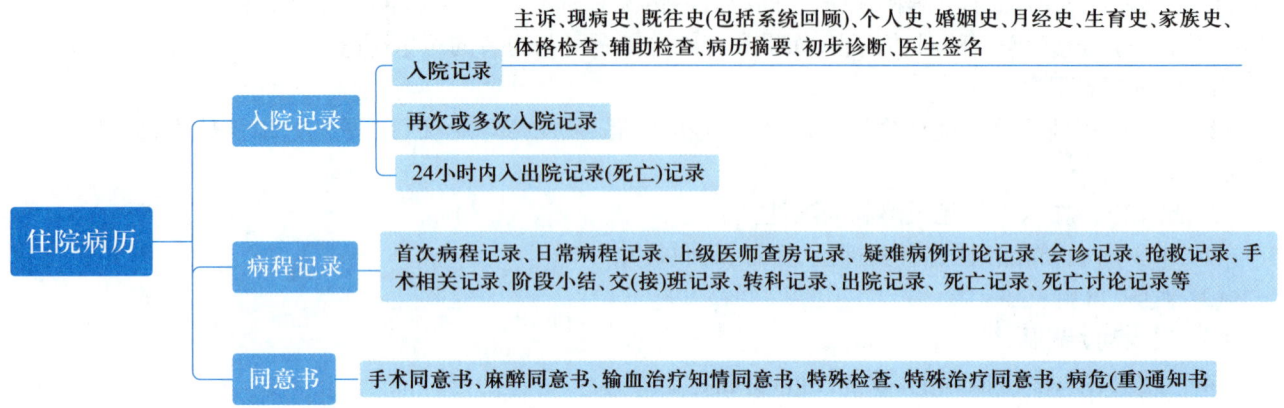

主诉、现病史、既往史(包括系统回顾)、个人史、婚姻史、月经史、生育史、家族史、
体格检查、辅助检查、病历摘要、初步诊断、医生签名

住院病历

入院记录
- 入院记录
- 再次或多次入院记录
- 24小时内入出院记录(死亡)记录

病程记录
首次病程记录、日常病程记录、上级医师查房记录、疑难病例讨论记录、会诊记录、抢救记录、手术相关记录、阶段小结、交(接)班记录、转科记录、出院记录、死亡记录、死亡讨论记录等

同意书
手术同意书、麻醉同意书、输血治疗知情同意书、特殊检查、特殊治疗同意书、病危(重)通知书

[考点练习]

项目三　门(急)诊病历书写内容和格式

门(急)诊病历内容包括门(急)诊手册封面、病历记录、实验室及特殊检查资料等。

门诊手册封面应完整填写各项目,内容包括患者姓名、性别、年龄、出生年月日、民族、婚姻状况、职业、工作单位、住址、监护人、联系方式、药物过敏史、身份证号及门诊病历编号等。

门(急)诊病历应由接诊医师在患者就诊时及时完成。

> **临床情景**
>
> 患者女,49岁。双下肢水肿5年,活动后加重,平卧休息后减轻,伴咳嗽、咳痰、心悸。体查:颈静脉怒张、腹部膨隆。
>
> 请继续完善患者临床资料,为其书写门诊病历。

一、初诊病历记录

(一)内容

初诊病历记录内容包括就诊医院、科别、时间(急诊患者应具体到时、分)、主诉、病史、体格检查、辅助检查结果、诊断或初步诊断、处理措施、医师签名等。

1. 主诉　主要症状及持续时间。
2. 病史　现病史要突出重点,并简明扼要记录与本次疾病有关的既往史、个人史及家族史。
3. 体格检查　重点记录阳性体征及有助于鉴别诊断的阴性体征。
4. 实验室检查、特殊检查或会诊记录　患者在其他医疗机构所做检查,应注明该医疗机构名称及检查日期。
5. 初步诊断　如暂不能明确,可在病名后用"?",或用症状诊断代替,如"腹痛原因待查"等,但应在其后提出可疑诊断。如病情复杂,应请求会诊或收入院。
6. 处理措施　包括治疗方案、用药名称、剂量、用法、进一步检查措施或建议、休息方式及期限等。
7. 医生签全名。

(二)格式

就诊医院:

就诊科室:

时间:　　　年　　月　　　日(时、分)

主要病史:(简要记录主诉、现病史、有关的既往史、个人史、家族史等)。

体格检查:(重点记录阳性体征及有助于鉴别诊断的阴性体征)。

实验室及特殊检查结果:

初步诊断:1. × × ×

2. × × ×

处理措施：

医师签名：×××

[举例：初诊门诊病历]

就诊医院：×××医院

就诊科室：消化内科

时间：2020-12-25, 11 : 23

主诉：呕吐、腹痛、腹泻1天。

病史：1天前进食不洁食物后出现反复呕吐、腹痛、腹泻，粪便呈稀糊状，间中畏寒，伴乏力，无发热。既往史：无特殊。

查体：T36.5℃，P82次/分，R20次/分，BP125/65 mmHg，腹部平软，未触及包块，脐周轻压痛，无反跳痛，肝脾肋下未触及，肝肾区无叩击痛，肠鸣音活跃。

辅助检查：血常规：白细胞 $12.1 \times 10^9/L$，中性粒细胞 $9.0 \times 10^9/L$，红细胞 $4.97 \times 10^{12}/L$，血小板 $223.00 \times 10^9/L$。粪常规：白细胞(+).

初步诊断：急性肠胃炎

处理：0.9% 生理盐水 100 ml + 泮托拉唑注射液 60 mg，静脉注射，每天1次 ×2天。

5% 葡萄糖盐水 250 ml + 左旋氧氟沙星 0.3 g，静脉注射每天1次 ×2天。

蒙脱石散 3.0 g，口服，一日3次 ×2天。

医师签名：×××

二、复诊病历记录

复诊病历重点记录上次诊治后的病情变化和治疗反应，不可用"病情同前"字样。体格检查着重记录原来阳性体征的变化和新的阳性发现。记录前一次就诊后各种实验室和器械检查结果，需补充的进一步检查。对3次不能确诊的患者，接诊医师应请上级医师会诊，上级医师应写明会诊意见及会诊日期、时间并签名。对上次已确诊的患者，如诊断无变更，可不必再写诊断。处理措施内容要求同初诊。最后由经治医师签全名。

对持通用门诊病历变更就诊医院、就诊科别或与前次不同病种的复诊患者，应视作初诊患者并按初诊病历要求书写病历。

三、急诊病历记录

急诊病历记录按一般门诊病历要求书写，要注明就诊的日期及时间，具体到时、分。常规测量生命体征(T、P、R、BP)，重点突出病情及生命体征变化、专科疾病阳性体征和阴性体征、抢救措施与抢救经过(需标明时间)。因病情不能离院又无法立即住院的患者收入急诊观察室，应书写急诊留观记录。如急诊抢救无效死亡者，应记录死亡时间、死亡诊断和死亡原因。

[知识拓展]

病历的保存

医生或护士应在患者出院后48小时内将其病历交医院病案室管理。门(急)诊电子病历由医疗机构保管的，保存时间自患者最后一次就诊之日起不少于15年；住院电子病历保存时间自患者最后一次出院之日起不少于30年。

[思维导图]

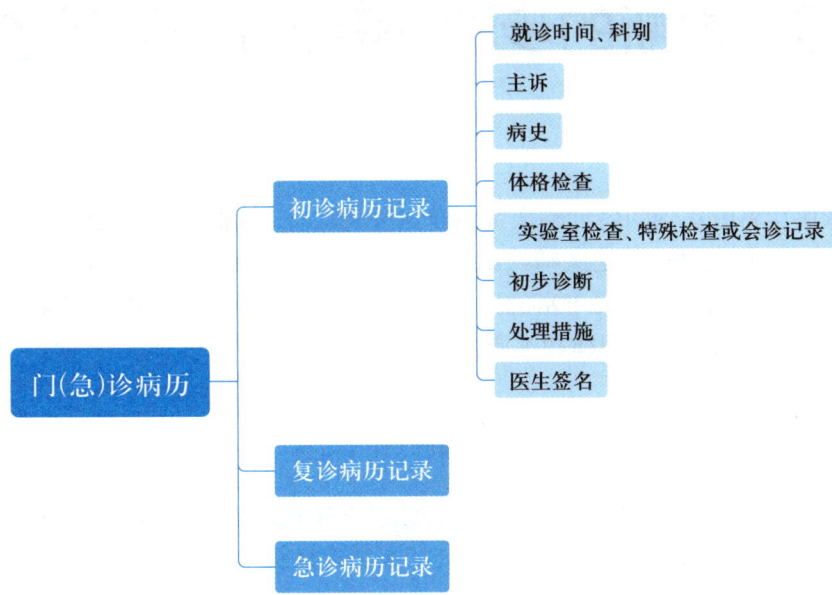

[考点练习]

项目四　诊断的步骤、思维方法及基本原则

诊断是临床医生将收集到的各种临床资料经过分析综合、推理判断,最后得出对患者所患疾病符合逻辑的结论。诊断的过程既是医师认识疾病客观规律的过程,也是医师最重要和最基本的临床实践活动。正确的诊断不仅需要丰富的医学知识和熟练的诊疗技能,更需要掌握科学的临床思维方法去揭示疾病所固有的客观规律和本质。

临床情景

老黄在单位午睡时突感胸痛、胸闷,喘不过气,被同事送来医院救治。经询问得知老黄曾患"心绞痛"。作为接诊医生还需要收集哪些资料? 为明确诊断应进一步做什么检查?

一、诊断步骤

诊断疾病的程序一般分为以下三个步骤:① 调查研究、收集资料;② 分析综合、提出诊断;③ 临床验证、修正诊断。

(一)调查研究、收集资料

1. 病史　病史采集是最重要且难度最大的部分,内容详尽、真实可靠的病史对诊断有着极其重要的作用。一个具有丰富临床经验的医师往往通过问诊,就可以对某些疾病作出准确的诊断,如消化性溃疡、心绞痛、慢性支气管炎等。病史还能反映疾病的进程和动态,故病史采集要做到全面系统,边思考边询问,在询问过程中要注意收集诊断和鉴别诊断的依据,在后期整理问诊所获资料时要注意做到去粗取精,去伪存真。残缺不全的病史资料会影响医生对病情的分析判断,容易造成误诊或漏诊,导致错误的处理措施,如对妊娠早期女性漏问月经史,可造成对患者错误用药,影响胎儿的发育。对病情复杂的病史,应注意在复杂的表现中找出病例的特征,结合医学知识,从病理生理学的深度去分析疾病的本质。

2. 体格检查　在病史采集的基础上对患者进行系统全面、重点突出的体格检查,在检查中获得的阳性体征和具有鉴别意义的阴性体征,是诊断疾病的重要依据。体格检查过程中要注意边检查边思考,验证病史采集所获得的资料,补充询问,使获得的资料更完整可靠。

3. 辅助检查　包括实验室检查、X 线检查、心电图检查、超声检查、纤维内镜检查等检查手段。血液、尿液、粪便三大常规检查起过筛和初查的作用,根据问诊和体格检查结果,有目的地选择必要的实验室检查和其他辅助检查,进一步获取疾病的诊断依据,使临床诊断更准确、可靠。辅助检查结果可协助或确定诊断,但注意切不可单靠辅助检查结果来诊断疾病,而忽视了采集病史和体格检查。

(二)分析综合、提出诊断

将问诊、体格检查、辅助检查所获得的资料进行综合分析,归纳比较,医生根据自身掌握的医学知识和临床经验,总结出患者的主要问题,并以此为中心,列出几个可能性最大的疾病,并对这几个疾病逐一进行鉴别,提出肯定或否定某几个疾病的诊断依据,缩小诊断思考的范围,形成假设或印

象,提出初步诊断。由于疾病处于早期或发展不充分,病情变化的复杂性和医生认知水平的限制,初步诊断可能带有片面性、主观性,其只能为疾病进行必要的治疗提供依据,为确立或修正诊断奠定基础。在分析综合、推理和判断病情的过程中,要特别注意以下几种关系。

1. 现象与本质 患者出现的症状、体征、辅助检查结果的异常是疾病的现象。而机体产生病理解剖或病理生理的变化是疾病的本质。如三凹征是现象,其本质是各种原因引起的喉、气管、大支气管的狭窄与梗阻;黄疸是现象,本质是血清总胆红素浓度升高。患者的临床表现往往比较复杂多变,要透过复杂的临床表现去认识疾病的本质,要求我们必须掌握各种症状、体征及辅助检查结果与疾病本质的联系,这是认识疾病的基础。

2. 主要表现与次要表现 许多疾病的临床表现和过程比较复杂多变,常常包括许多症状、体征和各种检查结果,这就要求我们分清主次,找出主要表现,进而抓住本质。例如,一位患者有发热、咳嗽、咳痰、呼吸困难、乏力、食欲减退、呕吐等表现,经过分析推理,其中发热、咳嗽、咳痰、呼吸困难是主要表现,而乏力、食欲减退、呕吐是呼吸系统疾病引起的次要表现,从而明确该患者的主要病变是在呼吸系统。分清主次表现为诊断提供了正确的方向。

3. 局部与整体 人体是由多种组织和器官组成的一个统一的整体,全身性疾病可以在某个局部有突出的表现,而局部的疾病往往出现全身性表现。例如,急性上呼吸道感染为一局部疾病,但可出现发热、乏力等全身表现;风湿热是一种全身性疾病,但其突出表现是局部关节红肿疼痛。故在疾病诊断的过程中要做到从整体出发,把局部与整体联系起来进行分析。

4. 共性与个性 疾病的共性是指不同的疾病可以出现相同的表现;而这些疾病又有各自独特的临床特点与其他疾病相区别,即该病的个性。例如,风湿热与类风湿关节炎这两个病都可以出现关节疼痛,这就是共性;但是,风湿热主要累及的是大关节,以膝、踝、肘、腕等大关节为主,经治疗后关节炎可完全治愈,不留畸形;而类风湿关节炎主要累及小关节,比如手指关节,可出现不可逆的关节严重畸形,这就是这两种疾病的个性;又比如心、肝、肾疾病皆有可能出现水肿,但这些疾病引起的水肿又有各自不同的特点。因此,分析临床资料时,既要考虑一种临床表现可以由哪些原因或疾病引起,也要考虑这些疾病的特殊表现,才能有利于鉴别疾病,准确地对疾病作出诊断,减少误诊。

(三)临床验证、修正诊断

在临床上,疾病的诊断不是一次性就能完成的,初步诊断是否正确,需要通过临床实践反复验证,所以提出初步诊断后给予必要的治疗,客观细致地观察病情变化,复查某些检查项目或选择一些必要的特殊检查,根据病情变化、辅助检查及治疗结果不断验证诊断、修正诊断,使诊断更符合实际,直至最后确立正确诊断。另外,对于疑难病例、特殊病例,还可以查阅资料、进行病例讨论或组织会诊等,使最初的诊断得到确定、补充,或被推翻由新的正确的诊断取而代之。在反复验证、修正诊断过程中,医师不断积累经验,丰富自己,使医疗技术和水平得到提高。

二、临床思维方法

临床思维方法是医生在认识疾病、判断疾病和治疗疾病等临床实践过程中所采用的一种逻辑推理方法,是将疾病的一般规律应用到判断特定个体所患疾病的思维过程。临床实践和科学思维是临床思维的两大要素。临床实践即搜集临床资料的过程,包括病史采集、体格检查、必要的实验室和其他辅助检查,以及详细地观察病情,提出问题,分析问题,解决问题。科学思维是对具体的临床问题比较、推理、判断,建立疾病诊断的过程。临床思维是医学生成长为一名合格医生所具备的理论联系临床工作实际,根据患者情况进行正确决策的能力,是在临床实践中通过不断积累得来。常用的临床思维诊断方法有以下几种。

1. 推理 是医生获取临床资料或诊断信息到形成结论的中间思维过程。推理不仅是一种思维形式,也是一种认识疾病的方法和表达诊断依据的手段,是临床诊断最常见的思维方法。推理包括前提和结论两部分,没有真实可靠的前提就不会有正确的结论,而真实可靠的前提若没有合乎逻辑的推理方法,也得不出正确的结论。

(1) 演绎推理:是从一般到个体的推理方法。即从带有共性或普遍性的原理出发,来推论对个别事物的认识并导出新的结论。结论是否正确,取决于临床资料的真实性,而临床资料的真实性必须依赖医生认真地完成。

(2) 归纳推理:是从个别和特殊的临床表现导出一般性或普遍性结论的推理方法。医生收集到的每个诊断依据都是个别的,根据这些诊断依据提出的临床初步诊断就是由个别上升到一般,由特殊性上升到普遍性的过程和结果。

(3) 类比推理:是根据两种或两种以上疾病在临床表现上有某些相同或相似,但还有某些不同之处,经过比较、鉴别、推论而确定其中一种疾病的推理方法。我们在临床上常用类比推理来进行鉴别诊断。

2. 求证 医生通过对所获临床资料进行综合分析后,得出有价值的诊断信息,对疾病有了初步的印象,根据这一印象进一步获取更多有助于证实诊断证据的过程。

3. 对照 是将获得的诊断信息逐一与疾病诊断标准对照而形成临床诊断的方法。这种思维方法要求医生熟知疾病的诊断标准,且既往有该疾病临床诊断的实践经验。

4. 一证定论 这种思维方法包括两种情况,一种是依据某个特异性表现确定某个疾病,如发现科氏(Koplik)斑,即可确定麻疹;若患者出现转移性右下腹痛,麦克伯尼点压痛、反跳痛,即可诊断阑尾炎。另一种是根据某病不应存在的特异性表现,否定某种疾病,如一小儿出现非凹陷性水肿,即可否定肾病综合征,因该病的水肿特点呈凹陷性。这种思维方法要求医生对这些独特的病理征象具有正确的分辨能力和高度的把握能力。

5. 经验再现 医生在临床实践过程中积累的知识和技能称为临床经验,医生再遇到同类诊断信息时,以往的经验就会在大脑中再现,根据以往临床经验来诊断疾病。在临床诊断疾病的过程中,经验再现的例子很多,但应注意"同病异症"和"同症异病"的现象。经验再现只有和其他诊断疾病的临床思维方法结合起来,才能更好地避免误诊。

[**知识拓展**]

学医先学文

祖国医学是从人与自然的整体上来考察疾病和健康关系的,因此强调学医要先学文,在精通医学知识的同时,要有天文、地理、气象、哲学等方面的知识。由于中医源于我国古老文化,形象思维是其重要的思维方法,在古代要求医生琴、棋、书、画均应涉猎,其目的就在于丰富医生的临床思维,提高医生的临床思维能力,使医生能在思考问题时,思想敏锐,触类旁通。

科学的临床思维方法除要求医生具有丰富的医学知识外,还需要具备社会学、哲学、心理学、生物学等诸多学科的知识。它是开启诊断和治疗大门的钥匙,也是医生认识疾病、处理疾病的能力体现。

三、诊断思维的基本原则

1. "一元论"原则 是指尽量用一个疾病去解释患者多种临床表现的原则。当然,如果不能用一个疾病解释全部临床表现时,也不能勉强,要实事求是,根据主次,列出几个疾病的诊断。

2. 优先考虑常见病、多发病及当地流行病原则 临床上当一个患者身上有几种诊断可能同时存在时,要优先考虑常见病、多发病、当地流行病,再考虑少见病、罕见病的诊断。

3. 优先考虑器质性疾病原则 当器质性疾病与功能性疾病鉴别有困难时,应首先考虑器质性疾病。在不能肯定排除器质性疾病之前,不要轻易诊断为"功能紊乱"或"神经官能症",以免延误诊断和治疗时机,给患者带来不可弥补的损失。同时,也要注意器质性疾病与功能性疾病并存的情况。

4. 优先考虑可治性疾病原则 当临床上遇到患者有两种疾病诊断的可能,一种治疗效果较好,另一种目前尚不能治愈,一时难以鉴别时,应优先考虑可治愈的疾病,并积极治疗,同时密切观察病情变化和治疗情况,以便验证诊断或鉴别。

5. 实事求是原则 在诊断过程中,医生应尊重客观事实,思路宽广,分析细致,全面综合,实事求是地对待客观临床资料,不能因所获资料不符合自己判断而随意舍弃,或主观臆想牵强附会地纳入自己理解的框架中,造成误诊或漏诊。

[思维导图]

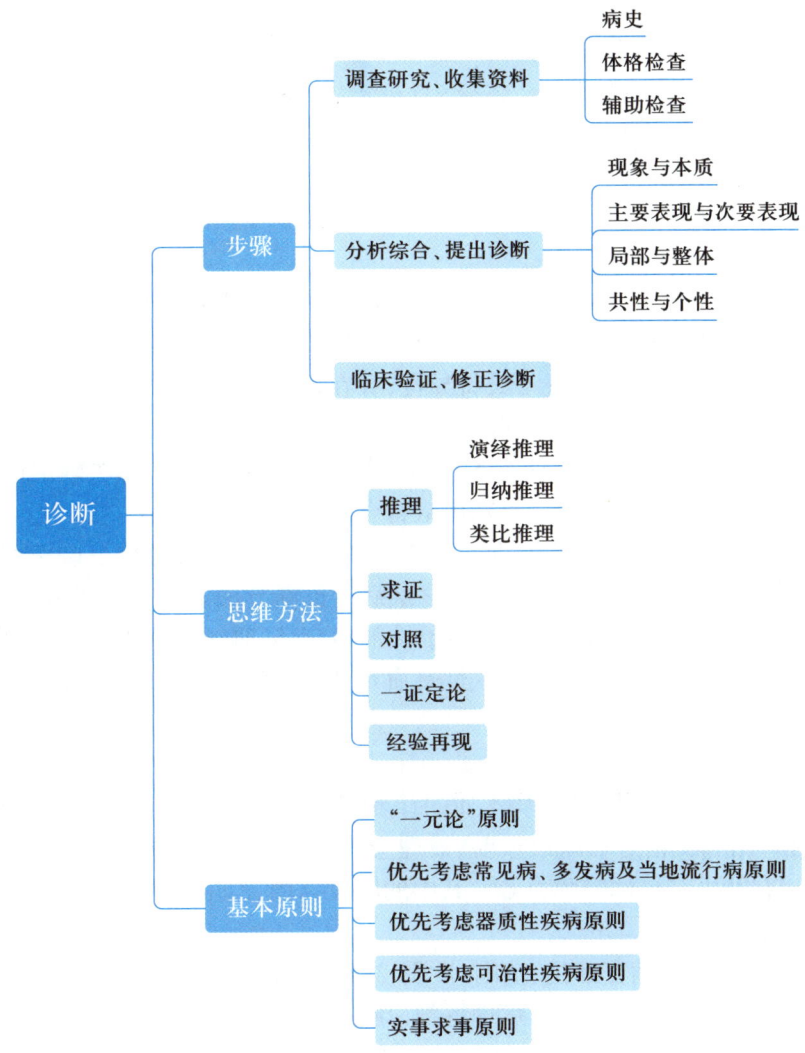

[考点练习]

项目五　诊断的方法、内容与书写格式

临床情景

　　患者女,41岁。劳累后心悸、气短7年,加重伴双下肢水肿半年。患者入院前1天因"急性胃肠炎"进行静脉输液,输液过程中突发呼吸困难、心悸伴频繁咳嗽,咳粉红色泡沫样痰,不能平卧。患者12年前曾有风湿热病史。体查:口唇发绀,端坐呼吸,双肺布满中细湿啰音及哮鸣音,心率快慢不等,第一心音强弱不等,心尖可闻及舒张期隆隆样杂音。请尝试作出临床诊断。

一、诊断方法

　　1. 直接诊断法　对病情简单或有典型临床表现的疾病,无需辅助检查,根据病史、体征可直接做出诊断的方法。如急性上呼吸道感染、龋齿、急性阑尾炎、支气管哮喘等。

　　2. 排除诊断法　当患者临床表现不具特异性,存在多种疾病的可能时,则需深入问诊,仔细检查,综合分析,发现不符诊断之处,一一排除,留下1~2个可能的诊断进一步证实的方法。

　　3. 鉴别诊断法　当主要症状、体征有多种可能性,一时难以区分,无法确定诊断,需要搜集更多临床资料,综合分析、比较,不断鉴别,推断出最符合的疾病诊断的方法。

　　4. 治疗诊断法　如患者缺少诊断依据而又高度怀疑某疾病时,可给予该病相应的特效治疗,如果获得良好效果或达到治疗目的,即可确定该疾病的诊断方法。如贫血患者,暂缺实验室检查,病因未明而又高度怀疑为缺铁性贫血时,可给予铁剂治疗,同时继续完善检查,观察网织红细胞的变化,如检查结果、网织红细胞变化符合缺铁性贫血及铁剂治疗的情况,即可确定诊断。

二、诊断内容

　　1. 病因诊断　表明致病原因及疾病本质的诊断名称。病因诊断对疾病的发展、转归、治疗和预防均有重要的指导意义,也是临床最重要、最理想的诊断内容。例如:肺炎球菌肺炎、乙型病毒性肝炎、风湿性心瓣膜病、结核性脑膜炎等。其中的肺炎球菌、乙型肝炎病毒、风湿、结核即为病因。病因诊断书写时列于诊断首位。

　　2. 病理解剖诊断　是对病变部位、范围、性质、组织结构变化的判断。例如:二尖瓣狭窄、房间隔缺损、十二指肠溃疡、肾小球肾炎等。病理解剖诊断书写时列于诊断第二位。

　　3. 病理生理诊断　又称功能诊断,是反映病变脏器的功能,也是判断预后和劳动力鉴定的依据。例如:心力衰竭、心律失常、呼吸衰竭、肝肾功能衰竭等。病理生理诊断书写时列于诊断第三位。

　　4. 疾病的分型与分期　有些疾病有不同的临床类型与分期,同一种疾病的不同类型或处在不同的时期,其治疗和预后各不相同,诊断时应予明确。例如:糖尿病可分为1型、2型、妊娠期糖尿病及其他特殊类型糖尿病;肺炎可分为轻症肺炎和重症肺炎;慢性阻塞性肺疾病可有急性加重期和稳定期之分等。

　　5. 并发症诊断　并发症是指主要疾病继续发展,造成机体脏器的进一步损害。虽与主要疾病性质不同,但在发病机制上有着密切联系,例如:肝硬化并发上消化道大出血,急性肾小球肾炎并发高血压脑病等。并发症诊断书写时列于主要诊断之后。

6. 伴发疾病诊断 伴发疾病是指与主要疾病无关但同时存在的疾病。例如,肺结核伴慢性鼻窦炎,消化性溃疡伴急性咽炎。伴发疾病诊断书写时排列在最后。

有些疾病一时难以作出诊断,临床上常用其突出症状或体征为主题的"待查"作为临时诊断,同时应尽可能对所收集的临床资料进行综合分析,提出一些可能性的疾病诊断,并按可能性大小排列,以显示诊断的倾向性。例如:贫血待查:① 缺铁性贫血? ② 地中海贫血? 医师对提出的倾向性诊断应合理安排进一步的检查或治疗,进一步收集完善临床资料,以尽快明确诊断。

总结:医生对每一个具体病例的诊断思维活动过程可概括为以下 10 个步骤:

1. 解剖结构有何异常?
2. 生理功能有何改变?
3. 从病理生理学角度思考其病理变化和发病机制。
4. 考虑几个可能的致病原因。
5. 考虑病情的轻重,勿放过严重情况。
6. 提出 1~2 个可能的初步诊断。
7. 检验该初步诊断是否正确,权衡支持与不支持该诊断的临床资料。
8. 找出特殊的症状体征组合,进行鉴别诊断。
9. 缩小诊断范围,提出诊断。
10. 提出进一步的检查与处理措施。

三、诊断书写要求与格式

在进行诊断书写时,要求首先病名要规范,书写要标准。人类的疾病名称多达一万余种,而且还在不断发现新的疾病。疾病诊断名称的书写和编码要符合《国际疾病分类》的规范要求,要将诊断写全,修饰词和限定词不能省略,疾病的部位要写具体,避免出现笼统的诊断。如碰到疑难诊断或综合征时,尽可能与专业病案人员联系,使诊断名称规范化。其次要选准第一诊断,世界卫生组织和国家卫健委规定,当就诊者存在着一种以上的疾病损伤和情况时,需选择对就诊者健康危害最大、医疗花费最多、住院时间最长的作为病历首页的主要诊断,将导致死亡的疾病作为第一诊断。同时不要遗漏那些不常见的疾病和其他疾病的诊断。

临床综合诊断应记录在病历记录末页的右下角,按疾病重要性排列,在主要疾病中列出病理解剖诊断、病理生理诊断等,将伴发疾病列后。

临床诊断内容和格式举例:

例1 诊断:1. 风湿性心瓣膜病　　　　(病因诊断)
　　　　　　二尖瓣狭窄和关闭不全　(病理解剖诊断)
　　　　　　心房颤动　　　　　　　(病理生理诊断)
　　　　　　心功能Ⅳ级　　　　　　(病理生理诊断)
　　　　2. 肝囊肿　　　　　　　　　(伴发疾病诊断)
　　　　3. 沙眼

例2 诊断:慢性支气管炎急性发作期
　　　　　慢性阻塞性肺气肿
　　　　　慢性肺源性心脏病
　　　　　　　心功能Ⅱ级
　　　　　　肺性脑病
　　　　龋齿

[思维导图]

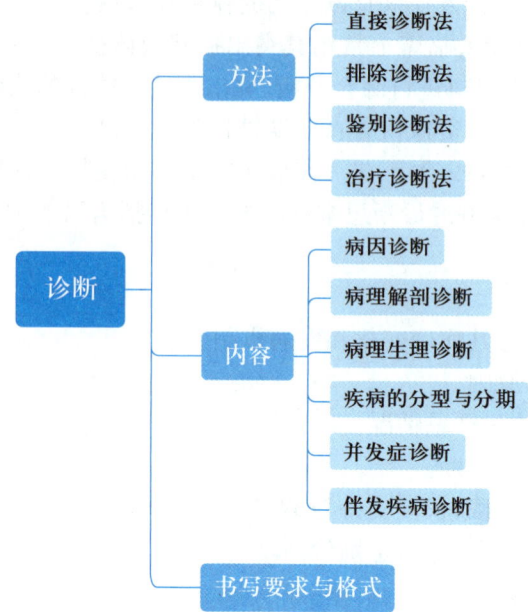

[考点练习]

参 考 资 料

1. 万学红,卢雪峰 . 诊断学 .9 版 . 北京 : 人民卫生出版社,2018.

2. 马明信,贾继东 . 物理诊断学 .4 版 . 北京 : 北京大学医学出版社,2019.

3. 程少贵 .2020 临床执业医师(含助理)实践技能考试辅导讲义 . 北京 : 人民卫生出版社,2019.

4. 尚红,王兰兰 . 实验诊断学 .3 版 . 北京 : 人民卫生出版社,2015.

5. 刘观昌,马少宁 . 生物化学检验 .4 版 . 北京 : 人民卫生出版社,2015.

6. 韩萍,于春水 . 医学影像诊断学 .4 版 . 北京 : 人民卫生出版社,2017.

7. 柳俊,王莺 . 明明白白心电图 .4 版 . 广州 : 广东科学技术出版社,2013.

8. 侯治富 . 实验诊断学 .3 版 . 北京 : 高等教育出版社,2021.

9. 曹克将 . 临床诊断学 .2 版 . 北京 : 高等教育出版社,2016.

郑重声明

高等教育出版社依法对本书享有专有出版权。任何未经许可的复制、销售行为均违反《中华人民共和国著作权法》,其行为人将承担相应的民事责任和行政责任;构成犯罪的,将被依法追究刑事责任。为了维护市场秩序,保护读者的合法权益,避免读者误用盗版书造成不良后果,我社将配合行政执法部门和司法机关对违法犯罪的单位和个人进行严厉打击。社会各界人士如发现上述侵权行为,希望及时举报,我社将奖励举报有功人员。

反盗版举报电话   (010)58581999   58582371

反盗版举报邮箱   dd@hep.com.cn

通信地址   北京市西城区德外大街4号   高等教育出版社法律事务部

邮政编码   100120

读者意见反馈

为收集对教材的意见建议,进一步完善教材编写并做好服务工作,读者可将对本教材的意见建议通过如下渠道反馈至我社。

咨询电话   400-810-0598

反馈邮箱   gjdzfwb@pub.hep.cn

通信地址   北京市朝阳区惠新东街4号富盛大厦1座
            高等教育出版社总编辑办公室

邮政编码   100029